高职高专“十二五”规划教材

药理学及用药指导

韦翠萍　缪丽燕　主　编
顾继红　刘　斌　吴纪凯　副主编

化学工业出版社
·北京·

本书主要内容有总论、常用药物及用药指导、实验实训项目三个主要篇目。教材中吸纳了临床一线药师在药学服务过程中积累的大量典型案例，并根据相应的知识点附上案例分析；在每一个章节前都列有相应的学习目标和能力目标，在章节之后附有相应的目标检测；教材中还列出近年来相关的一些执业资格考试真题，具有较强的实用性与可读性。

本教材可作为高职高专医药类相关专业及函授、自考、远程教育等同一层次、不同办学形式的教学用书，也可作为医药行业从业人员的培训或自学的资料。

图书在版编目（CIP）数据

药理学及用药指导/韦翠萍，缪丽燕主编．—北京：化学工业出版社，2014.9（2023.1重印）
高职高专“十二五”规划教材
ISBN 978-7-122-21146-0

Ⅰ．①药…　Ⅱ．①韦…②缪…　Ⅲ．①药理学-高等职业教育-教材②用药法-高等职业教育-教材　Ⅳ．①R96②R452

中国版本图书馆CIP数据核字（2014）第203466号

责任编辑：旷英姿　　文字编辑：李　瑾
责任校对：宋　夏　　装帧设计：史利平

出版发行：化学工业出版社（北京市东城区青年湖南街13号　邮政编码100011）
印　　装：天津盛通数码科技有限公司
787mm×1092mm　1/16　印张22½　字数558千字　2023年1月北京第1版第5次印刷

购书咨询：010-64518888　　售后服务：010-64518899
网　　址：http://www.cip.com.cn
凡购买本书，如有缺损质量问题，本社销售中心负责调换。

定　　价：45.00元

编写人员名单

主　编： 韦翠萍　缪丽燕

副主编： 顾继红　刘　斌　吴纪凯

编　者（以姓名汉语拼音为序）

韦翠萍（苏州卫生职业技术学院）

朱建国（苏州大学附属第一院）

任亚丽（南通体臣高等卫生学校）

向　敏（苏州卫生职业技术学院）

刘　斌（淮阴高等卫生学校）

刘竞天（苏州卫生职业技术学院）

吴纪凯（苏州卫生职业技术学院）

张　华（苏州大学附属第一院）

周　玲（苏州大学附属第一院）

顾继红（苏州大学附属第一院）

高振宇（苏州卫生职业技术学院）

黄　逸（苏州卫生职业技术学院）

黄晨蓉（苏州大学附属第一院）

谢　诚（苏州大学附属第一院）

梁　睿（苏州卫生职业技术学院）

缪丽燕（苏州大学附属第一院）

前言

Preface

根据教高［2006］16号文件《教育部关于全面提高高等职业教育教学质量的若干意见》，苏州卫生职业技术学院作为江苏省省级示范学校2007年全面启动药学专业课程改革，经过几年的改革与实践，药理学作为药学专业的专业核心课程，从补充讲义到校本教材再到现在的《药理学及用药指导》教材，经过了几轮的使用，取得较好效果。本教材重点仍然是介绍药物的基本知识、基本理论、基本技能；充分体现思想性、科学性、先进性、启发性和实用性；结合职业教育特点，教材融“教—学—做”于一体，重点在于培养学生的综合能力。

教材编者部分来自高等职业院校长期从事药理学、临床药理学等学科教学工作的一线专职教师，部分是来自临床一线的临床药学工作人员。在编写过程中反复与临床一线药师切磋讨论，引入临床经典的合适的案例。在药物的选择上兼顾经典与发展，在保证经典药物介绍的同时，将临床最新的药物或者治疗方法以拓展的形式引入教材。一方面，拓宽学生视野；另一方面，可以激发学生的学习兴趣，并使教科书与临床保持同步。

本书的主要特色：①在每一章或节之前都列出本章或节的知识目标和能力目标，方便读者对照学习，有利于培养学生目的性预习的学习习惯；②在各章或节之后都列出目标检测题，便于学生自我检测学习效果，有利于培养学生自主学习的能力；③在合适的章节中插入案例及案例分析，激发学生的学习兴趣，有利于培养学生分析问题、解决问题的能力；④教材内容力求贴近近年的执业药师资格考试内容要求，培养学生适应执业资格考试的能力；⑤教材编写过程中，在合适的章节如“作用于心血管系统药物”专门设有用药服务要点，便于学生在以后的工作中学习使用。

本书在编写过程中得到苏州大学附属第一院、苏州大学附属第二医院、吴中人民医院的大力支持，在此致以衷心的感谢！

编者

2014年8月

目录

Contents

第三篇 实验实训项目

第一篇

总 论

第一章

绪 言

学习目标

1. 掌握药物、药理学、药物代谢动力学、药物效应动力学的基本概念。
2. 熟悉药物史、药理学发展史。

能力目标

初步了解学习药理学的基本方法和要求。

一、药理学中的基本概念

药物（drug）是指能影响机体的生理、生化功能，可用以预防、治疗和诊断疾病以及用于计划生育的化学物质。毒物（toxicant）是指在较小剂量即对机体产生毒害作用，损害人体健康的化学物质。任何药物剂量过大都可产生毒性反应。所以药物和毒物之间并无严格界限。

药理学（pharmacology）是研究药物与机体（含病原体）相互作用及作用规律的学科。药理学研究主要通过运用生理学、生物化学、微生物学、病理学、病理生理学和免疫学等医学基础理论和知识，运用有机化学、天然药物化学、合成药物化学、药物分析化学、药剂学等药学基础理论和知识，阐明药物对机体（包括病原体）的作用（action）和作用机制（mechanism of action）、在临床上的主要适应证（indication）、不良反应（adverse drug reaction，ADR）和禁忌证（contraindication）、药物的体内过程和用法等。其研究内容主要包括两个部分：药物效应动力学（pharmacodynamics），简称药效学，研究药物对机体的作用及作用机制；药物代谢动力学（pharmacokinetics），简称药动学，研究药物在机体的影响下所发生的变化及其规律。

二、药理学发展简史

药理学的产生，可以追溯到远古时期。史前时代，人们从生产、生活经验中认识到，某些天然物质可以治疗疾病与伤痛，并把它们利用于实践。其中有不少流传至今，例如饮酒止痛、大黄导泻、楝实祛虫、柳皮退热等。这种认识和实践，是药理学的开端。我国早在公元1世纪前后就著有《神农本草经》，全书收载药物 365 种，是我国最早的一部药物学专著，其中不少药物仍沿用至今。唐代的《新修本草》是世界上第一部政府颁发的药典，收载药物 884 种。明代药物学家李时珍著的《本草纲目》是世界闻名的一部药物学巨著，全书 52 卷，约 190 万字，共收载药物 1892 种，成为世界重要的药物学文献之一，已被译成英文、日文、韩文、德文、法文、俄文、拉丁文 7 种文本，传播到世界各地。

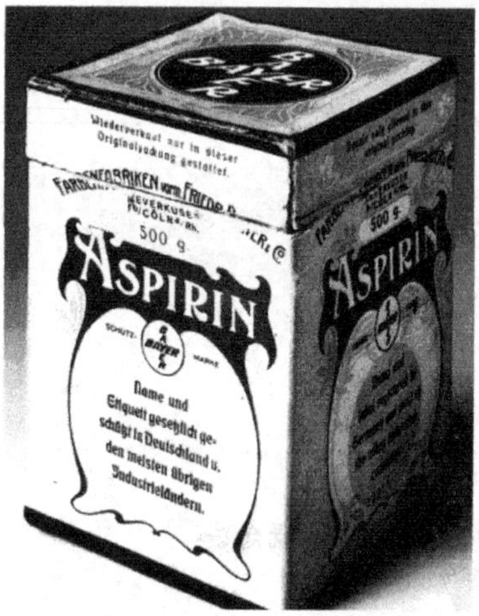

图 1-1　一盒 1919 年生产的阿司匹林

现代药理学的建立和发展与现代科学技术的发展紧密相关。19 世纪初，在化学和实验生理学发展的基础上，建立了实验药理学整体动物水平的研究方法。1878 年，英国科学家朗格莱根据阿托品与毛果芸香碱对猫唾液分泌的拮抗作用研究，提出了受体概念，为受体学说的建立奠定了基础。与此同时，有机化学和实验医学的发展又使药物的研究和开发进入了一个崭新的阶段，从具有治疗作用的植物中分离得到有效成分是这一阶段的突出成就。进入 20 世纪后，药学工作者利用人工合成的化合物及改造天然有效成分的分子结构作为新的药物来源，用以发展新的更有效的药物（图 1-1）。20 世纪 30～50 年代是新药发展的黄金时代。现在临床上常用的药物，如磺胺类药物、抗生素等许多药物均是在这一时期研制开发的。

近年来，随着自然科学技术及生理学、生物化学、细胞生物学、分子生物学等学科，特别是单克隆技术、基因重组技术及基因敲除技术等技术的发展，药理学与时俱进，在纵横两方面出现了许多新的分支，如生化药理学、分子药理学、免疫药理学、遗传药理学、临床药理学等。其中，生化药理学和分子药理学的发展把药物作用机制的研究从宏观引入到微观，即从原来的系统、器官水平进入到分子水平。受体及其亚基的克隆、通道蛋白的克隆等，加深了我们对生命本质及药物分子与生物大分子之间相互作用规律的认识，推动了药理学及其他生命科学的发展。

第二章 药物效应动力学

学习目标

1. 了解药物作用和药理效应的概念，掌握药物作用不良反应，掌握量效关系规律，掌握药物效应动力学基本原理。

2. 熟悉药物作用选择性、治疗作用。

3. 了解构-效关系、药物作用机制、受体、亲和力、内在活性、受体激动药、部分受体激动药、竞争性拮抗药和非竞争性拮抗药的概念。

能力目标

1. 能系统说出药物不良反应的类型和表现。

2. 能通过量-效关系图比较药物作用的效能及效价。能说出判断药物安全性的指标：半数致死量、半数治疗量、治疗指数、可靠安全系数、安全范围。

药物效应动力学（pharmacodynamics）简称药效学，是研究药物对机体的效应以及作用机制的科学。多数药物的效应是由药物与机体大分子成分相互作用而引起的。药物效应动力学研究药物对机体的生化和生理效应、作用机制以及药物浓度与效应之间的关系规律，同时探索药物、机体和环境条件各种因素对药物作用的影响。为合理用药，制订适当的给药方案，使所用药物作用的性质、强度和用药时间符合临床需要，以增强疗效，防止或减轻药物的不良反应。

一、药物的基本作用

（一）药物作用的性质

药物作用（drug action）是指药物对机体的初始作用，是动因。药理效应（pharmacological effect）是药物作用的结果，是机体反应的表现。由于二者意义接近，在习惯用法上并不严加区别。

药物对于机体的作用按照从宏观到微观可分为几个不同的水平。整体水平的作用是各种原发作用和继发作用（包括机体的反馈、调节和整合作用）的综合表现；器官水平和组织水平的作用是对效应器官（心脏、肝、肾等）或组织（如平滑肌、上皮、神经等）的作用；细胞水平或亚细胞水平的作用是对效应细胞或亚细胞成分的作用；分子水平的作用是药物与核酸、蛋白质、酶、离子等生物分子的相互作用。药物作用各水平间是相互关联的，整体水平的药物作用也都有其分子水平的作用机制；反之，任何水平的药物作用最终必然表现为器官或整体水平的药物效应。

能使机体生理、生化功能加强的药物作用称为兴奋（stimulation or excitation），如肾上腺素对心肌收缩力的加强作用；能引起功能、代谢活动减弱的药物作用称为抑制（inhibition），如苯二氮䓬类的催眠作用。药物的兴奋作用与药物的抑制作用为药物的基本作用。

（二）药物作用的选择性

药物在适当的剂量时仅对某一个或少数几个器官或组织作用强，而对其他的器官或组织作用弱或没有作用，称为药物作用的选择性（ selectivity)。如强心苷主要作用于心脏，苯二氮䓬类抑制中枢神经系统，异烟肼作用于分枝杆菌。选择性主要与药物的分布、组织结构和功能有关。选择性高的药物应用时针对性好；选择性低的药物不良反应较多，但在少数情况下可以起到理想的治疗效果，如广谱抗菌药治疗混合感染，用阿托品可解除有机磷酸酯类中毒时的多种症状。选择性也与用药剂量密切相关。在较小的治疗量时，药物表现较高的选择性；随着用药量加大，作用范围也扩大。例如，咖啡因在小剂量时主要兴奋大脑皮质，使精神振奋，消除困倦；但大剂量可以广泛兴奋中枢神经系统引起惊厥。

（三）药物作用的两重性

药物作用的结果有符合用药目的的对机体有利的防治作用，也有对机体不利的不良反应，这种特点称为药物作用的两重性。下面分别进行阐述。

1. 治疗作用

凡符合用药目的的药物作用称为治疗作用（therapeutic action)。治疗作用分为对因治疗（etiological treatment）和对症治疗（symptomatic treatment)，前者是消除致病因子，如用抗生素杀灭体内致病菌；后者是改善疾病的症状。对症治疗在某些危重急症情况（如休克、惊厥、心力衰竭、心跳或呼吸暂停等）时可能比对因治疗更为迫切。在临床实践中，医护人员应根据具体情况，灵活地运用这两种治疗方法。

祖国医学提倡“急则治标，缓则治本，标本兼治”。这些是临床实践应遵循的原则。

2. 不良反应

不符合用药目的的对人体不利甚至有害的作用称为不良反应（adverse reaction)。多数不良反应是药物固有的效应，在一般情况下是可以预知的，但不一定能够避免。少数较严重的不良反应较难恢复，称为药源性疾病（drug-induced disease)，例如庆大霉素引起的神经性耳聋、肼屈嗪引起的红斑狼疮等。

（1）副作用（side reaction） 由于药物选择性低，药理效应涉及多个器官，当某一效应作为治疗目的时，其他效应就成为副作用。例如阿托品用于解除胃肠痉挛时，可引起口干、心悸、便秘等反应。副作用是在治疗剂量下发生与用药目的无关的作用，是药物本身固有的作用，多数较轻微并可以预知。

（2）毒性反应（toxic reaction） 毒性反应是指在剂量过大或用药时间过久或者由于机

体高敏而发生的对机体具有明显损害的反应，一般比较严重。毒性反应一般是可以预知的，应该避免发生。药物引致的毒性反应所造成的持续性的功能障碍或器质性病变，停药后恢复较慢，甚至终身不愈。如氨基糖苷类抗生素链霉素、庆大霉素类等具有耳毒性，可引起第八对脑神经损害，造成听力减退或永久性耳聋。一次摄入大剂量的药物后引起的机体功能异常和组织结构改变称为急性毒性，长期使用药物造成药物在体内积蓄而出现的毒性作用称为慢性毒性。药理作用强、治疗窗窄的药物易引起毒性反应，肝功能和肾功能受损的患者和老年人、儿童易发生毒性反应。使用药物时注意掌握合适的剂量和疗程可以避免毒性反应发生。如果希望通过增加剂量或延长疗程达到治疗目的，需注意其有效性是有限度的，同时应考虑到过量用药的危险性。

某些药物具有致癌、致畸和致突变作用，合称为“三致反应”，也属于慢性毒性范畴。

① 致癌（carcino-genesis）。指某些药物长期使用以后引起机体器官、组织、细胞的过度增殖，形成良性或恶性肿瘤。药物致癌的潜伏期长短不一，少则数月，多则数年；多数药物的致癌作用体现在服药者本身，少数药物的致癌作用则会体现在子代，如母亲服用已烯雌酚，女儿可出现阴道腺癌。

② 致畸（teratogenesis）。指孕妇服用某些药物后引起胚胎的非正常发育而使婴儿出生后先天畸形。一般认为致畸作用主要发生在妊娠最初的 3 个月，即胚胎期（又称器官形成期），但实际上药物对胎儿的影响不仅仅限于这个时期，在整个妊娠期均有可能发生，如链霉素、奎宁、氯喹引起的耳聋，四环素引起的唇裂等发生在妊娠 3 个月后至分娩的胎儿期。

③ 致突变（mutagenesis）。指药物引起遗传物质 DNA 分子中的碱基对排列顺序发生改变。基因突变可引起肿瘤或畸形的发生，但基因突变能否转为肿瘤，受到药物本身和机体免疫功能的影响。

(3) 后遗效应（residual effect） 是指停药后血药浓度已降至阈浓度以下时残存的药理效应。例如服用巴比妥类催眠药后次晨出现的乏力、困倦等现象。

(4) 停药反应（withdrawal reaction） 是指突然停药后原有疾病加剧，又称回跃反应（rebound reaction）。例如长期服用可乐定降血压，停药后血压将明显回升。

(5) 超敏反应（hypersensitivity） 又称变态反应（allergy）或过敏反应（anaphylaxis），药物（有时可能是杂质）作为抗原或半抗原刺激机体产生免疫反应引起生理功能障碍或组织损伤。常见于过敏体质患者。反应性质与药物原有效应无关，用药理性拮抗药解救无效。变态反应的严重程度差异很大，与剂量无关，临床主要表现为皮疹、血管神经性水肿、过敏性休克、血清病综合征、哮喘等。停药后反应逐渐消失，再用时可能再发。过敏反应发生率高的药物，临床用药前应做皮肤过敏试验，注意仍有少数假阳性或假阴性反应。

(6) 特异质反应 少数特异体质患者对某些药物反应特别敏感，反应性质也可能与常人不同，但与药物固有的药理作用基本一致，反应严重程度与剂量成比例，药理性拮抗药救治可能有效。如对骨骼肌松弛药氯琥珀胆碱发生的特异质反应是由于先天性血浆胆碱酯酶缺乏所致。

药物不良反应的表现具有多样性，常因药物的作用性质、用药的剂量和患者的个体差异而不同。应用药物治疗过程中，药物在产生疗效的同时也会产生一些不良反应。因此，临床用药时应权衡利弊，不仅充分发挥药物的治疗作用，还要尽量避免或减轻药物的不良反应。

二、药物效应的基本规律

（一）构-效关系

药物的结构与药物效应之间的关系称为构效关系（structure-activity relationship）。药物的化学结构（包括基本化学结构、侧链、活性基团、立体构型等）决定药物的理化性质，进而决定药物体内过程的特点，药物与机体生物大分子间的化学反应的特异性产生特定的药物效应。了解药物的构效关系，不仅有利于深入认识药物作用的性质、特点和机制，指导临床合理用药，也有助于研制开发新药。

通常化学结构相似的药物可通过同一机制产生相似或相反的作用，如苯二氮䓬类药物具有1,4-苯并二氮䓬的基本结构，因此都能与激动中枢神经系统的苯二氮䓬受体结合，增强GABA作用，产生中枢抑制；异丙肾上腺素和普萘洛尔均具有*β*-苯乙胺结构，都能够特异性地与β受体结合，但因侧链不同导致活性不同，前者为β受体激动剂，后者为β受体阻断药。化学结构完全相同的光学异构体，作用可能有很大的差异，甚至作用完全不同。如东莨菪碱左旋体作用较右旋体强许多倍；奎宁为左旋体，具有抗疟疾作用，而右旋体奎尼丁具有抗心律失常作用。

（二）量-效关系

药物效应强弱与其剂量大小或浓度高低之间的关系即量-效关系（dose-effect relationship）。在一定的剂量范围内，药理效应随着剂量的加大而增强。以药物的效应为纵坐标，药物的剂量或浓度为横坐标作图表示，即为量-效曲线（dose-effect curve）。

药理效应按性质可分为两类：一类是量反应（graded response），即效应强度呈连续增减的变化，可用具体数量或最大反应的百分率来表示，如血压升降的kPa（mmHg❶）数，尿量增减的毫升数，心率增减的次数等，其量-效曲线称为“量反应”的量-效曲线；另一类是质反应（quantal response），即药理效应表现为反应性质的变化，如死亡、生存、惊厥、睡眠、治愈等，其研究对象为一个群体，以阳性反应的出现频率或百分率表示，其量-效曲线称为“质反应”的量-效曲线。

由于效应的表达（量反应或质反应）和药物剂量或浓度的表达方式（剂量或对数剂量，浓度或对数浓度）不同，量-效曲线的形态也有所不同。

1. 量反应的量-效曲线

以效应强度为纵坐标、剂量或浓度为横坐标作图，可获得长尾S形的量反应的量-效曲线；如将剂量或浓度改为对数剂量或对数浓度表示，则曲线呈对称的S形（图2-1）。

从量-效曲线上可以看出效应与给药剂量或浓度的关系。

（1）最小有效量或浓度（minimal effective dose or concentration） 即药物达到一定的剂量或浓度时才产生效应，这种剂量或浓度亦称阈剂量或阈浓度（threshold dose or concen-

---

❶ 1mmHg＝133.322Pa，全书余同。

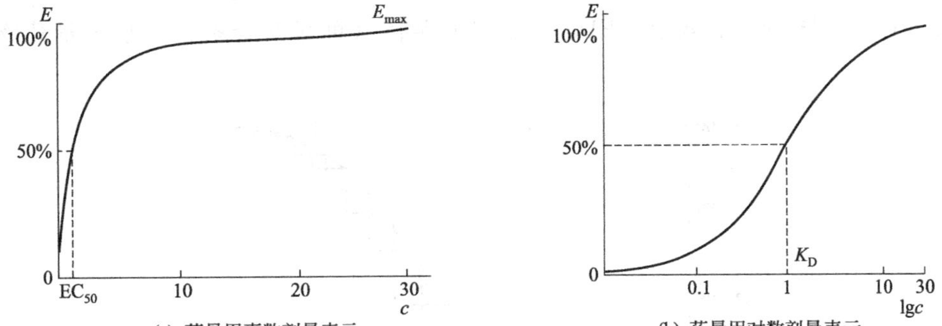

(a) 药量用真数剂量表示　　(b) 药量用对数剂量表示

图 2-1 量反应的量-效曲线

E—效应强度；c—药物浓度

tration）。

（2）效能（efficacy） 指药物效应达到最大，曲线形成平台，此后继续增大剂量时效应不再增大，又称最大效应（maximal effect，E_{max}）。

（3）效价强度（potency） 即指引起等效反应的相对浓度或剂量，其值越小则强度越大。化学结构相似、作用原理相似的一类化合物中的各个药物的量-效曲线形态也相似，可以从它们的量-效曲线比较不同药物药效的强弱。应当指出，单从效能比较两药强弱是片面的，还应考虑效价强度。例如利尿药以每日排钠量为效应指标进行比较，氢氯噻嗪的最大效应弱于呋塞米，而其效价强度则强于后者（图 2-2）。

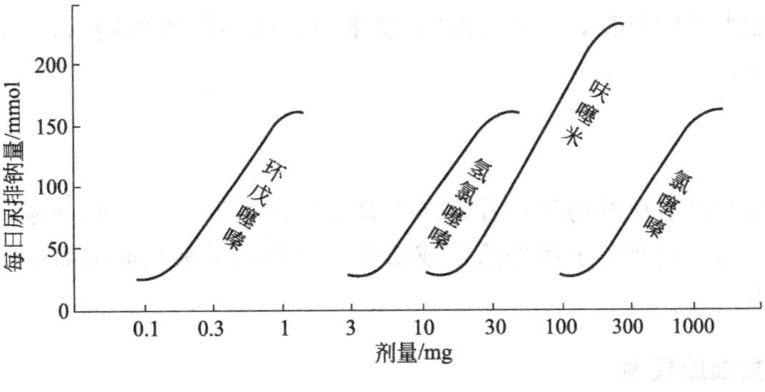

图 2-2 各种利尿药的效能和效价比较

2. 质反应的量-效曲线

以药物某一反应在某一样本群体中出现的频数为纵坐标，以剂量为横坐标作图，可呈常态分布曲线；如改为以累加频数或其百分率为纵坐标，则质反应的量-效曲线呈长尾 S 形，此时将剂量或浓度改为对数剂量或对数浓度表示，则曲线呈对称的 S 形（图 2-3）。

（1）半数有效量（50% effective dose，ED_{50}） 能使 50%个体产生某一治疗作用阳性效果的剂量。

（2）半数致死量（50% lethal dose，LD_{50}） 能使 50%动物死亡的剂量。

（3）治疗指数（therapeutic index，TI） 通常用药物的 LD_{50}/ED_{50} 的比值表示，是衡量药物安全性的重要指标。一般来说，TI 值越大，药物的安全性越大，但有时 TI 值不能完全反映药物安全性的大小，因此，有人也用 LD_5/ED_{95} 比值（安全范围），或 1% 致死量（LD_1）与 99%有效量（ED_{99}）之间的距离（可靠安全系数）来衡量药物的安全性。

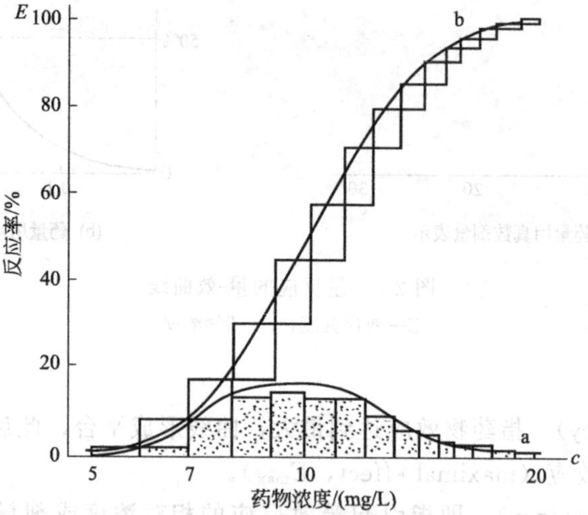

图 2-3 质反应的量-效曲线

a 表示累加量-效曲线；b 表示频数分布曲线

三、药物的作用机制

药物效应多种多样，是不同药物分子与机体不同靶细胞间相互作用的结果。药物效应是机体细胞原有功能水平的改变，从药理学角度来说，药物作用机制（mechanism of action）要从多个方面去探索。

1. 理化反应

抗酸药中和胃酸以治疗溃疡病；甘露醇在肾小管内提升渗透压而利尿；消毒防腐药具有对蛋白质的变性作用，因此用于体外杀菌或防腐。这些例子都是通过简单的化学反应及物理作用而产生的药理效应。

2. 参与或干扰细胞代谢

营养物质或激素等生命代谢所需物质的缺乏会干扰细胞代谢，补充这些物质以治疗相应缺乏症的例子很多，如铁盐补血、胰岛素治疗糖尿病等。

有些药物化学结构与正常代谢物非常相似，掺入代谢过程却往往不能引起正常代谢的生理效果，实际上导致抑制或阻断代谢的后果，称为伪品掺入（counterfeit incorporation），也称抗代谢药（anti-metabolite）。例如，核酸是控制蛋白质合成及细胞分裂的生命物质，许多抗癌药通过干扰癌细胞 DNA 或 RNA 代谢过程而发挥疗效。比如 5-氟尿嘧啶，它的结构与尿嘧啶相似，掺入癌细胞 DNA 及 RNA 中干扰蛋白质合成，从而发挥抗癌作用。许多抗生素（包括喹诺酮类）也是作用于细菌核酸代谢而发挥抑菌或杀菌效应的。

3. 影响生理物质转运

很多无机离子、代谢物、神经递质、激素在体内进行主动转运，需要载体参与。干扰这一环节可以产生明显药理效应。例如利尿药抑制肾小管 Na^+-K^+、Na^+-H^+ 交换而发挥排钠利尿作用。

4. 对酶的影响

酶的品种很多，在体内分布极广，参与所有细胞生命活动，而且极易受各种因素的影响，是药物作用的一类主要对象。多数药物能抑制酶的活性，如新斯的明竞争性抑制胆碱酯酶，奥美拉唑不可逆性抑制胃黏膜 H^+，K^+-ATP 酶（抑制胃酸分泌）。尿激酶激活血浆纤溶酶原，苯巴比妥诱导肝微粒体酶，解磷定能复活有机磷酸酯抑制的胆碱酯酶，而有些药本身就是酶，如胃蛋白酶。

5. 作用于细胞膜的离子通道

细胞膜上无机离子通道控制 Na^+、Ca^{2+}、K^+、Cl^- 等离子跨膜转运，药物可以直接对其作用，从而影响细胞功能，特别是细胞的兴奋性。

一些麻醉催眠药（包括乙醇）对细胞膜脂质结构能够进行扰乱，因此对各种细胞均有抑制作用，尤其是对中枢神经系统比较敏感。还有一些药物作用在于改变细胞膜兴奋性，但不影响其静息电位。膜稳定药（membrane stabilizer）阻止动作电位的产生及传导，如局部麻醉药、某些抗心律失常药等；反之，称为膜易变药（membrane labilizer），如白藜芦碱等，都是作用特异性低的药物。

6. 影响免疫机制

除免疫血清及疫苗外，免疫增强药（如左旋咪唑）及免疫抑制药（如环孢素）通过影响免疫机制发挥疗效。某些免疫成分也可直接入药。

7. 受体作用机制

详见下节。

四、药物作用机制的受体理论

（一）受体的概念和特性

受体是一类介导细胞信号转导的功能蛋白，能识别周围环境中某种微量化学物质，首先与之结合，并通过中介的信息放大系统，触发后续的生理反应或药理效应。体内能与受体特异性结合的物质称为配体，也称第一信使；受体对相应的配体有极高的识别能力，受体均有相应的内源性配体，如神经递质、激素、自体活性物质等。配体与受体大分子中的一定部分结合，该部位叫做结合位点或受点（binding site）等。受体具有如下特性：①灵敏性（sensitivity），受体只需与很低浓度的配体结合就能产生显著的效应。②特异性（specificity），引起某一类型受体兴奋反应的配体的化学结构非常相似，但不同光学异构体的反应可以完全不同。同一类型的激动药与同一类型的受体结合时产生的效应类似。③饱和性（saturability），受体数目是一定的，因此配体与受体结合的剂量反应曲线具有饱和性，作用于同一受体的配体之间存在竞争现象。④可逆性（reversibility），配体与受体的结合是可逆的，配体与受体复合物可以解离，解离后可得到原来的配体而非代谢物。⑤多样性（multiple-variation)，同一受体可广泛分布到不同的细胞而产生不同效应，受体多样性是受体亚型分类的基础，受体受生理、病理及药理因素调节，经常处于动态变化之中。

（二）受体与药物的相互作用

药物与受体的相互作用起始于药物与受体结合，进而改变受体的蛋白构型，引发一系列细胞内变化，完成信息继续转导的过程，最终产生药理效应。

根据药物与受体结合后所产生效应的不同，习惯上将作用于受体的药物分为激动药、部分激动药和拮抗药（阻断药）3类。

1. 激动药（agonist）

指既有较高亲和力又有较强内在活性的药物，它们能与受体结合并激动受体而产生药理效应。如吗啡、肾上腺素等。

2. 部分激动药（partial agonist）

本类药物有较强的亲和力，但内在活性不强，与激动药并用可拮抗激动药的部分效应，单独使用则可较弱地激动受体并产生药理作用。如喷他佐辛等。

3. 拮抗药（antagonist）

能与受体结合，具有较强亲和力而无内在活性的药物。它们本身不产生作用，但因占据受体而拮抗激动药的效应。如普萘洛尔，阿托品等。

（三）受体的调节

受体虽是遗传获得的固有蛋白，但并不是固定不变的，受体数目和反应性经常受到各种生理、病理因素或药物的影响。其调节方式有脱敏和增敏两种类型。

1. 受体脱敏

受体脱敏是指受体对激动剂的敏感性降低，表现为受体的数目减少、亲和力减低或效应力减弱，又称为向下调节。向下调节的受体对再次用药反应迟钝，药物效应减弱。受体脱敏可因多次使用受体激动药引起，是产生耐受性的原因之一。

2. 受体增敏

受体增敏又称向上调节，是与受体脱敏相反的一种现象，表现为受体的数目增加、亲和力增加或效应力加强。受体增敏可因受体激动剂的水平降低，或长期使用受体拮抗药而造成。如长期使用β受体拮抗药普萘洛尔可使β受体数目增多，突然停药可致“反跳”现象，临床上会有诱发心动过速或心肌梗死的危险，使用时应特别注意。长期应用多巴胺受体拮抗药治疗精神分裂症诱发的迟发性运动障碍也与此有关。

第三章 药物代谢动力学

学习目标

1. 掌握药动学基本参数的意义及相互关系；掌握药物消除动力学规律、连续用药血药浓度变化的规律及指导用药的意义。

2. 掌握半衰期的临床意义；了解表观分布容积、清除率的临床概念。

能力目标

1. 能说出药物的体内过程、转运的基本规律、给药途径、首关消除；药物的分布、再分布。生物转化，生物转化类型，肝微粒体酶、药酶诱导剂、药酶抑制剂，酶诱导和抑制对药物作用的影响。

2. 能运用药动学基本理论分析临床实际用药过程中的量-效、时-效关系规律：时量关系，峰值浓度，达峰时间，曲线下面积，生物利用度，药物消除动力学规律，消除速率常数、血浆半衰期，清除率、表观分布容积。连续多次用药的血药浓度变化规律。

药物代谢动力学，简称为药动学，研究药物体内过程及体内药物浓度随时间变化的规律。药物由给药部位进入机体产生药理效应，然后由机体排出，其间经历吸收、分布、代谢和排泄四个基本过程，这个过程称为药物的体内过程。其中，吸收、分布和排泄合称为药物转运，代谢和排泄合称消除（elimination)。药物在体内虽然不一定集中分布于靶器官，但在分布达到平衡后药理效应的强弱与药物血浆浓度成比例。医生可以利用药动学规律科学地计算药物剂量以达到所需的血药浓度并掌握药效的强弱久暂。这样可以比单凭经验处方取得更好的临床疗效。

一、药物的跨膜转运

药物跨膜转运是指药物在吸收、分布、生物转化和排泄时多次穿越生物膜的过程。药物的跨膜转运方式主要有被动转运和主动转运两种。

（一）被动转运

被动转运包括简单扩散、滤过和易化扩散三个过程。被动转运中，药物由高浓度一侧向低浓度一侧做跨膜转运。

1. 简单扩散

又称脂溶扩散，指脂溶性药物可溶于细胞膜的脂质而透过细胞膜，大多数药物的转运方式属简单扩散。扩散速率除取决于膜的性质、面积及膜两侧的浓度梯度外，还与药物的性质有关。分子量小的（小于200Da）、脂溶性大的、极性小的（不易离子化）药物较易通过。弱酸性或弱碱性化学物质，它们在体液环境中可溶解生成离子型分子，这种离子型药物不易跨膜转运，并被限制在膜的一侧，形成离子障现象，而非离子型药物可自由通过。药物的离子化程度与其 pK_a（弱酸性或弱碱性药物解离常数的负对数值）及其所在溶液的 pH 有关。改变体液环境 pH 可以明显影响药物的离子化程度，进而影响其跨膜转运。一般来说，弱酸性药物在酸性环境下不易解离，非离子型多，脂溶性大，容易跨膜转运；在碱性环境下易解离，离子型多，脂溶性小，不易跨膜转运。而弱碱性药物则相反，在酸性环境下易解离，不易透过细胞膜；在碱性环境下不易解离，易透过细胞膜。

2. 滤过

指直径小于膜孔的水溶性小分子药物，借助膜两侧的流体静压和渗透压差被水携至低压侧的过程。如水、乙醇、乳酸等水溶性物质，O_2、CO_2等气体分子可通过膜孔滤过扩散。

3. 易化扩散

易化扩散又称载体转运。指一些不溶于脂质而与机体生理代谢有关的物质如葡萄糖、氨基酸、核苷酸等，以及一些离子如 Na^+、K^+、Ca^{2+}等，可经细胞膜上特定的载体由高浓度侧向低浓度侧进行的转运。其特点有：①不耗能；②载体具有高度特异性；③具有饱和现象，即载体的转运能力有限，药物浓度过高时，将出现饱和限速现象；④竞争性抑制现象，即两种药物由同一载体转运时，药物之间可出现竞争性抑制。

（二）主动转运

主动转运是指药物依赖细胞膜上的特殊载体，从低浓度一侧向高浓度一侧进行的跨膜转运。其特点有：消耗能量、需要载体、有竞争性抑制及饱和现象。

药物转运体（transporter）是一类跨膜转运蛋白，是药物载体的一种，主要存在于胃肠道、肝脏、肾脏、脑等机体重要器官。药物经转运体的耗能转运是一种主动转运过程。按转运机制和方向的不同，转运体可分为摄取性转运体（uptake transporter）和外排性转运体（efflux transporter）。摄取性转运体的主要功能是促进药物向细胞内转运，促进吸收，如小肠的寡肽转运体，它能促进小肠中寡肽的吸收；而外排性转运体的主要功能则是将药物从细胞内排出，限制药物的吸收，其功能类似排出泵，如P-糖蛋白（P-glycoprotein，P-gp）。药物转运体与药物的药代动力学和药物的疗效、药物相互作用、药物不良反应等密切相关。

二、药物的体内过程

（一）吸收

药物的吸收（absorption）是指药物自体外或给药部位进入血液循环的过程。除静脉注射无吸收过程外，药物吸收的快慢和多少，常与给药途径、药物的理化性质、吸收环境等密切相关。

1. 口服给药

口服给药是最常用的给药途径。多数药物口服虽然方便有效，但其缺点是吸收较慢，欠完全，不适用于在胃肠破坏的、对胃刺激大的药物，也不适用于昏迷及婴儿等不能口服的病人。小肠内 pH 接近中性，黏膜吸收面广，蠕动缓慢，是胃肠道给药的主要吸收部位。药物吸收后通过门静脉进入肝脏，有些药物首次通过肝脏就发生转化，减少进入体循环的量，叫做首关消除（first pass elimination）。首关消除多的药物，不适合口服给药。

2. 注射给药

注射给药具有给药剂量准确、无首关消除的特点。常用的方法包括肌内注射、皮下注射和静脉注射。皮下和肌内注射后，药物通过毛细血管进入血液循环，其吸收速率主要与局部组织血流量及药物制剂有关。当发生休克时，周围循环不良，皮下和肌内注射吸收速率均大大减慢，需静脉注射才能达到急救的目的。静脉给药没有吸收过程，药物可全部进入血液循环，剂量准确，起效迅速。适用于药物体积大，不易吸收和刺激性强的药物。

3. 黏膜给药

临床常用的黏膜给药方式包括舌下给药、直肠给药和鼻腔给药三类。

（1）舌下给药　舌下给药的优点是舌下血流丰富，吸收较快。此外，药物可经舌下静脉直接进入体循环，避免首过效应，因此破坏较少，作用较快。舌下给药特别适合经胃肠吸收时易被破坏或首过效应明显的药物，如硝酸甘油、异丙肾上腺素等。但因舌下吸收面积小，吸收量有限，故舌下给药不能成为常规的给药途径。

（2）直肠给药　直肠内给药的优点在于：①防止药物对上消化道的刺激性；②部分药物可避开肝脏的首过效应，从而提高药物的生物利用度。靠近肛门部位给药的药物可经肛管静脉和直肠下静脉吸收后进入下腔静脉，可避开首过效应；但如果药物的给药部位过深，药物吸收后进入直肠上静脉，则可经过门静脉入肝而不能避开首过效应。

（3）鼻腔给药　鼻黏膜极薄，黏膜内毛细血管丰富，药物吸收后直接进入体循环，可避开首关效应。临床上有些口服首关效应较强的药物如黄体酮经鼻腔给药后，吸收效果可与静脉给药相当。

4. 呼吸道给药

肺泡表面积大（达 $200m^2$），与血液只隔肺泡上皮及毛细管内皮各一层，而且血流量大，药物只要能到达肺泡，吸收极其迅速，气体及挥发性药物（如全身麻醉药）可直接进入肺泡。药物溶液需要经喷雾器分散为微粒，气雾剂可将药液雾化为直径达 5μm 左右的微粒，可以到达肺泡而迅速吸收。2～5μm 直径以下的微粒可重被呼出，10μm 直径微粒可在小支气管沉积。较大雾粒的喷雾剂只能用于鼻咽部的局部治疗，如抗菌、消炎、祛痰、通鼻塞等。

5. 经皮给药

除汗腺外，皮肤不透水，但脂溶性药物可以缓慢通透。经皮给药可达到局部或全身药效。近年来有许多促皮吸收剂，可与药物制成贴皮剂，增加经皮给药的吸收效率。如硝苯地平贴皮剂可以达到持久的全身疗效，对于容易经皮吸收的硝酸甘油也可制成缓释贴皮剂预防心绞痛发作，每日只贴一次。

(二) 分布

药物的分布是指药物吸收后随血液循环到达各组织器官的过程。药物吸收后可不均匀分布到多个组织器官，各组织器官的药物量是动态变化的。药物作用的快慢和强弱，主要取决于药物分布进入靶器官的速度和浓度。药物的分布速率主要取决于药物的理化性质、器官血流量以及膜的通透性。药物分布不仅与药物效应有关，而且与药物毒性关系密切，对安全有效用药有重要意义。影响药物分布的主要因素如下。

1. 血浆蛋白结合率

药物吸收入血后可通过离子键、氢键及范德华力与血浆蛋白结合。结合型药物分子量增大，不易通过生物膜，故不能发挥药理作用。只有非结合型的游离药物才能透过生物膜转运到各组织器官发挥药理作用。药物与血浆蛋白结合率常用血浆中结合型药物浓度与总药物浓度的比值来表示。药物与血浆蛋白结合通常是可逆的，游离型药物与结合型药物通常处于动态平衡状态。血浆蛋白结合的临床意义在于如下。

(1) 药物与血浆蛋白结合的饱和性　当一个药物结合达到饱和以后，再继续增加药物剂量，游离型药物可迅速增加，导致药物作用增强，可能发生明显的中毒反应。

(2) 药物与血浆蛋白结合的竞争性抑制现象　联合用药时，不同药物与血浆蛋白的结合可能发生相互竞争，使其中某些药物游离型增加，药理作用增强而出现中毒反应。如血浆蛋白结合率为99%的A药与血浆蛋白结合率为98%的B药合用时，前者被后者置换使血浆蛋白结合率下降1%时，可使游离型的A药由原来的1%升高到2%，即具有药理活性的游离型A药的浓度在理论上可达2倍，可能导致A药的毒性反应。因此，两种蛋白结合率高的药物联合应用时，在蛋白结合位点上产生的竞争性抑制现象才有临床意义。药物与内源性化合物也可在血浆蛋白结合部位发生竞争性置换作用，如磺胺异噁唑可将胆红素从血浆蛋白结合部位置换而导致新生儿发生核黄疸。

(3) 疾病对药物与血浆蛋白结合的影响　当血液中血浆蛋白过少，如慢性肾炎、肝硬化、尿毒症时，可与药物结合的血浆蛋白含量下降，也容易发生由于游离型药物增多而中毒。药物在血浆蛋白结合部位上的相互作用并非都有临床意义。一般认为，对于血浆蛋白结合率高、分布容积小、消除速率慢或治疗指数低的药物，血浆蛋白结合率的变化有临床意义，此时应注意对剂量进行调整。

2. 细胞膜屏障

有些游离型药物要通过特殊的细胞膜屏障才能到达靶器官而发挥作用。常见的细胞膜屏障如下。

(1) 血-脑屏障（blood-brain barrier）是指血管壁与神经胶质细胞形成的血浆与脑细胞外液间的屏障和由脉络丛形成的血浆与脑脊液间的屏障。它们对药物的通过具有重要的屏障作用。血脑屏障能阻止许多大分子、水溶性或解离型药物进入脑组织，但脂溶性较高的药物仍能以简单扩散的方式穿过血脑屏障。应注意，急性高血压或静脉注射高渗溶液可以降低血脑屏障的功能，炎症也可改变其通透性。青霉素在健康人即使静脉注射大剂量也很难进入脑脊液，但是脑膜炎患者的脑脊液中，可达到有效浓度。

一般来说，高脂溶性药物容易通过生物膜进入血脑屏障，但是许多高亲脂性药物却不能通过血脑屏障（如环孢素、长春新碱、多柔比星等）。原因是血脑屏障的脑毛细血管内皮细胞可高表达外排性转运体 P-gp，P-gp 的外排作用是某些高亲脂性药物不能进入血脑屏障的原因。血脑屏障的脑毛细血管内皮细胞除了存在 P-gp 外，还有其他转运体，如碱性肽转运体、单羧酸类转运体等。这些转运体对外源性有机酸及天然乳酸在血脑屏障转运过程中发挥重要作用。

（2）胎盘屏障（placental barrier） 是指胎盘绒毛与子宫血窦间的屏障。它能将母体与胎儿的血液分开。胎盘屏障能阻止水溶性或解离型药物进入胎儿体内，但脂溶性较高的药物能通过胎盘屏障。由于有些通过胎盘的药物对胎儿有毒性甚至可以导致畸胎，因此孕妇用药应特别谨慎。

近来研究发现胎盘屏障特别是在胎盘的滋养层细胞上也可高度表达 P-gp，P-gp 发挥外排泵的作用，导致药物逆向转运，从而保护胎儿免遭 P-gp 底物的损害。

其他生理屏障还有血-关节囊液屏障、血-眼屏障等，使药物在关节囊中难以达到有效浓度。对此应该采用局部直接注射给药以达到治疗的目的。

3. 体液的 pH 和药物的解离度

在生理情况下，细胞内液 pH 为 7.0，细胞外液 pH 为 7.4，由于弱酸性药物在弱碱性环境下解离型多，故细胞外液的弱酸性药物不易进入细胞内。因此，弱酸性药物在细胞外液的浓度高于细胞内，弱碱性药物则相反。改变血液的 pH，可相应改变原有的分布特点。

4. 器官血流量与膜的通透性

肝、肾、脑、肺等高血流量器官，药物分布快且含量较多，皮肤、肌肉等低血流量器官，药物分布慢且含量较少。例如静脉注射高脂溶性的麻醉药硫喷妥钠首先大量进入血流量大的脑组织而发挥麻醉作用，而后再向血流量少的脂肪组织转移，使患者迅速苏醒。此现象被称为药物的再分布（redistribution）。

药物通过生物膜的速率除受体液的 pH 和药物的解离度影响外．还与生物膜面积大小有关。药物通过膜表面积大的器官远比通过膜表面积小的器官要快。

5. 药物与组织的亲和力

药物与组织的亲和力不同可导致药物在体内选择性分布，常可导致某些组织中的药物浓度高于血浆药物浓度。如碘对甲状腺组织有高度亲和力，使碘在甲状腺中的浓度超过在其他组织的 1 万倍左右。所以放射性碘可用于甲状腺功能的测定和对甲状腺功能亢进的治疗。氯喹在肝内的浓度比在血浆中浓度高出 700 多倍，故常选氯喹治疗阿米巴肝脓肿。

6. 药物转运体

药物转运体可影响药物的分布。特别是在药物相互作用时，可使药物的分布发生明显变化而导致临床危象。

例如抗心律失常药物奎尼丁与止泻药洛哌丁胺均为P-gp的底物。一般情况下，洛哌丁胺作用于外用肠道的阿片受体起到止泻作用，此时由于中枢P-gp的外排作用，洛哌丁胺不能进入中枢。但与奎尼丁合用后，由于奎尼丁抑制了中枢的P-gp，使一般情况下不能进入中枢的洛哌丁胺可以进入中枢并作用于中枢的阿片受体，产生严重的呼吸抑制作用。

（三）生物转化

药物，作为外来活性物质，机体首先要将之灭活，同时还要促其自体内消除。能大量吸收进入体内的药物多是极性低的脂溶性药物，在排泄过程中易被再吸收，不易消除。体内药物主要在肝脏生物转化而失去药理活性，并转化为极性高的水溶性代谢物而利于排出体外。

案　例

长期服用格列本脲的糖尿病患者因细菌感染而服用甲氧苄氨嘧啶/磺胺甲噁唑，结果导致低血糖发生，为什么？

生物转化分两相进行，第一相为氧化、还原或水解。第一相反应使多数药物灭活，但少数例外反而活化，故生物转化未必总是使药物活性降低或灭活并使极性增加。第二相为结合。多数药物的第二相反应是经肝微粒体的葡萄糖醛酸转移酶作用与葡萄糖醛酸结合，有些药物还能和乙酰基、甘氨酸、硫酸等结合。这些结合反应都需要供体参加，例如二磷酸尿嘧啶是葡萄糖醛酸的供体。经历第二相反应后，药物活性总是降低或灭活并使极性增加。各药在体内转化过程不同，有的只经一步转化，有的以原形自肾排出，有的经多步转化生成多个代谢产物。

药物的生物转化必须在酶催化下才能进行，这些催化药物的酶统称为药物酶，简称药酶。分非微粒体酶系和微粒体酶系两类。非微粒体酶系存在于血浆、细胞质和线粒体中的多种酶系。可对水溶性较大、脂溶性较小的药物及结构与体内正常代谢物相类似的物质进行生物转化，非微粒体酶系对部分药物的代谢起主要作用。微粒体酶系是促进药物生物转化的主要酶系统，主要存在于肝细胞内质网上，又称肝药酶。其中，主要的氧化酶系是细胞色素P450酶。肝药酶系统活性有限，在药物间容易发生竞争性抑制，且不稳定，个体差异大，且易受药物的诱导或抑制。

影响肝药活性的因素主要包括遗传因素、环境因素、生理因素与营养状态和病理因素四个方面。

1. 遗传因素

遗传因素对代谢影响很大。最重要的表现是遗传决定的氧化反应及结合反应的遗传多态性（polymorphisms）。根据人体对某些药物代谢的强度与速度不同，可将人群分为强（快）代谢者与弱（慢）代谢者等。遗传因素所致代谢差异可改变药物的疗效或毒性。不同种族和不同个体间由于遗传因素的影响，对同一药物的代谢存在极为显著的差异。在20世纪70年代，首次发现人群对异烟肼的*N*-乙酰化有快慢两种表型，慢乙酰化者肝*N*-乙酰转移酶含量明显减少。近年，又发现 CYP2C9 等的底物也存在氧化多态性等。药物代谢酶的遗传多态性提示我们，在临床用药时要因人而异，因“异”而异。

2. 环境因素

许多药物可以使肝药酶活性增强或减弱，改变代谢速度，进而影响药物作用的强度与持续时间。

（1）酶的诱导　某些化学物质能提高肝微粒体药物代谢酶的活性，从而提高代谢的速率，此现象称酶的诱导（enzyme induction）。具有肝药酶诱导作用的化学物质称酶的诱导剂（enzyme inducer）。酶的诱导剂能促进自身代谢，连续用药可因自身诱导而使药效降低，这些药物的共同特点是亲脂、易与 CYP 结合并具有较长的半衰期。通常，酶的诱导剂对 CYP 酶的诱导作用有一定的特异性。在 CYP 基因超家族中，CYP1Al、CYP2C9、CYP2El 及 CYP3A4 易被诱导。

酶的诱导作用可产生两种临床结果。①减弱治疗效果：由于药酶诱导后代谢加快、加强，导致血浆药物浓度降低，从而使治疗效果减弱。例如苯巴比妥是典型的酶诱导剂，它能加速华法林的代谢，使其抗凝效果降低；利福平是肠道及肝脏 CYP3A4 的强诱导剂，可导致皮质激素、环孢素、奎尼丁、地西泮、华法林及地高辛的清除率明显增加，使这些药物治疗效果减弱。为了维持这些药物的治疗效果，在合用利福平时应相应增加它们的剂量。②增强治疗效果，甚至产生毒性反应：这主要是指那些在体内活化或产生毒性代谢物的药物。例如乙醇是肝 CYP2El 的酶诱导剂，长期饮酒可增加对乙酰氨基酚的肝毒性。因为被乙醇诱导的 CYP2El 酶能使对乙酰氨基酚转化的毒性代谢物增多，因此肝毒性增强。

（2）酶的抑制　酶的抑制（enzyme inhibition）是指某些化学物质能抑制肝微粒体药物代谢酶的活性，使其代谢药物的速率减慢。在体内灭活的药物经酶抑制剂作用后，代谢减慢，作用增强，作用时间延长。

酶的抑制作用也可产生两种临床后果。①减弱治疗效果：这主要是指那些在体内活化的药物。这些药物经酶抑制作用后，活性代谢物生成减少，药物作用减弱。如可待因在体内与葡萄糖醛酸结合而被代谢，但少量的可待因被 CYP2D6 代谢为具有镇痛作用的吗啡，当与 CYP2D6 抑制剂合用时，因吗啡生成量减少从而降低了可待因的镇痛作用。②增强治疗效果：对于在体内灭活的药物经酶抑制作用后，代谢减慢，作用增强，甚至导致毒性反应。如酮康唑是 CYP3A4 的竞争性抑制剂，当与被同种酶催化的特非那定合用时，导致特非那定代谢明显减慢，血药浓度明显增加，可诱发致命性的心律失常。

案例分析

磺脲类药物通过肝脏代谢，磺胺类药物竞争性地抑制了 CYP2C9 活性，导致磺脲类药物代谢减弱，作用增强，产生低血糖

3. 生理因素与营养状态

年龄不同，肝药酶活性不同。胎儿和新生儿肝微粒体中药物代谢酶活性很低，对药物的敏感性比成人高，常规剂量就可能出现很强的毒性。通常，老年人肝重量减少，肝血流降低，肝药酶活性降低，因而老年人肝脏代谢药物的能力明显下降，故老年人用药时一定要加

倍注意，防止因血药浓度升高导致的毒性反应。女性的 CYP2C19 及 CYP3A4 活性可能高于男性，因此，代谢有性别差异。肝药酶还有昼夜节律性变化。很多研究表明，夜间的肝药酶活性较高，使药物的代谢加快；而昼间肝药酶活性较低，使药物的代谢减慢。故在一天内的不同时间给予药物，可使血药浓度水平有一定的差异，导致药物疗效不同。食物中不饱和脂肪酸含量增多，可增加肝药酶的含量。缺乏蛋白质、维生素 C、钙或镁的食物，可降低肝对某些药物的代谢能力。高糖类化合物饮食可使肝代谢药物的速率降低。某些十字花科蔬菜如大头菜、菠菜等因含有丰富的吲哚类物质而诱导小肠 CYP3A，使非那西丁等药物首过效应增强。相反，葡萄柚汁中因含生物类黄酮及柚苷，能抑制肝脏及小肠 CYP3A 活化，使非洛地平、硝苯地平、环孢素等药物的首过效应减少，进入血液循环的药物量增加，有导致中毒反应的危险。

4. 病理因素

疾病状态能影响肝药酶的活性。如肝炎患者的葡萄糖醛酸结合反应和硫酸结合反应受阻，有研究发现肝炎患者的对乙酰氨基酚的半衰期比正常患者长 33%。

(四) 排泄

排泄是指体内药物或其代谢产物排出体外的过程。肾脏是药物排泄的重要器官，经胆汁排泄也较重要，某些药物也可从肺、乳腺、唾液腺或汗腺排出。

1. 肾排泄药物的机制及其影响因素

肾脏排泄药物的机制包括肾小球滤过、肾小管分泌和肾小管重吸收。

(1) 肾小球滤过　影响药物从肾小球滤过的主要因素是肾小球滤过率及药物与血浆蛋白结合率。肾小球滤过率降低或药物的血浆蛋白结合率高均可使滤过的药量减少。

(2) 肾小管分泌　肾小管分泌主要在近端肾小管细胞进行，为主动转运过程。肾小管细胞的转运载体包括有机酸转运载体和有机碱转运载体。两类载体分别分泌有机酸类药物（青霉素、丙磺舒等）和有机碱类药物（普鲁卡因胺、奎宁等）。分泌机制相同的两药合用，可发生竞争性抑制，例如丙磺舒与青霉素、吲哚美辛的分泌机制相同，合用丙磺舒可因竞争性抑制，减少青霉素或吲哚美辛从有机酸转运系统分泌，进而提高其血药浓度。螺内酯与地高辛长期合用，可使地高辛从肾小管分泌减少，血药浓度升高约 30%。从有机碱分泌系统分泌的西咪替丁可抑制其他有机碱如普鲁卡因胺、雷尼替丁、氨苯蝶啶及二甲双胍的分泌，当这些药物与西咪替丁合用时，它们的血药浓度增加。

(3) 肾小管重吸收　肾小管腔内尿液的 pH 能影响药物的解离度。酸性尿液，碱性药物在肾小管中大部分解离，重吸收少，排泄增加。碱性尿液，酸性药物在肾小管中大部分解离，重吸收少，排泄增加。在临床上改变尿液 pH 是解救药物中毒的有效措施。例如，用碳酸氢钠碱化尿液，加速苯巴比妥等酸性药物排出，可治疗苯巴比妥等酸性药物过量中毒（图 3-1）。

2. 胆汁排泄及其影响因素

药物从胆汁排泄是一个复杂的过程，包括肝细胞对药物的摄取、贮存、转化及向胆汁的主动转运过程。药物的理化性质及某些生物学因素能影响上述过程。对于从胆汁排泄的药

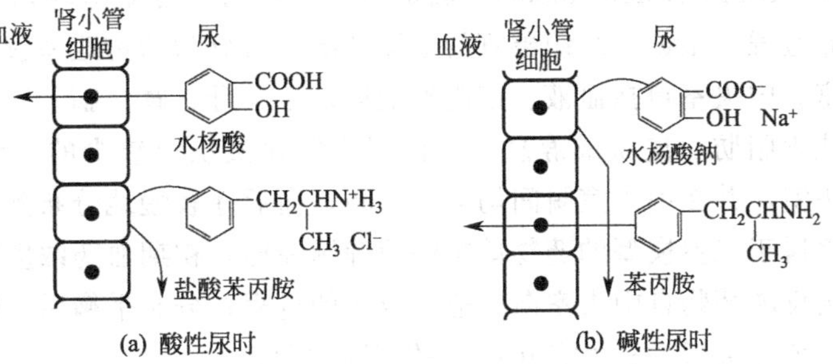

图 3-1　尿液酸碱度对药物在肾小管内再吸收的影响

物，除需具有一定的化学基团及极性外，对其相对分子质量似有一定阈值的要求。通常相对分子质量大于 500 的化合物可从人体胆汁排出，相对分子质量超过 5000 的大分子化合物难从胆汁排出。药物经胆汁排泄的种属差异很大，从动物实验取得的胆汁排泄情况不宜外推于人。

肝细胞中药物向胆汁转运至少有五个转运系统，分别转运有机酸、有机碱、中性化合物（如强心苷、甾体激素）、胆酸以及重金属（铅、镁、汞、铜、锌）。属于同一转运系统的药物，相互间有竞争性抑制。例如丙磺舒能抑制噻嗪类药物经胆汁排泄。

由胆汁排入十二指肠的药物可从粪便排出体外，但也有些药物由小肠上皮吸收，经肝脏重新进入体循环，这种小肠、肝、胆汁间的循环称为肝肠循环（hepato-enteral circulation）。肝肠循环的临床意义视药物经胆汁的排出量而定。药物从胆汁排出量多，肝肠循环能延迟药物的排泄，使药物作用时间延长，如洋地黄毒苷中毒时，服用考来烯胺因其能与肠道中洋地黄毒苷结合，可切断其肝肠循环而加速洋地黄毒苷的排泄。

3. 乳汁排泄及其他途径排泄

药物经乳汁排泄虽然就其总消除量而言意义不大，但对乳儿可能产生不良影响。例如母亲服用过量的丙硫氧嘧啶、碘剂、氯霉素、阿托品或抗凝血药等，可能引起乳儿中毒，故哺乳期妇女用药应慎重。某些药物也可从肠壁、唾液、汗液、泪液及呼气中排出。由于某些药物在唾液中的浓度与其血浆浓度平行，故唾液药物浓度测定可用于临床治疗药物监测。肺脏是某些挥发性药物的主要排泄途径，例如用乙醇检测仪检测呼出气中的乙醇量是诊断酒后驾车的快速简便的方法。

三、药动学模型与速率过程

（一）房室模型

为了定量地分析体内药物的动力学过程，通常用房室模型（compartment model）模拟人体，将人体分为若干房室，房室是组成模型的基本单位。只要体内某些部位的转运速率相同，均可归为一个房室，房室的划分与解剖位置或生理功能无关。在多数药代动力学模型中，药物可进入房室，又可从房室流出，称为开放系统（open systems）。

一室模型（one-compartment model）是最简单的房室模型。它假定身体为一同质单元，给药后药物瞬时分布到全身体液，使药物在血液和各组织器官达到动态平衡，此后血浆中药物呈单相下降。虽然符合一室模型的药物不多，但在临床上是一种简单的近似法。

二室模型（two-compartment model）假定给药后药物不是立即均匀分布，它在体内可有不同速率的分布过程，根据各组织器官的血流情况，可分为药物速率较大的中央室和分布速率较小的周边室。中央室包括血液、细胞外液以及心、肝、肾、脑、腺体等血液供应充沛的组织；周边室代表脂肪、皮肤或静息状态的肌肉等血液供应较少的组织。药物进入人体后，首先进入中央室，并在中央室瞬间均匀地分布，而后才较慢地分布到周边室，且药物仅从中央室消除。将属于二室模型的药物单次快速静脉注射，初期血药浓度迅速下降，称为A相或分布相，主要反映药物自中央室向周边室分布的过程；分布平衡后，曲线进入较慢衰落的B相或消除相，它主要反映药物从中央室的消除过程。

（二）时-效关系

用药后随时间的推移，由于体内药量（或血药浓度）的变化，药物效应随时间呈现动态变化的过程，称为时-效关系（time-effect relationship）。一次用药之后相隔不同时间测定血药浓度和药物效应，以时间为横坐标、血药浓度或药物效应强度为纵坐标作图，可分别得到时-量曲线（图3-2）和时-效曲线（图3-3）。在时-效曲线的坐标图上，在治疗有效的效应强度处及在出现毒性反应的效应强度处分别各作一条与横轴平行的横线，分别称为有效效应线和中毒效应线。

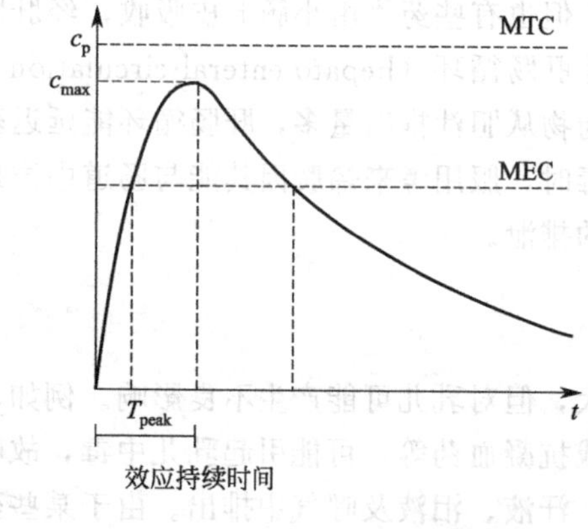

图3-2 一次给药后的时-量曲线

c_p—最小中毒浓度；c_{max}—峰值浓度；T_{peak}—达峰时间；MTC—最小中毒浓度；MEC—最小有效浓度

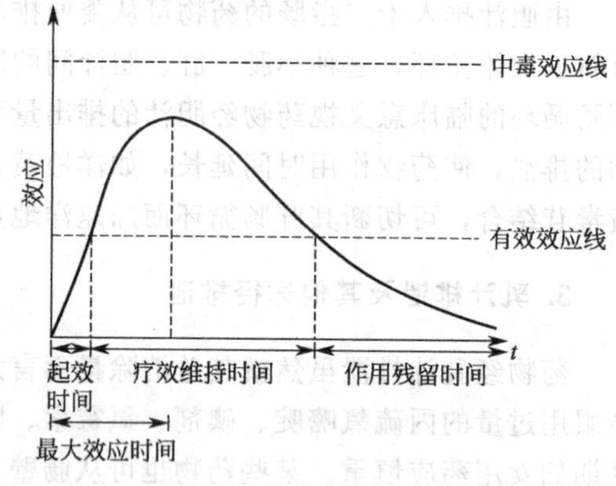

图3-3 一次给药后的时-效曲线

1. 起效时间

指给药至时-效曲线与有效效应线首次相交点的时间，代表药物发生疗效以前的潜伏期。这一时间在处理急症患者时有非常重要的意义。

2. 最大效应时间

即给药后作用达到最大值的时间。在应用诸如降血糖药、抗凝血药等时，更应注意这一参数。

3. 疗效维持时间

指从起效时间开始到时效-曲线下降到与有效效应线再次相交点之间的时间。这一参数对选择连续用药的相隔时间有参考意义。

4. 作用残留时间

指曲线从降到有效效应线以下到作用完全消失之间的时间。如在此段时间内第二次给药，则须考虑前次用药的残留作用。

上述各项信息可以作为制订用药方案的参考，但必须结合连续用药时的情况综合考虑。

在多数情况下时-量曲线也能反映药物效应的变化，但有些药物必须在体内转化后呈现活性，或者药物作用是通过其他中间步骤产生的间接作用及继发作用，这些过程都需要时间，故时-量曲线和时-效曲线的变化在时间上就可能不一致。另一方面，由于药物作用的性质和机制不同，有的药物作用强度有饱和性，不能随着血药浓度升高作用强度一直增大；有的药物在体内生成的活性物质半衰期长，作用时间也长，如地西泮在体内生成的去甲地西泮具有活性，而且半衰期比母体药物更长，往往在原药血药浓度已经降低之后仍能保持有效作用。因此，这两种曲线可以互相参考而不能互相取代。

（三）药物消除的基本过程

1. 一级动力学过程

一级动力学过程（first-order kinetic process）指体内某一部位药物的转运速率与该部位的药量或浓度的一次方成正比，即单位时间内转运或消除恒定比例的药量，又称恒比消除。大多数药物在体内的吸收、分布和消除都是以被动扩散的方式转运，任一时刻体内药量的消除速率与体内当时的药量成正比。一级动力学又称线性动力学，大多数药物在体内的转运或消除属于一级动力学过程。

一级动力学过程具有被动转运的特点，只要是按浓度梯度控制的简单扩散都符合一级动力学过程。它的特点是：①药物转运呈指数衰减，每单位时间内转运的百分比不变，但单位时间内药物的转运量随时间推移而下降。②半衰期恒定，与剂量或药物浓度无关。③血药浓度对时间曲线下的面积与所给予的单一剂量成正比。④按相同剂量、相同间隔时间给药，约经 5 个半衰期达到稳态浓度，停药后约经 5 个半衰期药物在体内完全消除。

2. 零级动力学过程

零级动力学过程（zero-order kinetic process）指体内某一部位药物的转运速率与该部位的药量或浓度无关，药物按恒定速率进行转运时，消除速率在任何时间都恒定又称恒量消除。因药物的主动转运和易化扩散都需要载体或酶的参与，故有饱和现象。当药物浓度远大于转运载体或酶浓度时，药物浓度的变化或消除速率受到限制，其转运或消除的速率只取决于转运载体或酶的浓度，此时即为零级动力学过程。

零级动力学过程具有药物主动转运的特点，任何耗能的逆浓度梯度转运的药物，如果剂量过大、超过机体负荷，则药物消除服从零级动力学。

（四）药物蓄积

在前次给药的药物尚未完全消除时即进行第二次给药，就会产生药物蓄积。同样，在前次给药的“作用残留时间”内即进行第二次给药则可产生药物作用蓄积。蓄积过多可产生蓄积中毒。因此，在制订连续用药方案时必须同时考虑连续用药时的药代动力学资料和量-效、时-效关系，以防止蓄积中毒。临床上最容易发生蓄积中毒的药物是口服抗凝药和洋地黄类强心药，需特别注意。

四、药动学基本参数及其意义

（一）血药浓度-时间曲线下面积

血药浓度-时间曲线下面积（area under the concentration-time curve，AUC）指给药后以血药浓度为纵坐标、时间为横坐标作图，坐标轴和血药浓度-时间曲线之间所围成的面积。单位用μg·min/ml或mg·h/L表示。对于同一种药物，AUC与吸收后体循环的药量成正比，代表一次用药后的吸收总量，反映药物的吸收程度。AUC是药物生物利用度的主要决定因素，有了AUC值就可计算原料药的生物利用度。

计算AUC的方法很多，目前在临床药动学研究中常用的方法有梯形法和积分法，近年美国食品药品管理局（FDA）规定，新药申报资料中AUC要求用梯形法计算。梯形法即将血药浓度-时间曲线图划分为若干个梯形，计算和相加每个梯形面积。

（二）生物利用度

生物利用度（bioavailability，F）是指药物中主药吸收进入体循环的速率和程度。药物制剂生物利用度的测定，一般是用非血管途径给药（如口服）的药时曲线下面积AUC与其他给药方式的比值，以吸收百分率表示。根据试验制剂和参比制剂给药途径的异同，可分为绝对生物利用度和相对生物利用度，最常用的方法是把口服（或肌内注射及其他血管外途径）给药后所得AUC与静脉注射相同剂量所得AUC相比较，即绝对生物利用度（absolute bioavailability），可用来衡量药物血管外给药后吸收进入血循环的比例。有些药物不宜做静脉注射，这时必须选择一标准参比剂型。通常选用吸收较好的剂型作标准，计算相对生物利用度（relative bioavailability）。相对生物利用度可比较两种剂型或同一剂型（如仿制药）但含不同原料来源、不同辅料或不同批号制剂的生物利用度。

（三）半衰期

半衰期（half-life time，$t_{1/2}$）分为生物半衰期（biological half-time）和血浆半衰期（plasma half-time）。生物半衰期指药物效应下降一半的时间。血浆半衰期是指药物的血浆浓度下降一半所需要的时间。药动学计算的是血浆半衰期（$t_{1/2}$），即药物消除半衰期，用min或h表示。

$t_{1/2}$是药动学研究中最重要的参数，用于估计药物消除或蓄积情况、制订或调整给药方案等。$t_{1/2}$可因用药剂量、年龄、蛋白结合率、联合用药、肝脏和肾脏疾病、影响尿排泄的pH等因素而改变。多次给药和单次给药后的$t_{1/2}$可能也不同，因为多次给药后可能诱导肝药酶或激发肾脏转运机制。由于部分组织器官可贮存药物或活性代谢物，有些药物的作用机制具有特殊性等原因，药物的生物半衰期可明显长于血浆半衰期，如多数β肾上腺素受体阻断药的血药浓度下降要比其降压作用下降快得多，因此尽管它们的血浆半衰期为4～6h，但每天只需给药1次。

(四) 表观分布容积

表观分布容积（apparent volume of distribution，V_d）是给药剂量或体内药量与血药浓度之间的比例常数，单位用 L 或 L/kg 表示。它是一个数学概念，与体液的真实体积无关，只是表明剂量与血药浓度的比值。药物进入机体后实际是以不同浓度分布于各组织，在进行药动学计算时，可设想药物是均匀分布于各种组织与体液，其浓度与血液中相同，在这种条件下药物分布所需的容积即为表观分布容积。

1. 估算血容量及体液量

某些药物仅限制在体液的某一部分，分布容积就等于体液的容积。如依文蓝染料静脉注射后不向身体任何脏器组织分布，全部集中在血浆内，故测定其 V_d 即可算出机体总的血容量，一般为 2.5L 左右；酚红静脉注射的分布容积为 4L，与正常成人的血液容积相近。甘露醇的分布容积为 14L，与成人细胞外液相近，说明它能通过毛细血管内皮，仅分布在细胞外液中。而安替比林则分布到全身体液中，因此，V_d 可代表机体的全部体液的总和，一般为 36L 左右。乙醇的分布容积为 41L，说明它能通过细胞膜而分布在全身体液。一个药物的 V_d 值不会小于血浆容量值 2.5L；当 V_d 值介于 2.5～36L 时，说明药物向组织有一定分布，但分布能力较小；当 V_d 值等于 36L 时，药物可分布在血液与全身组织；当药物向组织分布能力很强时，血药浓度很低，V_d 值可大于 36L。

2. 反映药物分布的广泛性或与组织结合的程度

许多酸性有机物如青霉素等，不易进入组织，其 V_d 值常较小，约为 0.15～0.3L/kg，即这类药物的分布能力小，药物较集中在血液，血药浓度就相对较大；与此相反，碱性有机物类药物如苯丙胺、山莨菪碱等易被组织所摄取，血中浓度较低，V_d 值常超过体液总量 36L。地高辛的 V_d 达 600L（10L/kg），说明该药在深部组织大量贮存。因此，当药物具有大的分布容积时，此药排出就慢，且其毒性要比 V_d 小的药物为大。

3. 根据药物分布容积调整剂量

不同患者应用同一制剂后，由于分布容积的不同而有不同的血药浓度，一般认为药物分布容积与体表面积成正比，故用体表面积计算剂量最为合理，对小儿用药和某些药物（如抗癌药物）尤为必要。

(五) 清除率

清除率（ clearance，CL）是指单位时间内整个机体或某消除器官能消除相当于多少毫升血中所含的药物，即单位时间消除的药物表观分布容积数，单位是 ml/min 或 L/h。清除率可以指总清除率或器官清除率，如无特殊说明，一般所指的清除率为总清除率。总清除率（total body clearance ，TBCL）等于个别清除率的总和，如肝清除率、肾清除率和其他器官清除率之和。

(六) 稳态血药浓度

在临床治疗中多数药物是通过重复给药来达到有效治疗浓度，并维持在一定水平，此时给药速率与消除速率达到平衡，其血药浓度称为稳态血药浓度（steady-state plasma concentration，c_{ss}）。在恒定给药时间间隔（$t_{1/2}$），以相同剂量多次给药时，血药浓度逐次叠加，达到 c_{ss} 后血药浓度在一定范围内上下波动，可产生一个“锯齿”型的血浆药物浓度曲线（图 3-4）。其峰值为最高稳态浓度（$c_{ss\text{-}max}$），谷值为最低稳态浓度（$c_{ss\text{-}min}$），其平均值为平均稳态浓度。

稳态血药浓度的 $c_{ss\text{-}max}$ 与 $c_{ss\text{-}min}$ 的大小与单位时间用药量有关（给药速率），即与给药时间间隔和给药剂量（维持量）有关。给药间隔越短，血药浓度波动越小；给药剂量越大，稳态血药浓度越高；但药物到达稳态的时间只与药物本身的半衰期长短有关，一般给药后 4～5 个半衰期到达稳态浓度。因此，对于那些半衰期长（如药物半衰期为 24h，则需要 4～5 天达到稳态）的药物来说，为了使药物浓度尽早达到稳态发挥疗效，常常给予首剂加倍。

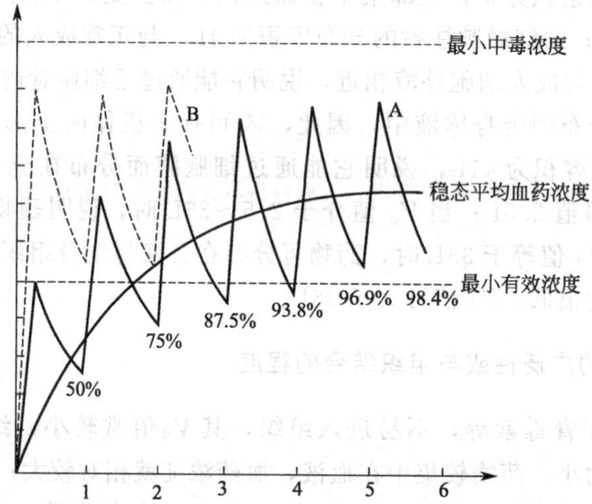

图 3-4 连续给药的药-时曲线

A—每次给药剂量为 D，给药间隔时间为 $t_{1/2}$；B—首次剂量为 $2D$，以后每次给药剂量为 D，给药间隔时间为 $t_{1/2}$

第四章 影响药物作用的因素

学习目标

1. 掌握药物相互作用的基本概念。
2. 了解影响药物作用的因素，了解滥用药物的危害及合理用药原则。

能力目标

1. 能熟练说出影响药物作用的药物因素及机体因素。
2. 能从配伍禁忌、药动学、药效学等几个侧面说明药物相互作用的利弊以及合理用药原则。

药物以相同剂量和给药方法给予不同的人，所产生的药物效应不会完全等同，称为个体差异（individual variation）。绝大多数人均可产生预期相似的药理效应，只是药物效应强度和持续时间的差异；但在实验研究和临床上，人们经常观察到个体间明显的差异，甚至出现质的差异，如某些个体出现一般人不会出现的异常危害性反应。药物的作用受许多因素的影响，临床医师要了解这些因素，结合患者的具体情况选择药物，制订合理的用药方案，并在治疗过程中根据病情的变化随时调整和改变治疗方案。

一、药物因素

1. 药物的剂型和给药途径

药物剂型是指药物制剂的形态，制成的便于保存和使用的成品。常用的剂型如片剂、胶囊、颗粒剂、散剂、栓剂等，药物剂型不同，给药途径就不同，药物的吸收速率和量亦不同，进而影响药效。一般规律是静脉注射＞吸入＞肌内注射＞口服；注射的水溶液吸收较油剂或混悬液为快；口服给药时溶液剂型吸收最快，散剂次之，片剂和胶囊剂等须先崩解，故吸收较慢。同一药物的不同剂型其药效有差异，如庆大霉素片口服后不吸收，仅在肠内发挥抗菌作用；而其注射剂经肌内注射后，则可被吸收而发挥全身抗菌作用。不同的给药途径也可产生药物作用性质改变，如硫酸镁口服产生导泻、利胆作用，而注射给药产生中枢抑制、降低血压和肌肉松弛作用。同一药物、同一剂量，剂型相同，由于制剂配方组成不同、所用辅料不同、制药工艺不同，虽然其纯度、崩解度等项指标都符合规定，但在服用后血药浓度也可能有相当大的差异，甚至相差数倍。所以在临床用药中，应依据病情选择适当药物剂型，以期取得满意疗效。

为了达到不同目的，设计了多种特殊的药物剂型。例如，糖衣片可避免苦味，肠溶片（胶囊）可减少药物对胃的刺激或胃酸的破坏。缓释剂型可使药物缓慢释出，包括：①控释制剂（controlled release preparation），能使药物以近似恒速释放，不仅延长药效，且能减少血药浓度的波动。②透皮给药剂型，是指经皮肤给药，经皮肤吸收而起全身治疗作用，如将硝酸甘油制成贴膜剂贴在前胸，药物透皮缓慢吸收。这类制剂作用持久，药物吸收不首先经过肝脏而无首关消除。③储库剂型。有储库注射剂，如普鲁卡因青霉素、鱼精蛋白锌胰岛素等肌内或皮下注射后，从用药部位缓慢释药；还有植入给药剂型，为一类经手术植入皮下或经注射针头导入皮下的控释剂型，如甲地孕酮硅橡胶管植入剂。但必须指出，多数缓释剂型的剂量往往高于普通剂型的一次用量，由于个体差异，有的患者也可能在应用缓释剂型后产生较预想为高的血药浓度，甚至发生不良反应。对此临床医师必须警惕。近年来还发展了如下所示的许多新剂型。

（1）靶向剂型　是指将药物与载体结合或被载体包埋，形成可在体内定向在靶组织内释放的剂型。靶向的方法有如下几种。

① 机械靶向。如由磁效应将药物导向靶组织。

② 生物物理靶向。是依机体不同部位组织对不同大小微粒阻留能力而制成的剂型。

③ 化学靶向。是指药物的释放与体内化学环境有关的剂型。

④ 生物靶向。是指药物与生物大分子结合，进入机体能选择性定向于靶组织的剂型。如将抗癌药与某种癌细胞的单克隆抗体结合，即可将抗肿瘤药导向肿瘤部位，不仅可以通过增加靶组织内的药物浓度提高疗效，而且因减少靶组织以外的药物分布从而可以减少不良反应；将药物包裹在双分子脂质膜中制成的脂质制剂，与细胞的亲和力高，也能起类似作用。

（2）微型胶囊和微球　微型胶囊是指药物被高分子物质或共聚物包裹而成，大小以微米计的囊状颗粒，如甲地孕酮微囊；微球是指药物分散或被吸附在高分子聚合物基质中而形成的微粒，如丝裂霉素C微球。

（3）脂质体　是指将药物包封于类脂质双分子层形成的超微型球体内，如甲氨蝶呤脂质体。

（4）纳米囊和纳米球　前者是指将药作为囊心，包于高分子材料的包囊中而成的微囊，其直径为10～100nm；后者是指药物被分散或吸附于基质交联而成的微球中，其直径小于250nm。

（5）前体药物　是指将有活性的原药进行化学修饰而形成不显活性的衍生物，这种衍生物称为前体药。前体药进入机体后经生物转化成为原来的活性药，如吲哚美辛修饰成前体药，可减轻对胃的不良刺激。

2. 药品的质量

生物利用度是评价药品质量的标准之一，应用质量好的合格药品，可以取得预期的治疗效果；而用假劣药品后，则不能获得理想的治疗效应，甚至会引起严重不良反应，危及患者生命安全。《中华人民共和国药品管理法》对假劣药品有明确规定，所谓假劣药品是指药品所含成分与其含量不符合国家药品标准的药品、超过有效期的药品以及其他不符合标准规定的药品。我国实行《国家基本药》制度，国家基本药是指疗效确切、不良反应清楚、价格合理、适合国情、临床必不可少的药品。我国已经对处方药与非处方药分类管理，将一些质量稳定、应用安全、疗效确切的药品作为非处方药。

3. 药物的用量

药物的用量（即药物的剂量）可影响药效，两者间存在量-效关系，达到某一剂量时才能产生治疗效应，而超过某一剂量就可能产生毒性反应。如吗啡在一定剂量可产生明显的镇痛作用，而超量使用则可产生与镇痛作用性质完全不同的作用，即呼吸中枢抑制，甚至可引起死亡。临床上为严格控制用药量规定了不同等级的剂量。

（1）常用量　其用量比最小有效量大一些，但比最小中毒量小一些。常用量一般能保证药物发挥较好的疗效和用药安全。

（2）极量　是药典明确规定的安全用药量的极限。极量比最小中毒量要小，超过极量，就有引起中毒的危险。极量有一次用药极量、单位时间内用药极量、总疗程极量。在处方时若必须用到极量时，医师应做好警示标记，以示医疗所必需，医师能对此负责。

（3）负荷量、维持量　负荷量是指由于治疗的需要，在短时内达到有效血药浓度的用量。一般通过首次用量加倍或静脉滴注时在第一个半衰期内速率提高 1.44 倍来实现，但负荷量的给予不适合毒性大、安全范围小的药物。维持量是指能使有效血药浓度维持恒定的用药量。

4. 给药次数与时间

在连续给药时还须考虑两次给药之间的间隔时间。单位时间内给药总剂量不变，两次给药间隔时间长则每次的用药量就较大，而血药浓度的波动也较大。这时就必须注意波峰是否可能超过最低中毒浓度，波谷是否可能低于最小有效浓度等问题。为了减少血药浓度的波动，可以缩短给药间隔时间，这时必须适当减少每次用药量，以免蓄积中毒。静脉滴注给药时血药浓度的波动最小，但滴入药液的浓度和滴入速率必须计算后予以控制。安全性较大的药物，在首剂时可以给予负荷量，以便缩短达到有效的血药浓度的时间。

选择恰当的用药时间，健胃药、胃肠解痉药、利胆药多在餐前服用；盐类泻药、驱肠虫药多空腹服用；催眠药、缓泻药多在睡前给药；对胃肠道有刺激的药物如阿司匹林、吲哚美辛等应在餐后服用。还应考虑饮食对某些药物吸收有影响。长期使用糖皮质激素时，为减轻负反馈作用导致药源性肾上腺皮质萎缩，根据昼夜节律最好早上 8～10 点给药。

疗程是为达到一定的治疗目的而连续用药的时间。有些疾病在症状消失以后，还要巩固治疗一段时间，并且缓慢减量后再停药。对于抗菌药足够的剂量和疗程能避免耐药性产生。某些慢性疾病需长期用药，注意药物的毒性反应。

5. 药物的联合应用

药物联合应用是两种或两种以上的药物同时或先后使用。药物在药剂学、药动学及药效学方面相互影响，最终药物效应改变。药剂学方面有药物的配伍禁忌：两种或两种以上药物在体外相互混合时，所起的物理、化学的变化可影响药物的治疗效应和安全性，称为药物的配伍禁忌。静脉给药时数种药品能否混合极为重要。凡临床用药中遇有配伍禁忌的问题，医护人员应与药师商讨，协同解决用药问题。药动学方面主要通过影响药物的吸收、分布、代谢和排泄过程，使血药浓度改变影响药物作用强度。如阿托品抑制胃排空，可延缓药物吸收；阿司匹林与双香豆素竞争血浆蛋白，提高双香豆素游离的血药浓度，两药合用时抗凝作用增强甚至出血；肝药酶诱导剂或抑制剂可改变药物的代谢速率；改变尿液的 pH 影响肾小管药物的重吸收，进而影响药物的排泄。药效学方面主要通过影响药物对靶位的作用（如受体调节和受体拮抗改变电解质平衡）作用于同一生理系统或生化代谢系统。药物合用后总药效等于两药单用时效应之和称为相加，大于两药单用时的效应之和称为增强（如镇静催眠药与抗精神病药合用中枢抑制作用增强），相加和增强作用为协同作用；小于两药单用时的效应称之为拮抗作用，如噻嗪类利尿药可升高血糖，当与甲苯磺丁脲合用时甲苯磺丁脲的降血糖效果减弱。

二、机体方面的因素

1. 年龄因素

年龄不同不仅体重上存在差异，对药物作用的反应性也有较大差异。在机体生长发育以及衰老等过程的不同阶段，各项生理功能、对药物的敏感性及对药物的处置能力有所不同，从而影响药物的作用。儿童期及老年人尤其值得注意。

（1）儿童　儿童不是小型成人，不能只按体重计算用药量，还要考虑儿童在解剖、生理、病理等方面与成人的不同。儿童处于生长发育阶段，多种功能参数存在着年龄依赖性的发展变化，例如：儿童血浆蛋白结合药物的能力较低，用磺胺类药物可致新生儿黄疸甚至造成核黄疸；新生儿皮肤角质层薄，药物易穿透吸收，局部用药也易致中毒。年龄越小时血-脑屏障功能越不完善，药物越容易进入中枢神经系统，例如儿童对吗啡、可待因等特别敏感。儿童肝肾功能尚未完全发育成熟，某些药物代谢酶活性不足，肾功能较低，因而代谢和清除药物较慢，更易引起药物作用过强或中毒反应，如新生儿用氯霉素后可致“灰婴综合征”。小儿体液占体重的比例较成人为大，对影响水盐代谢和酸碱平衡的药物比成人更为敏感。儿童对药物的反应和成年人既有量上的不同，也可能有质的区别。作用于内分泌系统的药物可影响儿童的生长发育，苯巴比妥可影响儿童智力发育，四环素可影响儿童牙齿与骨骼的发育。儿童用药应根据年龄和发育情况、所用药物的特点，采用合适的计算方法，并考虑可能影响药物作用的因素，初步拟定用药量予以试用，观察药物反应随时调整剂量。

（2）老年人　老年人主要器官功能有所减退，例如，对某些药物的肝代谢能力可能降低，肾功能有所下降，故应用相同剂量的药物时，老年人的血药浓度要比青年人高，半衰期长，有的药物可相差数倍。另一方面，各器官生理功能发生老年性变化，通常靶组织对药物作用的敏感性发生改变，整体的代偿调节功能也降低，因而常表现为对药物的耐受能力降低，例如老年人对多种中枢神经抑制药的反应增强；而老年人 β 肾上腺素受体的密度降低，对配体的亲和力有所降低，故对 β 受体激动药的作用反应较年轻人为弱。因此，老年人用药应该根据不同药物及患者情况具体分析，慎重选择药物和决定其剂量。

2. 性别因素

男性与女性患者对多数药物的反应一般无差异，但对某些药物的反应却有明显的不同，如泻药在女性可致月经过多、孕妇流产；垂体后叶制剂、缩宫素可加强子宫收缩性；激素对不同性别患者的效应也有明显差异，如雄激素类药物可使女性患者出现男性化特征。女性患者在月经期、妊娠期、分娩过程及哺乳期用药应特别注意。

3. 营养因素

营养不良时体重轻，机体脂肪组织减少，脂肪组织贮存药物减少，血浆蛋白结合量下降，游离的血药浓度提高；严重营养不良者肝药酶含量较少，肝代谢药物的功能欠佳，药物灭活慢，因而药物可能显示更强的作用。另一方面，严重营养不良者全身状况不佳，应激功能、免疫功能、代偿调节功能均可降低。因此，临床用药时要注意患者的营养状况，对营养不良的患者，要适当补充营养和调整药物剂量，以利于充分发挥药物的疗效，避免不良反应。

4. 心理因素

患者的精神状态可影响药物疗效。安慰剂（placebo）是不具有药理活性的剂型（如含乳糖或淀粉的片剂及含盐水的注射剂），对有些疾病如高血压、神经官能症等，有时也能产生疗效，称为安慰剂效应。因此，医护人员应重视与患者沟通的艺术，赢得患者的信任，帮助患者保持乐观情绪，树立战胜疾病的信心，可对药物疗效产生良好的正面影响。

5. 病理因素

疾病可使机体对药物的处置和反应性发生改变。

（1）某些疾病特别是胃肠道疾病使胃肠功能改变，从而改变口服药物的吸收速率和吸收量。患心功能不全或休克等疾病时血循环不畅，注射药物的吸收也会减慢，从而降低药物疗效；在经过治疗后一旦纠正了血循环障碍，则储积在给药部位的药物又会大量吸收，有时可能发生中毒症状。

（2）肾病综合征、肝硬化等疾病造成低清蛋白血症，血中游离药物增多，血浆或体液pH的改变可能影响药物的解离程度，从而影响药物的分布。中枢神经系统有炎症时常能减弱血-脑屏障功能，这对促进抗感染药物进入中枢神经系统可能有利，但也可增强某些药物的中枢神经系统毒性。

（3）肝功能不良影响药物代谢，肝实质细胞受损的疾病可致肝药酶减少。肺部疾患致低氧血症能减弱肝药酶的氧化代谢功能。休克和心衰时肝血流量减少，也能减弱肝对药物的灭活。对于这类患者应用主要经肝灭活或损害肝脏的药物时需酌减用量。

（4）肾功能不全可使主要经肾脏排泄的药物消除减慢，易造成药物蓄积，在应用时必须减量，也应避免使用对肾脏有损害的药物，如氨基糖苷类抗生素、第一代头孢菌素类等；酸碱平衡失调时导致原尿pH改变，会影响某些药物的肾小管重吸收，从而使药物排出增多或减少。严重的肾疾患如肾病综合征时肾小球膜受损，结合型的药物也能通过；低蛋白血症时游离药物比例增多，也能使药物滤过排泄增多。有些药物经胆道排泄，肝-肠循环率高的药物作用持续时间长，阻断肝肠循环是解救中毒措施之一。

（5）疾病使机体对药物的反应性改变，某些疾病可以影响受体的数目和亲和力，从而影响药物作用。例如哮喘患者支气管平滑肌上的β受体数目减少，而且与腺苷酸环化酶的偶联有缺陷，而α受体的功能相对增强，因而导致支气管收缩，应用β受体激动药平喘效果往往不佳，加用α受体拮抗药则可有良效，糖皮质激素则能恢复β受体-腺苷酸环化酶-cAMP依赖性蛋白激酶系统功能。近年来发现，大剂量β受体激动药不仅本身疗效不佳，而且能拮抗内源性糖皮质激素的上述调节功能，对哮喘患者严重不利，因而主张糖皮质激素列为治疗哮喘的一线药物，而尽量不用大剂量β受体激动药。

6. 遗传因素

遗传因素控制机体对药物的反应性。Vogel首先创用“遗传药理学（pharmacogenetics）”一词，系指研究遗传因素对药物反应的影响，它是药理学和遗传学的边缘学科。遗传因素对药理学的影响大致可归纳为两大方面。

（1）遗传因素对药动学的影响　药物在体内的吸收、分布、代谢和排泄存在着明显的个体差异，最终反应在药效学上的差异。如异烟肼在肝脏中的乙酰化率受遗传基因控制，存在明显的人种和个体差异，分为快代谢型和慢代谢型，疗效和易发生的不良反应都有差异；葡萄糖-6-磷酸脱氢酶（G-6-PD）缺乏者，用磺胺类、伯氨喹、砜类等药物易发生溶血性贫血。

（2）遗传因素对药效学的影响　遗传因素使某些体内生化反应异常、受体数目减少、受体功能缺陷及受体和效应器偶联反应异常等，从而使机体对某些药物特别敏感或耐受，从质或量改变对药物的反应。如谷胱甘肽还原酶缺陷时，还原型谷胱甘肽缺乏，具有氧化作用的药物可引起溶血，此缺陷属常染色体显性遗传。高铁血红蛋白还原酶缺陷时，体内的高铁血红蛋白不能被有效地还原成血红蛋白而在组织中堆积，属常染色体隐性遗传。遗传原因使机体对某些药物具有先天耐受性。药物所致的不良反应如皮质激素引起的青光眼、乙醚麻醉剂引起的恶性高热、氯霉素引起的再生障碍性贫血，目前机制未明，可能与遗传因素有关。

三、其他方面的因素

1. 时间节律因素

从单细胞生物到人类，其生理功能、生化代谢及生长繁殖等均有昼夜节律、月节律、年节律等。受此类生物节律的影响，药物作用也存在节律问题，时间（时辰）药理学（chronopharmacology）就是一门研究药物作用的时间节律的药理学分支学科。目前研究得最多的是昼夜节律。时辰药动学（chronopharmacokinetics）的研究表明，机体在不同时辰处置药物的能力可有不同。例如药物的吸收有时间节律性，维生素B_{12}在下午1时左右吸收率最高；早上服吲哚美辛则血药浓度峰值较高，达峰时间快，药物作用时间短，而黄昏服用患者耐受性好，药效持久；二价铁制剂则正相反，19时服药时吸收率较上午7时服药的吸收率高一倍。时间节律尚可影响药酶活性和药物消除。

时辰药效学（chronopharmacodynamics）研究机体对药物敏感性随时间而周期性变动的规律。例如皮肤对过敏原（如灰尘）的敏感性在19时至23时之间为高峰；降血压药的用量早晨应较中午为多；如心力衰竭患者对洋地黄类药的敏感性及糖尿病患者对胰岛素的敏感性以凌晨4点时为高。内源性ACTH（促肾上腺皮质素）和糖皮质激素的分泌有昼夜节律，血药浓度在午夜最低，以后逐渐升高，到上午8时达到最高，以后又渐降。在长时间使用糖皮质激素治疗时，采用早晨一次给药，或隔日早晨给药1次的治疗（隔日疗法），可以减少对下丘脑-腺垂体-肾上腺皮质激素系统的负反馈抑制所引起的不良反应。用实验动物做药物毒性实验时，动物的生物节律也可影响实验结果。例如用大鼠做苯巴比妥的毒性实验，同样剂量在14时给药比在24时给药动物死亡率高，烟碱在14时给药时对大鼠毒性最小。

2. 生活习惯与环境因素

目前认为吸烟、饮酒和环境接触多种化学物质对药物作用的影响主要通过肝药酶的诱导和抑制作用。长期吸烟能诱导肝药酶系统，加速某些药物如咖啡因、氨茶碱的代谢，因而吸烟者对这些药物有较高的耐受能力。饮酒者用药时也须考虑乙醇本身的药理作用和乙醇对药代动力学的影响。乙醇有中枢抑制、血管舒张等作用，乙醇还可影响肝药酶（急性大量饮酒时抑制，慢性嗜酒时诱导）而干扰药物作用。此外，环境污染中的含铅微粒、有机溶剂等也能影响药物作用，当然，这一类物质的影响因接触的时间、剂量以及接触方式等不同而有所差异，不可一概而论，但在一定场合也应适当予以考虑。

3. 连续用药机体对药物反应的变化

在连续应用某些药物后机体对药物不敏感的现象称为耐受性（tolerance）。这种后天性耐受性产生的机制有多种：或是由于诱导药酶而加速了药物的灭活和消除；或是由于受体的向下调节而减低了药物反应；或是机体调节机制发生了适应性变化。化学结构类似的几种药物之间，或作用机制相同的几种药物之间，有时有交叉耐受现象。少数结构完全不同的药物之间如乙醇和巴比妥之间也能产生交叉耐受。临床用药时要尽量防止耐受性的产生。

耐药性病原体对化疗药物不敏感，此时化疗药物疗效降低甚至消失，又称为抗药性（resistance）。这个问题在抗菌药物中尤为突出，尽管新的抗菌药不断问世，但细菌也不断产生新的耐药性，耐药性成为抗感染治疗中的一大难题，应该引起足够的认识。应合理使用抗菌药，减少耐药性的产生。

依赖性主要是作用于中枢神经系统的药物，连续应用后可使人体对药物产生生理性的或是精神性的依赖和需求。药物依赖性又可分为躯体依赖性（physical dependence）和精神依赖性（psychological dependence），前者过去称为成瘾性（addiction），不仅有强迫性继续用药的要求，以满足其特殊的欣快效应，而且在停止用药时会出现特有的戒断症状，使用药者极感痛苦，甚至危及生命；后者则是用药者精神上有连续用药的欲望和强迫性的用药行为，但停止用药时一般没有戒断症状。对于可能产生依赖性的药物必须严格控制使用，以免造成药物滥用（drug abuse）及相关的社会问题。

目标检测

一、名词解释

1. 药物
2. 药理学
3. 药物效应动力学
4. 药物代谢动力学
5. 首关消除
6. 肝药酶
7. 一级消除动力学
8. 零级消除动力学
9. 副作用
10. 毒性反应
11. 后遗效应
12. 效能
13. 效价强度
14. 血药浓度-时间曲线下面积（area under the concentration-time curve，AUC）
15. 稳态血药浓度（steady - state concentration，c_{ss}）
16. 血浆半衰期（half life $t_{1/2}$）
17. 表观分布容积（apparent volume of distribution，V_d）
18. 个体差异（individual variation）
19. 向下调节（down regulation）
20. 向上调节（up-regulation）
21. 治疗指数（therapeutic index）
22. 安全范围（margin of safety）
23. 耐受性（tolerance）

24. 耐药性（drug resistance）
25. 激动剂
26. 拮抗剂
27. 依赖性
28. 安慰剂

二、选择题

1. 药理学是研究（　　）。
A. 药物的学科　B. 药物与机体相互作用的规律及原理　C. 药物效应动力学
D. 药物代谢动力学　E. 药物对机体作用的规律及原理

2. 药物在体内消除是指（　　）。
A. 经肾排泄　B. 经消化道排出　C. 经肝药酶代谢
D. 生物转化和排泄　E. 贮存、生物转化、排泄的总和

3. 下列属于局部作用的是（　　）。
A. 对乙酰氨基酚退热　B. 利多卡因抗心律失常　C. 洋地黄的强心作用
D. 苯巴比妥的镇静催眠　E. 口服氢氧化铝抗酸作用

4. 副作用是在下述哪种剂量时产生的不良反应（　　）。
A. 治疗量　B. 无效量　C. 极量
D. LD_{50}　E. 最小中毒量时

5. 受体拮抗药的特点是（　　）。
A. 高亲和力，无内在活性　B. 高亲和力，强内在活性
C. 无亲和力，无内在活性　D. 无亲和力，弱内在活性
E. 无亲和力，强内在活性

6. 某药物碱性，如果增高尿液的 pH，则此药在尿中（　　）。
A. 解离度增高，重吸收减少，排泄加快　B. 解离度增高，重吸收增多，排泄减慢
C. 解离度降低，重吸收减少，排泄加快　D. 解离度降低，重吸收增多，排泄减慢
E. 解离度降低，重吸收减少，排泄减慢

7. 药物的两重性是指（　　）。
A. 治疗作用与副作用　B. 对因治疗与对症治疗
C. 防治作用与不良反应　D. 预防作用与治疗作用
E. 治疗作用与副作用

8. 药物的半数致死量（LD_{50}）指（　　）。
A. 中毒量的一半　B. 致死量的一半
C. 引起实验动物半数死亡的剂量　D. 引起 60％动物死亡的剂量
E. 有效量的一半

9. 反复多次应用药物后，机体对药物的敏感性降低，称为（　　）。
A. 习惯性　B. 耐受性　C. 成瘾性
D. 依赖性　E. 耐药性

10. 大多数药物在体内通过细胞膜的方式是（　　）。
A. 主动转运　B. 简单扩散　C. 易化扩散
D. 膜孔滤过　E. 胞饮吸收

11. 下列给药途径中，一般说来，吸收速率最快的是（　　）。
A. 吸入　B. 口服　C. 肌内注射

D. 皮下注射　　E. 直肠给药

12. 药物与血浆蛋白结合率高，则药物的作用（　　）。

A. 起效快　　B. 起效慢　　C. 作用强

D. 维持时间短　　E. 游离药物多

13. 易透过血-脑屏障的药物具有的特点为（　　）。

A. 与血浆蛋白结合率高　　B. 分子量大

C. 极性大　　D. 脂溶性高

E. 以上均不正确

14. 口服苯妥英钠几周后又加服氯霉素，测得苯妥英钠血药浓度明显升高，这种现象是因为（　　）。

A. 氯霉素使苯妥英钠吸收增加　　B. 氯霉素增加苯妥英钠的生物利用度

C. 氯霉素与苯妥英钠竞争与血浆蛋白结合，使苯妥英钠游离增加

D. 氯霉素抑制肝药酶使苯妥英钠代谢减少　　E. 氯霉素诱导肝药酶使苯妥英钠代谢增加

15. 在恒量、定时按半衰期给药时，为缩短达到稳态血药浓度的时间，应（　　）。

A. 增加每次给药量　B. 首次加倍　　C. 连续恒速静脉滴注

D. 缩短给药间隔　　E. 首剂加两倍

16. 按药物半衰期给药的符合一级动力学的药物，在约经过几次给药可达稳态血药浓度（　　）。

A. 2～3 次　　B. 4～5 次　　C. 7～9 次

D. 10～12 次　　E. 8～9 次

17. 安慰剂是（　　）。

A. 治疗用的主药　　B. 治疗用的辅助药剂

C. 用作参考比较的标准治疗药剂　　D. 不含活性药物的制剂

E. 一种精神药品

18. 某两种药物联合应用，其总的作用大于各药单独作用的代数和，这种作用叫做（　　）。

A. 增强作用　　B. 相加作用　　C. 协同作用

D. 互补作用　　E. 配伍禁忌

19. 对多数药物和病人来说，最安全、最经济、最方便的给药途径是（　　）。

A. 肌内注射　　B. 静脉注射　　C. 口服

D. 皮下注射　　E. 吸入

三、简答题

1. 依据受体理论解释为何突然停药会产生反跳现象。
2. 试述药物血浆半衰期、酶诱导剂、酶抑制剂概念及其临床意义。
3. 何为药物作用的两重性？不良反应具体有哪些？
4. 简述表示药物安全性的参数及其实际意义。
5. 简述药物体内过程具体包括哪些？它们各主要影响因素与药物效应有何关系
6. 试述药物与血浆蛋白结合率的竞争性对实际用药的指导意义？
7. 简述首关消除的概念及临床意义。

（吴纪凯，黄晨蓉，缪丽燕，高振宇，韦翠萍）

第二篇

常用药物及用药指导

第五章 传出神经系统药物

第一节 传出神经系统药物概述

学习目标

1. 熟悉传出神经系统的分类。
2. 掌握传出神经系统递质及受体生理效应。
3. 了解传出神经系统药物的作用机制与分类。

能力目标

初步学会分析、解释涉及本章药物的处方合理性，具备提供用药咨询服务的能力。

一、传出神经系统分类

传出神经包括支配内脏活动的自主神经和支配骨骼肌活动的运动神经。自主神经又分为交感神经和副交感神经。交感神经和副交感神经在到达效应器官之前，分别在相应的神经节更换神经元，因此有节前纤维和节后纤维之分。运动神经自中枢发出后，中途不更换神经元，直接到达所支配的骨骼肌，故无节前和节后纤维之分（图 5-1）。以上是传出神经的解剖学分类。此外，传出神经还可按递质分类。传出神经末梢释放的递质主要为乙酰胆碱（acetylcholine，ACh）和去甲肾上腺素（noradrenaline，NA），根据神经末梢释放的递质不同，传出神经又可分为胆碱能神经和去甲肾上腺素能神经。

1. 胆碱能神经

指能自身合成、贮存乙酰胆碱，兴奋时其末梢释放乙酰胆碱的神经。包括：①运动神

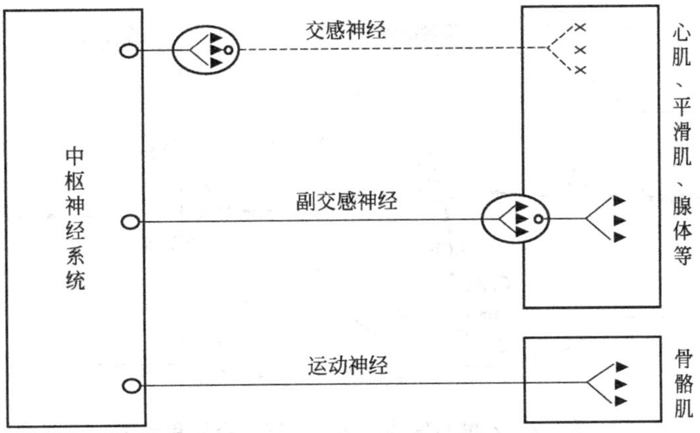

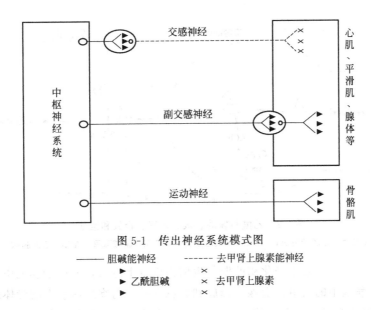

图 5-1 传出神经系统模式图

—— 胆碱能神经 ------ 去甲肾上腺素能神经

▶ 乙酰胆碱 × 去甲肾上腺素

经；②交感和副交感神经的节前纤维；③副交感神经节后纤维；④极少数交感神经节后纤维，如支配汗腺分泌的交感神经、支配骨骼肌血管舒张的交感神经。

2. 去甲肾上腺素能神经

指能自身合成、贮存去甲肾上腺素，兴奋时其末梢释放去甲肾上腺素的神经。绝大多数交感神经节后纤维属于这种神经。

除上述两类神经外，还有多巴胺能神经、5-羟色胺能神经、嘌呤能神经和肽能神经，它们主要在局部发挥调节作用。

二、传出神经突触的化学传递

传出神经末梢与次一级神经元或效应器的衔接处统称为突触。突触是传出神经系统完成信息传递的重要结构。在电镜下观察突触的超微结构，可见衔接处有一间隙，称为突触间隙。传出神经末梢靠近间隙的细胞膜称为突触前膜，此处含有许多线粒体和大量囊泡。效应器或次一级神经元靠近间隙的细胞膜称为突触后膜，此处含有大量的受体。目前普遍认为，神经冲动的传递依赖于突触前膜处的囊泡释放一种化学物质即递质而完成。

1. 乙酰胆碱的合成、贮存、释放和消除

乙酰胆碱主要是在胆碱能神经末梢胞浆中由乙酰辅酶 A 和胆碱在胆碱乙酰化酶催化下合成，然后即进入囊泡贮存。当神经冲动到达时，神经末梢产生动作电位和离子转移，Ca^{2+} 内流，使较多的囊泡与突触前膜融合，并出现裂孔，通过裂孔将囊泡内的乙酰胆碱递质排出至突触间隙，与突触后膜上的相应受体结合产生效应。乙酰胆碱释放后，在数毫秒内即被突触部位的胆碱酯酶水解成胆碱和乙酸，部分胆碱可被神经末梢再摄取利用（图 5-2）。

2. 去甲肾上腺素的合成、贮存、释放和消除

去甲肾上腺素的合成主要在神经末梢进行。酪氨酸是合成去甲肾上腺素的基本原料，从血液进入神经元后，在酪氨酸羟化酶催化下生成多巴，再经多巴脱羧酶脱羧后生成多巴胺，

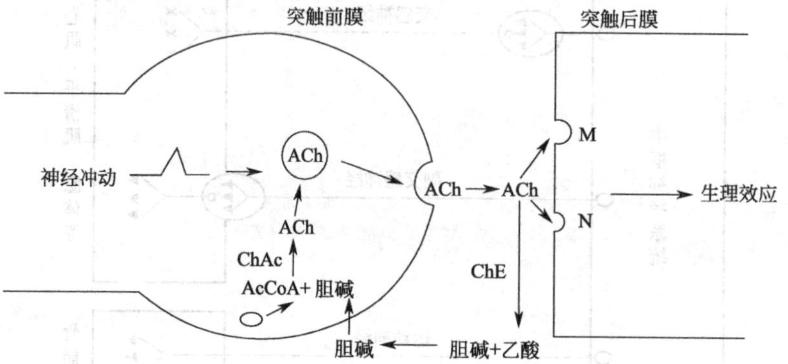

图 5-2 乙酰胆碱的合成、贮存、释放和消除

AcCoA—乙酰辅酶 A；ChAc—胆碱乙酰化酶；ChE—胆碱酯酶；ACh—乙酰胆碱

后者进入囊泡，又经多巴胺 β-羟化酶的催化生成去甲肾上腺素，贮存于囊泡中。当神经冲动到达神经末梢时囊泡中的去甲肾上腺素释放到突触间隙，与突触后膜上的受体结合产生效应（图 5-3）。去甲肾上腺素释放后，约 75%～95%迅速被突触前膜主动摄入神经末梢内，而后被再摄入囊泡中贮存起来，供下次释放所用。这是去甲肾上腺素递质作用消失的主要方式；部分未进入囊泡的去甲肾上腺素可被线粒体膜所含的单胺氧化酶（monoamine oxidase，MAO）破坏。非神经组织如心肌、平滑肌等也能摄取去甲肾上腺素，这部分去甲肾上腺素被细胞内的儿茶酚胺氧位甲基转移酶（catechol-*O*-methyltransferase，COMT）和 MAO 所破坏。此外，亦有少部分去甲肾上腺素从突出间隙扩散到血液中，被肝、肾等组织的 COMT 和 MAO 所破坏。

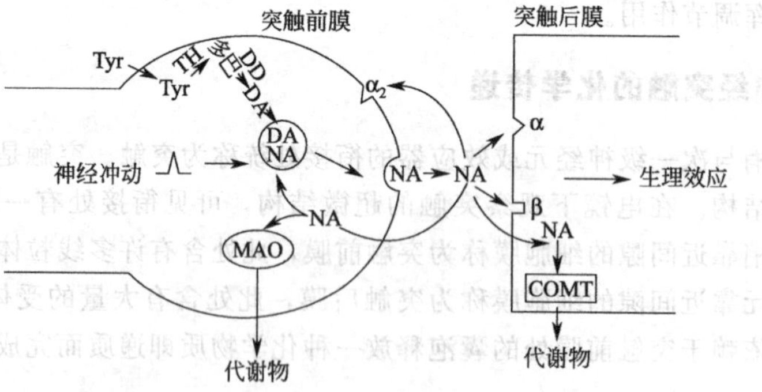

图 5-3 去甲肾上腺素的生物合成、释放和消除

Tyr—酪氨酸；TH—酪氨酸羟化酶；DD—多巴脱羧酶；MAO—单胺氧化酶；
COMT—儿茶酚胺氧位甲基转移酶；DA—多巴胺

三、传出神经系统受体分类、分布及效应

传出神经系统的受体主要分为胆碱受体和肾上腺素受体两大类。

1. 胆碱受体

能选择性与乙酰胆碱结合的受体称胆碱受体（cholinoceptor）。因这些受体对药物的敏感性不同，又分为两类：①毒蕈碱（muscarinic）型胆碱受体，因对以毒蕈碱为代表的拟胆

碱药较敏感而得名，简称 M 受体。目前用分子克隆技术发现 M 受体有五个亚型，即 M_1、M_2、M_3、M_4和 M_5受体。②烟碱（nicotinic）型胆碱受体，因对烟碱较敏感而得名，简称 N 受体。烟碱型胆碱受体目前分为两个亚型——N_1与 N_2受体。N_1受体分布在神经节细胞膜上；N_2受体分布在骨骼肌细胞膜上。胆碱受体的分布及被乙酰胆碱激动后的生理效应见表 5-1。

表 5-1　传出神经系统受体分布及激动后效应

效应器		胆碱能神经兴奋		去甲肾上腺素能神经兴奋	
		受体	效应	受体	效应
心脏	窦房结	M_2	心率减慢	β_1	心率加快
	传导系统	M_2	传导减慢	β_1	传导加快
	心肌	M_2	收缩力减弱	β_1	收缩力增强
血管平滑肌	皮肤、黏膜			α	收缩
	内脏			α	收缩
	骨骼肌			α、β_2	舒张、收缩(弱势效应)
	冠状动脉			β_2	舒张
内脏平滑肌	支气管	M_3	收缩	β_2	舒张
	胃肠壁	M_3	收缩	α_2、β_2	舒张
	膀胱壁	M_3	收缩	β_2	舒张
	胃肠括约肌	M_3	舒张	α_1	收缩
	膀胱括约肌	M_3	舒张	α_1	收缩
	子宫	M_3	收缩	α、β_2	收缩、舒张
眼内肌	瞳孔开大肌			α_1	收缩
	瞳孔括约肌	M_3	收缩		
	睫状肌	M_3	收缩	β	舒张
代谢	肝脏			α、β_2	肝糖原分解和异生
	骨骼肌			β_2	肌糖原分解
	脂肪			β_3	脂肪分解
其他	汗腺	M_3	分泌增加	α	分泌增加
	肾上腺髓质	N_1	儿茶酚胺释放		
	骨骼肌	N_2	收缩		

2. 肾上腺素受体

能选择性与去甲肾上腺素或肾上腺素结合的受体统称为肾上腺素受体（adrenoceptor）。由于它们对药物的敏感性不同，亦可分为两类：①α 肾上腺素受体，简称 α 受体。根据受体对特异性激动药或阻断药亲和力的不同，又可分为两种亚型——α_1和 α_2受体。②β 肾上腺素受体，简称 β 受体。可进一步分为 β_1、β_2和 β_3三种亚型。肾上腺素受体的分布及被去甲肾上腺素或肾上腺素激动后的生理效应见表 5-1。

四、传出神经系统药物的作用方式

1. 直接作用于受体

许多传出神经系统药物能直接与胆碱受体或肾上腺素受体结合，产生激动或阻断受体的效应，分别称为该受体的激动药或阻断药（拮抗药）。

2. 影响递质

(1) 影响递质的生物合成　密胆碱抑制乙酰胆碱的合成，目前仅用作实验研究的工具药，尚无临床应用价值。

（2）影响递质转化　胆碱能神经的递质乙酰胆碱主要被胆碱酯酶水解而失活，抗胆碱酯酶药能抑制胆碱酯酶活性，减少乙酰胆碱的水解失活，从而发挥拟胆碱作用。

（3）影响递质的释放和贮存　药物可促进神经末梢释放递质而发挥作用。例如，麻黄碱可促进去甲肾上腺素的释放而发挥拟肾上腺素作用。有些药物通过影响递质在神经末梢的再摄取和贮存而发挥作用。例如，利血平主要抑制囊泡对去甲肾上腺素的主动再摄取，使囊泡内去甲肾上腺素逐渐减少以至耗竭，从而影响突触的化学传递，表现为拮抗去甲肾上腺素能神经的作用。

五、传出神经系统药物分类

传出神经系统药物可根据其作用性质（激动受体或阻断受体）和对不同类型受体的选择性有差别进行分类，见表 5-2。

表 5-2　传出神经系统药物分类

拟　似　药	拮　抗　药
一、胆碱受体激动药	一、胆碱受体阻断药
1. M、N受体激动药（乙酰胆碱）	1. M受体阻断药（阿托品）
2. M受体激动药（毛果芸香碱）	2. M_1受体阻断药（哌仑西平）
3. N受体激动药（烟碱）	3. N_1受体阻断药（美加明）
二、抗胆碱酯酶药（新斯的明）	4. N_2受体阻断药（筒箭毒碱）
三、肾上腺素受体激动药	二、胆碱酯酶复活药（氯解磷定）
1. α受体激动药（去甲肾上腺素）	三、肾上腺素受体阻断药
2. α、β受体激动药（肾上腺素）	1. α受体阻断药（酚妥拉明）
3. β受体激动药（异丙肾上腺素）	2. α_1受体阻断药（哌唑嗪）
4. β_1受体激动药（多巴酚丁胺）	3. β受体阻断药（普萘洛尔）
5. β_2受体激动药（沙丁胺醇）	4. β_1受体阻断药（阿替洛尔）

第二节　拟胆碱药

学习目标

1. 掌握拟胆碱药物的药理作用、用途及不良反应。
2. 说出拟胆碱药物的作用特点。

能力目标

初步学会分析、解释涉及拟胆碱药物的处方合理性，具备提供用药咨询服务的能力。

拟胆碱药是一类与生理递质乙酰胆碱作用相似的药物。按其作用机制不同分为两大类：胆碱受体激动药和抗胆碱酯酶药。后者又按它们与胆碱酯酶结合形成复合物后水解的难易程度而分为两类：一类是可逆性抗胆碱酯酶药，如新斯的明；另一类是难逆性抗胆碱酯酶药，如有机磷酸酯类。

一、胆碱受体激动药

案 例

李某，女，58岁。右眼酸痛伴视物模糊1周。患者于1周前出现右眼痛、眼红伴视物不清，伴有右侧头痛，无恶心呕吐，近日又感右眼红痛，视力明显下降。临床诊断为急性闭角型青光眼。

针对此患者临床治疗原则是什么？临床可选用什么药物？

1. M,N 胆碱受体激动药

乙酰胆碱（Acetylcholine，ACh）

乙酰胆碱是胆碱能神经递质，现已人工合成。全身用药时可引起M、N胆碱受体激动，作用十分广泛，不良反应多，故无临床实用价值，目前主要用作药理实验的工具药。

2. M 胆碱受体激动药

毛果芸香碱（Pilocarpine，匹鲁卡品）

【体内过程】 本药为叔胺类化合物，滴眼后易透过角膜进入眼房，其作用迅速、温和而短暂，用10～20g/L溶液滴眼后，10～15min起效，30～40min作用达高峰，降眼压作用可维持4～8h。

【药理作用】 本药选择性激动M受体，对眼和腺体的作用较强，对心血管系统影响较小，但其吸收入血后对全身的作用也相当广泛，故一般情况下仅在眼科使用，以下仅介绍毛果芸香碱对眼的影响。

（1）缩瞳　激动瞳孔括约肌上的M受体，使瞳孔括约肌向瞳中心方向收缩，故瞳孔缩小。

（2）降低眼内压　毛果芸香碱使瞳孔缩小，虹膜向瞳孔中心方向拉紧，其根部变薄，则前房角间隙变大，房水易于通过巩膜静脉窦进入血液循环，故使眼内压降低。

（3）调节痉挛　眼睛的调节主要取决于晶状体的曲度变化以适应于近视或远视的要求。毛果芸香碱能激动睫状肌上的M受体，使睫状肌向瞳孔的中心方向收缩，与之相连的悬韧带松弛，晶状体因其本身的弹性而自然变凸，屈光度增加。这样远处的物体不能成像于视网膜上，故看远物模糊，仅看近物清楚。这种作用称为调节痉挛（图5-4）。

【临床用途】

（1）青光眼　毛果芸香碱对闭角型青光眼使前房角间隙扩大，眼内压迅速降低，疗效较佳。对开角型青光眼可能通过扩张巩膜静脉窦周围的小血管以及收缩睫状肌后，小梁网结构发生改变，使房水易于经小梁网渗入巩膜静脉窦中，眼内压下降，故也有一定疗效。

（2）虹膜炎　与扩瞳药阿托品交替使用，防止虹膜与晶状体粘连。

（3）解救阿托品类药物中毒　本药与阿托品是一对拮抗剂。当阿托品类药物中毒时，可用本药解救，反之亦然。给药方式为皮下或肌内注射，每次1～5mg，给药次数依病情而定。

【不良反应及用药说明】 用药后可出现瞳孔缩小及调节痉挛，产生视力下降，暂时性近视，并可出现眼痛、眉弓部疼痛等症状。反复点眼可因过量吸收引起全身毒性反应，如出汗、流延、恶心、呕吐、支气管痉挛和肺水肿等。滴眼时应压迫内眦，防止药物流入鼻腔吸收引起全身不良

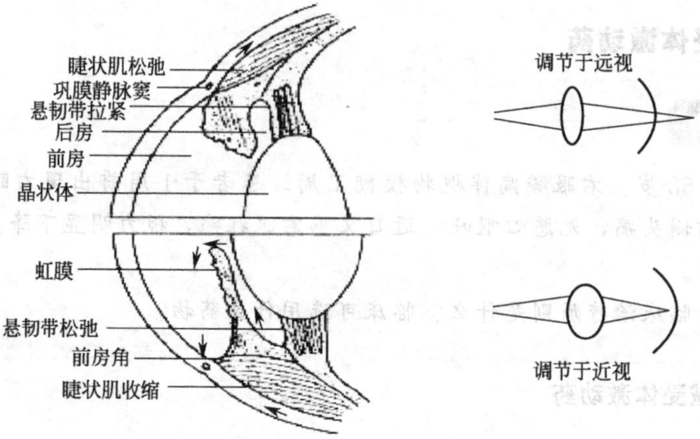

下图：拟胆碱药对眼的作用；上图：抗胆碱药对眼的作用

图 5-4　拟胆碱药和抗胆碱药对眼的影响

反应。禁用于老年白内障、视网膜脱离、急性结膜炎和角膜炎、急性虹膜炎等。

案例分析

青光眼治疗的方法是降低或控制眼压，促使房水排出。因此，根据青光眼的病因机制，可选择药物或手术治疗。一般原发性开角型青光眼首选药物治疗，如毛果芸香碱，其通过引起睫状肌收缩，牵拉巩膜突并拉紧小梁网，以增加房水外流。治疗急性闭角型青光眼的药物主要为缩瞳剂、碳酸酐酶抑制剂和高渗透剂。

如果药物治疗无效或效果不满意，可采用激光或手术治疗。原发性闭角型青光眼早期首选激光治疗，但激光前后仍需使用药物辅助控制眼压。

知识链接

青光眼与降眼压药物

1. β受体阻滞药

β肾上腺素受体阻断药最早应用于治疗心血管疾病，后来发现可通过抑制房水生成、降低眼压来治疗青光眼。目前常用的有：噻吗洛尔（Timolol）、倍他洛尔（Betaxolol；商品名，贝特舒，Betoptic）、左布诺洛尔（Levobunolol；商品名，贝他根，Betagen）、美替洛尔（Metipranolol）及卡替洛尔（Carteolol，商品名，美开郎，Mikelan）。

2. α受体激动剂

α_2受体激动剂溴莫尼定，在β受体阻断剂无效或需联用时显示出较好的疗效，不良反应较小。

3. 前列腺素类似物

局部使用前列腺素类似物降低眼内压不会诱发眼部炎症。曲伏前列素常作为青光眼的初始和联合治疗药物，在降眼压方面优于噻吗洛尔。

4. 碳酸酐酶抑制剂

该类药物属于磺胺类药物，能减少眼部房水生成，降低眼内压。目前较为常用的是布林佐胺。临床试验显示其效果不及噻吗洛尔。

二、抗胆碱酯酶药

胆碱酯酶（cholinesterase）可分为真性胆碱酯酶和假性胆碱酯酶。前者简称胆碱酯酶，主要存在于胆碱能神经末梢、突触间隙，特别是在运动神经终板突触后膜的皱褶中聚集较多，也存在于胆碱能神经元内和红细胞中。主要作用是水解乙酰胆碱，对乙酰胆碱的特异性高，水解作用强。假性胆碱酯酶广泛存在于神经胶质细胞、血浆、肝、胃肠中，对乙酰胆碱的特异性较低，可水解其他胆碱酯类，例如琥珀胆碱。

抗胆碱酯酶药可抑制胆碱酯酶的活性，使乙酰胆碱不被破坏，在突触间隙积聚，激动M、N受体，产生拟胆碱作用。按它们与胆碱酯酶结合后水解速率的快慢而分为两类：一类是可逆性抗胆碱酯酶药例如新斯的明；另一类是难逆性抗胆碱酯酶药，例如有机磷酸酯类。

1. 可逆性抗胆碱酯酶药

新斯的明（Neostigmine）

【体内过程】 本品为季铵类化合物，口服吸收少而不规则，口服剂量为注射量的10倍以上。不易透过血-脑脊液屏障，故无明显中枢作用。口服后0.5h起效，作用维持2～3h。注射后5～15min起效，作用可维持0.5～1h。

【药理作用】 新斯的明对骨骼肌兴奋作用最强；对胃肠道、膀胱平滑肌作用次之；对心脏、血管、腺体、眼睛、支气管等作用较弱。

（1）兴奋骨骼肌　其兴奋骨骼肌，使之收缩作用最强，原因是：①抑制神经-肌肉接头处的胆碱酯酶，使该部位的乙酰胆碱聚集；②直接激动运动终板上N_2受体，使骨骼肌收缩；③促进运动神经末梢释放乙酰胆碱，后者激动N_2受体，使骨骼肌兴奋。

临床利用新斯的明强烈兴奋骨骼肌的作用，治疗重症肌无力。本病是一种影响神经肌肉传递的自身免疫性疾病，主要特征为骨骼肌进行性收缩无力，表现为眼睑下垂，肢体无力，咀嚼、吞咽困难及呼吸困难。

（2）兴奋胃肠道和膀胱等平滑肌　治疗手术后腹气胀和尿潴留。新斯的明通过抑制胃肠部位及膀胱部位的胆碱酯酶，使乙酰胆碱在突触间隙的量增多，激动上述部位的M受体，从而使处于抑制状态的胃肠道、膀胱平滑肌收缩，故可治疗手术后腹气胀、尿潴留。

（3）减慢房室传导，降低心室率，治疗阵发性室上性心动过速。

（4）对抗非去极化型肌松药，如筒箭毒碱过量中毒。

【不良反应及用药说明】 过量可产生恶心、呕吐、腹痛、肌肉颤动等，其中M受体激动症状可用阿托品对抗。本药禁用于机械性肠梗阻、尿路梗阻和支气管哮喘患者。

抗胆碱酯酶药可减慢酯类局麻药及琥珀胆碱的代谢灭活，导致后二者出现毒性反应；氨基糖苷类抗生素、多黏菌素、利多卡因等药可阻滞神经肌肉接头，使骨骼肌肌张力减弱，导致抗胆碱酯酶药作用降低，临床应避免上述药物合用。

毒扁豆碱（Physostigmine）

毒扁豆碱（依色林，Eserine）具有与新斯的明相似的可逆性抑制胆碱酯酶的作用，在化学上属于叔胺类化合物，口服及注射均易吸收，易透过血-脑脊液屏障，产生中枢作用。因选择性较差，临床上主要局部使用治疗青光眼。同毛果芸香碱相比，其缩瞳、降低眼内压作用强而持久，滴眼后约 5min 起效，降眼压作用可维持 1～2 天，其收缩睫状肌作用较强，常引起眼痛、头痛。滴眼时应压迫内眦，以免药液流入鼻腔后吸收，引起中毒。毒扁豆碱水溶液不稳定，滴眼液应以 pH4～5 的缓冲液配制，并置于棕色瓶内避光保存，否则易氧化成红色，疗效减弱，刺激性增大，不能使用。

其他可逆性抗胆碱酯酶药的作用与应用特点见表 5-3。

表 5-3 其他抗胆碱酯酶药作用与应用特点

药 名	作用及应用特点
安贝氯铵(Ambenonium；酶抑宁，Mytelase)	作用较新斯的明强、持久，临床主要用于治疗重症肌无力，不良反应及禁忌证同新斯的明
溴吡斯的明(Pyridostigmine)	作用比新斯的明弱，持久，治疗重症肌无力时副作用较轻，也用于治疗手术后腹气胀和尿潴留
石杉碱甲(Huperzine A，哈伯因)	作用强度与新斯的明相似，但维持时间较长，治疗重症肌无力，疗效优于新斯的明，试用于阿尔茨海默症有一定疗效
地美溴铵(Demecarium Bromide)	长效可逆性抗胆碱酯酶药，主治青光眼，试用于治疗无晶状体畸形的开角型青光眼及用其他药物治疗无效的青光眼患者
多奈哌齐(Donepezil，安理申)	第二代胆碱酯酶抑制剂，主要抑制脑组织的胆碱酯酶，也抑制胸部横纹肌处的胆碱酯酶，对心脏、小肠部位的胆碱酯酶无抑制，对中枢神经毒性较小，适用于轻、中度阿尔茨海默症

第三节 抗胆碱药

学习目标

1. 掌握抗胆碱药物的药理作用、用途及不良反应。
2. 熟悉抗胆碱药物的作用特点。

能力目标

初步学会分析、解释涉及抗胆碱药物处方的合理性，具备提供用药咨询服务的能力。

一、M 胆碱受体阻断药

案 例

张某，男，35 岁。2h 前出现右上腹部痛，面色苍白伴大汗，疼痛呈间歇性绞痛，伴恶心和呕吐。患者曾有胆结石半年，临床诊断为胆结石引起胆绞痛，医生为缓解患者的疼痛，处方如下：

Rp：

硫酸阿托品注射液 0.5mg×1 支

用法 0.5mg im st

试分析该处方是否合理，为什么？

1. 阿托品和阿托品类生物碱

阿托品 (Atropine)

【体内过程】 阿托品属叔胺类化合物，口服易吸收，1h 作用达高峰，$t_{1/2}$ 约 4h，作用可维持 3～4h。肌内注射或静脉给药后，起效及达峰时间更快，维持时间较短。眼科局部使用，作用可维持数日。本药全身分布，可透过血-脑脊液屏障及胎盘。80%以上从肾排泄，其中 1/3 为原形药物，仅少量随乳汁和粪便排出。

【药理作用】 阿托品能竞争性拮抗乙酰胆碱对 M 受体的激动作用。本身不激动 M 受体，却能阻断乙酰胆碱与 M 受体结合，从而拮抗乙酰胆碱的作用。对 M_1、M_2、M_3受体均可阻断。各脏器对阿托品的敏感性不同，而且随剂量不同其效应也有差别。

(1) 抑制各种外分泌腺体的分泌　阿托品对汗腺、唾液腺的阻断分泌作用最强，对泪腺、支气管腺体的阻断分泌作用次之，对胃酸分泌影响较小，因胃酸分泌受多种因素调节。

(2) 对眼的影响　阿托品局部和全身给药对眼均有扩瞳、升高眼内压和调节麻痹作用。

(3) 缓解平滑肌痉挛　阿托品阻断多种内脏平滑肌的 M 受体，使之松弛。当平滑肌处于过度活动或痉挛状态时，松弛作用更明显。其解痉作用随器官的不同而有差异：缓解胃肠道平滑肌痉挛疗效较好，对膀胱逼尿肌也有解痉作用；对胆管、输尿管、支气管的解痉作用较弱，对子宫平滑肌无明显影响。对胃肠道括约肌的作用主要取决于括约肌的功能状态，例如胃幽门括约肌痉挛时，阿托品具有松弛作用，但作用不恒定。

(4) 解除迷走神经对心脏的抑制　较大剂量的阿托品（1～2mg）通过阻断心脏的 M 受体，解除迷走神经对心脏的抑制，从而提高窦房结自律性，加快心率，改善传导阻滞。在迷走神经张力高的青壮年，心率加速作用显著。

(5) 扩张血管，改善微循环　一般治疗量阿托品对血管无明显影响，大剂量阿托品可使皮肤及内脏血管扩张，增加组织血液灌注量，改善微循环。阿托品的扩血管作用机制未明，但与 M 受体阻断作用无关。可能是机体对阿托品所引起的体温升高的代偿性散热反应，也可能是阻断小血管平滑肌的 α 受体的结果或与其钙拮抗作用有关。

(6) 兴奋中枢神经系统　一般剂量（0.5mg）对中枢神经系统的作用不明显；较大剂量（1～2mg）可轻度兴奋延髓呼吸中枢；剂量再增大（3～5mg）可兴奋大脑皮层，出现烦躁不安、多言、语妄；中毒剂量（10mg 以上）可产生幻觉、定向障碍、运动失调和惊厥，有时可由兴奋转入抑制，出现昏迷及呼吸麻痹。

【临床用途】

(1) 抑制腺体分泌　治疗严重的盗汗症和流涎症，也用于全身麻醉前给药，以减少呼吸道腺体分泌，防止分泌物阻塞呼吸道及吸入性肺炎的发生。

(2) 眼科应用　治疗虹膜睫状体炎，使发炎的组织得到休息，有利于炎症消退，其扩瞳作用又可防止虹膜与晶状体粘连，防止瞳孔闭锁；也用于儿童验光配镜，因阿托品使睫状肌充分调节麻痹，晶状体固定，便于准确测定晶状体的屈光度。

(3) 缓解内脏绞痛　对胃肠绞痛及膀胱刺激症状如尿频、尿急效果好。对胆绞痛、肾绞痛的疗效差，常与镇痛药哌替啶合用，以增加疗效。也用于遗尿症的治疗。

(4) 缓慢型心律失常　治疗迷走神经过度兴奋所致的窦性心动过缓，窦房阻滞，Ⅰ、Ⅱ度房室传导阻滞等缓慢型心律失常。

(5) 抗休克　利用大剂量阿托品能解除血管痉挛、改善微循环的作用，治疗中毒性菌病、中毒性肺炎、暴发型流行性脑脊髓膜炎等引起的中毒性休克。对于休克伴心率过快或高热者不用阿托品。由于阿托品抗休克时所用剂量较大，中枢兴奋等副作用较多，目前临床往往用山莨菪碱代替。

（6）解救有机磷酸酯类中毒 阿托品作为有机磷酸酯类急性中毒的对症治疗药，可迅速有效地控制M样症状，配合对因治疗药及其他抢救措施，使患者转危为安。

【不良反应及用药说明】 治疗量常见的副作用为口干、皮肤干燥、畏光、视力模糊、面部发红心悸、体温升高、排尿无力等。过大剂量可出现焦躁、幻觉、言语不清、精神错乱、语妄高热、抽搐、惊厥等中毒症状。严重时可由兴奋转入抑制，出现昏迷、血压下降、呼吸抑制。阿托品的致死量在成人为80～130mg，儿童为10mg。其中毒的解救，除按一般中毒处理外，拟胆碱药毛果芸香碱为有效拮抗剂，也可缓慢静脉注射新斯的明等可逆性抗胆碱酯酶药。

青光眼、前列腺肥大患者及老年人慎用。

山莨菪碱（Anisodamine，654-2）

本药是我国从茄科植物唐古特莨菪中提出的生物碱，其人工合成品称654-2。与阿托品相比，其作用特点为：①对胃肠道平滑肌、血管平滑肌解痉作用选择性高，解痉作用的强度与阿托品类似或稍弱；②抑制腺体分泌和扩瞳作用仅为阿托品的1/20～1/10；③不易透过血-脑脊液屏障，故中枢作用不明显。由于本药的选择性相对较高、不良反应较阿托品少、扩血管改善微循环作用确切，因而临床常用于解除胃肠绞痛、抗感染中毒性休克以及治疗多种微循环障碍性疾病。尤其在抗感染中毒性休克方面已取代了阿托品的地位。青光眼患者禁用。

东莨菪碱（Scopolamine）

该药是从植物洋金花中提取的生物碱。与阿托品相比，其特点为：①中枢抑制作用较强，随剂量增加依次可出现镇静、催眠、麻醉；②扩瞳、调节麻痹及抑制腺体分泌作用较阿托品强，对心血管系统及内脏平滑肌的作用较弱。

临床主要用于全身麻醉前给药。还用于预防晕动病和抗震颤麻痹。防晕作用可能是本药抑制前庭神经内耳功能或大脑皮层的结果，与苯海拉明合用可增强疗效。对震颤麻痹有缓解流涎、震颤和肌肉强直的效果，可能与其拮抗中枢神经的乙酰胆碱作用有关。本药曾是治疗震颤麻痹的主要药物，现已逐渐被左旋多巴和其他中枢抗胆碱药所取代。禁用于青光眼患者。

2. 阿托品的合成代用品

（1）合成扩瞳药 后马托品（Homatropine）和托吡卡胺（Tropicamide，托品酰胺），两药均属短效M受体阻断剂，适用于眼底检查和成人验光配镜。二者与阿托品相比的特点见表5-4。

表5-4 几种扩瞳药滴眼作用比较

药　物	浓　度 /(g/L)	扩瞳作用		调节麻痹作用	
		高峰/h	消退/天	高峰/h	消退/天
阿托品	10	30～40	7～10	1～3	7～12
后马托品	10	40～60	1～2	0.5～1	1～2
托吡卡胺	5～10	20～40	0.25	0.5	<0.25

（2）合成解痉药

溴丙胺太林（Propantheline Bromide，普鲁本辛）

本品特点为：①对胃肠道M受体阻断作用选择性高，抑制胃肠道平滑肌作用较强而持久，并能不同程度地减少胃液分泌；②不易透过血-脑脊液屏障，中枢作用不明显。临床主要用于治疗胃、十二指肠溃疡和胃肠痉挛性疼痛。

贝那替秦（Benactyzine）

本品特点为：①口服易吸收，解除胃肠道平滑肌痉挛作用较明显，也有抑制胃液分泌作用；②易透过血-脑脊液屏障，产生中枢安定作用。临床适用于治疗兼有焦虑症的消化性溃疡患者。

案例分析

胆绞痛的治疗以病因治疗为主。诊断明确、反复出现疼痛症状者可以考虑手术治疗。急性疼痛治疗以药物治疗为主，首选解痉药，如阿托品、山莨菪碱、东莨菪碱等。但是阿托品对胆绞痛疗效较差。另外不要单独使用阿片类药物治疗胆绞痛，因为该药不能有效缓解平滑肌痉挛性疼痛，同时又可以使奥狄括约肌收缩，进一步加剧疼痛。该患者为胆结石引起的胆绞痛。阿托品对胆绞痛疗效较差，建议选用山莨菪碱5mg，im，st。

二、N胆碱受体阻断药

N胆碱受体阻断药按其对N胆碱受体亚型的选择性差异而分为N_1和N_2受体阻断药。N_1受体阻断药对交感神经节和副交感神经节的阻断作用缺乏选择性，可同时阻断，故不良反应多且严重，现已少用。

N_2受体阻断药又称骨骼肌松弛药，简称肌松药。能选择性地和终板膜上的N_2受体结合，阻碍神经冲动的传递，使骨骼肌松弛，便于在较浅麻醉下进行外科手术。按其作用机制可分除极化型和非除极化型两类。除极化型肌松药是指药物与骨骼肌运动终板上的N_2受体结合，产生与乙酰胆碱相似，但较持久的除极化作用，使之长期处于不应期状态，不再对乙酰胆碱起反应，从而导致骨骼肌松弛。非除极化型肌松药是指药物对骨骼肌运动终板上的N_2受体有较强的亲和力，但缺乏内在活性，不引起终板膜去极化，不产生终板电位，可竞争性拮抗乙酰胆碱对N_2受体的作用，使骨骼肌松弛。两类肌松药的特点见表5-5。

表5-5　除极化型与非除极化型肌松药的特点

药物分类	主要特点	代表药
除极化型肌松药	用药后常见短暂的肌束颤动，连续用药时产生快速耐受性。抗胆碱酯酶药如新斯的明能增强和延长本类药的作用，故过量中毒时不能用新斯的明及类似药解救，治疗时无神经节阻断作用	琥珀胆碱
非除极化型肌松药	肌松前无肌束颤动现象，同类药联合使用则阻断作用相加，吸入性全麻药和氨基糖苷类抗生素能加强并延长此类药物的肌松作用，抗胆碱酯酶药可拮抗本药的作用，故过量时可用适量新斯的明解救	筒箭毒碱

1. 除极化型肌松药

琥珀胆碱（Succinylcholine；司可林 Scoline）

【体内过程】 琥珀胆碱进入血液循环后迅速被血浆及肝的假性胆碱酯酶水解，故作用持续时间短暂，仅有2%～5%的琥珀胆碱以原形自肾排出。

【药理作用及临床应用】 静脉给药后先出现短暂的肌束颤动，1min内即出现肌肉松弛，2min达高峰，5min左右肌松作用消失。持续静脉滴注可达到较长时间的肌松作用。肌肉松弛顺序依次为眼睑肌、颜面部肌肉、颈部肌、上肢肌、下肢肌、躯干肌、肋间肌和膈肌。肌力恢复的顺序与上述肌松顺序相反。本药作为外科麻醉辅助药，静脉滴注使肌肉完全松弛，便于在较浅的全身麻醉下进行外科手术，增加全麻的安全性。静脉注射用于气管内插管、气管镜和食管镜检查等短时操作，因有强烈的窒息感，故清醒患者禁用。一般可继硫喷妥钠静脉注射后给本药。

【不良反应及用药说明】

（1）呼吸肌麻痹　过量可致呼吸肌麻痹，抢救时须行人工呼吸，用本药时应备有人工呼吸机。

（2）肌肉酸痛　可能由于肌束颤动损伤肌纤维所致，一般3～5天自愈。

（3）血钾升高　因本药使骨骼肌持久性除极化，导致大量钾离子外流，故血钾升高。该现象对血钾正常者无明显影响，但血钾偏高的患者，如烧伤、广泛软组织损伤、偏瘫等患者禁用本药，以免发生高钾血症性心跳骤停。

（4）眼内压升高　本药能升高眼内压，故青光眼和白内障晶体摘除术患者禁用。严重肝功能不全、营养不良和电解质紊乱者慎用。

氨基糖苷类抗生素和多肽类抗生素在大剂量应用时，也有肌肉松弛作用，与本药合用则易致呼吸麻痹，应慎用。胆碱酯酶抑制药、普鲁卡因、环磷酰胺等降低血浆假性胆碱酯酶活性而增强琥珀胆碱的作用。

2. 非除极化型肌松药

筒箭毒碱（*d*-Tubocurarine）

本药静脉注射后3～4min产生肌肉松弛作用，约5min达高峰，持续20～40min，24h后仍有一定作用。因有蓄积性，重复使用本药时应减量。肌松顺序同琥珀胆碱类似，过量也可引起呼吸肌麻痹。主要作为外科麻醉辅助用药。因有神经节阻断和促进组胺释放作用，可致血压下降、心跳减慢、支气管痉挛和唾液分泌增多，故禁用于支气管哮喘和严重休克患者。10岁以下儿童和重症肌无力患者对此药均敏感，故不宜用于儿童及重症肌无力患者。

本药来源有限（需进口），缺点较多，现已少用。临床应用较多且较安全的非除极化型肌松药为以下3种，均在各类手术、气管插管、破伤风及惊厥时作肌松药使用。

泮库溴铵（Pancuronium Bromide，本可松）

肌松作用比筒箭毒碱强5～10倍，起效快（1.5～2min），持续时间短（10～15min），蓄积性小，无神经节阻断和组胺释放作用。

维库溴铵（Vecuronium Bromide，万可松）

肌松作用比筒箭毒碱强，静脉注射后 2～3min 显效，约 5min 作用达高峰，维持效应 20～30min。亦无神经节阻断作用，较少促进组胺释放。

阿曲库胺（Atracurium，卡肌宁）

本品属中等强度肌松药。静脉注射 2min 显效，维持 20～35min。可以 5～10μg/(min·kg) 的速度静脉滴注以维持肌松效应。因主要被血液中假性胆碱酯酶水解，故肝肾功能不良者可选用本药。

哌库溴铵（Pipecuronium Bromide）

肌松作用比泮库溴铵强，维持时间较长，一次静注可维持 80～100min，不良反应比泮库溴铵小。

米库氯铵（Mivacurium Chloride）

本药进入体内迅速被血浆中假性胆碱酯酶水解，故作用维持时间短。一次静脉注射 2min 起效，作用维持 15min。有组胺释放作用，可出现脸红、血压降低等症状。

第四节　有机磷酸酯类中毒解救药

学习目标

学习有机磷酸酯类药物的基本知识、基本理论，掌握有机磷酸酯类药物中毒的基本解救方法。了解有机磷酸酯中毒的原理和中毒表现，熟悉有机磷酸酯中毒的解救药物和解救效果。

能力目标

具备有机磷酸酯类中毒的急救知识和能力，能配合医护人员对中毒病人进行救治。

案　例

张某，女性，35 岁，2h 前误服农药 100ml，出现头痛头晕、恶心呕吐，途中患者出现腹痛、恶心并呕吐一次，家人发现后急送医院，后查证所服农药为有机磷农药。入院主要临床表现为：神志不清，口吐白沫，既往身体健康。临床诊断为急性有机磷农药中毒。

针对此患者的临床抢救治疗原则是什么？应采取什么抢救措施？选用什么药物抢救患者？

有机磷酸酯类能与胆碱酯酶牢固结合。时间稍久，胆碱酯酶即难以恢复活性，故称难逆性抗胆碱酯酶药，对人体毒性很强。主要用作农业及环境卫生杀虫剂。常用的毒性相对较低的有机磷酸酯类农药为敌百虫（Dipterex）、马拉硫磷（Malathion）及乐果（Ragor）；强毒性有机磷酸酯类农药为敌敌畏（DDVP）、对硫磷（1605）、内吸磷（1059）和甲拌磷（3911）等；剧毒类为沙林（Sarin）、塔朋（Tabun）及梭曼（Soman），剧毒类往往用作神经毒气（战争毒剂）。因此掌握有机磷酸酯类的中毒机制、中毒症状及防治措施，对生产、使用及国防均有重大意义。

1. 有机磷酸酯类中毒机制和中毒症状

有机磷酸酯类经皮肤、呼吸道、胃肠等不同途径进入人体后，通过共价键与突触间隙的胆碱酯酶牢固结合，形成不易解离的磷酰化胆碱酯酶。后者无水解乙酰胆碱的能力，致使突触间隙乙酰胆碱大量蓄积，产生一系列中毒症状。轻度中毒以M样症状为主，表现为瞳孔缩小、视力模糊、流涎以至口吐白沫、大汗淋漓、呼吸困难、恶心呕吐、腹痛、腹泻、大小便失禁、心动过缓、血压下降等；中度中毒可同时有M样症状和N样症状，后者主要表现为肌肉震颤、抽搐、肌麻痹、心动过速、血压升高等；严重中毒者除有M、N样症状外，还出现中枢神经系统症状，表现为先兴奋，如不安、语妄、精神错乱以及全身肌肉抽搐；进而因过度兴奋转入抑制，出现昏迷，终因血管运动中枢抑制导致血压下降，呼吸中枢麻痹而致呼吸停止。一旦发生中毒，应立即抢救。除迅速清除毒物、维持呼吸循环功能、保持呼吸道通畅等一般处理外，应及早使用以下特异性解毒药。

2. 特异性解毒药

（1）对症治疗药　阿托品为M受体阻断剂，能迅速解除有机磷酸酯类中毒时的M样症状。对中枢的作用较弱，能解除一部分中枢神经系统中毒症状，使昏迷患者苏醒。大剂量阿托品还具有阻断神经节作用，从而对抗有机磷酸酯类的兴奋神经节作用。但对N_2受体激动引起的骨骼肌震颤、呼吸肌麻痹等无效，也无复活胆碱酯酶作用，因此需与胆碱酯酶复活剂合用。

阿托品的使用原则为：早期、足量、反复使用，直至阿托品化。阿托品化的指标为：瞳孔扩大，口干，皮肤干燥，颜面潮红，微有不安或轻度躁动，肺部湿性啰音消失，呼吸改善，意识障碍减轻或意识恢复。此时可根据病情减少剂量，维持治疗3～7天。有机磷酸酯类酸酯类中毒患者，对阿托品的耐受量明显提高，故此时用量比常规用量要大，但不可认为剂量越大效果越好。国内有抢救有机磷酸酯类急性中毒，过大剂量使用阿托品，导致严重阿托品中毒甚至死亡的报道。所以在应用阿托品过程中，一方面要给足剂量确保阿托品化，另一方面要严格鉴别阿托品中毒。阿托品中毒表现为患者出现幻觉、语妄、体温升高、心率加快等现象。

（2）对因治疗药　胆碱酯酶复活药。胆碱酯酶复活药（cholinesterase reactivators）是一类能使失活的胆碱酯酶恢复活性的药物，常用的有氯磷定（Pyraloxime Methylcloride，PAM-Cl）和碘解磷定（Pyraloxime Methiodide，派姆，PAM）。两药均为肟类化合物，它们共同的作用机制是与有机磷酸酯类有强大的亲和力，能夺取磷酰化胆碱酯酶的磷酰基，使胆碱酯酶游离出来而复活，恢复其水解乙酰胆碱的能力。此外，氯磷定等肟类化合物还可直接与体内游离的有机磷酸酯类结合，成为无毒的化合物从肾排出体外，从而阻止体内游离的有机磷酸酯类继续抑制胆碱酯酶活性。

氯磷定的水溶性比碘解磷定好，溶液较稳定，复活胆碱酯酶的作用比碘解磷定强大

（1g 氯磷定的解毒作用约相当于碘解磷定 1.5g），且可静脉给药和肌内注射，不良反应也较少，特别适合农村基层使用及初步急救，故氯磷定现已作为首选药逐渐取代了碘解磷定的应用。需要指出的是，在抢救有机磷酸酯类急性中毒患者时，胆碱酯酶复活剂一定要及早、持续应用。因为酶复活剂仅对形成不久的磷酰化胆碱酯酶有效，若使用较晚，胆碱酯酶被磷酰化的时间过长，则酶蛋白的立体结构发生改变，导致酶的“老化”。而“老化”酶一旦形成，即使再用胆碱酯酶复活剂也难以使其复活。故用药越早，效果越好。即使轻度中毒也应适量使用。

氯磷定等肟类化合物对缓解骨骼肌症状作用最明显，能迅速制止肌束颤动。对中枢神经系统中毒症状也有疗效，患者意识恢复较快，对自主神经系统功能的恢复较差。此外，肟类化合物使酶复活的效果也因不同的有机磷酸酯类而异，对内吸磷、马拉硫磷、对硫磷等急性中毒疗效好，对敌百虫、敌敌畏等疗效差，对乐果中毒无效。可能乐果中毒时所形成的磷酰化胆碱酯酶比较稳定，几乎是不可逆的，加之乐果乳剂含有苯，可能同时有苯中毒。

氯磷定的不良反应主要为头痛、眩晕、恶心、呕吐等，剂量过大可抑制胆碱酯酶，加重有机磷酸酯类中毒程度，故应控制剂量。

案例分析

有机磷酸酯类急性中毒抢救治疗原则及措施：

1. 迅速清除体内毒物，洗胃、导泻；

2. 应用对症治疗药，阿托品作为治疗有机磷酸酯类急性中毒的特异性、高效能解毒药物，可迅速有效地控制 M 样症状，阿托品用量应达阿托品化；

3. 应用对因治疗药，胆碱酯酶复活药解磷定等，应尽早使用，防止胆碱酯酶“老化”；

4. 维持呼吸循环功能，保持呼吸道通畅等综合治疗。

第五节　拟肾上腺素药

学习目标

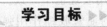

学习拟肾上腺素药物的基本知识、基本理论，综合比较、理解同类药中各种药物的特点。掌握拟肾上腺素药物的药理作用、用途及不良反应，熟悉其作用特点。

能力目标

具备心跳骤停的基本急救知识和能力，能配合医护人员对中毒病人进行救治。

肾上腺素受体激动药又称拟肾上腺素药。本类药物与肾上腺素受体结合并激动受体，产生与肾上腺素相似的作用。因它们属于胺类而作用又与交感神经兴奋的效应相似，故也称拟交感胺类。去甲肾上腺素、肾上腺素、异丙肾上腺素、多巴胺、多巴酚丁胺等在苯环第 3、第 4 位碳原子上均有羟基，形成儿茶酚，故这些药物又称儿茶酚胺类。

案 例

张某，男，50岁，因“糖尿病足”入院诊治。足部分泌物细菌培养为青霉素敏感的葡萄球菌。给予局部外用消毒杀菌药处理，并在做青霉素皮试（一）后，给予青霉素320万单位静滴。病人突然出现呼吸急促、困难、烦躁不安、面色苍白、四肢发凉。查体，T：37℃，P：86次/min，R：29次/min，BP：86/50mmHg，神志不清，叫之能应，口唇发绀，双肺（-），HR：85次/min，四肢末梢凉、发绀。临床诊断为青霉素所致过敏性休克。

针对此患者临床上应采取什么抢救措施？选用什么药物抢救患者？为什么？

一、α、β受体激动药

肾上腺素（Adrenaline，AD）

肾上腺素是肾上腺髓质分泌的主要激素。药用肾上腺素是家畜肾上腺提取物或人工合成品，化学性质不稳定，见光易失效，在中性、尤其在碱性溶液中，易氧化变为粉红色或棕色而失效。在酸性溶液中相对稳定。

【体内过程】 口服使胃黏膜血管收缩，又易被碱性肠液破坏，故不产生吸收作用。皮下注射因局部血管收缩，吸收缓慢，可维持作用1h。肌内注射吸收快，维持时间20～30min。不易进入中枢神经系统。

【药理作用】 肾上腺素对α、β受体都有强大的激动作用。

（1）心脏　激动心肌、窦房结和传导系统的受体，引起心脏强烈兴奋，表现为心肌收缩力加强，传导加快，心率加快，心输出量增加，并能舒张冠状血管，改善心肌血液供应，是强效心脏兴奋药。其不利的一面是心肌耗氧量增加，对心脏正、异位起搏点的自律性均升高，过量或静脉给药速率过快，可引起心律失常，出现期前收缩、心动过速，甚至心室纤颤。

（2）血管　可激动血管平滑肌的α_1受体和β_2受体，对血管有收缩和舒张双重作用。由于体内不同部位血管受体分布和密度不同，故肾上腺素对血管的作用表现也不一致。皮肤黏膜血管、腹腔内脏血管以α_1受体占优势，故肾上腺素对上述部位的血管收缩作用强烈。骨骼肌血管和冠脉血管以β_2受体占优势，故上述血管呈现舒张效应。肾上腺素对脑血管、肺血管收缩作用微弱，有时因血压升高而被动扩张。此外肾上腺素主要使小动脉毛细血管前括约肌收缩，对静脉及大动脉收缩作用较弱。

（3）血压　低浓度静滴肾上腺素能增加心输出量，使收缩压上升，骨骼肌血管的舒张抵消或超过皮肤黏膜及内脏血管的收缩，故舒张压不变或下降，脉压加大。较大剂量或静脉快速注射，α受体激动作用占优势，血管收缩超过血管舒张，外周阻力增加，收缩压和舒张压均升高。动物实验表明，静脉注射较大剂量肾上腺素后，血压迅速上升，继而迅速下降至原水平以下，然后再恢复到原水平。这是由于血管平滑肌的β_2受体比α_1受体对低浓度的肾上腺素更敏感之故。如果事先用α受体阻断药取消肾上腺素的缩血管作用，再用肾上腺素时，则其扩血管作用就明显表现出来，导致血压下降，这种现象称为肾上腺素升压作用的翻转。

（4）支气管 激动支气管平滑肌的β_2受体，产生强大舒张作用，尤以痉挛状态时舒张作用明显。肾上腺素还激动支气管黏膜血管的α_1受体，产生缩血管作用，降低血管通透性，减轻黏膜水肿和充血。此外，肾上腺素能抑制肥大细胞释放组胺、白三烯等过敏物质，这些均为本药治疗支气管哮喘急性发作的药理学基础。

（5）代谢 肾上腺素明显提高机体代谢率和耗氧量，促进糖原、脂肪分解，使血糖升高、血中游离脂肪酸含量升高。

【临床用途】

（1）心脏骤停 肾上腺素对突然停搏的心脏有起搏作用。可用于因麻醉、手术意外、溺水、急性传染病、药物中毒和心脏高度传导阻滞等引起的心脏骤停。现主张静脉给药，同时进行有效的人工呼吸和心脏挤压。对电击所致心脏骤停，可配合除颤器或利多卡因等进行抢救，也能收到一定疗效。

（2）过敏性休克 肾上腺素是抢救过敏性休克的首选药物。通过它的收缩支气管黏膜血管、消除黏膜水肿、松弛支气管平滑肌、抑制过敏物质释放以及升压等作用，迅速缓解过敏性休克的症状。一般采用皮下或肌内注射，必要时亦可用生理盐水稀释后缓慢静脉注射。

（3）支气管哮喘 用于控制支气管哮喘急性发作，皮下或肌内注射能于数分钟内奏效，但维持时间较短。

（4）局麻佐药及局部止血 一般在每 100ml 局部麻醉药中加入 1g/L 肾上腺素 0.2～0.4ml，可延缓局麻药的吸收，延长局麻时间，减轻毒性反应。鼻黏膜或牙龈出血时，可用浸有（1∶2000）～（1∶1000）溶液的棉球或纱布填塞局部而止血。

【不良反应及用药说明】 一般剂量可引起心悸、不安、头痛等，但经休息可消失。剂量过大产生剧烈的搏动性头痛，血压剧烈上升，有诱发脑出血的危险，亦可引起心律失常，甚至心室纤颤，故应严格掌握剂量。

器质性心脏病、高血压、脑动脉硬化、甲状腺功能亢进和糖尿病患者禁用。

案例分析

1. 青霉素过敏性休克发生后，应立即停止应用青霉素。
2. 及时应用抗过敏及加强心肌收缩力、扩张外周血管药物。分别皮下注射 0.1%盐酸肾上腺素 1ml，静脉注射地塞米松 5～10mg，肌内注射非那根 25mg，静推可拉明、洛贝林兴奋呼吸中枢，同时行气管插管保持呼吸道通畅，血压低者，可给予多巴胺 20mg、间羟胺 10mg 加入 5%GS 200ml 中静滴，注意保留导尿观察小便。
3. 病人开始滴入青霉素后，务必观察 20～30min 后再离开。

多巴胺（Dopamine，DA）

【体内过程】 本药与肾上腺素相似，性质不稳定，口服易被破坏，$t_{1/2}$ 2～7min，常采用静滴给药以维持有效血药浓度。因不易透过血-脑脊液屏障，故外源性多巴胺无中枢作用。

【药理作用】 激动α和β受体，其中对β_2受体作用较弱，还能激动肾、肠系膜和冠状血管的多巴胺受体，使上述血管舒张，也具有促进去甲肾上腺素能神经末梢释放去甲肾上腺素的能力。

(1) 心脏　小剂量时激动心脏的β_1受体，使心肌收缩力加强，心输出量增加，对心率的影响不明显。大剂量可加快心率，提高自律性，甚至引起心律失常，但发生率比肾上腺素低。

(2) 血管与血压　多巴胺对血管和血压的影响因剂量大小而不同。小剂量时，心输出量增加，皮肤黏膜血管轻度收缩，肾和肠系膜血管舒张，总外周阻力变化不明显，故收缩压升高，舒张压不变或稍增加，脉压增大；大剂量时，心输出量增加，心率加快，血管收缩占优势，肾及肠系膜血管收缩，总外周阻力增大，收缩压和舒张压均升高。

(3) 肾脏　使肾血管舒张，肾血流量及肾小球滤过率均增加，还能直接抑制肾小管对去甲肾上腺素重吸收，有排钠利尿效应。

【临床用途】

(1) 休克　多巴胺是目前抗休克治疗中最常用的药物。适当剂量的多巴胺有强心作用；使肾、肠系膜等血管舒张的同时，皮肤黏膜血管收缩，既升高血压，增加微循环灌注压，又能维持重要器官的血流量，改善器官缺氧状态，对心源性休克可作为首选药。对其他种类的休克患者，如伴有心肌收缩力减弱、心输出量减少、尿量减少者也很适宜。用药前应注意补充血容量和纠正酸中毒。

(2) 急性肾功能不全　与利尿剂合用可增强疗效。

【不良反应及用药说明】 一般较轻，偶见消化道症状。滴注太快或剂量过大可出现心动过速、心律失常以及肾血管明显收缩，导致肾功能减退，减慢滴速或停药可缓解。

麻黄碱（Ephedrine，麻黄素）

麻黄碱是从中药麻黄中提取的生物碱，也可人工合成，药用其左旋体或消旋体。口服易吸收，易通过血-脑脊液屏障，大部分以原形经尿排泄，一次给药作用可维持 3～6h。

【药理作用】 麻黄碱能激动α受体和β受体，又能促进去甲肾上腺素能神经末梢释放去甲肾上腺素。与肾上腺素相比，麻黄碱具有下列特点：①性质稳定，口服有效；②对心血管作用弱而持久；③中枢兴奋作用较显著；④易产生快速耐受性。

【临床应用】

(1) 支气管哮喘　扩张支气管作用较肾上腺素弱，起效慢但持久。用于预防支气管哮喘发作和轻症的治疗，对于重症急性发作效果较差。

(2) 鼻黏膜充血　0.5%～1%溶液滴鼻，可明显缓解鼻黏膜肿胀，消除鼻黏膜充血引起的鼻塞。

(3) 防治低血压　因兴奋心脏，使心收缩力加强、心排出量增加，血压升高，作用弱而持久（持续 3～6h），常用于防治硬脊膜外麻醉及蛛网膜下腔麻醉引起的低血压。

(4) 缓解荨麻疹和血管神经性水肿的皮肤黏膜症状。

【不良反应及用药说明】 大剂量可引起兴奋不安、失眠等，晚间服用宜加用镇静催眠药以防止失眠。禁忌证同肾上腺素。

二、α受体激动药

去甲肾上腺素（Noradrenaline，NA）

本药是去甲肾上腺素能神经末梢释放的主要递质。药用的是人工合成品，化学性质不稳定，见光易失效，在中性、尤其在碱性溶液中，极易氧化变为粉红色或棕色而失效。在酸性溶液中相对稳定。

【体内过程】 口服使胃黏膜血管收缩，又易被碱性肠液破坏，故不产生吸收作用。皮下或肌内注射，因血管收缩剧烈，吸收很少，且易产生局部组织坏死。静注因迅速被消除而作用短暂，故一般采用静滴法给药，以维持有效血药浓度。药物去甲肾上腺素的消除大致同递质去甲肾上腺素。

【药理作用】 主要激动 α 受体，对 β_1 受体作用较弱，对 β_2 受体几无作用。

（1）心脏　激动心脏的 β_1 受体使心肌收缩力加强，心率加快，传导加快，心输出量增加。在整体情况下，因小动脉收缩，总外周阻力升高，血压急剧升高，可反射性引起心率减慢。

（2）血管　除冠状血管外，几乎所有的小动脉和小静脉出现强烈收缩。皮肤黏膜血管收缩最明显，其次为肾血管，肠系膜血管、肝血管和骨骼肌血管也有不同程度收缩。冠状血管主要因心脏兴奋、心肌代谢产物如腺苷等增加而舒张；同时因心输出量增加，冠脉血流量增加，冠脉被动扩张。

（3）血压　小剂量静滴时因心脏兴奋，心输出量增加、收缩压升高，此时血管收缩常不十分剧烈，故舒张压升高不多，而脉压加大。剂量较大时，因血管强烈收缩，外周阻力明显增加，收缩压、舒张压均升高，脉压变小。

【临床用途】

（1）休克和低血压　目前仅限于治疗神经源性休克早期以及药物中毒引起的低血压。静滴去甲肾上腺素，使收缩压维持在 12kPa（90mmHg）左右，以保证心、脑等重要器官的血液供应。本药不能长时间或大剂量使用，以免因血管强烈收缩加重微循环障碍，现主张去甲肾上腺素与 α 受体阻断药酚妥拉明合用以拮抗其缩血管作用，保留其激动心脏 β_1 受体的作用而抗休克。

（2）上消化道出血　用去甲肾上腺素 8mg 加入冰生理盐水 150ml，分次口服，使上消化道黏膜血管强烈收缩而止血。

【不良反应及用药说明】

（1）局部组织缺血坏死　静滴浓度过高、时间过长或药液外漏均可使局部血管强烈收缩，导致组织缺血坏死。如注射部位出现皮肤苍白和疼痛，应立即更换注射部位并热敷之，或以酚妥拉明 5mg 溶于生理盐水 10ml、或用 2.5g/L 普鲁卡因溶液 10ml 局部浸润注射，使血管扩张。

（2）急性肾衰竭　用量过大或用药时间过长均可使肾血管剧烈收缩，产生少尿、无尿等急性肾衰竭表现。故用药期间应记录尿量，至少保持在 25ml/h 以上，否则立即减量或停药。

高血压、动脉硬化症、器质性心脏病者禁用。

间羟胺（Metaraminol）

间羟胺为人工合成品，化学性质较稳定。间羟胺可直接激动 α 受体，对 β_1 受体作用较弱，也可被去甲肾上腺素能神经末梢摄取进入囊泡，通过置换作用促使囊泡中的去甲肾上腺素释放，间接发挥作用。本药不易被 MAO 破坏，故作用较持久。短时间内连续应用，可因囊泡内去甲肾上腺素减少，使效应逐渐减弱，产生快速耐受性。

间羟胺与去甲肾上腺素相比，其主要特点是：①收缩血管、升高血压作用较弱而持久；

②对肾脏血管的收缩作用较弱，很少引起急性肾衰竭；③兴奋心脏作用较弱，可使休克病人的心排出量增加，但对心率的影响不明显，有时因血压升高反射性地使心率减慢，很少引起心律失常；④化学性质稳定，既可静脉给药，也可肌内注射。

间羟胺常作为去甲肾上腺素的良好代用品，用于各种休克早期、脊椎麻醉后或手术后的低血压。

去氧肾上腺素（Phenylephrine，苯福林）

去氧肾上腺素是人工合成品，作用与去甲肾上腺素相似而较弱。在产生收缩血管升高血压的作用时，减少肾血流作用比去甲肾上腺素更为明显，故而少用于休克。作用维持时间较久，除可静脉滴注外也可肌内注射。可用于防治脊椎麻醉或全身麻醉的低血压。能收缩血管，升高血压，反射性地使心率减慢，故也可用于阵发性室上性心动过速。本品还能激动瞳孔开大肌 α_1 受体，使瞳孔扩大。与阿托品相比，一般不引起眼内压升高和调节麻痹。在检查眼底时，用其 1%～2.5%溶液滴眼作为快速短效扩瞳药。

米多君（Midodrine）

米多君为一种前体药物，口服给药后转化为其活性代谢产物托甘氨酸米多君，是一种选择性的 α_1 受体激动剂，对心肌肾上腺素受体无活性，通过收缩动脉和静脉而升高血压。主要用于各种原因引起的低血压。

三、β 受体激动药

异丙肾上腺素（Isoprenaline，ISO）

本药为人工合成品，理化性质与去甲肾上腺素相似。

【体内过程】 口服不产生吸收作用，舌下含化或气雾吸入均能迅速吸收。在体内主要被 COMT 破坏，极少被 MAO 代谢，故作用维持时间较肾上腺素略长。

【药理作用】 本药为强大的 β 受体激动药，对 β_1 和 β_2 受体的激动无选择性。

（1）心脏　激动心脏 β_1 受体作用较强，可使心肌收缩力增强，心率加快，传导加快，心输出量增多，也明显增加心肌耗氧量。与肾上腺素相比，异丙肾上腺素对正位起搏点窦房结的作用比异位起搏点作用强，过量也导致心律失常，但较肾上腺素少见。

（2）血管与血压　激动血管的 β_2 受体，使 β_2 受体占优势的冠状血管和骨骼肌血管舒张，尤其骨骼肌血管明显舒张，总外周阻力下降。小剂量静脉滴注，收缩压升高，舒张压下降，脉压增大；大剂量静脉注射时血压明显下降。

（3）支气管　激动支气管平滑肌 β_2 受体，松弛支气管平滑肌，缓解支气管痉挛，作用比肾上腺素强，但反复长期应用，容易产生耐受性。本药也具有激动肥大细胞膜上 β_2 受体，抑制过敏物质释放作用；对支气管黏膜血管无收缩作用，故消除黏膜水肿作用不如肾上腺素。

（4）代谢　促进糖原和脂肪分解，增加组织耗氧量。

【临床用途】

（1）支气管哮喘　舌下或气雾吸入给药能迅速控制哮喘急性发作，疗效快而强。

（2）房室传导阻滞　采用舌下含化或静脉滴注法治疗Ⅱ度、Ⅲ度房室传导阻滞。

（3）心脏骤停　抢救因心室自身节律缓慢、高度房室传导阻滞或窦房结功能衰竭而引起的心脏骤停。亦可与其他强心药合用抢救溺水、麻醉意外等引起的心脏骤停。

【不良反应及用药说明】 治疗哮喘时气雾吸入剂量过大或过于频繁可出现心悸、室性心动过速或室颤等心律失常。冠心病、心肌炎和甲亢患者禁用。

第六节　抗肾上腺素药

学习目标

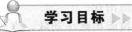

学习抗肾上腺素药物的基本知识、基本理论，综合比较、理解同类药中各种药物的特点。掌握抗肾上腺素药物的药理作用、用途及不良反应，熟悉其作用特点。

能力目标

初步学会分析、解释涉及本节药物的处方合理性，具备提供用药咨询服务的能力。

肾上腺素受体阻断药是一类能与肾上腺素受体结合并阻断受体，从而发挥抗肾上腺素作用的药物。按它们对肾上腺素受体选择性的不同，可分为α受体阻断药和β受体阻断药两大类。

一、α受体阻断药

α受体阻断药选择性地与α受体结合，阻止神经递质去甲肾上腺素或拟肾上腺素药与α受体结合而产生抗肾上腺素作用。根据作用持续时间的不同，可分为短效和长效两类：前者与α受体结合较疏松，阻断作用较弱，维持时间较短，可被大剂量激动药竞争拮抗，故称竞争性α受体阻断药；后者与α受体结合牢固，阻断作用较强，维持时间较长，大剂量激动药也难以完全拮抗其阻断作用，故称非竞争性α受体阻断药。

1. 短效类

酚妥拉明（Phentolamine；立其丁 Regitine）

【体内过程】 口服给药生物利用度低，其效果仅为注射给药的1/5，故临床常采用肌内注射或静脉给药，体内代谢迅速，大多以无活性代谢产物形式自尿中排出，$t_{1/2}$约1.5h。肌内注射作用维持30～45min。

【药理作用】

（1）血管与血压　静脉注射酚妥拉明能通过直接舒张血管平滑肌及阻断α_1受体作用，使血管舒张，外周阻力下降，血压下降。

（2）心脏　酚妥拉明对心脏有兴奋作用，表现为心肌收缩力加强，心率加快，心输出量增加。心脏兴奋的原因：一是血管舒张、血压下降引起的反射作用；二是阻断心脏交感神经末梢突触前膜的α_2受体，取消负反馈作用、促进递质释放所致。

（3）其他　拟胆碱作用使胃肠平滑肌兴奋；组胺样作用使胃酸分泌增加、皮肤潮红等。

【临床用途】

(1) 外周血管痉挛性疾病　对肢端动脉痉挛性疾病、血栓闭塞性脉管炎等均有明显疗效。

(2) 治疗组织缺血坏死　在静滴去甲肾上腺素发生外漏时，可用本药 5mg 溶于 10～20ml 生理盐水中，做皮下浸润注射。

(3) 抗休克　本药能使毛细血管前括约肌开放，解除小血管痉挛，增加组织血液灌注量，改善微循环，又可加强心肌收缩力，增加心输出量，这些均有利于休克的纠正。给本药前必须补足血容量，否则可致血压下降。

(4) 治疗嗜铬细胞瘤　用于嗜铬细胞瘤所致高血压危象及手术前治疗。

(5) 治疗急性心肌梗死及充血性心脏病所致的心力衰竭　酚妥拉明扩张小动脉，降低外周阻力，使心脏后负荷明显降低，改善心脏泵血功能；扩张小静脉，减少回心血量，使左心室舒张末期压力和肺动脉压下降，消除肺水肿，这些均有利于心衰的纠正。

【不良反应及用药说明】

(1) 消化道症状　本药的拟胆碱作用和组胺样作用可致恶心、呕吐、腹痛、腹泻、胃酸增多等消化道症状，可诱发溃疡病。消化性溃疡患者禁用。

(2) 心血管功能紊乱　静脉给药量大可引起心动过速、心律失常、心绞痛、体位性低血压等心血管功能紊乱。应缓慢注射或静脉滴注。冠心病患者慎用。

2. 长效类

酚苄明 (Phenoxybenzamine，苯苄胺)

【体内过程】 口服生物利用度为 20%～30%，因肌内注射刺激性较强，临床只作口服或静脉给药。起效缓慢，即使静脉注射也需 1h 才能充分发挥作用。本药排泄缓慢，大量给药可蓄积于脂肪组织。1 次用药作用可维持 3～4 天。

【作用与应用】 本药与酚妥拉明相比，其特点为：①起效缓慢，作用强大而持久；②扩血管及降压强度取决于血管受交感神经控制的程度，当患者处于直立位或低血容量时，酚苄明的降压作用更为显著；③主要用于外周血管痉挛性疾病、抗休克、治疗嗜铬细胞瘤和良性前列腺增生。

【不良反应及用药说明】 体位性低血压、心悸是本药最常见的不良反应。亦可见胃肠道刺激症状，如恶心、呕吐；中枢抑制症状，如嗜睡、疲乏等。

哌唑嗪 (Prazosin)

选择性 α_1 受体阻断剂，对 α_2 受体无明显阻断作用，因而不促进去甲肾上腺素的释放，加快心率、使心脏兴奋的作用较轻，为一线常用抗高血压药物。

育亨宾 (Yohimbine)

选择性 α_2 受体阻断剂，目前主要用作科研工具药，无临床使用价值。

二、β 受体阻断药

受体阻断药能选择性地与 β 受体结合，阻断去甲肾上腺素能神经递质或拟肾上腺素药与 β 受体结合而产生效应。在整体情况下，本类药物的阻断作用依赖于机体交感神经的张力。

当交感神经张力增高时，本类药的阻断作用较强。

【药理作用】

1. β受体阻断作用

（1）心血管系统 对心脏的作用是本类药最主要的作用。阻断心脏的β_1受体，心率减慢，传导减慢，心肌收缩力减弱，心输出量减少，心肌耗氧量减少。阻断血管平滑肌的β_2受体，加之心功能受抑制，反射性兴奋交感神经，使血管收缩，外周阻力增加，肝、肾、骨骼肌血管及冠脉血流量减少。

（2）支气管平滑肌 阻断支气管平滑肌的β_2受体，使支气管平滑肌收缩，管径变小，增加呼吸道阻力。该作用对正常人影响较小，但对支气管哮喘患者可诱发或加重哮喘。

（3）代谢 本类药对血糖和血脂正常者的脂肪和糖代谢影响较小，但可抑制交感神经兴奋引起的脂肪分解，减弱肾上腺素的升高血糖作用，延缓用胰岛素后血糖水平的恢复，且往往会掩盖低血糖症状，如心悸等，从而使低血糖不宜及时察觉。

（4）肾素 β受体阻断药可阻断肾脏近球细胞的β_1受体而抑制肾素释放，这可能是本类药产生降压作用的原因之一。

2. 内在拟交感活性

某些β受体阻断药有较弱的内在活性，与β受体结合后在阻断β受体的同时可产生较弱的激动受体作用，该现象称内在拟交感活性，其实质为部分激动作用。由于这种作用较弱，往往被β受体阻断作用所掩盖。具有内在拟交感活性的β受体阻断剂在临床应用时，其抑制心肌收缩力、减慢心率和收缩支气管平滑肌作用一般比不具有内在拟交感活性的药物弱，但对支气管哮喘患者仍应慎重使用。

3. 膜稳定作用

某些β受体阻断药具有局部麻醉作用和奎尼丁样作用，这两种作用都由其降低细胞膜对离子的通透性所致，故称膜稳定作用。但该作用在高于临床有效血药浓度几十倍时才出现，所以目前认为这一作用在常用量时与其治疗作用关系不大。

【药物分类】 根据对β受体亚型（β_1和β_2受体）的选择性不同，可分为非选择性β受体阻断药和选择性β受体阻断药两类，具体药物见表5-6。

表5-6 常用β受体阻断药分类及特点

药名	β受体阻断药		内在拟交感活性	膜稳定作用	血浆半衰期/h	首过效应/%	主要消除途径
	β_1	β_2					
非选择性β受体阻断药							
普萘洛尔	+	+	++			60～70	肝
纳多洛尔	+	+				0	肾
噻吗洛尔	+	+	+			25～30	肝
吲哚洛尔	+	+	++			10～13	肝、肾
选择性β受体阻断药							
美托洛尔	+			±		50～60	肝
阿替洛尔	+					0～10	肾
艾司洛尔	+						红细胞
醋丁洛尔	+	±	+	+		30	肝

注：++强；+次强；±不一定。

【临床用途】

（1）抗心律失常　对多种原因引起的快速型心律失常有效。

（2）抗心绞痛及心肌梗死　对典型心绞痛有良好疗效；对心肌梗死，长期应用可降低复发和猝死率。

（3）抗高血压　能使高血压患者的血压下降。

（4）其他　辅助治疗甲状腺功能亢进及甲状腺危象，降低基础代谢率，对控制激动不安、心动过速和心律失常等症状有效。普萘洛尔试用于治疗偏头痛、肌震颤、肝硬化所致上消化道出血等。噻吗洛尔用于青光眼的治疗。

【不良反应及用药说明】一般不良反应为消化道症状；偶见过敏反应，如皮疹、血小板减少；严重不良反应为诱发或加重支气管哮喘，诱发急性心力衰竭，诱发低血糖，长期用药后突然停用，可产生反跳现象，使原来病症加剧，故应逐渐减小剂量至停药。

心功能不全、窦性心动过缓、重度房室传导阻滞和支气管哮喘患者禁用。肝功能不良时慎用。

阿罗洛尔（Arotinolol）

阿罗洛尔可拮抗α和β受体，但拮抗α受体的作用较弱，拮抗α受体与β受体的比为1∶8，故其体位性低血压作用甚弱，主要用于轻度至中度高血压、心绞痛及快速型心律失常。

卡维地洛（Carvedilol）

卡维地洛可拮抗α和β受体，无内在活性。其拮抗β受体的作用较强，为拉贝洛尔的33倍，主要用于原发性高血压及心绞痛。

目标检测

一、名词解释

1. 调节痉挛　　3. 阿托品化
2. 调节麻痹　　4. 肾上腺素升压作用的翻转

二、选择题

1. 下列哪种病不是β受体阻断药的适应证（　）。
A. 支气管哮喘　B. 甲亢　C. 窦性心动过速
D. 高血压　E. 稳定型心绞痛

2. 用于治疗青光眼的药物是（　）。
A. 阿托品　B. 肾上腺素　C. 东莨菪碱
D. 毛果芸香碱　E. 后马托品

3. 新斯的明禁用于（　）。
A. 机械性肠梗阻　B. 术后腹气胀　C. 术后尿潴留
D. 阵发性室上性心动过速　E. 重症肌无力

4. 新斯的明治疗重症肌无力时不能与下列哪类药合用（　）。
A. 大环内酯类　B. 氨基糖苷类　C. 头孢菌素类
D. 四环素类　E. 青霉素

5. 阿托品类药中毒时可用下列哪个药解救（　　）。
A. 呋塞米　　B. 酚妥拉明　　C. 毛果芸香碱
D. 肾上腺素　　E. 氯解磷定

6. 阿托品类药禁用于（　　）。
A. 虹膜睫状体炎　　B. 消化性溃疡　　C. 青光眼
D. 胆绞痛　　E. 验光

7. 治疗胃肠绞痛应首选下列何药（　　）。
A. 吗啡　　B. 阿托品　　C. 阿司匹林
D. 后马托品　　E. 琥珀胆碱

8. 山莨菪碱主要用于治疗（　　）。
A. 虹膜炎　　B. 胃肠绞痛和感染性休克　　C. 心动过速
D. 青光眼　　E. 验光

9. 过量最易引起心律失常、心室颤动的药物是（　　）。
A. 肾上腺素　　B. 多巴胺　　C. 异丙肾上腺素
D. 间羟胺　　E. 阿托品

10. 青霉素引起的过敏性休克，抢救时应首选（　　）。
A. 去甲肾上腺素　　B. 多巴胺　　C. 异丙肾上腺素
D. 肾上腺素　　E. 糖皮质激素

11. 氯丙嗪在剂量过大时引起的低血压可用下列何药纠正（　　）。
A. 肾上腺素　　B. 多巴胺　　C. 异丙肾上腺素
D. 去甲肾上腺素　　E. 左旋多巴

12. 普萘洛尔能诱发下列哪种严重反应而禁用于伴有此疾病的患者（　　）。
A. 高脂血症　　B. 消化性溃疡　　C. 支气管哮喘
D. 贫血　　E. 窦性心动过速

（顾继红，高振宇）

第六章 麻醉药

第一节 局部麻醉药

学习目标

1. 叙述局部麻醉药的作用及给药方式。
2. 说出各类麻醉药物的应用和用药指导。

能力目标

初步学会分析、解释涉及本章药物的处方合理性，具备提供用药咨询服务的能力。

局部麻醉药（local anesthetics）简称局麻药，是一类能在用药局部可逆性阻断神经冲动的发生和传导的药物。在保持意识清醒的情况下，可逆地引起局部组织痛觉消失。按化学结构可分为两类：第一类为酯类，主要有普鲁卡因、丁卡因等；第二类为酰胺类，主要有利多卡因、布比卡因等。

案 例

案例 1

刘某某，男，4 岁，包茎，欲行包皮环切术，哭闹、不配合手术，静脉通路无法建立。可选用何种方法建立静脉通路？

案例 2

李某，男，5 岁，20kg，左下肢烫伤，准备换药，不配合，可采用何种麻醉，注意什么事项？

案例 3

张某，男，56 岁，65kg，胃部不适，欲行胃镜检查，紧张，想做无痛胃镜，可采用何种麻醉方法？

一、药理作用及局麻方法

1. 药理作用

（1）局麻作用　局麻药在低浓度时可抑制感觉神经冲动的发生和传导，使感觉丧失。局麻作用与神经纤维的粗细及有无髓鞘有关，细的无髓鞘神经纤维比粗的有髓鞘神经纤维对局麻药的作用更为敏感，因此，麻醉的顺序为：痛觉最先消失，其次是温觉、触觉、压觉。较高浓度时运动神经亦可受到影响，出现麻醉。神经冲动传导的恢复则按相反顺序进行。局麻药能和神经细胞膜电压门控性钠通道结合，阻断 Na^+ 内流，阻止神经动作电位的产生和冲动的传导而产生局麻作用。

（2）吸收作用 局麻药吸收进入血液循环并达到一定浓度后会引起全身作用，其作用的程度及性质取决于单位时间内进入血液循环的剂量，主要表现为中枢神经和心血管方面的不良反应。

① 中枢神经系统。对中枢神经系统的作用是先兴奋后抑制。出现不安、视听觉紊乱、肌肉震颤，甚至惊厥，最后转入昏迷，呼吸衰竭而死亡。

② 心血管系统。主要表现为心脏抑制如心肌兴奋性降低、心肌收缩力减弱、传导减慢和不应期延长，甚至心跳停止。还可使血管扩张、血压下降。

③ 变态反应。常为荨麻疹、支气管痉挛和血压下降等，多见于酯类局麻药。因此，要询问过敏史、做皮肤过敏试验和准备急救药品。

2. 局麻方法

（1）表面麻醉 表面麻醉（ surface anaesthesia ）是将局麻药涂于局部黏膜表面，使黏膜下的感觉神经末梢麻醉，常用于眼、鼻、咽喉、气管、尿道等黏膜部位的浅表手术。常选用穿透力强的丁卡因。

（2）浸润麻醉 浸润麻醉（ infiltration anaesthesia ）是将药物注入皮下或手术切口部位，使局部神经末梢麻醉，适用于浅表小手术。常选用穿透力小、毒性低的普鲁卡因或利多卡因。

（3）传导麻醉 传导麻醉（conduction anaesthesia）是将药物注射到外周神经干，阻断神经冲动传导，使该神经分布的区域麻醉，适用于四肢及口腔手术。常用药为普鲁卡因或利多卡因。

（4）蛛网膜下腔麻醉 蛛网膜下腔麻醉（subarachnoidal anesthesia）又称腰麻，是将药物注入腰椎蛛网膜下腔内，麻醉该部位的脊神经根，适用于腹部及下肢手术。常用药为普鲁卡因。

（5）硬膜外麻醉 硬膜外麻醉（epidural anaesthesia）是将药物注入硬脊膜外腔，透过硬脊膜麻醉附近的脊神经根，适用于颈部至下肢手术，常用药为利多卡因。

硬膜外麻醉与腰麻相比其优点是：硬脊膜外腔与颅腔不通，不会麻痹呼吸中枢；硬膜外麻醉不损伤硬脊膜，无麻醉后头痛。但是硬膜外麻醉用药量比腰麻大 5～10 倍，必须注意避免误入蛛网膜下腔，否则可发生严重中毒。腰麻及硬膜外麻醉时由于交感神经传导被阻断，可引起血管扩张，血压下降，可以肌内注射麻黄碱或间羟胺进行预防和治疗（图 6-1）。

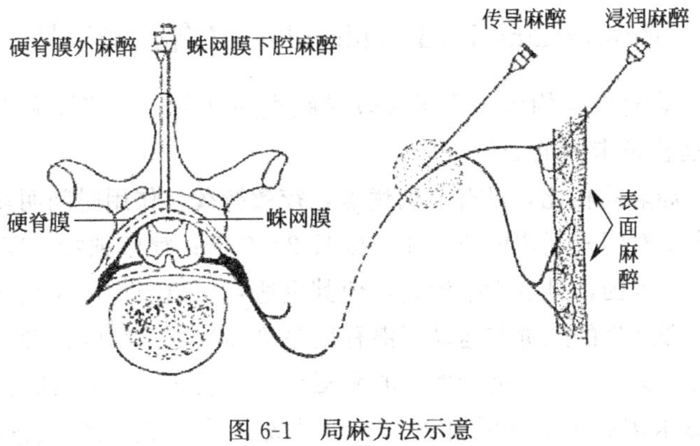

图 6-1 局麻方法示意

二、常用局麻药

1. 酯类局麻药

普鲁卡因（Procaine，奴佛卡因）

普鲁卡因为短效局麻药。对皮肤、黏膜穿透力弱，一般不作表面麻醉，主要用于浸润麻醉、传导麻醉、腰麻和硬膜外麻醉，还可用于局部封闭疗法。起效快，麻醉时间短，临床常加入少量肾上腺素以增加局麻药疗效，延长局麻作用时间。

本药在血浆中被酯酶水解，变为对氨苯甲酸和二乙氨基乙醇。对氨苯甲酸能对抗磺胺药的抗菌作用；二乙氨基乙醇可增强洋地黄类的毒性；抗胆碱酯酶药能抑制药普鲁卡因的水解过程而使其毒性增加。因此，应避免普鲁卡因与磺胺药、洋地黄类、胆碱酯酶抑制药合用。本药对神经系统有一定的毒性，少数人可出现变态反应，故用药前应做皮试。

丁卡因（Tetracaine）

丁卡因为长效局麻药，脂溶性较高，穿透力强。局麻作用及毒性均较普鲁卡因强 10 倍左右，作用迅速，最常用于表面麻醉，也可用于传导麻醉、腰麻和硬膜外麻醉，因毒性大，一般不用于浸润麻醉。

2. 酰胺类局麻药

利多卡因（Lidocaine，塞罗卡因）

利多卡因其作用较普鲁卡因快、强、久，效价比普鲁卡因大 2 ~3 倍。临床适用于各种局麻方法，但主要用于传导麻醉和硬膜外麻醉。此外，还有抗心律失常作用（见抗心律失常药）。本药毒性反应发生率大于普鲁卡因，但变态反应发生率低，对普鲁卡因过敏者可选用此药。

布比卡因（Bupivacaine，麻卡因）

布比卡因为酰胺类局麻药，局麻作用强，为利多卡因的 4～5 倍，为目前常用局麻药中作用持续时间最长的药物（约 10h）。主要用于浸润麻醉、传导麻醉和硬膜外麻醉。

罗哌卡因（Ropivacaine Hydrochloride；又名，耐乐品，Naropin）

本品为单一的左旋对应异构体，属于长效酰胺类局麻药，脂溶性大于利多卡因，小于布比卡因，麻醉强度是普鲁卡因的 8 倍。

罗哌卡因与传统局麻药相比，具有下列优点：疗效持久，作用时间明显长于其他长效局麻药，皮下浸润麻醉作用时间较同浓度的布比卡因长 2～3 倍；疗效独特，罗哌卡因的感觉-运动阻滞分离度远大于布比卡因，且清除率较高，使其更适合于镇痛；可控性强，罗哌卡因的麻醉效果呈剂量依赖性，即产生的感觉与运动阻滞程度是可预测可控制的；毒副作用少，该药无一般长效局麻药心脏毒性大的缺点，极少发生心脏毒性，且胎儿对本品具有良好的耐受性。

硬膜外注射罗哌卡因后可出现低血压、心动过缓、恶心和焦虑。血药浓度过高时发生中枢神经系统和心血管系统毒性反应，临床症状呈现抑制和兴奋双相性。中枢神经系统毒性症状一般在心血管系统毒性作用产生前出现。很少引起高敏反应、特异质反应和变态反应。常用剂量和浓度无神经毒作用。

常用局麻药的比较见表 6-1。

表 6-1 常用局麻药的比较

药 名	强度(比值)	毒性(比值)	维持时间/h	临 床 应 用
普鲁卡因	1	1	1	除表面麻醉外的各种局麻
丁卡因	10	10	2～3	除浸润麻醉外的各种局麻
利多卡因	2	2	1～2	各种局部麻醉
布比卡因	10	5～8	5～6	浸润、传导和硬膜外麻醉

第二节 全身麻醉药

学习目标

1. 了解全身麻醉药的基本作用和作用特点。
2. 掌握各类麻醉药物的使用方法。

能力目标

初步学会分析、解释涉及本章药物的处方合理性，具备提供用药咨询服务的能力。

全身麻醉药（general anesthetics）是一类作用于中枢神经系统，使机体功能受到广泛抑制，引起意识丧失、感觉和反射消失的药物。达到消除疼痛和骨骼肌松弛的作用，便于外科手术的进行。根据给药途径不同，分为吸入麻醉药和静脉麻醉药。

一、吸入麻醉药

吸入麻醉药是指经气道吸入后，经过肺泡毛细血管弥散入血到达脑组织，进而产生全身麻醉的药物。通常分为挥发性液体（如乙醚、氟烷、恩氟烷）和气体（如氧化亚氮）两类。吸入麻醉药在脑组织内的分压达到一定量时，即产生临床上的全身麻醉状态。麻醉的深度可通过调节吸入气体中的药物浓度加以控制，并可连续维持，满足手术的需要。

吸入麻醉药的作用强度与其脂溶性成正比。其麻醉作用的强度一般为甲氧氟烷＞氟烷＞异氟烷＞恩氟烷＞乙醚＞氧化亚氮。吸入麻醉药吸收的速度与其在肺泡的浓度、肺通气量、肺血流量以及血/气分配系数有关。血/气分配系数是指药物在血中的浓度与在吸入气体中药物浓度达到平衡时的比值。该系数较大的药物（如乙醚）在血中的溶解度高，血中药物分压升高慢，麻醉诱导期长；系数越小表示药物易向气相方向弥散，经由呼吸道排出快，病人苏醒快。

麻醉乙醚（Anesthetic Ether）

麻醉乙醚安全范围大，麻醉深度对呼吸、血压无明显影响，肌肉松弛完全。对心、肝、肾毒性很小。缺点是极易燃烧爆炸，对呼吸道有强的刺激性，使黏液分泌增加，易致肺部并发症。麻醉诱导和恢复期长，常伴恶心和呕吐。现已少用。

氟烷（Halothane）

氟烷不燃不爆，具有水果样香味，对呼吸道黏膜无刺激，不会促使分泌增多。用于全身麻醉及麻醉诱导。全麻效能强，作用起效快，较易抑制呼吸中枢，并有心肌抑制和血管扩张作用，可引起血压下降。氟烷易致室性心律失常，能松弛子宫平滑肌，不宜用于产科。可损害肝脏，禁用于肝脏疾病患者。

恩氟烷（Enflurane）

恩氟烷无可燃性和爆炸性，对呼吸道黏膜无刺激性，不会促使黏液分泌增多。麻醉效能比氟烷稍弱，诱导和苏醒均较快，肌肉松弛作用较强。适应证广，可应用于身体各部分大手术麻醉，也可用于产妇分娩和危重病变的麻醉。

本药引起的血压下降与麻醉深度有剂量依赖关系，较少发生心律失常。对呼吸也易产生明显的抑制作用。对肝、肾毒性极低。在麻醉诱导和恢复期脑电图可出现癫痫样波，甚至诱发癫痫样发作，应予以注意。

异氟烷（Isoflurane）

恩氟烷和异氟烷是氟烷类两个同分异构体，是目前临床常用的吸入麻醉药。

异氟烷引进临床应用后，使吸入麻醉进入了一个新的阶段，具有更多符合或接近理想吸入麻醉药的标准之处。异氟烷的药理作用和麻醉效能与恩氟烷相似。其麻醉诱导和苏醒较快，对循环和呼吸系统的抑制作用与恩氟烷相似，对肝、肾功能影响小，肌肉松弛良好，不产生脑电图癫痫样发作。高浓度时能松弛子宫平滑肌，故分娩时慎用。

氧化亚氮（Nitrous Oxide）

氧化亚氮又名笑气，为无色无臭气体。其优点是对呼吸道及机体各重要器官均无明显刺激性，麻醉诱导和苏醒迅速，镇痛作用较强。缺点是麻醉效能低，肌松不完全。临床上多与其他麻醉药联合应用，是复合全麻的主要组成之一。

七氟烷（Sevoflurane for Inhalation，又名凯特力）

七氟烷吸入适用于成人和儿科患者的院内手术及门诊手术的全身麻醉的诱导和维持。诱导：剂量需个体化，并须依据患者的年龄和临床状况的要求来调整。成人，七氟烷吸入浓度至5%，2min内通常可达到外科麻醉效果；儿童，七氟烷吸入浓度至7%，2min内即可达到外科麻醉效果。维持：七氟烷伴或不伴氧化亚氮维持外科水平麻醉的浓度为0.5%～3%。不良反应与所有的吸入麻醉剂一样，七氟烷可导致剂量相关性心肺功能低下。禁用于对本品过敏的患者；禁用于有恶性高热遗传史的患者。

二、静脉麻醉药

静脉麻醉药为非挥发性全身麻醉药，此类药经静脉给药作用迅速，单用仅适用于时间短、镇痛要求不高的小手术。临床上常用于吸入麻醉的诱导以及复合全身麻醉。

知识链接

镇 痛 泵

镇痛泵是为了减轻病人痛苦而使用的一种工具。它使镇痛药物在血浆中能保持一个及时的稳定的浓度，也可让病人自行按压给药以迅速加强效果，治疗更加个体化。常用的有硬膜外泵和静脉泵两种，硬膜外泵常使用局麻药、吗啡等，而静脉泵常用芬太尼等。其作用原理是利用硅胶储液囊的弹性回缩力驱使镇痛液通过硬膜外导管进入椎管或通过静脉输液管道进入静脉而达到镇痛效果。

镇痛泵里的药物主要有以下几种。

(1) 低浓度局麻药　通过硬膜外导管输入硬膜外腔，或连续腰麻管进入蛛网膜下腔阻滞机体感觉神经的传导，从而减少疼痛。

(2) 麻醉性镇痛药　包括吗啡、芬太尼及曲马朵等。可通过硬膜外、蛛网膜下腔或静脉给药。

(3) 非麻醉性镇痛药　主要是非甾体消炎药，如氯诺昔康（可塞风）。镇痛强度比阿片类药物弱，适用于中等强度的疼痛。

(4) 神经安定药　如氟哌利多、咪达唑仑。这些药物无镇痛作用，但可强化镇痛药的作用。因氟哌利多有强的止呕作用，还可用于对抗麻醉性镇痛药的胃肠道症状。

(5) 镇吐药　常用阿扎司琼，为5-羟色胺受体阻断剂。

硫喷妥钠（Sodium Pentothal）

静脉注射后，经30s左右即进入麻醉状态，无兴奋期，不能随意调节麻醉深度。镇痛作用弱，肌松不完全，维持时间短，约30min，若需延长时间，需反复给药。适于短时间的小手术、基础麻醉和诱导麻醉，也可用于抗惊厥。可引起支气管痉挛，麻醉前给予阿托品可预防。给药浓度过高、速度过快时，可明显抑制呼吸、血管运动中枢，可致严重血压降低，甚至呼吸停止。

氯胺酮（Ketamine）

静脉注射后迅速显效，但作用与硫喷妥钠不同，病人的感觉和痛觉消失，对周围环境变化无反应，骨骼肌张力增加，呈木僵状态，而意识不完全消失。可能是氯胺酮选择性阻断痛觉冲动经丘脑向皮质的传导，同时又兴奋大脑边缘叶所致。本品麻醉作用时间短暂，持续约5～10 min。可使血压和心率增加，有效的麻醉剂量也不影响呼吸。适用于不需肌肉松弛的小手术和诊断性检查操作、全身麻醉诱导及复合麻醉，亦用于烧伤患者更换敷料、清创、植皮或切痂，尤其适用于小儿麻醉。

丙泊酚（Propofol Injection）

适用于麻醉诱导和静脉全身麻醉的维持，也可用于加强监护病人接受机械通气时的镇静以及无痛人工流产手术等。人工流产手术：术前以2.0mg/kg剂量实行麻醉诱导，术中若因疼痛病人有肢体动时，以0.5mg/kg剂量追加，应能获得满意的效果。丙泊酚注射液也可以稀释后使用，但只能用5%葡萄糖注射液稀释，存放于PVC输液袋或输液瓶中。稀释度不超过1∶5(2mg/ml)。用于麻醉诱导部分的丙泊酚注射液，可以以大于20∶1的比例与

0.5%或1%的利多卡因注射液混合使用。该稀释液在6h内是稳定的。

复合麻醉

理想的全身麻醉药应该是麻醉平稳，起效和恢复迅速，安全范围大，不良反应小。但现有的各种麻醉药都有一定的缺点，临床上常与其他药物联合应用，采用复合麻醉克服缺点，防止不良反应，达到较满意的麻醉效果。

（1）麻醉前给药　如合用苯二氮䓬类、巴比妥类、阿片类和抗组胺等药物，消除病人的紧张、恐惧情绪。并可加强麻醉效果，减少麻醉药的用量。合用抗胆碱药阿托品或东莨菪碱可减少呼吸道分泌物和支气管痉挛等。

（2）基础麻醉　在进入手术室前肌内注射硫喷妥钠、氯胺酮使病人达到深睡眠的基础麻醉状态，消除其紧张情绪，使麻醉平稳。主要用于不合作的小儿患者。

（3）诱导麻醉　应用作用迅速的硫喷妥钠或氧化亚氮等，迅速进入外科麻醉期，避免兴奋期各种不利症状，然后改用易于调节麻醉深度的麻醉药维持麻醉。

（4）低温麻醉　在物理降温的基础上配合使用氯丙嗪，使体温下降至正常值以下，利于心脏直视手术的进行。

（5）神经安定镇痛术　通常以氟哌啶与芬太尼按50∶1比例混合（称为氟芬合剂），静脉注射后，在神志不完全消失的情况下，反射活动轻度抑制，且有相当的镇痛作用，适用于内窥镜检查及需要病人意识存在的神经外科手术。

案例分析

案例1　小儿在手术室陌生环境，害怕、哭闹，静脉通路难以建立，可以吸入7%～8%的七氟烷1～2min，患儿睡着，就可完成静脉穿刺。七氟烷起效快，无刺激性气味，具有镇静、镇痛作用，适合小儿吸入诱导。

案例2　建议使用氯胺酮4～6mg/kg肌注，氯胺酮具有镇静、镇痛的作用，尤其适合小儿小手术。该药可使口腔分泌物增多，使用时应同时应用阿托品，注意保持呼吸道通畅。

案例3　建立静脉通路后，监测血压、脉搏、氧饱和度、心率，吸氧。静脉缓慢注射丙泊酚1～2mg/kg，入睡后行胃镜检查，单次注射后5～10min可醒来。丙泊酚起效快，维持时间短，使用后常有愉悦的感觉，适合门诊无痛胃肠镜、无痛人流。

目标检测

选择题

1. 主要用于诱导麻醉和基础麻醉的药物是（　　）。

A. 普鲁卡因　　B. 丁卡因　　C. 利多卡因

D. 硫喷妥钠　　E. 苯巴比妥

2. 下列何种麻醉药易燃易爆（　　）。

A. 氟烷　　B. 异氟醚　　C. 乙醚

D. 氧化亚氮　　E. 硫喷妥钠

3. 用普鲁卡因做浸润麻醉临床常加入少量的（　　）。

A. 异丙肾上腺素　　B. 肾上腺素　　C. 阿托品
D. 苯肾上腺素　　E. 甲状腺激素

4. 主要用于表面麻醉的药物是（　　）。
A. 丁卡因　　B. 普鲁卡因　　C. 苯妥英钠
D. 利多卡因　　E. 甲状腺激素

5. 普鲁卡因不宜用于（　　）。
A. 浸润麻醉　　B. 表面麻醉　　C. 传导麻醉
D. 硬膜外麻醉　　E. 腰麻

6. 局麻药对中枢神经系统的作用是（　　）。
A. 兴奋　　B. 抑制　　C. 先兴奋，后抑制
D. 先抑制，后兴奋　　E. 无兴奋，无抑制

7. 可抗心律失常的局麻药是（　　）。
A. 丁卡因　　B. 利多卡因　　C. 普鲁卡因
D. 布比卡因　　E. 苯妥英钠

8. 乙醚麻醉前使用阿托品的目的是（　　）。
A. 减少呼吸道腺体的分泌　　B. 增强麻醉效果　　C. 镇静
D. 预防心动过速　　E. 止痛

（顾继红，薛　璟）

第七章

作用于中枢神经系统药物

第一节　镇静催眠药

学习目标

1. 叙述地西泮的作用、用途、不良反应及用药说明。
2. 说出苯巴比妥、水合氯醛的作用特点、应用、不良反应及用药说明。
3. 了解其他镇静催眠药的作用。

能力目标

1. 学会抗惊厥实验的基本操作技术。
2. 学会分析、解释涉及本章药物处方的合理性，具备提供用药咨询服务的能力。

睡眠是使机体得到必要的休整和恢复的重要生理过程，生理性睡眠包括非快动眼睡眠（non-rapid eye-movement sleep，NREM-S）和快动眼睡眠（rapid eye-movement sleep，REM-S）两个时相，一夜间两种时相交替4～6次。非快动眼睡眠有助于机体的发育和疲劳的消除，快动眼睡眠有助于脑和智力的发育。治疗睡眠障碍的药物主要是镇静催眠药，分为苯二氮䓬类、巴比妥类和其他类。苯二氮䓬类药物临床应用安全范围大、不良反应少，还具有明显的抗焦虑作用，成为目前临床最常用的抗焦虑及镇静催眠药。巴比妥类药物由于副作用大，现已很少用于睡眠障碍的治疗。

一、苯二氮䓬类

案　例

患者李某，女，50岁，自诉一年半前无明显诱因下出现失眠，主要表现难以入睡，10点上床睡觉，到凌晨2～3点后依然难以入睡，甚至一夜都不能入睡，心烦，经常焦虑，诊断为焦虑性失眠，选用什么药物为佳，服药时需要注意什么事项？

苯二氮䓬类（benzodiazepines，BZ）药物在20世纪50年代进入临床使用，目前常用的有20余种，具有镇静催眠、抗惊厥、抗癫痫和中枢性肌肉松弛作用，不同药物的作用各有侧重，根据其半衰期、作用特点和临床应用不同进行分类，见表7-1。其中代表药物是地西泮。

表 7-1 苯二氮䓬类药物的作用特点及临床应用

药物	半衰期/h	作用特点及临床应用
长效类		
地西泮	44±13	作用有抗焦虑、镇静催眠、抗惊厥、中枢性肌肉松弛，临床上可用于治疗焦虑症、失眠、癫痫持续状态、麻醉前给药和骨骼肌痉挛。
氯氮䓬	10±3.4	用于治疗焦虑性和强迫性神经官能症、癔症、神经衰弱患者的失眠及情绪烦躁、高血压头痛等，还可用于酒精中毒及痉挛。
氟西泮	74±24	临床用于难以入睡、屡醒及早醒的各型失眠。
中效类		
硝西泮	26±3	抗癫痫作用强，催眠作用显著，无明显后遗效应。
氟硝西泮	15±5	镇静催眠和肌肉松弛作用较强，起效快，用于手术前镇静及各种失眠症，也可作静脉麻醉药。
氯硝西泮	23±5	其抗惊厥作用比地西泮强 5 倍，且作用迅速，具有广谱抗癫痫作用、抗焦虑作用及中枢性肌肉松弛作用。
短效类		
艾司唑仑	10～24	镇静催眠作用比硝西泮强 2～4 倍，具有广谱抗惊厥作用，对各型实验性癫痫模型均有不同程度的对抗作用。临床用于焦虑、失眠、麻醉前给药和癫痫病的治疗。
阿普唑仑	12±2	抗焦虑作用比地西泮强 10 倍，且有抗抑郁作用。
三唑仑	2.3±0.4	催眠、抗焦虑作用分别是地西泮的 45 倍和 10 倍，对失眠症，尤其是焦虑性失眠疗效较好。
超短效类		
咪达唑仑	1.9±0.6	特点是起效迅速、代谢失活快、持续作用短、醒后舒适，可用于治疗失眠症，尤适于入睡困难及早醒，麻醉前给药，全麻诱导和维持

地西泮（Diazepam）

【体内过程】 地西泮又名安定，口服吸收迅速而完全，生物利用度约 76%，经 0.5～2h 血药浓度达峰值，半衰期为 20～70h，血浆蛋白结合率高达 95%以上。该药肌内注射吸收不规则而慢，临床上急需发挥疗效时应静脉注射给药，可迅速分布至脑及脑组织。主要在肝脏代谢转化为半衰期更长的去甲地西泮、奥沙西泮等，最后形成葡萄糖醛酸结合物由尿排出。连续用药时应注意药物及其代谢产物在体内蓄积。主要经肾排泄，也可通过胎盘屏障，并随乳汁分泌。

【药理作用】

（1）抗焦虑　焦虑是多种精神失常的常见症状，患者多有恐惧、紧张、忧虑、失眠并伴有心悸、出汗、震颤等症状。地西泮抗焦虑作用的选择性较高，小剂量即可明显改善上述症状，并对各种原因引起的焦虑均有显著疗效。

（2）镇静催眠　随着剂量增大，可产生镇静及催眠作用，能明显缩短入睡时间，显著延长睡眠持续时间，减少觉醒次数。该药安全范围较大，临床应用时对呼吸影响小，停药后反跳现象、依赖性和戒断症状也较轻。

（3）抗惊厥、抗癫痫　地西泮具有抗惊厥作用，并可抑制癫痫病灶异常放电的扩散。

（4）中枢性肌肉松弛　地西泮有较强的肌肉松弛作用，可缓解动物的去大脑僵直，也可缓解人类大脑损伤所致的肌肉僵直。

苯二氮䓬类药物镇静催眠的作用机制主要是兴奋脑内苯二氮䓬受体（BZ 受体），加强中枢 γ-氨基丁酸（GABA）能神经的抑制功能而实现的。研究表明，GABA 受体亚单位上有 BZ 类受体，BZ 类药物与 BZ 受体结合后，促进 GABA 与 GABA 受体结合，使 Cl^- 通道开放频率增加，Cl^- 内流导致细胞膜去极化，增强 GABA 突触抑制效应而产生中枢抑制作用。

【临床用途】

① 治疗焦虑症及各种神经官能症，是临床上常用的治疗焦虑症的药物。

② 用于镇静催眠，尤其对焦虑性失眠疗效极佳。

③ 可用于治疗破伤风、子痫、小儿高热惊厥及药物中毒性惊厥。能迅速缓解癫痫大发作症状，静脉注射是临床治疗癫痫持续状态的首选药物。

④ 可用于脑血管意外、脊髓损伤等引起的中枢性肌肉强直，缓解局部关节病变、腰肌劳损及内窥镜检查所致的肌肉痉挛，并可加强全麻药的肌松作用。

【不良反应及用药说明】

（1）中枢神经系统反应　最常见的是嗜睡、头昏、乏力和记忆力下降。大剂量时偶见共济失调，可影响技巧动作和驾驶安全。故驾驶员、高空作业和机器操作者慎用。

（2）耐受性和依赖性　长期应用也可产生耐受性和依赖性，停药可出现戒断症状，表现为失眠、焦虑、兴奋、心动过速、呕吐、出汗及震颤，甚至惊厥，还可出现感冒样症状以及感觉障碍等。宜短期或间断性用药，避免长期服用。

（3）急性中毒　静脉注射速度过快可引起呼吸和循环功能抑制，严重者可致呼吸及心跳停止。过量中毒时除采用洗胃、对症治疗外，还可采用特效拮抗药氟马西尼。

老年患者、肝肾和呼吸功能不全者、青光眼和重症肌无力者慎用。因可透过胎盘屏障和随乳汁分泌，因此孕妇及哺乳妇女忌用。

地西泮与其他中枢抑制药、乙醇合用时，可增强中枢抑制作用，加重嗜睡、呼吸抑制、昏迷，严重者可致死。如临床需合用时宜降低剂量，并密切监护患者。

案例分析

建议服用地西泮。长期服用此类镇静催眠药均易产生耐药性和依赖性，因此应尽量避免长期使用。

二、巴比妥类

巴比妥类药物是巴比妥酸的衍生物，目前临床常用药物有：苯巴比妥（Phenobarbital）、异戊巴比妥（Amobarbital）、司可巴比妥（Secobarbital）、硫喷妥（Thiopental），目前在临床上的应用已日渐减少，主要用于抗惊厥、抗癫痫和麻醉。根据作用时间的长短，一般将巴比妥类药物分为长效、中效、短效和超短效四类，各类药物具有相似的作用，见表 7-2。

【体内过程】由于其化学结构的差异，各药的脂溶性及体内消除方式不同，因而作用出现快慢、持续时间长短也各不相同。本类药物口服或肌内注射均易吸收，分布于全身组织与体液中。脂溶性高的易通过血-脑脊液屏障进入脑组织，作用快；脂溶性低的进入脑组织时速率慢，显效也慢。体内消除方式有两种，经肝脏代谢和肾脏排泄，消除速率也和脂溶性有关，见表 7-2。

表 7-2　巴比妥类药物作用与用途比较

分类	药物	起效时间/h	作用维持时间/h	主要用途
长效	苯巴比妥	0.5～1	6～8	镇静催眠
中效	异戊巴比妥	0.25～0.5	3～6	镇静催眠抗惊厥
短效	司可巴比妥	0.25	2～3	镇静催眠抗惊厥
超短效	硫喷妥	iv 立即	0.25	静脉麻醉

【药理作用】 巴比妥类药物对中枢神经系统的抑制作用随剂量的增加逐渐增强，依次表现为镇静、催眠、抗惊厥、麻醉等作用，苯巴比妥还具有抗癫痫的作用。

巴比妥类药物的中枢作用主要是抑制多突触反应。近年来的研究资料显示，其中枢抑制作用，与其激活 $GABA_A$ 受体有关，主要延长通道的开放时间，使细胞膜超极化。此外，巴比妥类药物还可减弱或阻断谷氨酸作用于相应的受体后除极导致的兴奋性反应，引起中枢抑制作用。

【临床用途】

(1) 用于小儿高热、破伤风、子痫、脑膜炎、脑炎及中枢兴奋药引起的惊厥。

(2) 用于癫痫大发作和癫痫持续状态的治疗。

(3) 麻醉前给药及麻醉　长效及中效巴比妥类可作麻醉前给药，以消除患者手术前情绪紧张。硫喷妥可作静脉麻醉，诱导麻醉和基础麻醉。

(4) 增强中枢抑制药作用　常与解热镇痛药合用，使后者的镇痛作用加强。

【不良反应及用药说明】 一般不良反应为头晕、困倦、精神不振等后遗效应，连续应用可产生耐受性和依赖性。少数患者有皮疹、药热、剥脱性皮炎等变态反应。一般应用5～10倍的催眠剂量时可引起急性中毒，症状为昏睡、反射减弱、血压下降、呼吸衰竭而死亡。

巴比妥类药物是肝药酶诱导剂，加速自身代谢的同时，还可加速其他药物经肝脏代谢，如性激素、口服避孕药等。与上述药物合用可缩短起作用时间，减弱其作用强度，往往需加大剂量才能奏效。而当停用巴比妥类药物以前，又必须适当减少这些药物的剂量，以防发生中毒反应。

三、其他类

水合氯醛（Chloral Hydrate）

本药比巴比妥类药物的出现时间更早，至今仍在临床应用。该药口服和直肠给药均易吸收，催眠作用温和，不缩短动眼睡眠时间，无明显的后遗作用，尤其适合老年失眠患者。较大剂量有催眠抗惊厥作用，可用于小儿高热、破伤风以及子痫引起的惊厥。本药具有强烈的胃黏膜刺激性，需稀释后服用。久用可产生躯体和生理依赖性。

扎来普隆（Zaleplon Tablets）

本药属于非苯二氮草类镇静催眠药，美国FDA于1999年8月批准该药上市，具有镇静催眠、肌肉松弛、抗焦虑、抗惊厥作用。通过作用于γ-氨基丁酸-苯二氮草类（GABA-BZ）受体复合物产生中枢抑制效应。临床研究结果显示扎来普隆能缩短入睡时间，但还未表明能增加睡眠时间和减少唤醒次数。适用于入睡困难的失眠症的短期治疗。

唑吡坦（Zolpidem）

又名思诺思，为咪唑吡啶类催眠药，作用与苯二氮草类药物相似，具有较强的镇静、催眠作用；抗惊厥、抗焦虑和肌肉松弛作用较弱。适用于各种类型的失眠，尚未发现其催眠作用的耐受现象。最常见的副作用在胃肠道和神经系统方面，包括腹泻、恶心、消化不良、嗜睡、头晕。

褪黑素（Melatonin）

褪黑素主要是由哺乳动物和人类的松果体产生的一种吲哚类激素。其合成呈现昼夜性的节律改变，夜间分泌较多。还与年龄有很大关系，三月龄时分泌量才增加，随着年龄增大而逐渐下降。近年来，国内外研究表明，褪黑激素可使入睡时间缩短，睡眠中觉醒次数明显减少，浅睡阶段缩短，深睡阶段延长，次日早晨唤醒阈值下降，有助于改善失眠症。此外，褪黑激素还有较强的调节时差功能、抗衰老作用、调节免疫作用、抗肿瘤作用等。美国 FDA 认为褪黑激素可作为普通的膳食补充剂。我国先后批准 20 多种含有褪黑激素的保健食品。褪黑激素的调节免疫功能、抗肿瘤、抗衰老等方面的保健功能有待进一步的开发。

目标检测

一、选择题

1. 癫痫持续状态首选（　　）。

A. 水合氯醛　B. 地西泮　C. 苯巴比妥　D. 异戊巴比妥　E. 苯妥英钠

2. 巴比妥类药物对中枢神经系统的抑制作用随剂量的增加依次表现为（　　）。

A. 镇静、催眠、抗惊厥、麻醉　B. 催眠、镇静、麻醉、抗惊厥

C. 抗惊厥、镇静、催眠、麻醉　D. 镇静、抗惊厥、催眠、麻醉

E. 抗惊厥、麻醉、镇静、催眠

3. 以下有关地西泮作用的描述哪项是错误的（　　）。

A. 可引起麻醉作用　B. 有镇静作用　C. 有催眠作用

D. 有中枢性肌松作用　E. 有抗癫痫作用

4. 在药物中，催眠、抗焦虑作用强于安定的是何药（　　）。

A. 奥沙西平　B. 三唑仑　C. 硝西泮　D. 异戊巴比妥　E. 苯妥英钠

5. 以下哪项是苯二氮䓬类药物的作用特点（　　）。

A. 可缩短睡眠诱导时间　B. 没有抗惊厥作用　C. 没有抗焦虑作用

D. 停药后代偿性反跳较重　E. 没有中枢肌肉松弛作用

6. 焦虑症选用（　　）。

A. 苯巴比妥　B. 水合氯醛　C. 地西泮　D. 氯丙嗪　E. 阿司匹林

7. 苯巴比妥中毒时给予碳酸氢钠的目的是（　　）。

A. 降低药物的水溶性　B. 增加药物的脂溶性

C. 增加药物的水溶性　D. 对抗药物的毒性

E. 降低药物的脂溶性

8. 临床最常用的镇静催眠药是（　　）。

A. 苯二氮䓬类　B. 吩噻嗪类　C. 巴比妥类　D. 丁酰苯类　E. 硫杂蒽类

9. 某患者因与人发生争吵后，一气之下服了大量苯巴比妥，造成苯巴比妥急性中毒。为加速药物排泄应选用下列何种药物（　　）。

A. 静脉滴注5%葡萄糖注射液　B. 静脉滴注碳酸氢钠溶液　C. 静脉滴注甘露醇

D. 静脉滴注低分子右旋糖酐　E. 静脉滴注生理盐水

二、简答题

1. 简述地西泮的临床应用、不良反应及处理措施。

2. 简述苯巴比妥类药物的中毒反应及解救措施。

三、处方分析

患者，王某，长期处于失眠状态，医生开了下列处方，分析是否合理？为什么？

Rp：

苯巴比妥片　　5mg×30

用法　　5mg/次　　3 次/天

第二节　抗帕金森病药

学习目标

1. 说出左旋多巴的作用、用途、不良反应。
2. 了解卡比多巴、司立吉兰、溴隐亭、金刚烷胺、苯海索等药物的作用。

能力目标

初步学会分析、解释涉及本章药物的处方合理性，具备提供用药咨询服务的能力。

帕金森病（Parkinson's disease，PD）又称震颤麻痹（paralysis agitans），是一种慢性退行性神经系统疾病，临床主要症状为静止震颤、肌肉僵直、运动迟缓和共济失调，严重者伴有记忆障碍和痴呆症状。帕金森病目前病因尚不清楚，而由药物、感染、中毒、脑卒中、外伤等明确的病因所致的上述症状称为帕金森综合征。

关于帕金森病的病因目前有多种学说，但只有多巴胺缺失学说得到大多数学者的公认，该学说认为帕金森病是由于黑质多巴胺能神经元变性，导致纹状体内多巴胺缺乏所致。在黑质和纹状体有乙酰胆碱（ACh）和多巴胺（DA）能两种神经系统，对锥体外系控制运动功能至关重要。黑质多巴胺能神经元发出上行纤维到达纹状体（尾核和壳核），其末梢与尾核-壳核神经元形成突触，以 DA 为神经递质，对脊髓前角运动神经元发挥抑制作用。同时尾核中的 ACh 能神经元对脊髓前角运动神经元起兴奋作用。正常时 DA 与 ACh 两种递质处于动态平衡状态。PD 患者由于 DA 合成减少，使纹状体内 DA 含量降低，造成 ACh 能神经功能相对占优势，因而导致肌张力增高等症状。

目前药物治疗并不能完全治愈该病，但若正确使用可改善患者的生活质量。根据药理作用机制，将抗 PD 药分为拟 DA 药和胆碱受体阻断药两类，两类药物合用可增强疗效。

一、拟多巴胺药

案　例

李某，男，60 岁，于 2 年前出现左手左脚不自主抖动，1s 内达六七次，后来动作越来越缓慢、笨拙而呆板，面部表情单一，甚至连讲话都讲不清楚，以上症状在紧张、激动时加重，经检查诊断为帕金森病。

针对此患者临床治疗原则是什么？应该选用什么药物？

左旋多巴（Levodopa，L-多巴）

左旋多巴又称L-多巴（L-Dopa），为酪氨酸的羟化物，在体内是左旋酪氨酸合成儿茶酚胺的中间产物。

【体内过程】 口服后通过主动转运系统从小肠上端迅速吸收，药物必须以原形进入脑内才能发挥疗效，但是大部分左旋多巴吸收后在外周组织中脱羧生成DA，而DA难以通过血脑屏障，故进入中枢的左旋多巴仅为用药量的1%左右，不仅疗效降低而且外周不良反应多。该药主要由肾脏迅速排泄，血浆半衰期为1～3h。

【药理作用与临床应用】

（1）治疗帕金森病　进入中枢的左旋多巴，在中枢多巴脱羧酶作用下脱羧后转变为多巴胺，补充纹状体中的多巴胺，使多巴胺和乙酰胆碱两种递质重新达到平衡，使增高的肌张力降低。其特点为：①显效慢，服药2～3周开始起效；②疗效与疗程有关，疗程超过3个月，50%的患者获得较好疗效；疗程1年以上，疗效达75%；③对轻症及年轻患者疗效较重者及年老患者为好；④改善肌肉强直、运动困难效果较改善肌肉震颤效果好；⑤对吩噻嗪类抗精神病药所引起的帕金森综合征无效。

（2）治疗肝昏迷　正常机体蛋白质代谢产物苯乙胺和酪胺都在肝内被氧化解毒。肝功能障碍时，血中苯乙胺和酪胺升高，在神经细胞内经β-羟化酶分别生成苯乙醇胺和羟苯乙醇胺，它们取代了正常递质——去甲肾上腺素，妨碍神经功能。左旋多巴在脑内经多巴脱羧酶作用生成多巴胺，再经多巴胺β-羟化酶作用转变为去甲肾上腺素，使正常神经活动得以恢复，患者可由昏迷转为苏醒。因不能改善肝功能，故作用只是暂时性的。

【不良反应及用药说明】 左旋多巴的不良反应较多，因其在体内转变为多巴胺所致。

（1）胃肠道反应　治疗初期约80%患者出现恶心、呕吐、食欲减退等。用量过大或加量过快更易引起，继续用药可以消失。偶见溃疡出血或穿孔。

（2）心血管反应　治疗初期，约30%患者出现轻度体位性低血压，原因未明。少数患者头晕，继续用药可减轻。多巴胺对β受体有激动作用，可引起心动过速或心律失常。

（3）不自主异常运动　为长期用药所引起的不随意运动，多见于面部肌群，如张口、咬牙、伸舌、皱眉、头颈部扭动等。也可累及肢体或躯体肌群，偶见喘息样呼吸或过度呼吸。另外还可出现“开关现象”（on-off phenomenon），患者突然多动不安（开），而后又出现全身性或肌强直性运动不能（关），严重妨碍病人的正常活动。疗程延长，发生率也相应增加。此时宜适当减少左旋多巴的用量。

（4）精神障碍　出现失眠、焦虑、噩梦、狂躁、幻觉、妄想、抑郁等，需减量或停药。此反应可能与多巴胺作用于大脑边缘叶有关。

维生素B_6是多巴脱羧酶的辅基，可增强左旋多巴的外周副作用。抗精神病药能引起帕金森综合征，又能阻断中枢多巴胺受体，所以能对抗左旋多巴的作用。

卡比多巴（Carbidopa）

卡比多巴是α-甲基多巴肼的左旋体，是较强的L-芳香氨基酸脱羧酶抑制剂，由于不易通过血脑屏障，故与左旋多巴合用时，不仅能抑制外周多巴脱羧酶的活性，从而减少多巴胺在外周组织的生成，同时能提高脑内多巴胺的浓度。这样，既能提高左旋多巴的疗效，又能减轻其外周的副作用，所以是左旋多巴的重要辅助药。卡比多巴单独应用基本无药理作用。

将卡比多巴与左旋多巴按 1∶10 的剂量合用，可使左旋多巴的有效剂量减少 75%，苄丝肼 (Benserazide) 与卡比多巴有同样的效应，它与左旋多巴按 1∶4 制成的复方制剂称美多巴 (Madopar)，已应用于临床。

司立吉兰 (Selegiline)

司立吉兰是选择性极高的 MAO-B 抑制剂，抑制纹状体中 DA 降解，使基底神经节保存了 DA，从而加强左旋多巴的疗效。本品又是抗氧化剂，阻滞 DA 氧化应激过程中氧自由基的形成，从而保护黑质 DA 神经元，延缓 PD 症状的发展。司立吉兰单独使用时，临床症状改善不明显，常与左旋多巴合用，可增加后者的有效性，减少剂量和副作用，使左旋多巴的"开关"现象消失。

二、胆碱受体阻断药

在左旋多巴问世前，胆碱受体阻断药曾经是治疗 PD 最有效的药物，目前已经退居次要位置。然而，胆碱受体阻断药对轻症患者、由于副作用或禁忌证不能耐受左旋多巴以及左旋多巴治疗无效的患者仍然非常有效。此外，胆碱受体阻断药与左旋多巴合用，可使半数以上的患者得到进一步改善。该药对抗精神病引起的 PD 也有效。

苯海索 (Benzhexol)

苯海索又称安坦 (Artane)，口服易从胃肠道吸收，通过阻断胆碱受体而减弱黑质-纹状体通路中 ACh 的作用，抗震颤效果好，也能改善运动障碍和肌肉强直。对僵直及运动迟缓的疗效较差。对外周抗胆碱作用为阿托品的 1/3～1/10，不良反应与阿托品相似，但较轻。闭角型青光眼、前列腺肥大患者慎用。本品对 PD 疗效不明显，现已少用。

苯扎托品 (Benzatropine)

苯扎托品又称苄托品 (Benztropine)，作用近似阿托品，具有抗胆碱作用，还有抗组胺和局部麻醉作用，对大脑皮层运动有抑制作用。用于治疗 PD 和药物引起的 PD 症状，外周副反应轻。

三、其他

金刚烷胺 (Amantadine)

金刚烷胺原是抗病毒药，后发现其也有抗帕金森病的作用，疗效不及左旋多巴，但优于胆碱受体阻断药。见效快而持效短，用药数天即可获最大疗效，但连用 6～8 周后疗效逐渐减弱。与左旋多巴合用有协同作用。其抗帕金森病的机制可能在于促使纹状体中残存的完整多巴胺能神经元释放多巴胺，并能抑制多巴胺的再摄取，且有直接激动多巴胺受体的作用及较弱的抗胆碱作用。长期用药后，常见下肢皮肤出现网状青斑，可能是由儿茶酚胺释放引起外周血管收缩所致。偶致惊厥，故癫痫患者禁用。每日剂量超过 300mg，可致失眠、精神不安及运动失调等。

溴隐亭 (Bromocriptine)

溴隐亭是一种半合成的麦角生物碱。口服大剂量对黑质-纹状体通路的多巴胺受体有较强的激动作用，其疗效与左旋多巴相似。小剂量激动结节漏斗部的多巴胺受体，因此可减少催乳素和生长激素的释放，用于回乳、治疗催乳素分泌过多症和肢端肥大症等。由于其不良反应较多，仅适合不能耐受左旋多巴治疗的PD患者。

培高利特（Pergolide）

培高利特是D_2受体激动剂，也是微弱的肾上腺素受体拮抗剂。通常与左旋多巴合用。该药可快速吸收，半衰期是5h，因此其作用较左旋多巴更为平缓。培高利特主要用于对左旋多巴后期效果不好或不能耐受左旋多巴的患者。其不良反应与溴隐亭相似，尤其在用药初期较常见。长期用药其疗效减弱，可能与受体下调有关。

目标检测

一、选择题

1. 左旋多巴和卡比多巴组成复方制剂是为了（　　）。
A. 左旋多巴排泄加快　B. 左旋多巴排泄减慢　C. 左旋多巴代谢加快
D. 增加外周DA生成　E. 使更多的左旋多巴进入脑内

2. 可治疗肝性脑病的药物有（　　）。
A. 溴隐亭　B. 苯海索　C. 左旋多巴　D. 金刚烷胺　E. 卡比多巴

3. 左旋多巴治疗帕金森病的机制是（　　）。
A. 在脑内转化为多巴胺　B. 抑制外周多巴脱羧酶
C. 直接激动多巴胺受体　D. 阻断中枢的胆碱受体
E. 阻断中枢的M受体

4. 关于左旋多巴特点的叙述哪项是错误的（　　）。
A. 缓解肌肉震颤效果好　B. 对轻症效果好　C. 改善肌强直效果好
D. 对运动迟缓效果好　E. 对抗精神病药引起的锥体外系症状无效

5. 氯丙嗪引起的锥体外系反应可用下列何药对抗（　　）。
A. 金刚烷胺　B. 卡比多巴　C. 左旋多巴　D. 苯海索　E. 溴隐亭

6. 左旋多巴不良反应较多的原因是（　　）。
A. 在脑内转化为去甲肾上腺素　B. 对受体有激动作用　C. 体内转变为多巴胺
D. 在脑内形成大量多巴胺　E. 在脑内转化为乙酰胆碱

7. 关于苯海索治疗帕金森病的说法错误的是（　　）。
A. 适用于轻症帕金森病　B. 不能耐受左旋多巴者　C. 抗震颤效果好
D. 对抗精神病药引起的帕金森综合征无效
E. 对DA受体阻断药引起的锥体外系反应有效

8. 左旋多巴治疗帕金森病初期最常见的不良反应是（　　）。
A. 躁狂、妄想、幻觉等　B. “开关”现象　C. 胃肠道反应
D. 不自主异常运动　E. 精神障碍

9. 关于卡比多巴，下列叙述错误的是（　　）。
A. 卡比多巴是α-甲基多巴肼的左旋体
B. 仅能抑制外周多巴脱羧酶，减少DA在外周之生成
C. 单用亦有较强的抗震颤麻痹作用

D. 与左旋多巴（1∶10）合用，可使后者有效剂量减少75%

E. 与左旋多巴合用，减少不良反应

二、简答题

左旋多巴抗帕金森病的作用特点有哪些？

三、处方分析

狄某，男性，62岁，是位帕金森病患者，最近出现食欲不振，伴有恶心呕吐，医生开出了下列处方，分析是否合理？为什么？

Rp：

左旋多巴片	0.25g×100	
用法	0.25 g/次	3次/天
维生素B_6片	10 mg × 30	
用法	20mg/次	3次/天

第三节 抗癫痫药

学习目标

1. 叙述苯妥英钠的作用、用途、不良反应。
2. 说出卡马西平、丙戊酸钠、乙琥胺的作用特点及应用。
3. 了解其他抗癫痫药物的作用。

能力目标

学会分析、解释涉及本章药物处方的合理性，具备提供用药咨询服务的能力。

一、抗癫痫药

癫痫（epilepsy）是一种慢性、反复性、突然发作的神经系统疾病。发作时出现脑局部病灶神经元阵发性异常高频放电，并向周围扩散，导致大脑功能短暂失调，癫痫的发病率很高，患者不仅身心受到伤害，而且严重影响学习、工作甚至日常生活。由于异常放电神经元所在的部位和扩散范围不同，癫痫发作的临床表现也不同，根据临床发作类型癫痫可分为如下类型。

1. 全身强直-阵挛发作（大发作）

突然意识丧失，继之先强直后阵挛性痉挛。常伴尖叫、面色青紫、尿失禁、舌咬伤、口吐白沫或血沫、瞳孔散大。持续数十秒或数分钟后痉挛发作自然停止，进入昏睡状态。醒后有短时间的头昏、烦躁、疲乏，对发作过程不能回忆。若发作持续不断，一直处于昏迷状态者称大发作持续状态，常危及生命。

2. 失神发作（小发作）

突发性精神活动中断、意识丧失、可伴肌阵挛或自动症。一次发作数秒至十余秒。脑电图出现 3 次/s 棘慢或尖慢波综合。

3. 单纯部分性发作

某一局部或一侧肢体的强直、阵挛性发作，或感觉异常发作，历时短暂，意识清楚。若发作范围沿运动区扩及其他肢体或全身时可伴意识丧失，称杰克森发作（Jack）。发作后患肢可有暂时性瘫痪，称 Todd 麻痹。

4. 复杂部分性发作（精神运动性发作）

精神感觉性、精神运动性及混合性发作。多有不同程度的意识障碍及明显的思维、知觉、情感和精神运动障碍。可有神游症、夜游症等自动症表现。有时在幻觉、妄想的支配下可发生伤人、自伤等暴力行为。

5. 癫痫持续状态

若癫痫大发作持续不断，一直处于昏迷状态者，称大发作持续状态，常危及生命。

目前治疗癫痫的药物的作用机制有两种方式：一是抑制病灶神经元过度放电；二是作用于病灶周围正常神经组织，抑制异常放电的扩散。虽多为对症治疗药物，但可控制和预防癫痫的发作。

案 例

王某，女，30 岁，一次上班途中遭遇车祸，住院治疗后基本痊愈出院。半年后，不明原因突然跌倒，四肢抽搐，两目上视，口吐白沫，昏迷不知，持续时间不到 3 分钟，发作间期意识不清。入院诊断为癫痫大发作。针对此患者临床治疗原则是什么？应该选用什么药物？

苯妥英钠（Phenytoin Sodium）

苯妥英钠又称大仑丁（Dilantin），属乙内酰脲类，是临床最常用的抗癫痫药物。

【体内过程】 该药呈强碱性，刺激性大，不宜肌内注射。口服吸收缓慢而不规则，经 4～12h 血药浓度达高峰，连续用药，需经 6～10 日才能达到有效稳态血药浓度。约 90%与血浆蛋白结合，游离型药物脂溶性高，易透过血脑屏障，脑中药物浓度比血中高 2～3 倍，癫痫持续状态时可静脉注射给药。

【作用和用途】

（1）抗癫痫　苯妥英钠对大脑皮层运动区有高度选择性抑制作用，可阻止病灶部位的异常高频放电向周围正常脑组织的扩散，其作用与稳定细胞膜、降低其兴奋性，阻止 Na^+ 通道、减少 Na^+ 内流有关。最近报道，高浓度时苯妥英钠能抑制神经末梢对 GABA 的摄取，诱导 GABA 受体增生，间接增强 GABA 的作用，增加 Cl^- 的通透性，使细胞膜超极化。

苯妥英钠是治疗癫痫大发作的首选药，对局限性发作和精神运动性发作也有效，但对小发作无效，有时甚至使病情恶化。

（2）治疗中枢疼痛综合征　中枢性疼痛综合征包括三叉神经痛和舌咽神经痛等，其神经元放电与癫痫有相似的发作机制。感觉通路神经元在轻微刺激下即产生强烈放电，引起剧烈疼痛。苯妥英钠能使疼痛减轻，发作次数减少，机制与其细胞膜稳定作用有关。

（3）抗心律失常　用于治疗强心苷中毒所致的室型心律失常。

【不良反应及用药说明】 除对胃肠道有刺激外，苯妥英钠的其他不良反应都与血药浓度大致平行。一般血药浓度 10μg/ml 时可有效地控制癫痫大发作，而 20μg/ml 左右则可出现毒性反应。

（1）胃肠道刺激反应　苯妥英钠碱性强，口服可致恶心、呕吐、食欲减退、上腹部疼痛、胃炎等，饭后服用可减轻。静脉注射时宜选用较粗大的血管，以防引起静脉炎。

（2）牙龈增生　长期用药可致牙龈增生，虽无痛苦，但影响美观。发生率约 20%，多见于青少年，为胶原代谢改变引起结缔组织增生的结果。注意口腔卫生，经常按摩牙龈，可防止或减轻。一般停药 3～6 个月后可恢复。

（3）神经系统反应　轻症反应包括眩晕、共济失调、头痛和眼球震颤等。血药浓度大于 40μg/ml 可致精神错乱；50μg/ml 以上时出现严重昏睡以至昏迷。

（4）血液系统反应　久服可抑制二氢叶酸还原酶而影响叶酸的吸收和代谢，有时可发生巨幼细胞性贫血，补充甲酰四氢叶酸钙治疗有效。少数案例可引起粒细胞、血小板减少和再生障碍性贫血，故应定期做血常规检查。

（5）过敏反应　可见药热、皮疹。偶见剥脱性皮炎、红斑狼疮，一旦发现应立即停药。

（6）其他　长期用药可加速维生素 D 代谢，引起骨软化症，可应用维生素 D 预防。偶有男性乳房增大、女性多毛症、淋巴结肿大、肝损害。

妊娠早期用药，偶致畸胎，如腭裂等。静脉注射过快时，可致心律失常、心脏抑制和血压下降，宜在心电图监护下进行。久服骤停可致癫痫发作加剧，甚至诱发癫痫持续状态。

卡马西平（Carbamazepine，酰胺咪嗪）

【体内过程】 口服吸收缓慢、不规则，约 2～6h 达血药峰浓度。血浆蛋白结合率为 80%。在肝中代谢为有活性的环氧化物，后者仍有抗癫痫作用。因本品为药酶诱导剂，可加速自身代谢，连续用药 3～4 周后半衰期可缩短 50%。

【作用与用途】

（1）抗癫痫　对复杂部分发作（如精神运动性发作）有良好疗效，至少 2/3 病例的发作可得到控制和改善。对大发作也有效，对失神性发作无效。其作用机制与苯妥英钠相似，治疗浓度时能阻滞 Na^+ 通道，抑制癫痫灶及其周围神经元放电。

（2）抗中枢疼痛综合征　对三叉神经痛和舌咽神经痛有效，其疗效优于苯妥英钠。

（3）抗躁狂　可用于治疗锂盐无效的躁狂症。

【不良反应及用药说明】 用药早期可出现多种不良反应，如头昏、眩晕、恶心、呕吐和共济失调等，亦可有皮疹和心血管反应。但一般并不严重，不须中断治疗，一周左右逐渐消退。少见而严重的反应，包括骨髓抑制（再生障碍性贫血、粒细胞减少和血小板减少）、肝损害。青光眼、严重心血管疾病患者和老年患者慎用。严重肝功能不全、妊娠初期及哺乳妇女禁用；用药期间定期检查血象和肝功能。

拉莫三嗪（Lamotrigine）

拉莫三嗪主要作用于电压依赖性钠通道，对反复放电有抑制作用，能稳定突触前膜，抑制谷氨酸和天冬氨酸的释放。主要用于部分性发作、继发性强直阵挛性发作的单药治疗以及难治癫痫的辅助治疗。特点是疗效稳定，耐药性、副反应少，是适于长期应用的新的高效抗癫痫药物。

奥卡西平（Oxcarbazepine，OXC）

奥卡西平及其代谢产物单羟基衍化物，可抑制电压敏感 Na^+ 通道，并降低细胞膜对 Na^+、Ca^{2+} 的通透性，也能增强 GABA 的抑制功能，主要用于成人及儿童部分性发作、继发性强直阵挛性发作的单药治疗以及难治癫痫的辅助治疗。

苯巴比妥（Phenobarbital）

本品除具有镇静催眠作用外，尚有抗癫痫作用。对除失神小发作以外的各型癫痫，包括癫痫持续状态，都有效。具有作用出现快、疗效好、毒性低等优点。但易引起嗜睡、精神萎靡等，用药初期较明显，长期应用可成瘾。

乙琥胺（Ethosuximide）

主要用于典型失神发作，其疗效不及硝西泮，但副作用较少。不良反应有食欲不振、恶心、呕吐、上腹部不适、头晕、头痛等。偶见粒细胞减少、再生障碍性贫血等。用药期间注意检查血象及肝肾功能。

丙戊酸钠（Sodium Valproate）

丙戊酸钠为广谱抗癫痫药，对各种类型的癫痫发作都有一定疗效。对失神小发作的疗效优于乙琥胺，但因丙戊酸钠有肝毒性，临床仍愿选用乙琥胺。对全身性肌强直-阵挛性发作有效，但不及苯妥英钠和卡马西平。对非典型小发作的疗效不及氯硝西泮。对复杂部分性发作的疗效近似卡马西平。对其他药物未能控制的顽固性癫痫有时可能奏效。

不良反应较轻，常见有食欲不振、恶心、呕吐等。极少数病人有嗜睡、无力、头晕、共济失调、脱发、淋巴细胞增多、血小板减少等。用药过量或过久可引起肝功能损害，应及时停药。用药期间应定时检查肝功能。儿童耐受性较好。对胎儿有致畸作用，常见脊椎裂，故孕妇禁用。

抗痫灵（Antiepilepsirin）

本品为胡椒碱的衍生物，为我国1974年研制而成的抗癫痫药。

抗痫灵对癫痫大发作疗效较好，对局限性发作疗效次之，对混合型癫痫也有效，对小发作和精神运动性发作疗效较差。多用于其他抗癫痫药无效的案例。不良反应有食欲不振、恶心、嗜睡、共济失调等。

二、抗惊厥药

惊厥是由多种原因引起的全身骨骼肌不自主的强烈收缩，是中枢神经过度兴奋所致。常用的抗惊厥药（anticonvulsants）有巴比妥类、苯二氮䓬类及水合氯醛等，注射硫酸镁也具有抗惊厥作用。

硫酸镁（Magnesium Sulfate）

注射给药有抑制中枢、松弛骨骼肌和降压作用，可用于各种原因所致的惊厥，尤其对子痫疗效好。

目标检测

一、选择题

1. 治疗癫痫持续状态的首选药是（　　）。
A. 苯巴比妥　B. 地西泮　C. 水合氯醛　D. 硫喷妥钠　E. 苯妥英钠
2. 治疗三叉神经痛应首选（　　）。
A. 对乙酰氨基酚　B. 哌替啶　C. 卡马西平　D. 地西泮　E. 乙琥胺
3. 苯妥英钠不宜用于（　　）。
A. 全身强直-阵挛发作　B. 典型失神发作　C. 癫痫持续状态
D. 单纯部分性发作　E. 复杂部分性发作
4. 癫痫典型失神性发作的首选是（　　）。
A. 苯妥英钠　B. 苯巴比妥　C. 卡马西平　D. 乙琥胺　E. 地西泮
5. 对各型癫痫发作均可应用的药物是（　　）。
A. 苯妥英钠　B. 丙戊酸钠　C. 卡马西平　D. 乙琥胺　E. 地西泮
6. 下列药物中，首选何药治疗子痫惊厥（　　）。
A. 水合氯醛　B. 氯丙嗪　C. 硫酸镁　D. 苯巴比妥　E. 苯妥英钠
7. 苯妥英钠治疗癫痫时不会出现的不良反应为（　　）。
A. 齿龈增生　B. 巨幼细胞贫血　C. 胃肠道反应　D. 三叉神经痛　E. 共济失调
8. 硫酸镁的抗惊厥作用机制是（　　）。
A. 抑制大脑皮质　B. 抑制网状结构上行激活系统　C. 抑制脊髓
D. 拮抗 Ca^{2+} 的作用　E. 阻断 N_2受体

二、简答题

1. 比较苯妥英钠、卡马西平、丙戊酸钠、乙琥胺的抗癫痫作用特点。
2. 苯妥英钠的不良反应有什么？用药时需要注意什么？

第四节　抗精神失常药

学习目标

1. 掌握氯丙嗪的作用、用途、不良反应。
2. 熟悉碳酸锂、丙咪嗪的作用特点及应用。
3. 了解其他抗精神失常药物的作用。

能力目标

1. 熟练掌握氯丙嗪镇静、降温作用的基本实验操作技术。
2. 学会分析、解释涉及本章药物处方的合理性，具备提供用药咨询服务的能力。

精神失常是由多种原因引起的认知、情感、意志、行为等精神活动障碍的一类疾病，治疗这类疾病的药物统称为抗精神失常药。根据临床症状不同，精神失常可分为精神病、躁狂症、抑郁症和焦虑症等，因此抗精神失常药可分为抗精神病药、抗躁狂抑郁症和抗焦虑药。

案 例

龚某，女，22岁，一年前因母亲病故和失恋开始失眠、呆滞、闷闷不乐。听见火车鸣笛或鸡鸣狗叫就害怕、恐慌，时而恐惧激越，时而自语自笑，总认为自己被监视。入院诊断为精神分裂症Ⅰ型。此患者应该选用什么药物？服用药物时应注意什么？

一、抗精神病药

精神病主要表现为精神分裂症，是由多种原因引起脑内多巴胺能神经功能亢进。根据临床症状，将精神分裂症分为Ⅰ型和Ⅱ型，前者以幻觉和妄想等阳性症状为主，后者以情感淡漠、主动性缺乏等阴性症状为主。抗精神病药主要用于治疗精神分裂症，对其他精神病的躁狂症状也有效。根据化学结构将这类药物分为四类：吩噻嗪类、硫杂蒽类、丁酰苯类及其他。

知识链接

多巴胺通路简介

DA是一种重要的中枢神经递质，参与人类中枢主要存在4条DA通路。

(1) 黑质-纹状体通路　是锥体外系运动神经功能的高级中枢。

(2) 中脑-边缘通路　主要调节情绪反应。

(3) 中脑-皮层通路　主要参与认知、思维、感觉、理解和推理能力的调控。

(4) 结节-漏斗通路　主要调控垂体激素的分泌，如抑制催乳素的分泌、促进促肾上腺皮质激素（ACTH）和生长激素（GH）的分泌等。

目前有关精神分裂症的病因有许多假说，其中脑内DA系统功能亢进学说得到了广泛的接受和认可。

（一）吩噻嗪类药物

氯丙嗪（Chlorpromazine，冬眠灵）

【药理作用及机制】

1. 对中枢神经系统的作用

(1) 抗精神病的作用　精神病患者服药后，在不引起过分镇静的情况下，可迅速控制兴奋、躁动等症状。连续用药（6周～6个月）可使幻觉、妄想、躁狂及精神运动性兴奋逐渐消失，情绪安定、理智恢复、生活自理。此作用不产生耐受性。

抗精神病作用机制：目前认为氯丙嗪等吩噻嗪类药物主要是通过阻断中脑-边缘通路和中脑-皮层通路的D_2样受体而发挥疗效的。

(2) 镇吐作用　氯丙嗪有较强的镇吐作用。小剂量时即可对抗多巴胺受体激动剂去水吗啡引起的呕吐反应，这是其阻断了延髓第四脑室底部的催吐化学感受区的 D_2 样受体的结果。大剂量的氯丙嗪直接抑制呕吐中枢。但氯丙嗪不能对抗前庭刺激引起的呕吐。

（3）对体温调节的作用　氯丙嗪对下丘脑体温调节中枢有很强的抑制作用，与解热镇痛抗炎药不同，氯丙嗪不但降低发热机体的体温，也能降低正常体温。氯丙嗪的降温作用随着外界环境温度的不同而变化，环境温度愈低其降温作用愈明显，与物理降温同时应用，则有协同降温作用；在炎热天气，氯丙嗪可使体温升高，这是其阻断结节-漏斗通路多巴胺受体，抑制下丘脑体温调节中枢，使体温调节功能失灵的结果。

2. 对自主神经系统

氯丙嗪能阻断肾上腺素 α 受体和 M 胆碱受体。阻断 α 受体可致血管扩张、血压下降，但由于连续用药可产生耐受性，且有较多副作用，故不适合于高血压的治疗；阻断 M 胆碱受体作用较弱，引起口干、便秘、视力模糊。

3. 对内分泌系统

结节-漏斗系统中的 D_2 样受体可促使下丘脑分泌多种激素，如催乳素释放抑制因子、卵泡刺激素释放因子、黄体生成素释放因子和促肾上腺皮质激素。氯丙嗪阻断 D_2 样受体，增加催乳素的分泌，抑制促性腺激素和肾上腺皮质激素的分泌。氯丙嗪也可抑制垂体生长激素的分泌，适用于巨人症的治疗。

【临床应用】

1. 治疗精神分裂症

氯丙嗪能够显著缓解如进攻、亢进、妄想、幻觉等阳性症状，但对冷漠等阴性症状效果不显著。急性期时药物起效快。氯丙嗪主要用于Ⅰ型精神分裂症（精神运动性兴奋和幻觉妄想为主）的治疗，尤其对急性患者效果显著，但不能根治，需长期用药，甚至终身治疗；对慢性精神分裂症患者疗效较差。对Ⅱ型精神分裂症患者无效甚至加重病情；此外，也可治疗躁狂症及伴兴奋、躁动、紧张、幻觉和妄想等症状的其他精神病。

2. 止吐

可用于多种药物（洋地黄、吗啡、四环素）和疾病（如尿毒症和恶性肿瘤）引起的呕吐，对妊娠呕吐也有效，还可用于顽固性呃逆。但对刺激前庭引起的呕吐（如晕动病）无效。

3. 低温麻醉和人工冬眠

物理降温（冰袋、冰浴）配合氯丙嗪应用可降低患者体温，因而可用于低温麻醉。氯丙嗪与其他中枢抑制药（异丙嗪、杜冷丁）合用，可使患者深度睡眠，体温、基础代谢及组织耗氧量均降低，增强患者对缺氧的耐受力、减轻机体对伤害性刺激的反应，并可使自主神经传导阻滞及中枢神经系统反应性降低，机体处于这种状态，称为“人工冬眠”，有利于机体度过危险的缺氧缺能阶段，为进行其他治疗争取时间。人工冬眠多用于严重创伤、感染性休克、高热惊厥、中枢性高热及甲状腺危象等病症的辅助治疗。

【不良反应及用药说明】

1. 一般反应

中枢抑制症状（嗜睡、淡漠、无力等）、M受体阻断症状（视力模糊、口干、无汗、便秘、眼压升高）和α受体阻断症状（鼻塞、血压下降、直立性低血压及反射性心悸等）。本药局部刺激性较强，不应皮下注射。静脉注射可引起血栓性静脉炎，应以生理盐水或葡萄糖溶液稀释后缓慢注射。

2. 锥体外系反应

长期大量服用氯丙嗪可出现三种反应。①帕金森综合征：表现为肌张力增高、面容呆板（面具脸）、肌肉震颤、运动困难、流涎等；②静坐不能：患者表现坐立不安、反复徘徊；③急性肌张力障碍：由于舌、面、颈部及背部肌肉痉挛，表现为强迫性张口、伸舌、斜颈、呼吸障碍和吞咽困难，多发生在用药一周内。以上三种反应是由于氯丙嗪阻断了黑质-纹状体通路的多巴胺受体，使纹状体多巴胺功能减弱、乙酰胆碱功能增强引起，可用减少药量、停药等方法减轻或消除，也可用抗胆碱药缓解不良反应。

此外，长期服用氯丙嗪后，部分患者还可出现一种特殊而持久的运动障碍，称为迟发性运动障碍，表现为口、面部不自主刻板运动，广泛性舞蹈样手足徐动症，停药后仍长期不消失。其机制可能是因多巴胺受体长期被阻断、受体敏感性增加或反馈性促进突触前膜多巴胺释放增加所致。

3. 药源性精神异常

氯丙嗪本身可以引起精神异常，如意识障碍、萎靡、淡漠、兴奋、躁动、消极、抑郁、幻觉、妄想等，应与原有疾病加以鉴别，一旦发生应立即减量或停药。

4. 惊厥与癫痫

少数患者用药过程中出现局部或全身抽搐、脑电有癫痫放电，有惊厥或癫痫史者更易发生，应慎用，必要时加用抗癫痫药物。

5. 过敏反应

常见症状有皮疹、接触性皮炎。少数患者出现肝损伤、黄疸，也可出现粒细胞减少、溶血性贫血和再生障碍性贫血等。

6. 心血管系统反应

直立性低血压、持续性低血压休克，多见于年老伴动脉硬化、高血压患者；此外，还可见心电图异常、心律失常。

7. 内分泌系统反应

长期用药还会引起内分泌紊乱，如乳腺增大、泌乳、月经停止、抑制儿童生长等，主要由于氯丙嗪阻断了多巴胺介导的下丘脑催乳素抑制途径，引起高催乳素血症，导致乳漏、闭经及妊娠试验假阳性。正常的男性激素向雌激素转变受到影响时会导致性欲的增强。性功能障碍（阳痿、闭经）的出现可能会使得患者不积极配合治疗。

8. 急性中毒

一次吞服超大剂量（1～2g）氯丙嗪后，可出现昏睡、血压下降、心动过速甚至心肌损伤，心电图异常（P-R间期或Q-T间期延长、T波低平或倒置），应立即进行对症治疗。但禁用肾上腺素解救。

氯丙嗪可以增强其他一些药物的作用，如乙醇、镇静催眠药、抗组胺药、镇痛药等，联合使用时注意调整剂量。特别是当与吗啡、哌替啶等合用时要注意呼吸抑制和血压降低的问题。此类药物抑制多巴胺受体激动剂、左旋多巴的作用。氯丙嗪的去甲代谢产物可以拮抗胍乙啶的降压作用，可能是阻止后者被摄入神经末梢。某些肝药酶诱导剂如苯妥英钠、氨甲酰氮䓬等可加速氯丙嗪的代谢，应注意适当调整剂量。

氯丙嗪可降低惊厥阈，可诱发癫痫，固有癫痫及惊厥史者禁用；氯丙嗪能升高眼压，青光眼患者禁用；乳腺增生症和乳腺癌患者禁用；对冠心病患者易致猝死，应慎用。

奋乃静、氟奋乃静、三氟拉嗪

共同特点是：抗精神病作用强；镇静作用弱；锥体外系反应明显。其中以氟奋乃静和三氟拉嗪疗效较好，最为常用。

硫利达嗪（甲硫达嗪）

疗效虽不及氯丙嗪，但镇静作用强，锥体外系反应小。

吩噻嗪类抗精神病药作用比较见表7-3。

表7-3 吩噻嗪类抗精神病药作用比较

药　物	抗精神病剂量/(mg/天)	镇静作用	锥体外系反应	降压作用
氯丙嗪	300～800	+++	++	+++(肌注)；++(口服)
氟奋乃静	1～20	+	+++	+
三氟拉嗪	6～20	+	+++	+
奋乃静	8～32	++	+++	+
硫利达嗪	200～600	+++	+	+

注：+++强；++次强；+弱。

（二）硫杂蒽类药物

硫杂蒽类（噻吨类）药物的基本结构与吩噻嗪类药物相似，其作用及作用机制也与吩噻嗪类药物相似。

氯普噻吨（Chlorprothixene，泰尔登）、氯哌噻吨（Clopenthixol）

氯普噻吨为硫杂蒽类的代表药，其作用特点为：抗精神病作用比氯丙嗪弱，但镇静作用较强，对α、M受体阻断作用弱，兼有抗抑郁和抗焦虑作用，临床适用于伴有焦虑或焦虑性抑郁的精神分裂症、更年期抑郁症及焦虑性神经官能症的治疗。不良反应与氯丙嗪相似，但锥体外系反应轻。氯哌噻吨为选择性多巴胺受体阻断药，抗精神病作用强，起效快，不良反应同氯丙嗪相似。

（三）丁酰苯类药物

尽管丁酰苯类药物的化学结构与吩噻嗪类药物完全不同，但其作用及作用机制与吩噻嗪类药物相似。

氟哌啶醇（Haloperidol）

氟哌啶醇为丁酰苯类的代表药，其作用特点为：①抗精神病作用强于氯丙嗪，因抗躁狂、幻觉、妄想作用显著，常用于治疗以精神运动性兴奋为主的精神分裂症和躁狂症；②降温、降压作用较弱；③止吐作用强，用于疾病和药物引起的呕吐和顽固性呃逆；④锥体外系反应常见（高达80%）而且较重，以急性肌张力障碍和静坐不能多见，大剂量可致心肌损伤和心律失常。

氟哌利多（Droperidol）、三氟哌多（Trifluperidol）

氟哌利多的作用及临床应用基本与氟哌啶醇相似，但作用更快、更强、更短，临床上主要用于增强镇痛药的作用，如将其与芬太尼联合静脉注射，作为“神经安定镇痛术”（一种特殊麻醉状态，精神恍惚，活动减少，不入睡，但痛觉消失）用于外科麻醉。三氟哌多抗精神病作用强而快，对精神分裂症慢性症状疗效好，锥体外系反应亦较重。

（四）其他类抗精神病药物

五氟利多（Penfluridol）、匹莫齐特（Pimozide）

五氟利多属于二苯基丁酰哌啶类，是较好的口服长效抗精神分裂症药，一次用药疗效可维持一周。其长效的原因可能与贮存于脂肪组织，从而缓慢释放入血有关。其特点为：①维持疗效长，每周口服一次即可；②有较强的阻断多巴胺受体的作用，疗效与氟哌啶醇相似，适用于急慢性精神分裂症，尤其适用于慢性患者的维持与疗效巩固；③无明显的镇静作用；④锥体外系反应常见。匹莫齐特为五氟利多的同类药，作用时间较五氟利多短，口服一次疗效可维持24h。

舒必利（Sulpiride）

舒必利属于苯甲酰胺类，为选择性多巴胺受体阻断药。其特点为：①抗僵木、退缩、幻觉、妄想作用强，故适用于急慢性精神分裂症患者，对长期服用其他药无效的难治患者也有效；②镇吐作用强于氯丙嗪；③镇静即对自主神经的影响作用小；④锥体外系反应少；⑤兼有一定的抗抑郁作用。

氯氮平（Clozapine，氯扎平）、奥兰扎平（Olanzapine）

氯氮平属于苯二氮䓬类，抗精神病作用强，尤其对其他药物无效的患者仍可有效，也适用于慢性精神分裂症患者，优点是锥体外系反应轻微而且是一过性的，这些与其特异性阻断中脑边缘系统和中脑皮质系统的D_4亚型受体，对黑质-纹状体系统的D_2和D_3亚型受体无亲和力有关。可引起低血压、嗜睡、便秘、发热和粒细胞减少。奥兰扎平的作用及应用与氯氮平相似，不良反应较氯氮平轻。

利培酮（Risperidone）

利培酮是新近研制并投入临床应用的第二代非典型抗精神病药物。该药治疗精神分裂症阳性症状及阴性症状均有效。适于治疗首发急性患者和慢性患者。不同于其他药物的是该药对精神分裂症患者的认知功能障碍和继发性抑郁亦有治疗作用。由于利培酮有效剂量小、用药方便、见效快、锥体外系反应轻，且抗胆碱样作用及镇静作用弱，故易被患者耐受，治疗依从性优于其他抗精神病药。自 20 世纪 90 年代应用于临床以来，很快在全球推广应用，已成为治疗精神分裂症的一线药物之一。

二、抗躁狂抑郁症药

躁狂抑郁症是一种情感精神障碍性疾病，是一种以情感病态变化为主要症状的精神病。分单相型（躁狂或抑郁两者之一反复发作）和双向型（躁狂和抑郁两者交替发作）。发病机制可能与脑内单胺类神经递质功能失衡有关。目前认为脑内 5-HT 降低是躁狂、抑郁的共同基础。在此基础上，NA 功能亢进为躁狂，发作时患者表现为情绪高涨、联想敏捷、活动增多、伴有妄想。NA 功能降低为抑郁，表现为情绪低落、语言减少、精神运动迟缓，常自罪自责，甚至企图自杀。

抗躁狂抑郁症药主要通过调节中枢 5-HT、NA、DA 等神经递质和受体而发挥治疗作用，可分为抗躁狂药和抗抑郁药。

（一）抗躁狂药

抗躁狂药是能抑制 NA 和 DA 神经功能，消除躁狂症状的药物。氯丙嗪、氟哌啶醇及卡马西平对躁狂症也有效，但典型抗躁狂药为锂制剂。

碳酸锂（Lithium Carbonate）

【药理作用】 治疗量锂盐对正常人精神活动几乎无影响，但对躁狂症有显著疗效，使患者语言、行为恢复正常，为重症情感障碍的稳定剂。亦可使精神分裂症的情感障碍症状得到改善。锂盐的作用机制除能抑制脑内神经递质去甲肾上腺素和多巴胺的释放，并促进其再摄取，使突触间隙中两种递质浓度下降外，还能抑制脑组织中肌醇的生成，减少二磷酸磷脂肌醇（PIP_2）的含量，干扰脑内 PIP_2 系统第二信使所发挥的生物效应，产生抗躁狂作用。

【体内过程】 口服吸收快而完全，2～4h 血药浓度达峰值，体内分布较广。虽然吸收快，但通过血脑屏障进入脑组织和神经细胞需一定时间，故显效较慢。本药主要经肾排泄，钠盐能竞争抑制其在肾的重吸收，促进锂盐排泄。

【临床应用】 主要用于治疗躁狂症，对精神分裂症的兴奋躁动症状也有效。本药起效慢，开始显效约需 5～7 日。抗精神病药与锂盐联合应用，既可以快速控制症状，又能缓解锂盐引起的恶心、呕吐等不良反应。

【不良反应】 锂盐不良反应较多，安全范围较窄，最适浓度为 0.8～1.5mmol/L，超过 2mmol/L，即出现中毒症状。轻度的中毒症状包括恶心、呕吐、腹痛、腹泻和轻微震颤。较严重的毒性反应涉及神经系统，包括精神紊乱、反射亢进、明显震颤、发音困难、惊厥，甚至昏迷与死亡。由于该药治疗指数很低，测定血药浓度至关重要。血药浓度升至 1.6mmol/L 时，应立即停药。

（二）抗抑郁药

抗抑郁症药是主要用于治疗情绪低落、抑郁的一类药物。目前临床使用的抗抑郁药包括三环类抗抑郁药（抑制 NA、5-HT 再摄取的药物）、NA 再摄取抑制剂、5-HT 再摄取抑制剂及其他抗抑郁药。

1. 三环类抗抑郁药

这类药物在结构上与吩噻嗪类有一定相关性，属于非选择性单胺摄取抑制剂，主要阻断 NA 和 5-HT 的再摄取，从而增加突触间隙这两种递质的浓度。

丙咪嗪（Imipramine，米帕明）

【药理作用】

（1）对中枢神经系统的作用　正常人服用后出现困倦、头晕、注意力不集中等以镇静为主的症状。抑郁症患者服用后情绪提高、精神振奋、思维敏捷，但起效较慢，需连续用药 2～3 周才能见效。目前认为，该药主要阻断 NA、5-HT 在神经末梢的再摄取，从而使突触间隙的递质浓度提高，促进突触传递功能而发挥抗抑郁作用。

（2）对自主神经系统的作用　治疗量的丙咪嗪有明显阻断 M 胆碱受体的作用，表现为视力模糊、口干、便秘和尿潴留等。

（3）对心血管系统的作用　治疗量丙咪嗪可降低血压，致心律失常，其中心动过速较常见。这与其抑制心肌去甲肾上腺素再摄取有关。此外，丙咪嗪对心肌有奎尼丁样直接抑制效应，故心血管病患者慎用。

【体内过程】 丙咪嗪口服吸收良好，2～8h 血药浓度达高峰，血浆 $t_{1/2}$ 为 10～20h。在体内丙咪嗪广泛分布于各组织，以脑、肝、肾及心脏分布较多。丙咪嗪主要在肝内经药酶代谢，通过氧化变成 2-羟基代谢物，并与葡萄糖醛酸结合，自尿排出。

【临床应用】

（1）治疗抑郁症　用于治疗各种原因引起的抑郁症。对内源性抑郁症、更年期抑郁症疗效较好，对反应性抑郁症次之，对精神病的抑郁效果较差。此外，抗抑郁药尚可用于强迫症的治疗。

（2）治疗遗尿症　对于儿童遗尿可试用丙咪嗪治疗。

（3）焦虑和恐惧症　在伴有焦虑的抑郁症患者疗效明显，对恐惧症已有不少研究报道三环类抗抑郁药有效。

【不良反应及用药说明】

（1）阿托品样作用　本药能阻断 M 受体，可引起口干、视力模糊、心悸、便秘、心动过速、尿潴留、眼内压升高等症状。

（2）体位性低血压　老年人多见。

（3）心脏损害　药物过量可出现心悸、心律失常、血压下降、T 波降低等。

（4）中枢神经系统　可出现乏力、震颤，大剂量可引起精神兴奋、躁狂、癫痫样发作。

（5）其他　极少数可出现皮疹、粒细胞减少及黄疸等。长期服用要定期查血常规和肝功能。

阿米替林（Amitriptyline）、多赛平（Doxepin）

阿米替林又名依拉维，是临床上常用的三环类抗抑郁药，其药理学特性及临床应用与丙咪嗪相似，较后者而言，对 5-HT 再摄取的抑制作用明显强于对 NA 再摄取的抑制；镇静作用与抗胆碱作用也较明显。不良反应与丙咪嗪相似，但比丙咪嗪严重，偶有加重糖尿病症状的报道。多赛平又名多虑平，作用与丙咪嗪也相似，抗抑郁作用比后者弱，抗焦虑作用强，镇静作用和对血压影响也比丙咪嗪大，但对心脏影响较小。对伴有焦虑症状的抑郁症疗效佳，焦虑、紧张、情绪低落、行动迟缓等症状数日后即可缓解，显效需 2～3 周。也可用于治疗消化性溃疡。不良反应也与丙咪嗪类似。

2. NA 摄取抑制剂

该类药物选择性抑制 NA 的再摄取，用于以脑内 NA 缺乏为主的抑郁症，尤其适用于尿检 3-甲氧-4 羟苯乙二醇（MHPG，NA 的代谢物）明显减少的患者。这类药物的特点是起效快，而镇静作用、抗胆碱作用和降压作用均比三环类抗抑郁药弱。

地昔帕明

地昔帕明又名去甲丙咪嗪，作用于去甲肾上腺能神经末梢，是强 NA 再摄取抑制剂，对 DA 的摄取亦有一定的抑制作用。对 H_1 受体拮抗作用强，对 α 和 M 受体拮抗作用弱。对轻、中度的抑郁症疗效好。有轻度镇静作用，血压和心率轻度增加，有时也会出现直立性低血压。可用于各种抑郁症。与丙咪嗪相比，不良反应较少，但对心脏影响与丙咪嗪相似。过量则导致血压降低、心律失常、震颤、惊厥、口干便秘等。

马普替林、去甲替林

为近年来合成的广谱抗抑郁药，主要抑制去甲肾上腺素的再摄取。作用与丙咪嗪相似，适用于各种抑郁症，尤其适用于老年抑郁症患者。起效快，不良反应少，还具有抗焦虑作用。

3. 选择性 5-HT 再摄取抑制剂

这一类药物多用于由于脑内 5-HT 减少所致的抑郁症，也可用于病因不清但其他药物疗效不佳或不能耐受其他药物的抑郁症患者。

氟西汀（Fluoxetine）

氟西汀又名百忧解，是一种强效选择性 5-HT 再摄取抑制剂，比抑制 NA 摄取作用强 200 倍。该药对抑郁症的疗效与三环类抗抑郁药相当，耐受性与超量安全性优于三环类抗抑郁药。此外该药对强迫症、贪食症亦有疗效。偶有恶心、呕吐、头痛、头晕、乏力、失眠、厌食、体重下降、震颤、惊厥、性欲降低等。肝病患者服用后半衰期延长，需慎用。肾功能不全者，长期用药需减量，延长服药间隔时间。

帕罗西汀（Paroxetine）、舍曲林（Sertraline）

两者均是选择性抑制 5-HT 再摄取的抗抑郁药，可用于各种抑郁症的治疗。不良反应与氟西汀类似。

4. 其他抗抑郁药

曲唑酮（Trazodone）

抗抑郁作用与三环类抗抑郁药相似，为选择性 5-HT 再摄取抑制药。心血管不良反应较丙咪嗪小，无抗胆碱作用，故不良反应少。适用于老年或伴有心血管疾病的抑郁症患者。

米安舍林（Mianserin）

米安舍林是一种四环类抗抑郁药。对突触前α肾上腺素受体有阻断作用。其治疗抑郁症的作用机制是通过负反馈而使突触前NA释放增多。疗效与三环类抗抑郁药相当，阿托品样副作用较少。常见头晕、嗜睡等。

反苯环丙胺（Tranylcypromine）

反苯环丙胺非选择性抑制MAO活性，增加突触处单胺浓度而发挥抗抑郁作用。主要用于治疗抑郁症，也用于治疗焦虑症和强迫症。常见不良反应有头痛、乏力、心悸、失眠、恶心、口干、视力模糊、排尿困难、射精困难等，可以引起焦虑，有报道加重躁狂症状。

吗氯贝胺

吗氯贝胺于20世纪90年代初开发并用于临床，是选择性MAO-A抑制剂，影响5-HT和NA代谢。该药治疗抑郁症的疗效相当于丙咪嗪，但其耐受性明显优于三环类抗抑郁药。其不良反应明显低于其他MAO抑制剂，主要有恶心、头痛、头晕、便秘。

三、抗焦虑药

焦虑状态是一种精神、神经疾病的常见症状。焦虑症则是一种以急性焦虑反复发作的症状的神经官能症，并伴有自主神经功能紊乱。主要表现为忧虑、烦躁不安、恐惧、心悸、出汗、震颤、失眠、易怒、消化不良等。不论是焦虑状态还是焦虑症，临床上常用抗焦虑药治疗。常用药物为苯二氮䓬类和三环类抗抑郁药阿米替林、多塞平。此外，尚有新型选择性5-HT受体部分激动剂丁螺环酮（Buspirone），本药在解除焦虑症状时不产生显著的嗜睡、遗忘等不良反应。

目标检测

一、选择题

1. 氯丙嗪治疗精神分裂症的主要不良反应是（　　）。
A. 口干、便秘　B. 锥体外系反应　C. 变态反应　D. 胃肠道反应　E. 局部刺激性
2. 氯丙嗪不宜用于（　　）。
A. 精神分裂症　B. 人工冬眠　C. 顽固性呃逆
D. 晕动性呕吐　E. 躁狂状态
3. 氯丙嗪降温的作用机制是（　　）。
A. 抑制内热原释放　B. 抑制外热原作用　C. 抑制体温调节中枢
D. 增加散热　E. 减少产热
4. 治疗抑郁症应选用（　　）。
A. 碳酸锂　B. 氟哌啶醇　C. 氯丙嗪　D. 丙咪嗪　E. 丁螺环酮
5. 碳酸锂的主要临床用途是治疗（　　）。
A. 焦虑症　B. 躁狂症　C. 精神分裂症　D. 抑郁症　E. 失眠
6. 对米帕明作用的叙述哪项是错误的（　　）。
A. 明显抗抑郁作用　B. 阻断M受体　C. 降低血压

D. 升高血糖　　E. 心动过速

7. 氯丙嗪引起的视物模糊、心动过速和口干、便秘的作用机制是（　　）。

A. 阻断 M 受体　　B. 阻断 α 受体　　C. 阻断 β 受体

D. 阻断多巴胺受体　　E. 阻断组胺受体

8. 下列哪个药物能缓解氯丙嗪引起的急性肌张力障碍（　　）。

A. 苯海索　　B. 左旋多巴　　C. 金刚烷胺　　D. 卡比多巴　　E. 左旋多巴

9. 下列哪种情况下降温作用最好（　　）。

A. 氯丙嗪＋阿司匹林　　B. 氯丙嗪＋物理降温　　C. 氯丙嗪＋哌替啶

D. 氯丙嗪＋地塞米松　　E. 氯丙嗪＋布洛芬

10. 氯丙嗪引起的迟发型运动障碍可用下列何药对抗（　　）。

A. 阿托品　　B. 东莨菪碱　　C. 地西泮　　D. 左旋多巴　　E. 氯氮平

二、简答题

1. 简述冬眠合剂的主要成分及人工冬眠疗法的主要适应证。

2. 氯丙嗪对体温作用有何特点？

三、处方分析

林某，以当地第一名的成绩考入北京某重点高校，第一学期期末，由于未能如愿拿到奖学金而情绪低落，郁郁寡欢，无心学习，也无法处理好与同学的人际关系，还整夜失眠。入院诊断为抑郁症。医生开出如下处方。试分析该处方是否合理，为什么？

Rp：

丙咪嗪	5mg×20		
用法	5mg	po	qd
地西泮	5mg×30		
用法	5mg	po	qd

第五节　镇　痛　药

学习目标

1. 叙述代表药吗啡的作用、用途、不良反应及用药指导。
2. 说出哌替啶的作用特点、应用及用药指导。
3. 了解其他镇痛药的作用特点及用药指导，了解阿片受体拮抗药及用药指导。

能力目标

1. 熟练掌握哌替啶、罗通定的镇痛实验的基本操作技术。
2. 学会分析、解释涉及本章药物处方的合理性，具备提供用药咨询服务的能力。

疼痛是多种疾病的症状，使患者感受痛苦，甚至还可能引起生理功能紊乱，甚至休克。因此，适当地应用药物缓解疼痛，防止可能产生的生理功能紊乱是很必要的。但应根据疼痛发生的原因区别不同情况选用不同药理作用的药物。另外，疼痛的性质与部位往往是诊断疾病的重要依据，因此，对诊断未明的疼痛不宜先盲目使用止痛药，以免掩盖病情，贻误诊断。

缓解疼痛的药物，可分为两大类：第一类药物作用于中枢神经系统，在对听觉、触觉和视觉等无明显影响，并保持意识清醒的剂量下，能选择性缓解疼痛并减轻疼痛反应的药物，这类药物称为镇痛药（analgesics），多用于剧痛，代表药物是阿片类药物，是本章叙述的范围；第二类药物具有镇痛、解热、抗炎作用的药物，对牙痛、肌肉痛等钝痛有效，在解热镇痛抗炎药中进行讲解。

案　例

案例 1　李某，癌症患者，在家突然出现爆发痛，数字评分法（NRS）评分 6 分，需用止痛药物处理。家中恰巧有上次疼痛时医生开具的两种止痛药物——盐酸羟考酮缓释片和盐酸吗啡缓释片，在不考虑剂量大小的情况下，问患者在两种药物间该如何选择？

案例 2　王某，65 岁，二尖瓣置换患者，平时在服用华法林等药物治疗。今因乳腺癌化疗再次入院，住院期间患者出现左肩部呈持续性酸痛，在给予骨保护剂治疗后仍不见好转，NRS 评分 6 分，医生遂给予口服硫酸吗啡缓释片 10mg q12h 治疗。对这样一份医嘱，您对患者会给予什么样的建议？

一、阿片生物碱类镇痛药

阿片（Opium）为罂粟科植物罂粟未成熟蒴果浆汁的干燥物，含有 20 余种生物碱，含量达 25%。从化学结构上可分为菲类和异喹啉类两大类型。前者如吗啡（含量约 10%）和可待因，具有镇痛作用；后者如罂粟碱，具有平滑肌松弛作用。

吗啡（Morphine）

【体内过程】　口服后易自胃肠道吸收，但首关消除明显，生物利用度低，故常用注射给药。皮下注射后 30min 已有 60%吸收。约 1/3 与血浆蛋白结合。未结合型吗啡迅速分布于全身，仅有少量通过血脑屏障，但已足以发挥中枢性药理作用。主要在肝内与葡萄糖醛酸结合而失效，其结合物及少量未结合的吗啡于 24h 内大部分自肾排泄。血浆 $t_{1/2}$ 2.5～3h。吗啡有少量经乳腺排泄，也可通过胎盘进入胎儿体内。

【药理作用】

1. 中枢神经系统

（1）镇痛、镇静　吗啡有强大的选择性镇痛作用，皮下注射 5～10mg 即能明显减轻或消除疼痛，但意识及其他感觉不受影响。吗啡对各种疼痛都有效，而对持续性慢性钝痛的效力大于间断性锐痛。吗啡还有明显镇静作用，并能消除由疼痛所引起的焦虑、紧张、恐惧等情绪反应，因而显著提高对疼痛的耐受力。随着疼痛的缓解以及对情绪的影响，可出现欣快症。如外界安静，则可入睡。大剂量（15～20mg）时镇痛镇静作用更明显。一次给药，镇痛作用可持续 4～5h。

（2）抑制呼吸　治疗量吗啡即可使呼吸频率减慢、潮气量降低；剂量增大，则抑制增强。急性中毒时呼吸频率可减慢至 3～4 次/min。吗啡可降低呼吸中枢对血液 CO_2 张力的敏感性，同时，对桥脑内呼吸调整中枢也有抑制作用。

（3）镇咳　吗啡抑制咳嗽中枢，有镇咳作用。

（4）其他　吗啡可缩瞳，针尖样瞳孔为其中毒特征。吗啡可引起恶心、呕吐。

2. 消化系统

吗啡有止泻及引起便秘作用。其原因主要是吗啡兴奋胃肠平滑肌，提高其张力，甚至达到痉挛的程度。由于胃窦部及十二指肠上部张力提高，蠕动受抑制，胃排空延迟；小肠及大肠平滑肌张力提高，使推进性蠕动减弱，食糜通过延缓；回盲瓣及肛门括约肌张力提高，肠内容物通过受阻；此外，吗啡抑制消化液的分泌，使食物消化延缓；加上吗啡对中枢的抑制，使患者便意迟钝，因而引起便秘。治疗量吗啡引起胆道奥狄括约肌痉挛性收缩，胆囊内压力明显提高，可导致上腹不适甚至胆绞痛。阿托品可部分缓解之。

3. 心血管系统

吗啡扩张阻力血管及容量血管，引起体位性低血压，其降压作用是由于它使中枢交感张力降低，外周小动脉扩张所致。降压作用可部分地被抗组胺药所对抗，因而该作用部分地与吗啡释放组胺有关。吗啡抑制呼吸，使体内 CO_2 蓄积，故致脑血管扩张而使颅内压增高。

4. 其他

治疗量吗啡能提高膀胱括约肌张力，导致尿潴留；还能促进垂体后叶释放抗利尿激素；大剂量吗啡能收缩支气管。

【临床用途】

1. 镇痛

吗啡对各种疼痛都有效，但久用易成瘾，所以除癌症剧痛可长期应用外，一般仅短期用于其他镇痛药无效时的急性锐痛如严重创伤、烧伤等。对于心肌梗死引起的剧痛，如果血压正常，可用吗啡止痛；此外，由于吗啡有镇静及扩张血管作用，可减轻患者的焦虑情绪及心脏负担，更有利于治疗。

2. 心源性哮喘

对于左心衰竭突然发生急性肺水肿而引起的呼吸困难（心源性哮喘），除应用强心苷、氨茶碱及吸入氧气外，静脉注射吗啡常可产生良好效果。其作用机制是由于吗啡扩张外周血管，降低外周阻力；同时其镇静作用有利于消除患者的焦虑恐惧情绪，因而可减轻心脏负荷。此外，吗啡降低呼吸中枢对 CO_2 的敏感性，使急促浅表的呼吸得以缓解。但对于休克、昏迷及严重肺功能不全者禁用。

3. 止泻

适用于急、慢性消耗性腹泻以减轻症状。如为细菌感染，应同时服用抗菌药。

【不良反应及用药说明】

（1）治疗量　吗啡有时可引起眩晕、恶心、呕吐、便秘、排尿困难、胆绞痛、呼吸抑制、嗜睡等副作用。

（2）连续反复多次应用吗啡易产生耐受性及成瘾性，一旦停药，即出现戒断症状，表现为兴奋、失眠、流泪、流涕、出汗、震颤、呕吐、腹泻，甚至虚脱、意识丧失等。若给以治疗量吗啡，则症状立即消失。成瘾者为追求吗啡的欣快症及避免停药所致戒断症状的痛苦，常不择手段获取吗啡（称为“强迫性觅药行为”），危害极大。

（3）急性中毒　表现为昏迷、瞳孔极度缩小（严重缺氧时则瞳孔散大）、呼吸高度抑制、血压降低甚至休克。呼吸麻痹是致死的主要原因。需用人工呼吸、给氧抢救；吗啡拮抗药纳洛酮对吗啡之呼吸抑制有显著效果，如用药无效，则吗啡中毒的诊断可疑。

吗啡能通过胎盘或乳汁抑制胎儿或新生儿呼吸，同时能对抗催产素对子宫的兴奋作用而延长产程，故禁用于分娩止痛。由于抑制呼吸及抑制咳嗽反射以及释放组胺而致支气管收缩，故禁用于支气管哮喘及肺心病患者。颅脑损伤所致颅内压增高的患者、肝功能严重减退患者禁用。

可待因（Codeine）

可待因又称甲基吗啡，在阿片中含量约 0.5%。口服后易吸收。大部分在肝内代谢，有 10%可待因脱甲基后转变为吗啡而发挥作用。

可待因的镇痛作用仅为吗啡的 1/12，镇咳作用为其 1/4，持续时间则与吗啡相似。镇静作用不明显，欣快症及成瘾性也弱于吗啡。在镇咳剂量时，对呼吸中枢抑制轻微，又无明显便秘、尿潴留及体位性低血压的副作用。

临床上，可待因用于中等程度疼痛止痛，与解热镇痛药合用有协同作用。可待因也是典型的中枢性镇咳药。

案例分析

案例 1　该患者应选盐酸羟考酮缓释片。患者突发爆发痛，应首选即释型药物止痛，盐酸吗啡缓释片为缓释剂型，需经 2～3 小时后才起作用，而盐酸羟考酮缓释片剂型的特点是会出现两个释放相，即提供快速镇痛的早期快释放相（占 38%，1h 内快速起效）和随后的持续释放相（占 62%，12h 持续强效）。

案例 2　换瓣患者需要服用华法林进行长期抗凝治疗，而该药物很易受其他药物、食物、各种疾病状态的干扰，使得该药的药动学发生变化，有的药效增强，有的减弱。而该患者的止痛药物恰巧为《华法林抗凝治疗的中国专家共识》中很可能增强华法林作用的药物，因此应特别交代患者或家属，注意可疑出血点，如牙龈、皮肤等，同时增加华法林 INR[1] 值的监测，必要时应减少华法林的剂量。

二、人工合成镇痛药

哌替啶、安那度、芬太尼、美沙酮、喷他佐辛、二氢埃托啡等为人工合成镇痛药，它们的成瘾性均较吗啡轻，是吗啡的良好代用品。

哌替啶（Pethidine，度冷丁）

【体内过程】　口服易吸收，皮下或肌内注射后吸收更迅速，起效更快，故临床常用注射给药。血浆蛋白结合率约 60%，主要在肝代谢为哌替啶酸及去甲哌替啶，再以结合型或游离型自尿

[1] INR（International Normalized Ratio）中文名称为国际标准化比值，是从凝血酶原时间（PT）和测定试剂的国际敏感指数（ISI）推算出来的。采用 INR 使不同实验室和不同试剂测定的 PT 具有可比性，便于统一用药标准。其正常值范围为 2.0～2.5。

排出。去甲哌替啶有中枢兴奋作用，中毒时发生惊厥可能与此有关。哌替啶血浆 $t_{1/2}$ 约 3h。

【药理作用】

（1）中枢神经系统与吗啡相似，作用于中枢神经系统的阿片受体而发挥作用。皮下或肌内注射后 10min 可产生镇静、镇痛作用，但持续时间比吗啡短，仅 2～4h。镇痛效力弱于吗啡，注射 80～100mg 哌替啶约相当于 10mg 吗啡的镇痛效力。约 10%～20%患者用药后出现欣快。哌替啶与吗啡在等效镇痛剂量时，抑制呼吸的程度相等。对延脑 CTZ 有兴奋作用，并能增加前庭器官的敏感性，易致眩晕、恶心、呕吐。

（2）平滑肌能中度提高胃肠道平滑肌及括约肌张力，减少推进性蠕动，但因作用时间短，故不引起便秘，也无止泻作用。能引起胆道括约肌痉挛，提高胆道内压力，但比吗啡弱。治疗量对支气管平滑肌无影响，大剂量则引起收缩。对妊娠末期子宫，不对抗催产素兴奋子宫的作用，故不延缓产程。

（3）心血管系统治疗量可致体位性低血压，原因同吗啡。由于抑制呼吸，也能使体内 CO_2 蓄积，脑血管扩张而致脑脊液压力升高。

【临床应用】

（1）镇痛 哌替啶对各种剧痛如创伤性疼痛、手术后疼痛、内脏绞痛、晚期癌痛都有止痛效果。但对慢性钝痛则不宜使用，因仍有成瘾性。新生儿对哌替啶抑制呼吸作用极为敏感，故产妇于临产前 2～4h 内不宜使用。

（2）麻醉前给药及人工冬眠 哌替啶的镇静作用可消除患者手术前紧张、恐惧情绪，减少麻醉药用量；与氯丙嗪、异丙嗪合用组成冬眠合剂用于人工冬眠疗法。

【不良反应及用药说明】 治疗量哌替啶与吗啡相似，可致眩晕、出汗、口干、恶心、呕吐、心悸及因体位性低血压而发生晕厥等。久用也可成瘾。剂量过大可明显抑制呼吸。偶可致震颤、肌肉痉挛、反射亢进甚至惊厥，中毒解救时可配合抗惊厥药。禁忌证与吗啡同。

芬太尼（Fentanyl）

镇痛作用较吗啡强 100 倍（治疗量为吗啡 1/100），一次肌内注射 0.1mg，15min 起效，维持 1～2h。可用于各种剧痛。与全身麻醉药或局部麻醉药合用，可减少麻醉药用量。与氟哌啶合用起安定镇痛作用。不良反应有眩晕、恶心、呕吐及胆道括约肌痉挛。大剂量产生明显的肌肉僵直，纳洛酮能对抗之。静脉注射过速易抑制呼吸，应加注意。禁用于支气管哮喘、颅脑肿瘤或颅脑外伤引起昏迷的患者以及二岁以下小儿。本药成瘾性小。

美沙酮（Methadone）

美沙酮有左旋体及右旋体。左旋体较右旋体效力强 8～50 倍。常用其消旋体。药理作用性质与吗啡相似，但它口服与注射同样有效（吗啡口服利用率低）。其镇痛作用强度与持续时间与吗啡相当。耐受性与成瘾性发生较慢，戒断症状略轻，且易于治疗。一次给药后，镇静作用较弱，但多次用药有显著镇静作用。抑制呼吸、缩瞳、引起便秘及升高胆道内压力都较吗啡轻。适用于创伤、手术及晚期癌症等所致剧痛。

喷他佐辛（Pentazocine，镇痛新）

【药理作用和临床应用】 本药的镇痛效力为吗啡的 1/3，其呼吸抑制作用约为吗啡的 1/2；增加剂量至 30mg 以上，呼吸抑制作用并不按比例增强；用量达 60～90mg，则可产生精神症状，大剂量纳洛酮可对抗之。本药可减慢胃排空并延缓肠管运送肠内容物的时间，但对胆道括约肌的兴奋作用较弱，胆道内压力上升不明显。对心血管系统的作用不同于吗啡，大剂量反而增快心率，升高血压。对冠心病患者，静脉注射能提高平均主动脉压、左室舒张末期压，因而增加心脏做功量。本药能提高血浆中去甲肾上腺素水平，这与它兴奋心血管系统的作用有关。由于本药成瘾性很小，在药政管理上已列入非麻醉品。

【不良反应及用药说明】 常见镇静、眩晕、恶心、出汗。剂量增大能引起呼吸抑制、血压升高、心率增快，有时可引起焦虑、噩梦、幻觉等。纳洛酮能对抗其呼吸抑制作用。

二氢埃托啡（Dihydroetorphine）

二氢埃托啡为我国生产的强镇痛药，为吗啡受体激动药，其镇痛作用是吗啡的12000倍。用量小，一次20～40μg。镇痛作用短暂，仅2h左右。小剂量间断用药不易产生耐受性，大剂量持续用药则易出现耐受性。可成瘾，但较吗啡轻。常用于镇痛或吗啡类毒品成瘾者的戒毒。

三、其他镇痛药

曲马朵（Tramadol）

曲马朵镇痛作用强度与喷他佐辛相似，镇咳效价强度是可待因的1/2。临床用于手术后、创伤、晚期肿瘤引起的疼痛。不良反应有恶心、呕吐、出汗、眩晕等。静脉注射速度过快，可出现心悸、出汗和面部潮红。禁与单胺氧化酶抑制药合用，从事驾驶或机械操作的人员慎用。长期使用亦可引起耐受性与依赖性。

罗通定（Rotundine，左旋四氢帕马丁）

镇痛作用弱于哌替啶，强于解热镇痛药，镇痛作用机制可能与促进脑啡肽和内啡肽释放有关。主要用于头痛、月经痛、胃肠及肝胆系统等内科疾病引起的钝痛等。因对产程及胎儿无不良反应，故也可用于分娩痛。罗通定尚有安定、镇痛及催眠作用，临床可用于失眠，可能与药物阻断脑内DA受体有关。偶见眩晕、乏力、恶心和锥体外系症状。大剂量对呼吸中枢有一定抑制作用。本药安全性较大，久用无耐受性及依赖性。

布桂嗪（Bucinnazine，强痛定）

口服易吸收，30min起效；皮下注射10min起效，维持3～6h。镇痛作用强度为吗啡的1/3。有轻度镇静、镇咳作用，对呼吸无明显影响。临床适用于偏头痛、三叉神经痛、风湿性关节炎、痛经、外伤性疼痛及癌症性疼痛等。偶有恶心、头晕、困倦等，停药可消失。连续使用亦产生耐受性、依赖性。

四、阿片受体阻断药

纳洛酮（Naloxone，丙烯吗啡酮）

纳洛酮对阿片受体具有竞争性阻断作用，是阿片受体完全阻断药。口服生物利用度很低，应肌内注射或静脉注射给药。对吗啡中毒患者，能快速解除呼吸抑制、颅内压升高和血压下降等中毒症状，并使昏迷患者意识清醒。临床上用于治疗阿片类及其他镇痛药的急性中毒。近年研究证明，内啡肽也是一种休克因子，通过激动阿片受体使血压下降。因此，纳洛酮可适用急性乙醇中毒、一氧化碳中毒、脑卒中、各种原因引起的休克，对脑及脊髓损伤也具有一定的疗效。

WHO 三阶梯镇痛五大原则

（1）首选口服给药途径　口服常用缓控释制剂（如：美施康定、奥施康定），血液浓度平稳、方便、安全；直肠或阴道内给药，可替代口服；肌内注射：急性止痛，短期对症处理，不宜长期用药。

（2）按时而非按需（prn）给药　即按照规定的间隔时间给药，如每隔 12h 一次，无论给药当时病人是否发作疼痛，而不是按需给药，这样可保证疼痛的连续缓解，疼痛控制理想。

（3）按阶梯给药　第一阶梯：非阿片类药物，多指 NSAID 药物，对轻度疼痛疗效肯定，并可以增强二三阶梯药物的疗效，有封顶效应；第二阶梯：弱阿片类药物（如：可待因、布桂嗪、曲马多）；第三阶梯：强阿片类药物，以吗啡为代表，无封顶效应。

（4）按个体给药——剂量滴定方法　Titrate—确定初始剂量：口服吗啡控释片 30～60mg/天；Increase—增加每日剂量：50%～100%（第 1 天）→33%～50%（第 2 天以后）；Manage—处理突发性疼痛（即释吗啡片：上次剂量的 25%～33%）；Elevate—提高单次剂量，而非增加服药次数。

（5）注意具体细节——副作用防治　恶心、呕吐：发生率较高，一般发生于用药早期，大多 3～5 天缓解。用胃复安 10～20mg，q8h；氟哌啶醇 1mg，bid。必要时可加用地塞米松或安定或司琼类止吐药；便秘：预防为多饮水、多吃含纤维食物、多活动、使用大便软化剂（麻仁丸或胶囊等），治疗如 3 天未解便者（刺激性泻药番泻叶或大便软化剂麻仁丸或胶囊或两者结合）；呼吸抑制极其罕见（必要时用纳洛酮解救）。

五、新药拓展

盐酸羟考酮缓释片（奥施康定）

OXYCONTIN（Oxycodone Hydrochloride Prolonged-release Tablets）

用于缓解持续的中度到重度疼痛。必须整片吞服，不得掰开、咀嚼或研磨。如果掰开、嚼碎或研磨药片，会导致羟考酮的快速释放与潜在致死量的吸收。每 12h 服用一次，用药剂量取决于患者的疼痛严重程度和既往镇痛药用药史。可能出现阿片受体激动剂的不良反应。羟考酮过量及中毒症状表现为针尖样瞳孔、呼吸抑制和低血压症。本品与下列药物可以有叠加作用：镇静剂、麻醉剂、催眠药、酒精、抗精神病药、肌肉弛缓剂、抗抑郁药、吩噻嗪类药和降压药。同时接受其他中枢神经系统抑制剂的患者应慎用奥施康定，并减少初始剂量。本品的活性成分是羟考酮。口服后，会出现两个释放相，即提供快速镇痛的早期快释放相（占 38%，1h 内快速起效）和随后的持续释放相（占 62%，12h 持续强效），药物持续作用 12h。

芬太尼透皮贴剂（芬太克）

Fentanyl Transdermal System

芬太尼为一种阿片类止痛剂，主要与 μ 阿片受体相互作用，用于治疗需要应用阿片类止痛药物的重度慢性疼痛。芬太尼透皮贴剂的剂量应根据患者的个体情况来决定，未使用过阿片类药物的患者应以芬太尼透皮贴剂的最低剂量 25μg/h 为起始剂量，每 72h 应更换一次，并且新换上的贴剂应在原贴剂到期前 6h 贴上。芬太尼透皮贴剂应在躯干或上臂非刺激及非辐射的平整表面应用。使用部位的毛发（最好是无毛发部位）应在使用前予以剪除（不需用剃须刀剃净）。在使用芬太尼透皮贴剂前若需清洗应用部位，则需使用清水，不能使用肥皂、油剂、洗剂或其他制剂，因其可能会刺激皮肤或改变芬太尼透皮贴剂的特性。在使用本贴剂前皮肤应完全干燥。可能出现阿片受体激动剂的不良反应，因为血清芬太尼浓度在停止使用本贴剂后逐渐下降并且在 17（13～22）h 后降低大约 50%，所以出现严重不良反应的患者应在停止使用芬太尼透皮贴剂后继续观察 24h。

六、阿片类药物的应用原则

1. 阿片类药物的选择原则

应首选纯阿片受体激动剂，如可待因、吗啡、羟考酮、氢吗啡酮、芬太尼等；尽量选择半衰期较短的阿片药物，而避免使用半衰期较长的阿片药物，如美沙酮、羟甲左吗喃；肾功能衰竭的患者不用吗啡、曲马多止痛；丙氧芬不用于癌痛治疗。

2. 阿片类药物量的开具原则

普通门（急）诊患者处方量：注射剂每张处方为一次常用量；控缓释制剂处方不得超过 7 日常用量；其他剂型每张处方不得超过 3 日常用量。

门（急）诊癌痛和中、重度慢性疼痛患者：注射剂每张处方不得超过 3 日常用量（此注射剂不包括盐酸哌替啶注射液）；控缓释制剂每张处方不得超过 15 日常用量；其他剂型每张处方不得超过 7 日常用量。要求长期使用麻醉药品和第一类精神药品的门（急）诊癌症患者和中、重度慢性疼痛患者，每 3 个月复诊或者随诊一次。

住院患者处方量：住院患者开具的麻醉药品和第一类精神药品处方为逐日开具，每张处方为 1 日常用量。

盐酸哌替啶注射液处方为一次常用量，仅限于医疗机构内使用，并由护士来药房领取。

3. 阿片类药物的管理原则

由于阿片类药物易成瘾，获得或使用不当均会对本人、家庭、社会造成严重危害，因此，我国对阿片类药物实行严格的五专管理，具体为：专人负责、专柜加锁、专用处方、专册登记、专用账册。

目标检测

一、选择题

1. 典型的镇痛药其特点是（　　）。

A. 有镇痛、解热作用　　B. 有镇痛、抗炎作用　　C. 有镇痛、解热、抗炎作用
D. 有强大的镇痛作用，无成瘾性　　E. 有强大的镇痛作用，反复应用容易成瘾

2. 吗啡一般不用于（　　）。

A. 神经压迫性疼痛　　B. 感染性腹泻　　C. 心源性哮喘

D. 颅脑外伤止痛　　E. 心肌梗死性心前区剧痛

3. 慢性钝痛不宜用吗啡治疗的主要原因是（　　）。

A. 对钝痛疗效差　　B. 可引起呕吐　　C. 可引起体位性低血压

D. 久用易成瘾　　E. 可引起便秘

4. 哌替啶比吗啡应用多的原因是（　　）。

A. 无便秘作用　　B. 呼吸抑制作用轻　　C. 作用较慢，维持时间短

D. 成瘾性较吗啡轻　　E. 对支气平滑肌无影响

5. 有关哌替啶药理作用叙述中正确的是（　　）。

A. 镇痛作用较吗啡弱　　B. 提高胆道压力作用较吗啡强

C. 可引起便秘，并有止泻作用　　D. 对妊娠末期子宫有抗催产素作用

E. 不引起直立性低血压

6. 不属于哌替啶的适应证的是（　　）。

A. 术后疼痛　　B. 人工冬眠　　C. 内脏绞痛

D. 晚期癌性疼痛　　E. 临产前分娩止痛

7. 吗啡的作用机制是（　　）。

A. 阻断阿片受体　　B. 激动中枢阿片受体　　C. 抑制中枢 PG 合成

D. 抑制外周 PG 合成　　E. 以上均不是

8. 人工冬眠合剂的组成是（　　）。

A. 哌替啶、氯丙嗪、异丙嗪　　B. 哌替啶、吗啡、异丙嗪

C. 哌替啶、芬太尼、氯丙嗪　　D. 哌替啶、芬太尼、异丙嗪

E. 芬太尼、氯丙嗪、异丙嗪

9. 吗啡中毒致死的主要原因是（　　）。

A. 昏睡　　B. 震颤　　C. 呼吸麻痹　　D. 血压降低　　E. 腹泻

10. 已列入非麻醉品的镇痛药是（　　）。

A. 哌替啶　　B. 芬太尼　　C. 安那度　　D. 喷他佐辛　　E. 美沙酮

二、简答题

1. 治疗内脏绞痛时为什么须将镇痛药与解痉药阿托品合用？

2. 简述吗啡主要的不良反应及应对措施。

第六节　解热镇痛抗炎药

学习目标

1. 叙述代表药阿司匹林的作用、用途、不良反应。
2. 说出对乙酰氨基酚、保泰松和吲哚美辛的作用特点。
3. 了解解热镇痛抗炎药的分类，合理用药原则。

能力目标

学会分析、解释涉及本章药物处方的合理性，具备提供用药咨询服务的能力。

一、概述

案 例

刘某，男，64岁，工人，两年前开始出现双腕、双手和双踝、足、跖趾关节肿痛，伴晨僵，阴雨天加重。近一月来，疼痛加重，且有关节的发热发红，两个远端指关节变形不能屈伸。辅助检查：血沉55mm/RF(+)。关节X线检查：双手骨质疏松，腕部关节变窄。此患者被诊断为类风湿关节炎。

针对此患者临床治疗原则是什么？可选用什么药物？

解热镇痛抗炎药（antipyretic-analgesic and antiinflammatory drugs）是一类具有解热、镇痛，而且大多数还有抗炎、抗风湿作用的药物。抑制体内前列腺素（prostaglandin，PG）的生物合成而发挥作用是这类药物共同作用的基础。由于其特殊的抗炎作用，故本类药物又称为非甾体抗炎药（non-steroidal anti-inflammatory drugs，NSAID）。常用的解热镇痛抗炎药按化学结构可分为水杨酸类、苯胺类、吡唑酮类及其他有机酸类等。按对环氧酶（COX）的选择性，可分为非选择性COX抑制药和选择性COX-2抑制药。

【共同药理作用】

1. 解热作用

解热镇痛抗炎药能降低发热者的体温，而对体温正常者几乎无影响。这和氯丙嗪对体温的影响不同，在物理降温配合下，氯丙嗪能使正常人体温降低。下丘脑体温调节中枢通过对产热及散热两个过程的精细调节，使体温维持于相对恒定水平。当病原体及其毒素刺激中性粒细胞后，产生与释放内热原，可能为白介素-1（IL-1），后者进入中枢神经系统，作用于体温调节中枢，将调定点提高至37℃以上，这时产热增加，散热减少，因此体温升高。发热是机体的一种防御反应，而且热型也是诊断疾病的重要依据。故对一般发热患者可不必急于使用解热药；但热度过高和持久发热消耗体力，引起头痛、失眠、谵妄、昏迷、小儿高热易发生惊厥，严重者可危及生命，这时应用解热药可降低体温，缓解高热引起的并发症。但解热药只是对症治疗，因此仍应着重病因治疗。

2. 镇痛作用

解热镇痛药仅有中等程度镇痛作用，对各种严重创伤性剧痛及内脏平滑肌绞痛无效；对临床常见的慢性钝痛如头痛、牙痛、神经痛、肌肉或关节痛、痛经等则有良好镇痛效果；不产生欣快感与成瘾性，故临床广泛应用。

本类药物镇痛作用部位主要在外周。在组织损伤或发炎时，局部产生与释放某些致痛化学物质（也是致炎物质）如缓激肽等，同时产生与释放PG。缓激肽作用于痛觉感受器引起疼痛；PG则可使痛觉感受器对缓激肽等致痛物质的敏感性提高。因此，在炎症过程中，PG的释放对炎性疼痛起到了放大作用，而PG本身也有致痛作用。解热镇痛药可防止炎症时PG的合成，因而有镇痛作用。

3. 抗炎作用

大多数解热镇痛药都有抗炎作用，对控制风湿性及类风湿关节炎的症状有肯定疗效，但不能根治，也不能防止疾病发展及合并症的发生。PG 还是参与炎症反应的活性物质，解热镇痛药抑制炎症反应时 PG 的合成，从而缓解炎症。

知识链接

COX 有两种同工酶——COX-1 和 COX-2。前者为结构型，具有多种生理功能，如参与胃黏膜血流、胃黏液分泌的调节、保护胃肠功能；参与血管舒缩、血小板聚集及肾功能等的调节。后者为诱导型，由多种损伤性化学、物理和生物因子诱导其产生，进而增加 PGs 合成，导致发热、疼痛和炎症。传统的 NSAIDs 既抑制 COX-1，也抑制 COX-2。对 COX-2 的抑制作用为其治疗作用的基础，而对 COX-1 的抑制作用则成为其不良反应的原因。近年来，选择性 COX-2 抑制剂已用于临床，但这些药在临床使用时间短，其临床效果及不良反应还有待进一步观察。

二、水杨酸类

水杨酸类（salicylates）药物包括乙酰水杨酸（Acetylsalicylic Acid）和水杨酸钠（Sodium Salicylate）。水杨酸本身因刺激性大，仅作外用，有抗真菌及溶解角质的作用。本类药物中最常用的是乙酰水杨酸。

阿司匹林（Aspirin，乙酰水杨酸）

【体内过程】 口服后，在小肠和胃中吸收。0.5～2h 血药浓度达峰值。血浆浓度低，血浆 $t_{1/2}$ 短（约 15min）。水解后以水杨酸盐的形式迅速分布至全身组织。也可进入关节腔及脑脊液，并可通过胎盘。水杨酸与血浆蛋白结合率高，可达 80%～90%。水杨酸经肝药酶代谢，大部分代谢物与甘氨酸结合，少部分与葡萄糖醛酸结合后，自肾排泄。

尿液 pH 的变化对水杨酸盐排泄量的影响很大，在碱性尿时可排出 85%；而在酸性尿时则仅 5%。这是由于碱性尿中，水杨酸盐解离增多，再吸收减少而排出增多；尿呈酸性时则相反。故同时服用碳酸氢钠可促进其排泄，降低其血浓度。

【药理作用及临床应用】

1. 解热镇痛及抗风湿

有较强的解热、镇痛作用，常与其他解热镇痛药配成复方，用于头痛、牙痛、肌肉痛、神经痛、痛经及感冒发热等；抗炎抗风湿作用也较强，可使急性风湿热患者于 24～48h 内退热，关节红、肿及剧痛缓解，血沉下降，患者主观感觉好转。由于控制急性风湿热的疗效迅速而确实，故也可用于鉴别诊断。对类风湿关节炎也可迅速镇痛，消退关节炎症，减轻关节损伤，目前仍是首选药。用于抗风湿最好用至最大耐受剂量，一般成人每日 3～5g，分 4 次于饭后服。

2. 影响血栓形成

血栓素（TXA_2）是强大的血小板释放 ADP 及聚集的诱导剂，乙酰水杨酸能使 PG 合成酶（环加氧酶）活性中心的丝氨酸乙酰化而失活，因而减少血小板中 TXA_2 的生成而抗血小板聚集及抗血栓形成。但在高浓度时，乙酰水杨酸也能抑制血管壁中PG合成酶，减少了前列环素（prostacyclin，PGI_2）合成。PGI_2是TXA_2的生理对抗剂，它的合成减少可能促进血栓形成。实验证明，血小板中PG合成酶对乙酰水杨酸的敏感性远较血管中PG合成酶为高，因而建议采用小剂量（每日口服75mg）用于防止血栓形成。治疗缺血性心脏病，包括稳定型、不稳定型心绞痛及进展性心肌梗死患者能降低病死率及再梗死率。此外，应用于血管成形术及旁路移植术也有效。对一过性脑缺血发作者，服用小剂量乙酰水杨酸（30～50mg），可防止脑血栓形成。

【不良反应及用药说明】 短期服用副作用少；长期大量服用不良反应比较明显。

1. 胃肠道反应

最为常见。口服可直接刺激胃黏膜，引起上腹不适、恶心、呕吐。较大剂量口服可引起胃溃疡及不易察觉的胃出血；原有溃疡病者，症状加重。应饭后服药，将药片嚼碎，同服抗酸药如碳酸钙，或服用肠溶片可减轻或避免以上反应。胃溃疡患者禁用。

2. 凝血障碍

一般剂量乙酰水杨酸就可抑制血小板聚集，延长出血时间。大剂量（5g/日以上）或长期服用，还能抑制凝血酶原形成，延长凝血酶原时间，维生素K可以预防。严重肝损害、低凝血酶原血症、维生素K缺乏等均应避免服用乙酰水杨酸。手术前一周应停用。

3. 过敏反应

少数患者可出现荨麻疹、血管神经性水肿、过敏性休克。某些哮喘患者服乙酰水杨酸或其他解热镇痛药后可诱发哮喘，称为“阿司匹林哮喘”。哮喘、鼻息肉及慢性荨麻疹患者禁用乙酰水杨酸。

4. 水杨酸反应

乙酰水杨酸服用剂量过大（5g/日）时，可出现头痛、眩晕、恶心、呕吐、耳鸣、视、听力减退，总称为水杨酸反应，是水杨酸类中毒的表现。严重者可出现过度呼吸、酸碱平衡失调，甚至精神错乱。严重中毒者应立即停药，静脉滴入碳酸氢钠溶液以碱化尿液，加速水杨酸盐自尿排泄。

5. 瑞夷（Reye）综合征

据报道患病毒性感染伴有发热的儿童或青年服用乙酰水杨酸后有发生瑞夷综合征的危险，表现为严重肝功能不良合并脑病，虽少见，但可致死，宜慎用。

本药与双香豆素合用时，因从血浆蛋白结合部位置换后者，提高游离型双香豆素血药浓度，增强其抗凝作用，故易致出血。本药也可置换甲磺丁脲，增强其降血糖作用，易致低血糖反应。与肾上腺皮质激素合用，也因蛋白置换而使激素抗炎作用增强，但诱发溃疡的作用也增强。本药妨碍甲氨蝶呤从肾小管分泌而增强其毒性。与呋塞米合用，因竞争肾小管分泌系统而使水杨酸排泄减少，造成蓄积中毒。

案例分析

治疗原则及治疗药物：

(1) 治疗原则 控制炎症，缓解症状。

(2) 治疗药物 非甾体抗炎药，阿司匹林、消炎痛等。

三、苯胺类

苯胺类包括非那西丁及对乙酰氨基酚，后者是前者在体内的活性代谢物，药理作用相同。因非那西丁毒性较大，已不单独使用，仅作为复方制剂的成分之一。

对乙酰氨基酚（Acetaminophen，扑热息痛）

【体内过程】 口服吸收快而完全，0.5～1h 血药浓度达高峰，$t_{1/2}$ 约 2h。在肝内与葡萄糖醛酸、硫酸结合后经肾排泄。

【药理作用及临床应用】 抑制下丘脑体温调节中枢的 PG 合成酶作用强度与阿司匹林相似，但抑制外周组织 PG 合成酶作用较弱，因此解热作用较强而持久，镇痛作用较弱，几乎无抗炎抗风湿作用。临床上常用于感冒发热、头痛、神经痛及对阿司匹林过敏或不能耐受的患者。

【不良反应及用药说明】 治疗量不良反应少，对胃刺激小，不诱发溃疡、出血及凝血障碍等，偶见过敏反应，如皮疹，严重者伴有药热及黏膜损害。长期使用或过量中毒（成人 10～15g）可导致对药物的依赖及肝、肾损害。

四、吡唑酮类

本类药物包括氨基比林、保泰松及其代谢产物羟基保泰松等。氨基比林可引起致死性粒细胞减少，已不单独使用，仅在解热镇痛复方制剂中应用。

保泰松（Phenylbutazone）及羟基保泰松（Oxyphenbutazone）

【体内过程】 口服保泰松吸收迅速完全，2h 血药浓度达峰值，吸收后 98%与血浆蛋白结合，再缓慢释出，故作用持久，血浆 $t_{1/2}$ 为 50～65h。保泰松可穿透滑液膜，在滑液膜间隙内的浓度可达血药浓度的 50%，停药后，关节组织中保持较高浓度可达 3 周之久。本药主要由肝药酶代谢为羟化物及其葡萄糖醛酸结合物。

【药理作用及临床应用】 保泰松抗炎抗风湿作用强而解热镇痛作用较弱，其抗炎作用也是通过抑制 PG 生物合成而实现。临床主要用于风湿性及类风湿关节炎、强直性脊柱炎。本药对以上疾病的急性进展期疗效很好，较大剂量可减少肾小管对尿酸盐的再吸收，故可促进尿酸排泄，可用于急性痛风。偶也用于某些高热如恶性肿瘤及寄生虫病（急性丝虫病、急性血吸虫病）引起的发热。

【不良反应及用药说明】 10%～45%的患者有不良反应，其中 10%～15%患者必须停药，故不宜大量长期用药。

① 胃肠反应最常见为恶心、上腹不适、呕吐、腹泻。饭后服药可减轻。大剂量可引起胃、十二指肠出血、溃疡，与本药抑制 PG 合成有关。溃疡病患者禁用。

② 水钠潴留。保泰松能直接促进肾小管对氯化钠及水的再吸收，引起水肿。使心功能不全者出现心衰、肺水肿。故用本药时应忌盐。高血压、心功能不全患者禁用。

③ 过敏反应有皮疹。偶致剥脱性皮炎、粒细胞缺乏、血小板减少及再生障碍性贫血，可能致死，应高度警惕。如见粒细胞减少，应立即停药并用抗菌药防治感染。

④ 肝、肾损害，偶致肝炎及肾炎。肝、肾功能不良者禁用。

⑤ 甲状腺肿大及黏液性水肿是保泰松抑制甲状腺摄取碘所致。

羟基保泰松除无排尿酸作用及胃肠反应较轻外，作用、用途及不良反应同保泰松。

保泰松诱导肝药酶，加速自身代谢，也加速强心苷代谢；还可通过血浆蛋白结合部位的置换，加强口服抗凝药、口服降糖药、苯妥英钠及肾上腺皮质激素的作用及毒性，当保泰松与这些药物合用时，应予注意。

五、其他抗炎有机酸类

吲哚美辛（Indomethacin，消炎痛）

吲哚美辛为人工合成的吲哚衍生物。口服吸收迅速而完全，3h血药浓度达峰值。吸收后90%与血浆蛋白结合。主要在肝代谢，代谢物从尿、胆汁、粪便排泄，10%～20%以原形排泄于尿中。血浆 $t_{1/2}$ 为2～3h。

【药理作用及临床应用】 吲哚美辛是最强的PG合成酶抑制药之一，有显著的抗炎及解热作用，对炎性疼痛有明显镇痛效果。但不良反应多，故仅用于其他药物不能耐受或疗效不显著的病例。对急性风湿性及类风湿关节炎的疗效与保泰松相似，约2/3患者可得到明显改善。对强直性脊柱炎、骨关节炎也有效；对癌性发热及其他不易控制的发热常能见效。

【不良反应及用药说明】 30%～50%患者用治疗量吲哚美辛后发生不良反应，约20%患者必须停药。大多数反应与剂量过大有关。

① 胃肠反应。有食欲减退、恶心、腹痛；上消化道溃疡，偶可穿孔、出血；腹泻（有时因溃疡引起）；还可引起急性胰腺炎。

② 中枢神经系统。25%～50%患者有前额头痛、眩晕，偶有精神失常。

③ 造血系统。可引起粒细胞减少、血小板减少、再生障碍性贫血等。

④ 过敏反应。常见为皮疹，严重者哮喘。本药抑制PG合成酶作用强大。“阿司匹林哮喘”患者禁用本药，因可发生哮喘。

本药禁用于孕妇、儿童、机械操作人员及精神失常、溃疡病、癫痫、帕金森病以及肾病患者。

舒林酸（Sulindac，苏林大）

舒林酸的作用及应用均似吲哚美辛，但强度不及后者的一半。其特点是作用较持久，不良反应也较少。

甲芬那酸（Mefenamic Acid，甲灭酸）、氯芬那酸（Clofenamic Acid，氯灭酸）和双氯芬酸（Diclofenac）

甲芬那酸、氯芬那酸和双氯芬酸均为邻氨苯甲酸（芬那酸）的衍生物。它们都能抑制PG合成酶而具有抗炎、解热及镇痛作用。

与其他解热镇痛药相比，并无优点。主要用于风湿性及类风湿关节炎。甲芬那酸常见不良反应有嗜睡、眩晕、头痛、恶心、腹泻，也可发生胃肠溃疡及出血；偶致溶血性贫血及骨髓抑制、暂时性肝功能及肾功能异常。连续用药一般不应超过一周。肝、肾功能损害者及孕妇慎用。氯芬那酸不良反应较少，常见头晕及头痛。双氯芬酸的抗炎作用为芬酸类中最强者，副作用更小，但偶可使肝功能异常、白细胞减少。

布洛芬（Ibuprofen，芬必得）

布洛芬是苯丙酸的衍生物。口服吸收迅速，1～2h血浆浓度达峰值，血浆 $t_{1/2}$ 2h，99%与血浆蛋白结合，可缓慢进入滑膜腔，并在此保持高浓度。口服剂量的90%以代谢物形式自尿排泄。本药是有效的PG合成酶抑制药，具有抗炎、解热及镇痛作用，主要用于治疗风湿性及类风湿关节炎，也可用于一般解热镇痛，疗效并不优于乙酰水杨酸，主要特点是胃肠反应较轻，易耐受。

不良反应有轻度消化不良、皮疹；胃肠出血不常见，但长期服用者仍应注意；偶见视力模糊及中毒性弱视，出现视力障碍者应立即停药。

萘普生（Naproxen，消炎灵）和酮洛芬（Ketoprofen，优洛芬）

本类药物中的萘普生及酮洛芬的作用及用途与布洛芬相似，但 $t_{1/2}$ 分别为12～15h和2h。

吡罗昔康（Piroxicam，炎痛喜康）

吡罗昔康属苯噻嗪类药物。口服吸收完全，2～4h血药浓度达峰值。在体外抑制PG合成酶的效力与吲哚美辛相等。对风湿性及类风湿关节炎的疗效与乙酰水杨酸、吲哚美辛及萘普生相同而不良反应少，患者耐受良好。其主要优点是血浆 $t_{1/2}$ 长（36～45h），用药剂量小，每日服1次（20mg）即可有效。由于本药为强效抗炎镇痛药，对胃肠道有刺激作用，剂量过大或长期服用可致消化道出血、溃疡，故应予注意。

临床使用NSAID时应遵循以下原则：①轻度非炎性疼痛时，首选对乙酰氨基酚止痛，疗效不佳或合并炎性疼痛时再考虑使用NSAID治疗；②任何NSAID均不宜长期、大量服用，以避免毒性反应；③不推荐同时使用两种NSAID，因为疗效不增加，而副作用会加重；④无胃肠道溃疡或出血的危险因素时，可用非选择性COX抑制剂，酌情考虑是否同时给质子泵抑制剂；⑤确需长期用药者，应避免使用非选择性NSAID；⑥需NSAID治疗的老年人应首选选择性COX-2抑制剂，但用前应评估心血管事件的发生风险；同时合并心血管疾患者，最好不选NSAID止痛，可用对乙酰氨基酚或弱阿片类药物替代；⑦合并NSAID使用禁忌证的患者可选择对乙酰氨基酚止痛或直接选择阿片类镇痛药；⑧如果连续使用两种NSAID都无效，则换用其他镇痛方法；如果一种NSAID治疗有效但是出现非重度毒性反应，应考虑换用其他NSAID；⑨用NSAID时，注意与其他药物的相互作用，如β受体阻断剂可降低NSAID药效；应用抗凝剂时，避免同时服用阿司匹林；与洋地黄合用时，应注意洋地黄中毒；⑩服用NSAID时要定期监测血压、尿素氮、肌酐、血常规和便潜血。

塞来昔布胶囊（Celecoxib Capsules；西乐葆 Celebrex）

塞来昔布是具有独特作用机制的新一代化合物，即特异性抑制环氧化酶-2。炎症刺激可诱导环氧化酶-2（COX-2）生成，因而导致炎性前列腺素类物质的合成和聚积，尤其是前列腺素 E_2，可引起炎症水肿和疼痛。而塞来昔布可通过抑制环氧化酶-2阻止炎性前列腺素类物质的产生，达到抗炎镇痛及退热作用，用于缓解成人骨关节炎和类风湿关节炎的症状和体征以及用于家族性腺瘤息肉病（FAP）的辅助治疗。

目标检测

一、选择题

1. 解热镇痛药的镇痛作用部位是（　　）。
A. 脊髓胶质层　B. 外周　C. 脑干网状结构
D. 脑室与导水管周围灰质部　E. 丘脑内部

2. 解热镇痛药解热作用的特点是（　　）。
A. 能降低正常人体温　B. 能降低发热病人的体温
C. 解热作用受环境温度的影响明显　D. 以上都不是　E. 以上都是

3. 阿司匹林的镇痛作用机制是（　　）。
A. 兴奋中枢阿片受体　B. 抑制痛觉中枢　C. 抑制外周 PG 的合成
D. 阻断中枢的阿片受体　E. 促进外周 PG 的合成

4. 阿司匹林不适用于（　　）。
A. 缓解关节痛　B. 预防脑血栓形成　C. 缓解肠绞痛
D. 预防急性心肌梗死　E. 降低体温

5. 下列药物中没有抗炎、抗风湿作用的是（　　）。
A. 阿司匹林　B. 对乙酰氨基酚　C. 吲哚美辛　D. 布洛芬　E. 保泰松

6. 伴有胃溃疡的发热病人宜选用（　　）。
A. 阿司匹林　B. 扑热息痛　C. 吲哚美辛　D. 布洛芬　E. 保泰松

7. 可引起粒细胞减少的药物是（　　）。
A. 对乙酰氨基酚　B. 布洛芬　C. 吲哚美辛　D. 阿司匹林　E. 保泰松

8. 阿司匹林的不良反应不包括（　　）。
A. 胃肠道反应　B. 凝血障碍　C. 成瘾性　D. 过敏反应　E. 水杨酸反应

9. 为减轻阿司匹林对胃的刺激，可采用（　　）。
A. 餐后服药或同服抗酸药　B. 餐前服药　C. 餐前服药或同服抗酸药
D. 合用乳酶生　E. 合用抗酸药

10. 抗炎作用最强的药物是（　　）。
A. 吡罗昔康　B. 阿司匹林　C. 双氯芬酸　D. 氯芬那酸　E. 扑热息痛

二、简答题

1. 比较阿司匹林与吗啡在镇痛作用方面的异同点。
2. 比较阿司匹林与氯丙嗪对体温的影响的异同点。

三、案例分析

一老年患者高某，有高血压病史，平时口服 ACEI 类降压药控制血压，血压控制可，本次是为行 CABG 手术住院。术后住院期间偶感风寒，肌酸、乏力等，体温 37.8℃。医生给予西乐葆治疗。问是否合适？如不适合，该如何调整？

第七节 中枢兴奋药

学习目标

说出咖啡因和尼克刹米的作用特点；了解中枢兴奋药的分类，大脑功能恢复药的作用特点。了解三类中枢兴奋药的异同。

能力目标

学会分析、解释涉及本章药物处方的合理性，具备提供用药咨询服务的能力。

中枢兴奋药（central stimulants）是能提高中枢神经系统机能活动的一类药物。根据其主要作用部位可分为三类：①主要兴奋大脑皮层的药物，如咖啡因等；②主要兴奋延脑呼吸中枢的药物，又称呼吸兴奋药，如尼可刹米等；③主要兴奋脊髓的药物，如士的宁等。这种分类是相对的。随着剂量的增加，其中枢作用部位也随之扩大，过量均可引起中枢各部位广泛兴奋而导致惊厥。脊髓兴奋药因毒性较大，无临床应用价值，故本章不做介绍。

案 例

黄某，男性，25岁，下班后因天冷生煤炉取暖，窗户紧闭，同室人员下班后发现叫其不醒，闻其室内有煤气味，随之送入医院。症状恶心、呕吐、心悸，意识轻度模糊，表情淡漠，嗜睡，面呈樱桃红色，血压下降，瞳孔缩小，对光反射迟钝。诊断为中度一氧化碳中毒。

针对此患者临床治疗原则是什么？可选用什么药物？

一、主要兴奋大脑皮层的药物

咖啡因（Caffeine，咖啡碱）

咖啡因的中枢兴奋作用较强，临床主要用作中枢兴奋药。

【药理作用及临床应用】 咖啡因有兴奋大脑皮层作用，人服用小剂量（50～200mg）即可使睡意消失，疲劳减轻，精神振奋，思维敏捷，工作效率提高。较大剂量时则直接兴奋延脑呼吸中枢和血管运动中枢，使呼吸加深加快，血压升高；在呼吸中枢受抑制时，尤为明显。中毒剂量时则可兴奋脊髓，动物发生阵挛性惊厥。咖啡因可直接兴奋心脏、扩张血管（冠状血管、肾血管等），但此外周作用常被兴奋迷走中枢及血管运动中枢的作用所掩盖，故无治疗意义。此外，咖啡因还可舒张支气管平滑肌、利尿及刺激胃酸分泌。

咖啡因主要用于对抗中枢抑制状态，如严重传染病、镇静催眠药过量引起的昏睡及呼吸循环抑制等，可肌内注射苯甲酸钠咖啡因。此外，咖啡因还常配伍麦角胺治疗偏头痛；配伍解热镇痛药治疗一般性头痛。此时，它由于收缩脑血管，减少脑血管搏动的幅度而加强以上药物止头痛的作用。

【不良反应及用药说明】 一般少见，但剂量较大时可致激动、不安、失眠、心悸、头痛；剂量过大也可引起惊厥。乳婴高热时易致惊厥，应选用无咖啡因的复方解热药。

哌甲酯（Methylphenidate）

哌甲酯又名利他林（Ritalin），中枢兴奋作用较温和，能改善精神活动，解除轻度抑制及疲乏感。大剂量也能引起惊厥。临床用于轻度抑郁及小儿遗尿症，因它可兴奋大脑皮层使之易被尿意唤醒。此外，它对儿童多动综合征有效，该病是由于脑干网状结构上行激活系统内去甲肾上腺素、多巴胺、5-羟色胺等递质中某一种缺乏所致，本药能促进这类递质的释放。本药在治疗量时不良反应较少，偶有失眠、心悸、焦虑、厌食、口干。大剂量时可使血压升高而致眩晕、头痛等。癫痫、高血压患者禁用。久用可产生耐受性，并可抑制儿童生长发育。

甲氯芬酯（Meclofenoxate，氯酯醒）

甲氯芬酯能促进脑细胞代谢，增加糖类的利用。对中枢抑制状态的患者有兴奋作用。临床用于颅脑外伤后昏迷、脑动脉硬化及中毒所致意识障碍、儿童精神迟钝、小儿遗尿等。作用出现缓慢，需反复用药。尚未发现不良反应。

吡拉西坦（Piracetam，吡乙酰胺，脑复康）

吡拉西坦能促进大脑皮层细胞代谢，增进线粒体内 ATP 的合成，提高脑组织对葡萄糖的利用率，保护脑缺氧所致的脑损伤，促进正处于发育的儿童大脑及智力的发展。用于脑外伤后遗症、慢性酒精中毒、老年人脑机能不全综合征、脑血管意外及儿童的行为障碍。

二、主要兴奋延脑呼吸中枢的药物

尼可刹米（Nikethamide，可拉明）

尼可刹米主要直接兴奋延脑呼吸中枢，也可刺激颈动脉体化学感受器而反射性兴奋呼吸中枢，能提高呼吸中枢对 CO_2 的敏感性，使呼吸加深加快。安全性大，但一次静脉注射作用仅维持数分钟。过量可致血压上升、心动过速、肌震颤及僵直、咳嗽、呕吐、出汗。因作用温和，安全范围大，临床常用于各种原因所致的中枢性呼吸抑制。一般间歇静脉注射给药效果较好。

二甲弗林（Dimefline，回苏灵）

二甲弗林直接兴奋呼吸中枢，作用强于尼可刹米、贝美格，使肺换气量及动脉 PO_2 提高，PCO_2 降低。临床用于中枢性呼吸抑制。过量可致惊厥。静脉给药需稀释后缓慢注射，并严密观察患者反应。

山梗菜碱（Lobeline，洛贝林）

山梗菜碱是从山梗菜提取的生物碱。它不直接兴奋延脑，而是通过刺激颈动脉体和主动脉体的化学感受器，反射性地兴奋延脑呼吸中枢。其作用短暂，仅数分钟，但安全范围大，不易致惊厥。临床常用于治疗新生儿窒息、小儿感染性疾病引起的呼吸衰竭以及一氧化碳中毒。剂量较大时可兴奋迷走中枢而致心动过缓、传导阻滞。过量时可因兴奋交感神经节及肾上腺髓质而致心动过速。

贝美格（Bemegride，美解眠）

贝美格中枢兴奋作用迅速，维持时间短，用量过大或注射太快也可引起惊厥。可用作巴比妥类中毒解救的辅助用药。

以上中枢兴奋药主要用于对抗中枢抑制药中毒或某些传染病引起的中枢性呼吸衰竭。它们的选择性一般都不高，安全范围小，兴奋呼吸中枢的剂量与致惊厥剂量之间的距离小。对深度中枢抑制的患者，大多数中枢兴奋药在不产生惊厥的剂量下往往无效；而且它们的作用时间都很短，需要反复用药才能长时间维持患者呼吸，因而很难避免惊厥的发生。所以除严格掌握剂量外，这类药物的应用宜限于短时就能纠正的呼吸衰竭患者。临床主要采用人工呼吸机维持呼吸，因为它远比呼吸兴奋药有效而且安全可靠。

案例分析

治疗原则及治疗药物：

(1) 速将患者转移到空气新鲜的地方，保持呼吸道通畅。

(2) 纠正缺氧，防治脑水肿，支持疗法。

(3) 呼吸兴奋剂应用　洛贝林。

目标检测

一、选择题

1. 吗啡中毒引起的呼吸抑制宜首选（　　）。

A. 尼可刹米　B. 回苏灵　C. 洛贝林　D. 咖啡因　E. 戊四氮

2. 新生儿窒息应首选（　　）。

A. 尼可刹米　B. 回苏灵　C. 洛贝林　D. 咖啡因　E. 戊四氮

3. 中枢兴奋药主要应用于（　　）。

A. 低血压状态　B. 中枢性呼吸抑制　C. 支气管哮喘所致呼吸困难

D. 呼吸机麻痹所致呼吸抑制　E. 惊厥后出现的呼吸抑制

4. 中枢兴奋药共同的主要不良反应是（　　）。

A. 心动过速　B. 血压升高　C. 头痛眩晕　D. 引起惊厥　E. 提高骨骼肌张力

二、简答题

简述中枢兴奋药的分类，每类列举1～2个药物。

三、处方分析

患者赵某，因在外与人吵架而过量服用安定导致中毒，表现为昏迷、意识丧失、呼吸频率减慢，此时医生开出了下列处方，请分析是否合理？为什么？

Rp：

氟马西尼	0.5g×10		
用法	0.5g	肌内注射	1次/2h
盐酸二甲弗林注射液	8mg×10		
用法	8mg	肌内注射	1次/2h

（顾继红，梁睿，刘斌）

第八章 作用于心血管系统药物

第一节 钙拮抗药

知识目标

1. 了解钙拮抗药的分类及代表药物名称；分析钙拮抗药的临床应用特点。
2. 说出硝苯地平、维拉帕米、地尔硫䓬的作用、临床应用、不良反应及用药说明。

能力目标

学会分析、解释涉及本章药物处方的合理性，初步具备提供关于钙拮抗剂合理用药咨询服务的能力。

钙拮抗药是指在通道水平上选择性地阻滞 Ca^{2+} 经细胞膜上的钙离子选择性通道进入细胞内，从而减少细胞内 Ca^{2+} 浓度的药物，其作用环节是阻滞 Ca^{2+} 的进入，故又称之为钙通道阻滞药（calcium channel blockers）。钙拮抗药是发展迅速的一类药物，目前已广泛用于治疗高血压、心绞痛及心律失常等疾病。

一、钙拮抗药的分类

钙拮抗药是一大类药物，在许多方面各具特点，如化学结构、功能及对组织的选择性不同，并且 Ca^{2+} 通道上的结合位点（受体）也存在差异。现已知 Ca^{2+} 通道有两大类：一类为受体调控的 Ca^{2+} 通道；另一类为电压调控的 Ca^{2+} 通道。钙拮抗药在不同发展阶段曾有过不同的分类方法，本节采用世界卫生组织（WHO）于 1987 年公布的钙拮抗药的分类方法，对钙拮抗药分类如下。

1. 选择性钙拮抗药

（1）维拉帕米（苯烷基胺）类　如维拉帕米、噻帕米、阿尼帕米、法利帕米、加洛帕米等。

（2）硝苯地平（二氢吡啶）类　如硝苯地平、尼卡地平、尼莫地平、尼群地平、尼索地平、尼伐地平、非洛地平、氨氯地平、伊拉地平、达罗地平、尼鲁地平、尼贝地平等。

（3）地尔硫䓬（苯噻氮䓬）类　地尔硫䓬。

2. 非选择性钙拮抗药

(1) 哌嗪类 如氟桂嗪、利多氟嗪、氟桂利嗪等。

(2) 普尼拉明类 如普尼拉明、芬地林等。

(3) 其他类 如哌克昔林、苄普地尔、吗多明等。

二、钙拮抗药的作用与临床应用

(一) 药理作用

鉴于 Ca^{2+} 对细胞多种生化、生理反应的影响，理论上预计钙拮抗药应有广泛的药理作用。然现有的钙拮抗药却主要作用于心血管系统而对其他组织细胞影响较小，这可能与心血管系统细胞膜上 L 型钙离子通道密度较高有关。钙拮抗药由于阻滞 Ca^{2+} 的内流，使细胞内 Ca^{2+} 量减少，从而引起各种作用。

1. 对心脏的作用

(1) 负性肌力作用 钙拮抗药使心肌细胞内 Ca^{2+} 量减少，因而呈现负性肌力作用。它可在不影响兴奋除极的情况下，明显降低心肌收缩性，这就是兴奋-收缩脱偶联（excitation-contraction decoupling）。钙拮抗药还能舒张血管降低血压，继而使整体动物中交感神经活性反射性增高，抵消部分负性肌力作用。硝苯地平的这一作用明显，可能超过其负性肌力作用而表现为轻微的正性肌力作用。收缩性减弱可使心耗氧量相应减少，又由于血管舒张，使心后负荷降低，耗氧量也将进一步减少。

(2) 负性传导和负性频率作用 窦房结和房室结等慢反应细胞的 0 相除极和 4 相缓慢除极都是 Ca^{2+} 内流所引起的，所以它们的传导速率和自律性就由 Ca^{2+} 内流所决定，因此钙拮抗药能减慢房室结的传导速率，延长其有效不应期，可使折返激动消失，用于治疗阵发性室上性心动过速。钙拮抗药对窦房结则能降低自律性，从而减慢心率。但这种负性频率作用在整体动物中也可被交感神经活性的反射性增高所部分抵消，所以钙拮抗药治疗窦性心动过速的疗效欠佳，硝苯地平更差。

(3) 心肌缺血时的保护作用 缺血时，心肌细胞的能量代谢出现障碍，渐趋耗竭，使心细胞各项功能衰退。由于钠泵、钙泵抑制及钙的被动转运加强，使细胞内钙积储，形成“钙超负荷”，最终引起细胞坏死。钙拮抗药可减少细胞内钙量，避免细胞坏死，起到保护作用。

2. 对血管平滑肌的作用

血管平滑肌细胞的收缩也受细胞内 Ca^{2+} 量的调控，其细胞内 Ca^{2+} 量主要来自经钙通道而内流者。细胞内 Ca^{2+} 量多，将通过钙调蛋白激活肌凝蛋白轻链激酶（MLCK），后者催化肌凝蛋白轻链的磷酸化，继而触发肌纤、肌凝蛋白的相互作用而引起收缩。

钙拮抗药阻滞 Ca^{2+} 的内流，能明显舒张血管，主要舒张动脉，对静脉影响较小。动脉中又以冠状血管较为敏感，能舒张大的输送血管和小的阻力血管，增加冠脉流量及侧支循环量，对治疗心绞痛有效。脑血管也较敏感，尼莫地平和氟桂嗪舒张脑血管作用较强，能增加脑血流量。钙拮抗药也舒张外周血管，解其痉挛，可用于治疗外周血管痉挛性疾病，如雷诺病。

三种钙拮抗药心血管效应的比较见表 8-1。

表 8-1　三种钙拮抗药心血管效应的比较

效　应	维拉帕米	硝苯地平	地尔硫䓬
负性肌力作用	4	1	2
负性频率作用	5	1	5
负性传导作用	5	0	4
舒张血管作用	4	5	3

注：0～5 指作用强度由弱到强。

3. 对其他平滑肌的作用

在其他平滑肌中，钙拮抗药对支气管平滑肌的松弛作用较为明显，较大剂量也能松弛胃肠道、输尿管及子宫平滑肌。钙拮抗药治疗和防止哮喘有效，此时除松弛支气管平滑肌外，还能减少组胺的释放和白三烯 D_4 的合成，又有减少黏液分泌的作用。

4. 改善组织血流的作用

钙拮抗药通过对血小板和红细胞的影响而改善组织血流。

(1) 抑制血小板聚集　Ca^{2+} 促使血小板第一时相的可逆性聚集和第二时相的不可逆性聚集，因此钙拮抗药能抑制血小板聚集。

(2) 增加红细胞变形能力，降低血液黏滞度　正常时红细胞有良好的变形能力，能缩短其直径而顺利通过毛细血管，保持正常血液黏滞度。当红细胞内 Ca^{2+} 增多时，其变形能力降低，血黏滞度增高，易引起组织血流障碍。钙拮抗药能减少红细胞内 Ca^{2+} 量，即能降低血黏滞度。

5. 其他作用

(1) 抗动脉粥样硬化作用　钙拮抗药能防止实验性动脉粥样硬化的发生，这一作用与多种效应有关，如减少细胞内 Ca^{2+} 的超负荷；抑制血小板聚集；减少血管痉挛收缩或舒张血管；抑制血管壁肥厚增殖，特别是对血管平滑肌细胞的增殖。

(2) 抑制内分泌腺的作用　较大剂量的钙拮抗药能抑制多种内分泌功能，如脑垂体后叶分泌催产素、加压素，垂体前叶分泌促肾上腺皮质激素、促性腺激素、促甲状腺激素，胰导素及醛固酮的分泌。此外，还能抑制交感神经末梢对去甲肾上腺素的释放，表现出微弱的非特异性抗交感作用。

(二) 作用方式

各类钙拮抗药作用略有差异，各有侧重面，不能用统一的构效关系或一种机制来解释其作用。兹介绍与作用方式有关的几个问题。

1. 钙通道的三种功能状态

电压门控性钙通道受电压调控，在不同电压影响下，通道发生构象变化而表现出不同的功能状态。一般设想它有双重门控系统即激活门与失活门，并有三种功能状态即静息态、开放态和失活态（图 8-1）。静息态时通道关闭，Ca^{2+} 不能通过，通道的激活门关闭而失活门打开，此时，通道小孔被激活门所闭。细胞兴奋除极时通道转为开放态，Ca^{2+}内流，此时，激活门开放，失活门由开放而缓慢趋于关闭，通道小孔开放。随后是失活态，通道关闭，Ca^{2+}不能通过，此时，失活门关闭，激活门由开放而趋于关闭，小孔为失活门所闭。失活是恢复过程，经静息态为下次除极后的开放做好准备。一般，钙拮抗药与静息态的亲和性较低，而对其他状态作用较显著，如维拉帕米作用于开放态，地尔硫草作用于失活态，硝苯地平则主要作用于失活态。

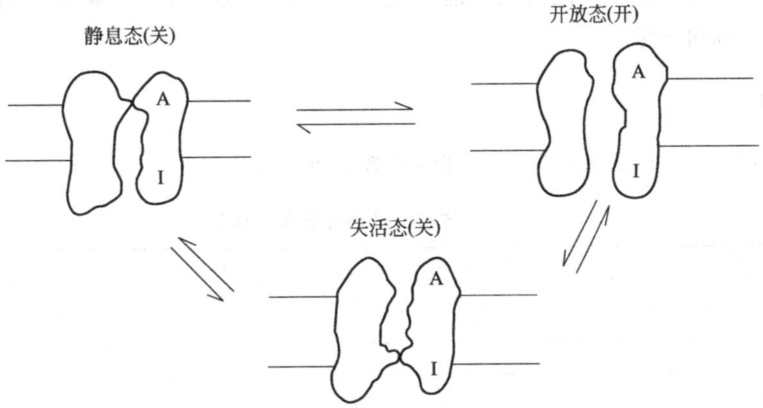

图 8-1　通道三种功能状态

A—激活门；I—失活门

2. 频率依赖性

电压门控钙通道的功能和药物对它的作用深受电压的影响，称为“电压依赖性”。此外，药物的作用还呈“频率或使用依赖性”，即通道开放愈频繁，药物的阻滞作用愈强。这样，药物对高频除极的细胞更为有效，治疗频率较高的室上性心动过速就远比治疗频率较低的室性心动过速更为有效。各类钙拮抗药的“频率依赖性”程度不一，维拉帕米和地尔硫草有明显的“频率依赖性”，而硝苯地平则无。

3. 受体间的相互影响

三类钙拮抗药的受体，即它们在钙通道α_1亚单位的结合部位已如前述。这几类受体在钙通道中又相互作用而影响各自对钙拮抗药的亲和力，例如二氢吡啶受体或地尔硫草受体各被药物占领后，都会提高另一方对药物的亲和力。又如维拉帕米受体被占领后，就会减弱另两类受体对药物的亲和力。反之，另两类受体被占领，也将减弱维帕米受体对药物的亲和力。钙通道中药物受体的发现可提示钙拮抗药的作用不是简单的药物分子阻塞通道，而是经通道蛋白构象改变而发生的，又提示体内可能有内源性激动物或阻滞物存在，调控着钙通道。

（三）临床应用

钙拮抗药的临床应用主要是防治心血管系统疾病，近年来也试用于其他系统疾病。

1. 高血压

高血压时血管平滑肌细胞的Ca^{2+}内流有所增加，因此钙拮抗药治疗有效。三类钙拮抗药都可应用。

硝苯地平控制严重高血压效果较好，用药中并不伴发显著的反射性心动过速，也不引起体位性低血压。长期应用后，全身外周阻力下降 30%～40%，肺循环阻力也下降。后一作用特别适合于并发心性哮喘的高血压危象患者。

维拉帕米和地尔硫䓬治疗轻、中度高血压有效，可以单用，也可与其他抗高血压药合用。单用时可使 40%～45%原发性高血压患者的血压得到控制，对老年人疗效较好。两药常能增加心、脑、肾血流量，改善其功能，也适于治疗并发外周动脉阻塞性疾病的高血压。静脉注射可治疗高血压危象。

2. 心绞痛

钙拮抗药对各型心绞痛都有不同程度的疗效，见表 8-2。

表 8-2 钙拮抗药的治疗应用比较表

疾病名称	维拉帕米	硝苯地平	地尔硫䓬
稳定型心绞痛	+++	+++	+++
变异型心绞痛	+++	+++	+++
不稳定型心绞痛	+++	+++	+++
阵发性室上性心动过速	+++	−	++
心房颤动、扑动	++	−	++
高血压	++	+++	+
肥厚性心肌病	+	−	−
雷诺病	++	++	+
脑血管痉挛(出血后)	−	+	

注：+++很常用，++常用，+可用，−不用。

(1) 变异型心绞痛　常在休息时如夜间或早晨发作，由冠状动脉痉挛所引起。钙拮抗药是治疗的首选药物，三种药物都能收到良好效果，疗效基本相等。

(2) 稳定型（劳累型）心绞痛　常见于冠状动脉粥样硬化患者，休息时并无症状，此时心脏血液供求关系是平衡的。劳累时心脏做功增加，血液供不应求，导致心绞痛发作。钙拮抗药通过舒张冠脉、减慢心率、降低血压及心收缩性而发挥治疗效果。维拉帕米的负性肌力、负性频率作用较明显，地尔硫䓬降低血压、减慢心率作用较强，两药都可应用。硝苯地平降低后负荷较明显，但其反射性加快心率的作用可能诱发心绞痛，所幸长期给药时未见此不良反应。

(3) 不稳定型心绞痛　较为严重，昼夜都可发作，由动脉粥样硬化斑块形成或破裂及冠脉张力增高所引起。维拉帕米和地尔硫䓬疗效较好，硝苯地平宜与β受体阻断药合用。

3. 心律失常

钙拮抗药治疗室上性心动过速及后除极触发活动所致的心律失常有良好效果。三类钙拮抗药减慢心率的作用程度有差异。维拉帕米和地尔硫䓬减慢心率作用较明显。硝苯地平较差，甚至反射性加速心率，因此它不用于治疗心律失常。

对阵发性室上性心动过速，静脉注射维拉帕米或地尔硫䓬可迅速中止发作，口服则可预防发作。两药对房室结的减慢传导和延长不应期的作用可以取消折返激动，使由折返所引起的阵发性室上性心动过速有 90%以上转复为窦性节律，合用β受体阻断药还可维持此效。

房颤时静脉注射两药能抑制房室传导而减少冲动下达心室，控制心室频率，并使少数新发病患者转复为窦性节律。地尔硫䓬合用地高辛控制房颤时的心室频率效果最好。

4. 肥厚性心肌病

肥厚性心肌病时，心肌细胞内 Ca^{2+} 量超负荷，因此钙拮抗药治疗有效。它能改进舒张功能。维拉帕米疗效较好，还能减轻左心室流出道狭窄。

5. 脑血管疾病

尼莫地平、氟桂嗪等钙拮抗药能较显著舒张脑血管，增加脑血流量。治疗短暂性脑缺血发作、脑血栓形成及脑栓塞等有效。治疗或预防蛛网膜下腔出血所致的脑血管痉挛有效，可减少神经后遗症及病死率。维拉帕米、氟桂嗪等还能有效地预防偏头痛，长期用药三个月以上也可用作治疗，能减轻症状，减少发作频率及发作时间。

6. 其他

雷诺病时由寒冷及情绪激动引起的血管痉挛可被钙拮抗药所解除，常用尼莫地平、硝苯地平。另外，支气管哮喘、食管贲门失弛缓症、急性胃肠痉挛性腹痛、早产、痛经等用钙拮抗药治疗也有效。

案 例

戴某，男，65 岁，“高血压病”病史 5 年，血压最高 175/95mmHg，平时服用“美托洛尔”降压治疗，血压控制在 160/90mmHg 左右，心率控制在 55～60 次/min，为进一步控制血压以联合哪类降压药物为宜？在使用过程中需注意哪些事项？

三、选择性钙拮抗药

硝苯地平（Nifedipine）

【药理作用】 硝苯地平又名心痛定，作用与维拉帕米不同，它对窦房结、房室结及心肌收缩的抑制作用较弱，对血管的舒张作用明显。给药量略大反能加速房室传导，是交感神经活性反射性增高之故。与此同理，在整体中它对心肌也不降低收缩性，因此可与β受体阻断药合用。

硝苯地平能舒张冠脉特别是已痉挛收缩的狭窄冠脉，故能增加缺血区流量，可治心绞痛，也能舒张外周小动脉，降低血压，可治高血压。硝苯地平还降低肺血管阻力及肺动脉压，可治疗肺动脉高压症。

【体内过程】 口服吸收良好，经 10min 生效，1～2h 达最大效应，作用维持 6～7h。舌下含服作用较口服迅速。喷雾给药 10min 即出现降压作用，经 1h 疗效最显著，约 3h 后血压回升（个别可持续 11h）。静脉注射 10min 内可降低血压 21%～26%。

【临床用途】

① 用于预防和治疗冠心病心绞痛，特别是变异型心绞痛和冠状动脉痉挛所致心绞痛。对呼吸功能没有不良影响，故适用于呼吸道阻塞性疾病的心绞痛患者，其疗效优于β受体拮

抗剂。

② 用于各种类型的高血压，对顽固性、重度高血压也有较好疗效。

③ 由于能降低后负荷，对顽固性充血性心力衰竭亦有良好疗效，宜于长期服用。

【不良反应及注意事项】 不良反应发生率达20%，一般较轻，主要是低血压。长期用药约有5%患者出现头痛。少数患者偶见心肌缺血症状加重，可能是严重冠脉阻塞、心率加快、血压过低所致。妊娠期妇女禁用。低血压患者慎用。

【药物相互作用】 与其他降压药同用可致血压过低；与β受体拮抗剂同用可导致血压过低、心功能抑制、心力衰竭；突然停用β受体拮抗剂治疗而启用本品，偶可发生心绞痛，需逐步递减前者用量；与蛋白结合率高的药物，如双香豆素、洋地黄类、苯妥英钠、奎尼丁、奎宁、华法林等合用时，这些药物的游离浓度常发生改变；与硝酸酯类药物合用，治疗心绞痛作用可增强；与西咪替丁等合用时本品的血药浓度峰值增高，须注意调整剂量。

【其他药物作用及应用特点】

(1) 尼卡地平（Nicardipine） 作用与硝苯地平相似，能松弛血管平滑肌，产生明显的血管扩张作用。其降压作用迅速。对脑血管也有扩张作用。用于治疗高血压、脑血管疾病、脑血栓形成或脑出血后遗症及脑动脉硬化症等。

(2) 尼鲁地平（Niludipine） 作用与硝苯地平相似，扩张冠状动脉的作用比之强3～10倍，持续时间较之长1倍。心率及血压下降时冠脉流量仍有增加，可能是由于静脉回流增加所致。对心肌耗氧量无影响。均有较强的降压作用，且持久。具有负性肌力作用和负性频率作用。用于治疗心绞痛。

(3) 尼群地平（Nitrendipine） 为选择作用于血管平滑肌的钙拮抗药。它对血管的亲和力比对心肌大，对冠状动脉的选择作用更佳。能降低心肌耗氧量，对缺血性心肌有保护作用。可降低总外周阻力，使血压下降。用于治疗冠心病及高血压，尤其是患有这两种疾病的患者，也可用于充血性心力衰竭。

(4) 尼索地平（Nisoldipine） 为当前最强的钙拮抗药，具有选择性地扩张冠状动脉作用，比硝苯地平强4～10倍。对心率及心收缩力的影响极小。能降低心肌耗氧量及总外周阻力，也可增加冠脉侧支循环，使冠脉流量增加。用于治疗缺血性心脏病、充血性心力衰竭及高血压病患者，对冠心病合并高血压的患者尤为适宜。

(5) 尼莫地平（Nimodipine） 为选择性地作用于脑血管平滑肌的钙拮抗药，对外周血管的作用较小，故降压作用较小。对缺血性脑损伤有保护作用，尤其对缺血性脑血管痉挛的作用更明显。近来有资料表明它有保护或促进记忆作用。用于治疗脑血管疾患，如脑血管灌流不足、脑血管痉挛、蛛网膜下腔出血、脑卒中和偏头痛等。对突发性耳聋也有一定疗效。

(6) 非洛地平（Felodipine） 作用与硝苯地平相似，对冠脉及外周血管均有扩张作用，高浓度时兼有抑制钙调素的作用从而干扰细胞内钙的利用。可增加冠状窦血流量，降低全身及冠脉血管阻力，使血压下降。用于治疗高血压病、缺血性心脏病和心力衰竭患者。

(7) 氨氯地平（Amlodiping） 作用与硝苯地平相似，但对血管的选择性更强，可舒张冠状血管和全身血管，增加冠脉血流量，降低血压，产生作用缓慢，但持续时间长。用于治疗高血压，单独应用或与其他抗高血压药合用均可，也可用于稳定型心绞痛患者，尤其是对硝酸盐和β受体阻断剂无效者。

(8) 尼伐地平（Nivaldipine） 与Ca^{2+}通道特异部位的结合力比硝苯地平强10倍，作用持续时间亦较之长2～3倍。血管扩张作用选择性强，对心脏的作用较小，故降低血压作用明显。此外，尚有抗心绞痛及抗动脉粥样硬化作用。用于防治心绞痛、高血压、脑血管痉挛及缺血性心脏病。

(9) 马尼地平（Manidipine） 对血管的选择性高，降压作用强而持久，能增加肾血流量，对心脏的作用较弱。用于高血压。

【二氢吡啶类用药指导要点】

① 二氢吡啶类钙拮抗药没有绝对禁忌证，但心动过速与心力衰竭患者应慎用，如必须使用，则应慎重选择特定制剂，如氨氯地平等长效药物。

② 急性冠脉综合征患者一般不推荐使用短效硝苯地平。

维拉帕米（Verapamil）

【药理作用】 维拉帕米在离体实验能降低窦房结起搏细胞自律性，减慢窦性频率，但在整体实验中，此作用被反射性的交感神经兴奋所部分抵消，人体用药后窦性频率减慢约10%，对房室结的传导性也能抑制，主要对房室结的上部、中部有作用，对下部作用较差。过大剂量可使窦房结、房室结电活动消失。口服 120mg 使心电图 P-R 间期延长。维拉帕米是治疗阵发性室上性心动过速的首选药物。

维拉帕米能舒张冠状血管及外周血管，增加缺血心肌冠脉流量，增加侧支循环流量，也降低外周阻力，降低血压。

【体内过程】 口服吸收完全，t_{max}为 30～40min，30min 起效，维持 5～6h。口服的85%经肝灭活，故口服剂量较静脉注射剂量大 10 倍。在血浆中 90%与血浆蛋白结合。静脉注射后 1～2min 开始作用，10min 达最大效应，作用持续 15min。

【临床用途】 用于抗心律失常及抗心绞痛。对于阵发性室上性心动过速最有效，对房室交界区心动过速疗效也很好，也可用于心房颤动、心房扑动、房性早搏。

【不良反应及注意事项】 约 10%患者出现不良反应，有 1%患者需停用药物。口服易致胃肠道症状，静脉注射可致血压下降，偶见房室传导阻滞及心肌收缩力下降，故禁用于严重心衰及中、重度房室传导阻滞患者。

【药物相互作用】 若与β受体拮抗剂合用，易引起低血压、心动过缓、传导阻滞，甚至停搏；与地高辛合用可使后者的血药浓度升高，如需合用时应调整地高辛剂量。

【其他药物作用及应用特点】

(1) 戈洛帕米（Gallopamil） 其药理作用与维拉帕米相似，但较之强 3～4 倍。可舒张血管，使血压下降；抑制心脏窦房结自动节律，使心率减慢。

(2) 噻帕米（Tiapamil） 对心肌缺血有保护作用，能减少室性早搏的发生率，可缩小心肌梗死面积。可用于心律失常（阵发性室上性心动过速、室上性或室性早搏），也可用于心绞痛和高血压。

(3) 法利帕米（Falipamil） 对心脏有选择性作用，特别是对窦房结的抑制作用可产生明显的抗心动过速，降低心肌耗氧量，对心肌局部缺血有保护作用。适用于心绞痛和窦性心动过速的治疗。

地尔硫䓬（Diltiazem）

口服后吸收迅速完全，$t_{1/2}$约 4h。在血浆中与蛋白结合率为 80%。由肝灭活约 65%。

【作用与应用】 地尔硫䓬对心脏的电生理作用与维拉帕米相似，能明显抑制窦房结自律性而减慢心率，也减慢房室结传导性，适于治疗阵发性室上性心动过速。它对血管的作用接近硝苯地平，能增加冠脉流量。对心肌还有非竞争性拮抗β受体的作用，可防治心绞痛、雷诺病及偏头痛等。

用于室上性心律失常、典型心绞痛、变异型心绞痛、老年人高血压等。

【不良反应及注意事项】 较少，约2%～5%患者可能出现，注射给药可引起房室传导阻滞及低血压。其他副作用有皮疹、头痛、面部潮红等。缓释片不能嚼服。有Ⅱ度以上房室传导阻滞或窦房传导阻滞患者以及妊娠期妇女禁用。

【非二氢吡啶类钙拮抗药用药指导要点】 非二氢吡啶类钙拮抗药常见副作用包括抑制心脏收缩功能和传导功能，故2～3度房室传导阻滞、心力衰竭患者禁止使用，在使用前应详细询问病史，应进行心电图检查，并在用药2～6周内复查。

四、非选择性钙拮抗药

（1）氟桂嗪（Cinnarizine） 对血管平滑肌有扩张作用，能显著改善脑循环及冠脉循环，据报告还有防治血管脆化的作用。用于治疗脑血栓形成、脑栓塞、脑动脉硬化、脑出血恢复期、蛛网膜下腔出血恢复期、脑外伤后遗症、内耳眩晕症、冠状动脉粥样硬化、由于末梢循环不良引起的疾患等。

（2）利多氟嗪（Lidoflazine） 选择性地扩张冠状动脉，且有增强腺苷扩张冠状动脉的作用，可明显增加冠脉流量，并能促进侧支循环。能降低心脏前后负荷，减慢心率。用于治疗心绞痛。

（3）氟桂利嗪（Flunarizine） 其药理及应用与桂利嗪相似，有血管扩张作用。此外它对注意力减弱、记忆力障碍、易激动以及平衡功能障碍、眩晕等均有一定疗效。用于老年患者。

（4）普尼拉明（Prenylamine） 除具有阻滞Ca^{2+}内流作用外，尚具有抑制磷酸二酯酶和抗交感神经作用。降低心肌收缩力和松弛血管平滑肌，增加冠脉流量，同时能降低心肌耗氧量。另据报告尚有促进侧支循环的作用。用于心绞痛的防治。此外，还能抑制心室的传导和减弱心肌收缩力，对早搏和室性心动过速有一定效果。

（5）芬地林（Fendiline） 化学结构及作用与普尼拉明极相似。用于治疗劳力型心绞痛。

（6）哌克昔林（Perhexiline） 具有抑制Ca^{2+}内流作用，能舒张血管平滑肌，明显扩张冠状动脉，对心绞痛效果较好。但由于其不良反应较多（周围神经炎、颅内压升高、肝功能障碍），限制了它作为首选抗心绞痛药。本品同时能减慢心率，减轻左心室负荷，从而降低心肌耗氧量。用于治疗心绞痛有较好疗效。用于室性心律失常亦有效，对室上性心律失常疗效较差。对其他抗心律失常药无效的患者往往有效。

（7）苄普地尔（Bepridil） 具有阻滞Ca^{2+}、K^+、Na^+通道作用，还具有抑制钙调蛋白的作用。其Ca^{2+}通道阻滞作用可降低窦房结自律性，减慢心率及延缓房室传导，能舒张血管平滑肌，能使血压下降，但作用温和，不致引起反射性交感神经兴奋。它还可使冠脉流量增加。其Na^+通道阻滞作用可抑制心室自律组织的异常自律性，可阻滞心肌缺血诱发的心律失常。其K^+外流阻滞作用可使动作电位时间延长、QT间期延长、心室有效不应期/动作电位时间比值延长，这一作用同第Ⅲ类抗心律失常药物相似，故可发挥Ⅰ、Ⅲ、Ⅳ类抗心律失常药物的作用。其抑制钙调蛋白的作用也与血管舒张及抗心律失常有关。此外，尚具有良好的抗心肌缺血作用，这与它可增加心肌供氧和减少心肌耗氧有关。用于治疗心绞痛、各种心律失常、高血压。

(8) 吗多明（Molsidomine） 可扩张血管平滑肌（特别是静脉和小静脉的平滑肌），使血压轻度下降，回心血量减少，心排血量降低，心脏工作负荷减轻，心肌耗氧减少。此外尚能扩张冠状动脉，促进侧支循环，改善缺血心肌部位的血液分布，作用迅速而持久。可用于防治心绞痛的发作。

案例分析

老年患者，“高血压病”病史5年，无其他基础疾病，血压应控制在150/90mmHg以下。该患者最高血压及服用美托洛尔后血压均以收缩压升高为主，且目前心率已控制在55～60次/min。对于老年单纯性收缩期高血压患者宜选用二氢吡啶类钙拮抗药。

二氢吡啶类钙拮抗药常见的不良反应包括反射性交感神经激活导致的心跳加快、面部潮红、脚踝部水肿、牙龈增生等。

目标检测

一、选择题

1. 对心肌收缩力抑制作用最强的钙拮抗剂是（　　）。
A. 尼莫地平　B. 硝苯地平　C. 维拉帕米　D. 尼群地平　E. 氨氯地平

2. 广泛应用于脑血管疾病的钙拮抗剂是（　　）。
A. 尼莫地平　B. 硝苯地平　C. 维拉帕米　D. 尼群地平　E. 氨氯地平

3. 钙拮抗剂对血管的作用机制是（　　）。
A. 阻滞钙离子内流　B. 阻滞钠离子内流　C. 阻滞钾离子内流
D. 阻滞钙离子外流　E. 阻滞钠离子外流

4. 治疗高血压危象可以选用哪种钙离子拮抗剂（　　）。
A. 尼莫地平　B. 硝苯地平　C. 维拉帕米　D. 尼群地平　E. 氨氯地平

5. 具有选择性扩张脑血管作用的钙拮抗剂是（　　）。
A. 尼莫地平　B. 硝苯地平　C. 维拉帕米　D. 尼群地平　E. 氨氯地平

6. 下列哪种药物不属于钙拮抗剂（　　）。
A. 尼莫地平　B. 硝苯地平　C. 维拉帕米　D. 硝酸甘油　E. 地尔硫䓬

7. 阵发性室上性心动过速首选药物是（　　）。
A. 尼莫地平　B. 硝苯地平　C. 维拉帕米　D. 尼群地平　E. 氨氯地平

8. 可用于治疗心力衰竭的钙通道阻滞药物是（　　）。
A. 硝酸甘油　B. 硝苯地平　C. 哌唑嗪　D. 硝普钠　E. 地西泮

9. 易引起踝部水肿的药物是（　　）。
A. 尼莫地平　B. 硝苯地平　C. 维拉帕米　D. 尼群地平　E. 氨氯地平

二、简答题

1. 简述钙拮抗剂的分类及代表药物名称。
2. 简述常见钙拮抗剂的临床应用与用药说明。

（谢诚，韦翠萍）

第二节 抗高血压药

知识目标

1. 叙述常用降压药的药理作用、临床用途及不良反应。
2. 了解其他抗高血压药物的药理作用、临床用途及不良反应。

能力目标

学会分析、解释涉及本章药物处方的合理性，初步具备提供关于抗高血压药物合理用药咨询服务的能力。

案 例

刘某，男，66岁，“高血压病”病史5年，血压最高160/95mmHg，“糖尿病”病史3年，之前规律服用氨氯地平降压治疗，血压控制在145/85mmHg，近期门诊复诊后加用培哚普利进一步控制血压，患者主诉服药后出现夜间阵发性干咳，试分析可能原因并对其治疗方案进行调整。

高血压最大的危害是导致心、脑、肾等重要器官的严重病变，包括脑血管意外、心肌梗死、心功能不全、肾功能不全及外周血管供血不足等。2003年世界卫生组织-国际高血压学会和2005年中国高血压联盟规定未应用降压药者血压≥140/90mmHg者即可诊断为高血压。高血压可分为原发性高血压及继发性高血压，其共同的病理基础是小动脉痉挛性收缩，周围血管阻力增加，从而使血压升高。合理应用抗高血压药，能控制血压并减少或防止心、脑、肾等并发症，包括心衰、猝死等，从而降低发病率及死亡率，延长寿命。多数高血压患者最终需长期服药以控制症状。若能配合非药物治疗，如低盐饮食、减少饮酒、控制体重、改变生活方式等，则可取得更好的效果。

一、抗高血压药物的分类

血压的生理调节极为复杂，在众多的神经体液调节机制中，交感神经系统、肾素-血管紧张素-醛固酮系统（renin-angiotensin-aldosterone system，RAAS）及内皮素系统起着重要作用，许多抗高血压药物往往通过影响这些系统而发挥降压效应。根据药物在血压调节系统中的主要影响及部位，可将抗高血压药物分成以下几类。

1. 利尿降压药

（1）噻嗪类利尿药 如氢氯噻嗪、氯噻酮等。

（2）袢利尿药 如呋塞米、依他尼酸等。

（3）保钾利尿药 如螺内酯、氨苯蝶啶等。

2. 交感神经抑制药

（1）中枢性降压药 如甲基多巴、可乐定等。

(2) 神经节阻断药 如美加明等。

(3) 去甲肾上腺素能神经末梢阻滞药 如利血平、胍乙啶等。

(4) 肾上腺素受体阻断药

① α受体阻断药。如哌唑嗪等。

② β受体阻断药。如普萘洛尔、美托洛尔等。

③ α和β受体阻断药。如拉贝洛尔、卡维地洛等。

3. 钙拮抗药

如硝苯地平、维拉帕米、地尔硫䓬等。

4. RAAS系统抑制药

(1) 血管紧张素Ⅰ转化酶抑制药(ACEI) 如卡托普利、依那普利、雷米普利等。

(2) 血管紧张素Ⅱ受体阻断药(ARB) 如氯沙坦、替米沙坦、厄贝沙坦等。

5. 血管扩张药

(1) 直接舒张血管平滑肌药 如肼屈嗪、硝普钠等。

(2) 钾通道开放药 如二氮嗪、米诺地尔等。

二、常用抗高血压药

目前，我国临床常用的一线抗高血压药物是利尿药、钙拮抗药、β受体阻断药、血管紧张素转化酶抑制药以及血管紧张素Ⅱ受体阻断药等。

(一) 利尿药

利尿药是治疗高血压的常用药，常单独治疗轻度高血压，也常与其他降压药联用以治疗中、重度高血压。一般认为利尿药初期降压机制是排钠利尿，造成体内 Na^+、水负平衡，使细胞外液和血容量减少。长期应用利尿药，当血容量及心输出量已逐渐恢复至正常时，血压仍可持续降低，其可能机制如下：①因排钠而降低动脉壁细胞内 Na^+ 的含量，并通过 Na^+-Ca^{2+} 交换机制，使胞内 Ca^{2+} 量减少；②降低血管平滑肌对血管收缩剂如去甲肾上腺素的反应性；③诱导动脉壁产生扩血管物质，如激肽、前列腺素等。摄入大量 NaCl 能对抗利尿药的降压作用，限制 NaCl 摄入则能增强其降压作用，说明排 Na^+ 是利尿药降压的重要原因。

临床治疗高血压以噻嗪类利尿药为主，但长期应用常致不良反应，如降低血钾、钠、镁，增加血中总胆固醇、甘油三酯及低密度脂蛋白胆固醇含量，增加尿酸及血浆肾素活性。大剂量噻嗪类利尿药还可加剧高脂血症、降低糖耐量等，但使用低剂量的氢氯噻嗪则可避免代谢方面的副作用，其他如呋塞米、氨苯蝶啶等也可应用。

一般情况下，高效利尿药不作为轻症高血压的一线药，而用于高血压危象及伴有慢性肾功能不良的高血压患者，因其不降低肾血流，并有较强的利 Na^+ 作用。

【用药指导要点】

① 袢利尿剂和噻嗪类利尿剂均可引起低血钾，长期应用应定期监测血钾，并适量补钾。

② 痛风患者禁用噻嗪类利尿剂，对高尿酸血症以及明显肾功能不全者慎用，如需使用

利尿剂，应使用袢利尿剂。

③ 保钾利尿剂在利钠排水的同时不增加钾的排出，在与其他具有保钾作用的降压药如ACEI或ARB合用时需注意发生高钾血症的危险。

④ 螺内酯长期应用有可能导致男性乳房发育等不良反应。

⑤ 由于服用利尿剂后小便量和小便次数会增加，故建议早晨服用，以免夜尿增多影响睡眠而进一步加重高血压。

⑥ 在利尿剂治疗的同时，应适当限制钠盐的摄入量。

知识链接

吲达帕胺

吲达帕胺属非噻嗪类利尿药，具有轻度利尿和钙拮抗作用，降压作用温和，疗效确切，且有心脏保护作用。不良反应少，不引起血脂改变，对伴有高脂血症患者可用吲达帕胺代替噻嗪类利尿药。

（二）肾上腺素受体阻断药

1. β受体阻断药

β受体阻断药最初用于治疗心绞痛，临床应用中偶然发现该类药物能使心绞痛合并高血压患者的血压降低，随后的研究证实普萘洛尔和其他β受体阻断药均能有效地降低血压，现在是治疗高血压的常用药物。

普萘洛尔（Propranolol）

普萘洛尔的降压作用是其β受体阻断作用所致，其机制主要有：①阻断心β_1受体，减少心输出量，因而降低血压；②肾交感神经通过β_1受体促使邻球器分泌并释放肾素，普萘洛尔能抑制之，从而降低血压；③阻断某些支配血管的去甲肾上腺素能神经突触前膜的β_2受体，抑制其正反馈作用而减少去甲肾上腺素的释放；④下丘脑、延髓等部位有β受体，中枢给予微量普萘洛尔能降低血压，同量静脉注射却无效。与之相反的证据是，不能进入中枢的β阻断药，却有降压作用。因此中枢β受体在血压调节中的意义，尚待阐明。见图8-2。

使用普萘洛尔数天后，收缩压下降15%～20%，舒张压下降10%～15%，合用利尿药降压作用更显著。静脉注射普萘洛尔后可使心率减慢，心输出量减少，但血压仅略降或不降，这是压力感受器反射使外周阻力增高的结果。有少数人使用β受体阻断药后，总外周阻力增高，推测是激活了血管的α受体，故患有外周血管疾病者禁用本药。

β受体阻断药已广泛用于治疗高血压，对轻、中度高血压有效，对高血压伴心绞痛者还可减少发作。此外，对伴有心输出量及肾素活性偏高者和伴脑血管病变者疗效也较好。普萘洛尔的用量个体差异较大，一般宜从小剂量开始，以后逐渐递增，但每日用量以不超过300mg为宜。在β受体阻断药中，选择性β_1受体阻断药美托洛尔（Metoprolol）、阿替洛尔（Atenolol）的作用优于普萘洛尔，它们在低剂量时主要作用于心脏，而对支气管的影响小，对伴有阻塞性肺疾患者相对安全些。

其他选择性β_1受体阻断药有美托洛尔、比索洛尔等。

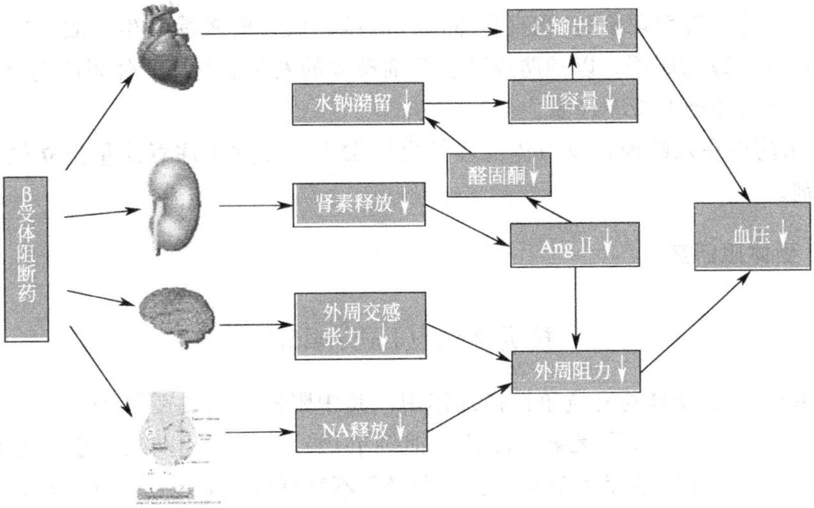

图 8-2　普萘洛尔抗高血压作用机制示意

【用药指导要点】

① 常见的不良反应有疲乏、肢体冷感、激动不安、胃肠不适等，还可能影响糖、脂代谢，故糖尿病患者应注意血糖波动，而血脂异常患者应定期监测血脂。

② 高度心脏传导阻滞、哮喘患者为禁忌证，慢性阻塞型肺病、运动员、周围血管病或糖耐量异常者慎用，必要时也可慎重选用高选择性β受体阻断药。

③ 长期应用者突然停药可发生反跳现象，即原有的症状加重或出现新的表现，较常见的有血压反跳性升高，伴头痛、焦虑等，称之为撤药综合征，故应逐渐减量，一般每 2～4 天减一次量，2 周内减完。

2. α受体阻断药

绝大多数高血压患者存在外周阻力增高，α受体阻断药能阻断儿茶酚胺对血管平滑肌的收缩作用，使收缩状态的小动脉舒张，产生降压效应，

哌唑嗪（Prazosin）

哌唑嗪能选择性地阻断突触后膜 α_1 受体，能松弛血管平滑肌，产生降压效应。它不影响 α_2 受体，不会引起明显的反射性心动过速，也不增加肾素的分泌。

该药口服易吸收，2h 内血药浓度达峰值，生物利用度为 60%，$t_{1/2}$ 为 2.5～4h，但口服后降压作用可持续 10h，与血浆蛋白结合率达 97%，在肝中广泛代谢，首关消除显著。

适用于各型高血压，单用治疗轻、中度高血压，重度高血压合用β受体阻断药及利尿药可增强降压效果。

其他 α_1 受体阻断药还有特拉唑嗪、多沙唑嗪、阿夫唑嗪等，除治疗高血压外还能用于前列腺增生的治疗。

【用药指导要点】

① 一般不作为高血压治疗的首选药，适用于高血压伴前列腺增生患者，也用于难治性高血压患者的治疗。

② 不良反应有眩晕、疲乏、虚弱等，首次给药30～90min可致严重的体位性低血压，晕厥、心悸等，称“首剂现象”，在直立体位、饥饿、低盐时较易发生。故首次用量不宜超过0.5mg，并应于睡前服用，以预防或减轻首剂现象的发生。与β受体阻断药合用，更易发生首剂现象，联合用药时应予注意。

③ 开始用药应在入睡前，以防体位性低血压发生，使用中注意测量坐立位血压，最好使用控释制剂。

3. α、β受体阻断药

拉贝洛尔（Labetalol）

拉贝洛尔对α、β受体均有竞争性拮抗作用，其中阻断β_1、β_2受体的作用程度相似，对α_1受体作用较弱，对α_2受体则无效，故负反馈调节仍然存在，用药后不引起心率加快。本药降压作用温和，适用于治疗各型高血压，无严重不良反应，对心肌梗死早期，通过其降低心肌壁张力而产生有益的作用。静脉注射可治疗高血压危象。

卡维地洛（Carvedilol）

卡维地洛能选择性阻断α_1受体和非选择性阻断β受体，降低外周阻力，也可舒张冠状动脉和肾血管，还有抗氧化作用。适用于治疗轻、中度高血压或伴有肾功能不全、糖尿病的高血压以及充血性心力衰竭。

（三）钙通道拮抗药

钙拮抗药能抑制细胞外Ca^{2+}的内流，松弛平滑肌，舒张血管，使血压下降。降血压时并不降低重要器官的血流量，不引起脂质代谢及葡萄糖耐受性的改变。

硝苯地平（Nifedipine）

硝苯地平对轻、中、重度高血压者均有降压作用，但对正常血压者则无降压效果。口服30～60min见效，作用持续3h，$t_{1/2}$约3～4h。硝苯地平降压时伴有反射性心率加快和心搏出量增加，也增高血浆肾素活性，合用β受体阻断药可抑制此反应而增强其降压作用。临床用于治疗轻、中、重度高血压，可单用或与利尿药、β受体阻断药合用。常见不良反应有头痛、脸部潮红、眩晕、心悸、踝部水肿等。其引起踝部水肿为毛细血管前血管扩张而不是水钠潴留所致。

同类药物维拉帕米、地尔硫䓬、尼群地平、尼莫地平等也用于治疗高血压，并取得良好的效果。其中有些钙拮抗药尚有“利尿作用”，能抑制肾小管细胞对Na^+的再吸收，能选择性扩张肾入球小动脉，增加肾小球滤过率。

（四）RAAS系统抑制药

1. 血管紧张素Ⅰ转化酶抑制药

肾素-血管紧张素-醛固酮系统（RAAS）在血压调节及高血压发病中都有重要影响。近年来常用的血管紧张素转化酶抑制药（angiotensin converting enzyme inhibitors，ACEI）有卡托普利（Captopril）、依那普利（Enalapril）、雷米普利（Ramipril）、赖诺普利（Lisinopril）及培哚普利（Perindopril）等。它们能有效地降低血压，对心功能不全及缺血性心脏病等也有良效。

【药理作用】 ACEI的降压作用机制为抑制血管紧张素转化酶Ⅰ，减少血管紧张素Ⅱ生成，减少醛固酮分泌。血管紧张素转化酶Ⅰ可以水解缓激肽，而ACEI可以抑制缓激肽的水解，扩张血管，降低血压。ACEI与其他降压药相比，具有以下特点：①降压时不伴有反射性心率加快；②可以增加肾血流量；③可以预防和逆转心室肌重构；④对电解质和脂质的代谢影响较小。见图8-3。

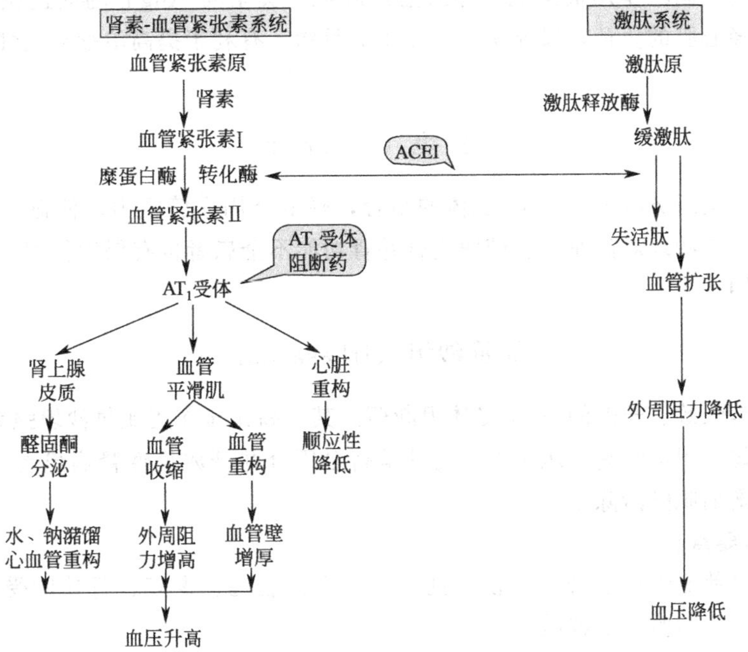

图8-3 RAAS系统抑制药抗高血压作用机制示意

AT_1—血管紧张素Ⅱ受体

【临床应用】 治疗原发性及肾性高血压能使血压降低15%～25%，对中、重度高血压合用利尿药可加强降压效果，降低不良反应。

【不良反应】 咳嗽，为刺激性干咳，可能与肺血管床内的激肽及前列腺素等物质的积聚有关；高血钾、血管神经性水肿；肾功能受损，对肾血管狭窄者更甚；久用可致血锌降低而引起皮疹，味觉、嗅觉缺损，脱发等。

【药物相互作用】 合用利尿药可增强降压疗效，并减少Zn^{2+}的排泄；吲哚美辛可减弱卡托普利的降压效果，此与吲哚美辛抑制前列腺素的合成有关；与地高辛合用，可增高地高辛的血浆浓度等。

【用药指导要点】

① ACEI引起的咳嗽的特点为干咳，见于治疗开始的几个月内。停药后咳嗽消失，再用干咳重现，高度提示ACEI是引起咳嗽的原因。咳嗽不严重可以耐受者，应鼓励继续用ACEI，如持续咳嗽，影响正常生活，可考虑停用，并改用ARB。

② ACEI可使血钾浓度升高，较常见于慢性心力衰竭、老年、肾功能受损、糖尿病患

者。长期使用需定期监测电解质。

③ 用药1~2周内应监测肾功能。治疗初期肌酐可有一定程度增高，如果肌酐增高<30%，为预期反应，不需特殊处理，但应加强监测；如果肌酐增高>30%~50%，为异常反应，ACEI应减量或停用，待肌酐正常后再用。大多数患者停药后肌酐水平趋于稳定或降低到治疗前水平。

2. 血管紧张素Ⅱ受体（AT_1）阻断药

血管紧张素Ⅱ在调节心血管功能方面具有重要作用。血管紧张素Ⅱ受体阻断后，AngⅡ收缩血管与促进醛固酮作用被抑制，导致血压降低，其阻滞AngⅡ的促进血管细胞增殖肥大作用既能减轻心脏的负荷，又能防止心血管的重构，有利于提高治疗充血性心力衰竭与高血压的效果。

氯沙坦（Losartan）

通过有效地阻断AngⅡ与AT_1受体的结合，降低外周血管阻力，使血压下降，降压作用强大而持久。氯沙坦对高血压、糖尿病合并肾功能不全患者也有保护作用，还有促进肾脏排泄尿酸的作用。

厄贝沙坦（Irbesartan）

厄贝沙坦是强效、长效的AT_1受体阻断药。其抗高血压作用比氯沙坦强约10倍。可单用或与其他药物合用治疗高血压患者。尤其是高血压合并糖尿病性肾病患者能减轻肾损害，减少蛋白尿，增加肌酐清除率。

【用药指导要点】

① ACEI可使血钾浓度升高，较常见于慢性心力衰竭、老年、肾功能受损、糖尿病患者。长期使用需定期监测电解质。

② 用药1~2周内应监测肾功能。治疗初期肌酐可有一定程度增高，如果肌酐增高<30%，为预期反应，不需特殊处理，但应加强监测；如果肌酐增高>30%~50%，为异常反应，ACEI应减量或停用，待肌酐正常后再用。大多数患者停药后肌酐水平趋于稳定或降低到治疗前水平。

三、其他抗高血压药物

（一）中枢性降压药

可乐定（Clonidine）

【药理作用】 可乐定的降压作用中等偏强。静脉给药时，先出现短暂的血压升高，继而出现持久的血压下降，高血压危象时慎用。口服给药后，可降低外周血管阻力，并伴有心肌收缩力减弱，心率减慢，心输出量减少。它还能抑制胃肠道的分泌和运动，因此适用于伴有胃、十二指肠溃疡病的高血压患者。

【临床应用】 可乐定可治疗中度高血压，常于其他药无效时应用。此外，可作为吗啡类镇痛药成瘾者的戒毒药。

【不良反应】 常见不良反应有口干，为其作用于胆碱能神经末梢上的 α_2 受体，减少 ACh 的释放和过量唾液的分泌所致。久用使水、钠潴留，是降压后肾小球滤过率减少的结果，合用利尿药可克服。此外还有镇静、嗜睡、头痛、便秘、腮腺痛、阳痿等，停药后能自行消失。少数患者在突然停药后可出现短时的交感神经功能亢进现象，如心悸、出汗、血压突然升高等，可能是久用后突触前膜 α_2 受体敏感性降低，负反馈减弱，去甲肾上腺素释放过多所致，再用可乐定或 α 受体阻断药酚妥拉明能取消之。

甲基多巴（Methyldopa）

甲基多巴的降压作用与可乐定相似，属中等偏强，降压时也伴有心率减慢，心输出量减少，外周血管阻力明显降低。治疗中度高血压，适用于肾功能不良的高血压患者。

（二）去甲肾上腺素能神经末梢阻断药

利血平（Reserpine）

利血平是印度萝芙木所含的一种生物碱，国产萝芙木所含总生物碱的制剂称降压灵。兼有降血压作用及安定作用，能降低血压、减慢心率，对精神病性躁狂症状有安定之效。一方面能使交感神经末梢囊泡内的神经递质释放增加，另一方面阻止它再摄入囊泡，因此囊泡内的神经递质逐渐减少或耗竭，使交感神经冲动的传导受阻，因而表现出降压作用。该药降压作用弱，不良反应较多，现已少用。作用较强的胍乙啶也因不良反应多而少用。

（三）作用于血管平滑肌的抗高血压药

直接作用于血管平滑肌的抗高血压药肼屈嗪等，能直接松弛血管平滑肌，降低外周阻力，纠正血压上升所致的血流动力学异常。与其他类降压药不同的是，本类药物不抑制交感神经活性，不引起直立性低血压及阳痿等。久用后，其神经内分泌及植物神经的反射作用能抵消药物的降压作用，从图 8-4 可见最重要的反射变化是：①激活交感神经，致心输出量和

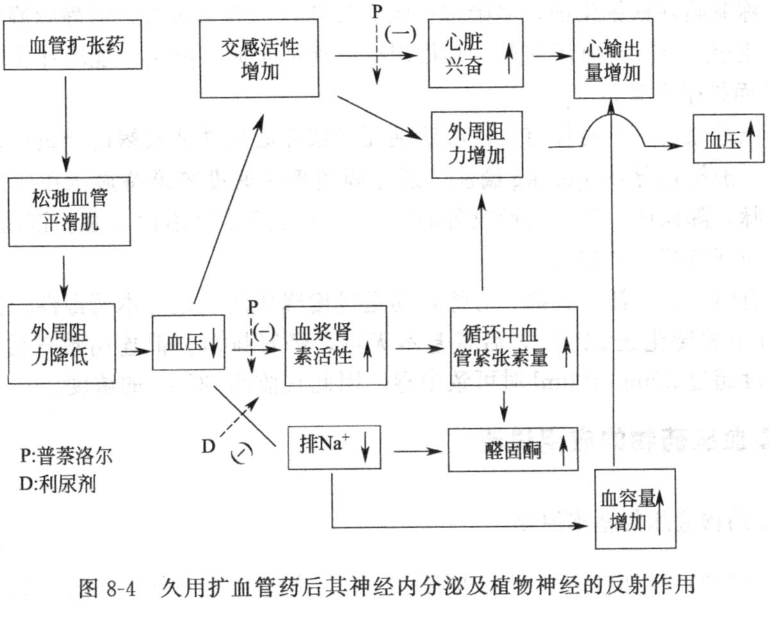

图 8-4 久用扩血管药后其神经内分泌及植物神经的反射作用

心率增加而抵消降压作用，其增加心肌耗氧量的作用，对有严重冠状动脉功能不全或心脏储备力差者则易诱发心绞痛；②增强血浆肾素活性，肾素血症可增强交感活性导致循环中血管紧张素量增加而使血压上升，以上缺点必须合用利尿药及β受体阻断药加以纠正。

直接作用于血管平滑肌的扩血管药可能作用于血管平滑肌细胞的兴奋收缩偶联过程的不同部位，干预 Ca^{2+} 的内流及 Ca^{2+} 自胞内储库的释放，降低胞内游离 Ca^{2+} 及其与平滑肌收缩蛋白的相互作用等。现已知某些扩血管药可增加血管平滑肌的 cGMP 浓度，有的则通过开放钾通道使细胞膜超极化而发挥作用。

肼屈嗪（Hydralazine）

肼屈嗪扩张小动脉，对肾、冠状动脉及内脏血管的扩张作用大于对骨骼肌血管。适用于中度高血压，常与其他降压药合用。口服吸收好，生物利用度约 65%～90%，给药 1h 作用达峰值，维持约 6h。其不良反应有头痛、鼻充血、心悸、腹泻等。较严重时表现为心肌缺血和心衰。高剂量使用时可引起全身性红斑性狼疮样综合征，用量 400mg/日或更大，其发生率可达 10%～20%，可见与剂量有关。将剂量降至 200mg/日，上述反应少见。本药极少单用。

二氮嗪（Diazoxide）

二氮嗪直接舒张血管平滑肌而降压，和米诺地尔一样，其降压机制部分是通过激活平滑肌细胞的 $I_{K(ATP)}$（ATP）所中介的钾通道，促进钾外流，使细胞膜超极化，Ca^{2+} 通道失活，Ca^{2+} 内流减少。临床上主要作静脉注射用，用于高血压危象及高血压脑病。不作长期用药，因此不良反应少见。因本药可致高血糖症，此为药物激活了胰岛β细胞膜的 $I_{K(ATP)}$，降低胰岛素释放所致，故连用几天后应检测血糖水平。

钾通道开放剂吡那地尔（Pinacidil）、莱马卡林（Lemakalim）为一类新型抗高血压药物，它们激活血管平滑肌细胞膜的 $I_{K(ATP)}$ 而发挥降压作用。

硝普钠（Sodium Nitroprusside）

硝普钠又称亚硝基铁氰化钠，属硝基扩张血管药，口服不吸收，需静脉滴注给药，起效快，约 1min，停药 5min 内血压回升。其作用机制相似于硝酸酯类，能增加血管平滑肌细胞内 cGMP 水平而扩张血管。

用于高血压危象，特别对伴有急性心肌梗死者或左心室功能衰竭的严重高血压患者，治疗高血压危象一般按每分钟 3μg/kg 滴注，通过调整滴注速度来维持血压在所需水平。由于该药能扩张静脉，降低前、后负荷而改善心功能，故可用于难治性心衰。该药遇光易破坏，故滴注的药液应新鲜配制和避光。

不良反应有呕吐、出汗、头痛、心悸，均是过度降压所引起。本药毒性较低，在体内产生的 CN^- 在肝中被转化成 SCN^-，后者基本无毒，经肾排泄。但连用数日后，SCN^- 在体内蓄积，其浓度超过 20mg/100ml 时可致中毒，因此宜监测 SCN^- 的浓度。

四、抗高血压药物的应用说明

（一）降压药物应用的基本原则

降压治疗药物的应用应遵循以下 4 项原则，即小剂量开始、优先选择长效制剂、联合应用及个体化。

(1) 小剂量　初始治疗时通常应采用较小的有效治疗剂量，并根据需要，逐步增加剂量。降压药物需要长期或终身应用，药物的安全性和患者的耐受性的重要性不亚于甚至更胜过药物的疗效。

(2) 尽量应用长效制剂　尽可能使用一天一次给药而有持续24h降压作用的长效药物，以有效控制夜间血压与晨峰血压，还可更有效地预防心脑血管并发症的发生。如使用中、短效制剂，则需每天用药2～3次，以达到平稳控制血压。

(3) 联合用药　既可增加降压效果又不增加不良反应，在低剂量单药治疗疗效不满意时，可以采用两种或多种降压药物联合治疗。事实上，2级以上高血压为达到目标血压常需联合治疗。对血压≥160/100mmHg或中危及以上患者，起始即可采用小剂量两种药物联合治疗，或用小剂量固定复方制剂。

(4) 个体化　根据患者具体情况和耐受性及个人意愿或长期承受能力，选择适合患者的降压药物。

(二) 降压药的联合应用

联合应用降压药物已成为降压治疗的基本方法。许多高血压患者，为了达到目标血压水平需要应用≥2种降压药物。二药联合时，降压作用机制应具有互补性，因此，具有相加的降压作用，并可互相抵消或减轻不良反应。例如，在应用ACEI或ARB基础上加用小剂量噻嗪类利尿药，降压效果可以达到甚至超过将原有的ACEI或ARB剂量翻倍的降压幅度。同样，加用二氢吡啶类钙拮抗药也有相似效果。

(1) ACEI或ARB加噻嗪类利尿药　利尿药的不良反应是激活RAAS，可造成一些不利于降低血压的负面作用。而与ACEI或ARB合用则抵消此不利因素。此外，ACEI和ARB由于可使血钾水平略有上升，从而能防止噻嗪类利尿药长期应用所致的低血钾等不良反应。ARB或ACEI加噻嗪类利尿药联合治疗有协同作用，有利于改善降压效果。

(2) 二氢吡啶类钙拮抗药加ACEI或ARB　前者具有直接扩张动脉的作用，后者通过阻断RAAS，既扩张动脉，又扩张静脉，故两药有协同降压作用。二氢吡啶类钙拮抗药常见产生的踝部水肿，可被ACEI或ARB消除。此外，ACEI或ARB也可部分阻断钙拮抗药所致反射性交感神经张力增加和心率加快的不良反应。

(3) 钙拮抗药加噻嗪类利尿药剂　二氢吡啶类钙拮抗药加噻嗪类利尿药可降低高血压患者脑卒中发生风险。

(4) 二氢吡啶类钙拮抗药加β受体阻断药　前者具有的扩张血管和轻度增加心率的作用，正好抵消β受体阻断药的缩血管及减慢心率的作用。两药联合可使不良反应减轻。

(三) 高血压危象的治疗

高血压急症和高血压亚急症曾被称为高血压危象。高血压急症是指原发性或继发性高血压患者，在某些诱因作用下，血压突然和显著升高（一般超过180/120mmHg），同时伴有进行性心、脑、肾等重要靶器官功能不全的表现。高血压亚急症是指血压显著升高但不伴靶器官损害。

对高血压急症患者，一般情况下，初始阶段（数分钟到1h内）血压控制的目标为平均动脉压的降低幅度不超过治疗前水平的25%。在随后的2～6h内将血压降至较安全水平，一般为

160/100mmHg 左右，如果可耐受这样的血压水平，临床情况稳定，在以后 24～48h 逐步降低血压达到正常水平。对高血压亚急症患者，可在 24～48h 将血压缓慢降至 160/100mmHg。

高血压危象的常用药物有硝普钠、硝酸甘油、酚妥拉明、艾司洛尔、乌拉地尔、二氮嗪等，一般静脉注射或肌内注射给药。但应注意不可降压过快，以免造成重要器官灌流不足等。

（四）高血压合并并发症的药物选择（见表 8-3）

表 8-3　合并不同并发症的高血压患者选药

高血压并发症	钙拮抗剂	ACEI	ARB	噻嗪类利尿药	β受体阻断药
左心室肥厚	+	+	+	±	−
肾功能不全	±	+	+	+*	−
颈动脉增厚	+	±	±	−	−
心绞痛	+	−	−	−	+
心肌梗死后	−#	+	−	+**	+
心力衰竭	−	+	+	+	+
慢性脑血管病	+	+	+	+	±
糖尿病	±	+	+	±	−
房颤预防	−	−	+	−	+
蛋白尿/微蛋白尿	−	+	+	−	−
老年人	+	+	+	+	−
血脂异常	±	+	+	−	−

注：+：适用；−：缺乏证据或不适用；±：可能适用；*：袢利尿剂；**：螺内酯；#：对伴心肌梗死病史者可用长效钙拮抗剂控制高血压。

案例分析

患者加用培哚普利后出现夜间阵发性干咳，考虑可能与 ACEI 导致肺血管床内的激肽及前列腺素等物质的积聚有关。

对于合并糖尿病的高血压患者应首选 ACEI 或 ARB，如不能耐受 ACEI 可换用 ARB，故建议调整治疗方案为氨氯地平联合 ARB 降压治疗。

二氢吡啶类钙拮抗药具有直接扩张动脉的作用，ARB 通过阻断 RAAS，既扩张动脉，又扩张静脉，故两药有协同降压作用。二氢吡啶类钙拮抗药常见产生的踝部水肿，可被 ARB 消除。此外，ARB 也可部分阻断钙拮抗药所致反射性交感神经张力增加和心率加快的不良反应。

目标检测

一、选择题

1. 关于 ACEI 治疗高血压的特点，下列哪种说法是错误的（　　）。

A. 用于各型高血压，不伴有反射性心率加快　B. 降低血钾

C. 可以防止和逆转血管壁增厚和心肌肥厚　D. 易引起干咳

E. 降低糖尿病和肾病患者肾小球损伤的可能性

2. 伴有痛风的高血压患者不宜使用的药物是（　　）。

A. 可乐啶　B. 普萘洛尔　C. 硝苯地平　D. 维拉帕米　E. 氢氯噻嗪

3. 下列何药首次服用时可引起严重的直立性低血压（　　）。

A. 哌唑嗪 B. 普萘洛尔 C. 硝苯地平 D. 维拉帕米 E. 可乐定

4. 高血压危象时可选用下列何药（ ）。

A. 卡托普利 B. 硝普钠 C. 硝苯地平 D. 维拉帕米 E. 普萘洛尔

5. 下列何药能抑制血管紧张素Ⅱ的生成（ ）。

A. 硝苯地平 B. 卡托普利 C. 普萘洛尔 D. 可安定 E. 氢氯噻嗪

6. 下列何药最适于伴有心绞痛的高血压患者（ ）。

A. 氢氯噻嗪 B. 硝普钠 C. 普萘洛尔 D. 甲基多巴 E. 利血平

7. 下列何药易出现首剂现象（ ）。

A. 利血平 B. 降压灵 C. 心得安 D. 哌唑嗪 E. 甲基多巴

8. 关于卡托普利的用药说明哪一项是错误的（ ）。

A. 嘱病人服药后可有嗅觉障碍 B. 用药后可能有刺激性干咳 C. 嘱病人饭后服药

D. 可有血钾升高，粒细胞减少 E. 可能引起低血钾

二、简答题

1. 简述常用抗高血压药物按其作用环节和部位的分类，并举例说明。

2. 简述抗高血压的用药原则。

三、处方分析

张某，男，56 岁，高血压病史 16 年。近日常有头晕、头痛、失眠。血压 210/140mmHg，临床诊断为原发性高血压。医生为其开写下列处方，是否合理，为什么？

Rp：普萘洛尔片 10mg×30 10mg/次 3 次/天 p.o

氨氯地平片 5mg×10 5mg/次 1 次/天 po

卡托普利片 25mg×30 25mg/次 3 次/天 po

（谢诚，韦翠萍）

第三节 抗心绞痛药

学习目标

1. 说出硝酸酯类、β 受体阻断药的药理作用、临床用途及不良反应。

2. 分析钙通道阻滞药抗心绞痛的作用特点。

能力目标

学会分析、解释涉及本章药物处方的合理性，初步具备提供关于抗心绞痛药物合理用药咨询服务的能力。

心绞痛（angina pectoris）是冠心病的常见症状，是冠状血管供血不足引起的心肌暂时性缺血综合征。发作时，病人胸骨后出现压榨性疼痛，并可发射至左肩、心前区和左上肢，疼痛一般持续数分钟，休息后可以缓解。心绞痛的主要病理生理机制是心肌需氧与供氧的平衡失调，导致心肌暂时性缺血缺氧，心肌无氧代谢增加，产生大量代谢产物刺激神经末梢引发疼痛。

案 例

王某，男，60岁，3个月前发现血压升高，最高150/90mmHg，1个月前开始服用美托洛尔降压治疗。近一周患者早晨起床时感到胸闷，位于胸骨后，呈压榨性，伴恶心，出冷汗，面色苍白，四肢湿冷，持续约1min自行缓解，入院后经相关检查诊断为“变异型心绞痛”。请问该患者治疗方案应如何调整？在使用过程中需注意哪些事项？

参照WHO有关建议，将心绞痛分型如下：①稳定型心绞痛，最常见，多在体力活动时发病。②不稳定型心绞痛，包括初发型、恶化型及自发性心绞痛，有可能发展为心肌梗死或猝死，也可逐渐恢复为稳定型心绞痛。③变异型心绞痛，为冠状动脉痉挛所诱发，属于自发性心绞痛，休息时也可发病。

目前应用的抗心绞痛药其作用或是减轻心脏的工作负荷，以降低心肌的需氧量，或是扩张冠状动脉，促进侧支循环的形成，以增加心肌的供氧量，从而缓解心绞痛。常用药物有如下几类：硝酸酯类，以硝酸甘油为代表；β受体拮抗剂，如普萘洛尔；钙拮抗药，如普尼拉明、硝苯地平、维拉帕米、哌克昔林等；其他抗心绞痛的药，如吗多明、双嘧达莫、卡波罗孟等；中草药及其制剂，如丹参、川芎、毛冬青的有效成分等。

一、硝酸酯类

硝酸酯类药物有：硝酸甘油、硝酸异山梨酯、单硝酸异山梨酯，其中硝酸甘油起效快、疗效确实、使用方便，最常用。

硝酸甘油（Nitroglycerin）

硝酸甘油舌下含服易经口腔黏膜迅速吸收，2～5min出现作用，3～10min作用达峰值，维持20～30min，血浆$t_{1/2}$约为3min，舌下含化的生物利用度为80%，也可经皮肤吸收而达到治疗效果。

【药理作用】 硝酸甘油治疗心绞痛已有100多年历史，基本作用是松弛平滑肌，但以松弛血管平滑肌的作用最为明显。

① 扩张静脉血管降低前负荷，心室舒张末压力及容量也降低。在较大剂量时还能扩张小动脉而降低后负荷，从而降低室壁肌张力及耗氧量。

② 明显舒张较大的心外膜血管及狭窄的冠状血管以及侧枝血管，此作用在冠状动脉痉挛时更为明显。它对阻力血管的舒张作用微弱。当冠状动脉因粥样硬化或痉挛而发生狭窄时，缺血区的阻力血管已因缺氧而处于舒张状态。这样，非缺血区阻力就比缺血区为大，用药后将迫使血液从输送血管经侧枝血管流向缺血区，从而改善缺血区的血流供应。

③ 冠状动脉血流量重新分配。已知心内膜下血管是由心外膜血管垂直穿过心肌延伸而来的，因此内膜下血流易受心室壁肌张力及室内压力的影响，张力与压力增高时，内膜层血流量就减少。在心绞痛急性发作时，左心室舒张末压力增高，所以心内膜下区域缺血最为严重。硝酸甘油能降低左心室舒张末压，舒张心外膜血管及侧枝血管，使血液易从心外膜区域向心内膜下缺血区流动，从而增加缺血区的血流量，放射微球法已证明硝酸甘油能增加心内膜下区的血液灌流量。见图8-5。

【临床应用】 对各型心绞痛均有效，用药后能中止发作，也可预防发作。对急性心肌梗死不仅能减少耗氧量，尚有抗血小板聚集和黏附作用，使坏死的心肌得以存活或使梗死面积缩小，但要注意血压的下降。

【禁忌证】 低血压、青光眼、梗阻性心肌病患者禁用。

【不良反应】

① 多数不良反应是其血管舒张作用所继发，如短时的面颊部皮肤发红，而搏动性头痛则是脑膜血管舒张所引起，甚至出现体位性低血压及晕厥，眼内血管扩张则可升高眼内压。剂量过大可使血压过度下降，冠状动脉灌注压过低，并可反射性兴奋交感神经、增加心率、加强心肌收缩性反使耗氧量增加而加重心绞痛发作。

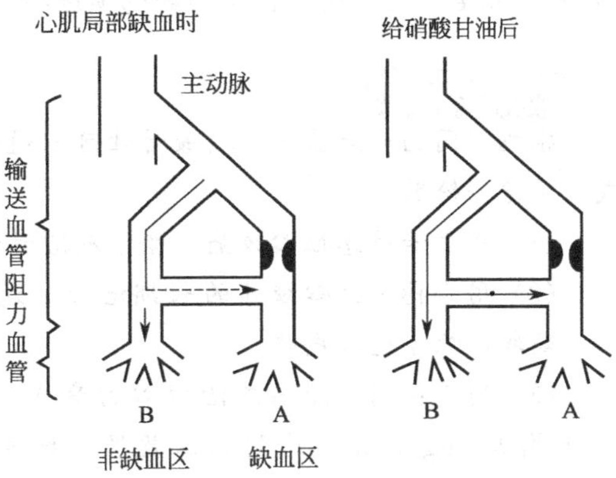

图 8-5　硝酸甘油对冠状动脉的作用部位示意

② 超剂量时还会引起高铁血红蛋白症。

【用药指导要点】

① 心绞痛急性发作时，应立即将硝酸甘油片含于舌下，而不是放在舌面上。因为舌下毛细血管丰富，能很快吸收进入血液而发挥药效，即舌下含服，这是缓解心绞痛的最佳给药途径。

② 舌下含药时不能平卧，否则回心血量增加，心肌耗氧量增加，减弱药物作用。舌下含药时也不能站立，因为舌下含药后，既能快速扩张冠状动脉，又能扩张全身动脉，最终导致血压下降和脑供血不足，易猝然跌倒或晕厥，从而发生危险。正确的姿势应采取坐位含药，最好是靠坐在沙发上，含药后静坐 15min，以防不测。

③ 如心绞痛发生在夜间，可将白天最后一次用药改在临睡前服用，或改用长效药剂或缓释剂。加强预防性用药，如心绞痛多发生在排便、赶路和劳累，或情绪激动等时，应提前半小时用药，以及时预防发作。为预防耐药性的发生，为预防夜间心肌缺血发作而采用长效制剂＋短效制剂（傍晚）的做法。

④ 硝酸甘油用量过大时，可使血压过度降低，反射性地引发交感神经兴奋、心率加快、心肌收缩力增强，这反而增加心肌的耗氧量，诱发或加剧心绞痛发作，因此宜从小剂量开始含服。如不见效，隔 5min 再含化 1 片，如仍无效，应怀疑是心肌梗死，须及时送大医院救治。

⑤ 硝酸甘油用量过大，可使血压及冠状动脉灌注压过度降低，从而引起面色潮红、心率加快和搏动性头痛及血压降低等副作用，严重者反而会诱发或加剧心绞痛发作，此时应减少用量，加服其他心血管药物。

⑥ 硝酸甘油片不太稳定，应保存在褐色小瓶内，并要避光、防潮、防热。同时须注意药片的有效期。由于受体温的影响或密闭不佳时，容易分解失效，故应每 1～2 个月更换一次。

⑦ 心绞痛是中老年人的常见病、多发病，发作时不分时间和地点，故应随身携带，预感将要发病，可提前服药。

⑧ 心绞痛基本治愈时，若要停药或换药，切忌突然停药，否则可引起“反跳”现象，诱发心肌缺血而致心绞痛、急性心肌梗死和猝死。合理停药应在半个月至 1 个月内渐渐减

量，直至完全停药，用来替换的药则须逐渐加量。

知识链接

根据不同的临床需求，硝酸甘油可以通过舌下含服、黏膜给药、口服给药、透皮给药或静脉途径给药。

（1）用于治疗急性心绞痛 给予硝酸甘油片舌下含服，舌下喷雾给药，或黏膜给药。

（2）用于稳定性心绞痛的长期治疗 通常以透皮剂的形式给予。将透皮剂贴于皮肤上，药物以恒速进入皮肤。

（3）用于控制性降压或治疗心力衰竭 静脉滴注，开始剂量为5μg/min，可每3～5min增加5μg/min以达到满意效果。如达到20μg/min时仍无效，可每3～5min增加10μg/min，一旦有效则剂量逐渐减少和给药间期延长。

硝酸异山梨酯（Isosorbide Dinitrate）

【作用与应用】 硝酸异山梨酯的作用及作用机制与硝酸甘油相似，但作用较弱，与硝酸甘油相比作用出现较慢，维持时间较久，经肝代谢后可得两个活性代谢产物，仍具有扩张血管及抗心绞痛作用。主要用于急性心绞痛发作的防治。

【不良反应及注意事项】 可有头痛反应，应由小剂量开始，以后逐渐增量。此外尚可见面部潮红、灼热感、恶心、眩晕、出汗甚至虚脱等反应。偶可发生皮疹，甚至剥脱性皮炎。

长期应用可发生耐药性，和其他硝酸酯类有交叉耐药性。青光眼患者禁用。

知识链接

硝酸酯类药物的耐药性是指连续用药后血液动力学和抗缺血效应迅速减弱乃至消失的现象。硝酸酯类药物一旦发生耐药不仅影响临床疗效，而且可能加剧内皮功能损害，对预后产生不利影响，因此长期使用硝酸酯类药物时必须采用非耐药方法。

硝酸酯类药物的耐药现象呈剂量和时间依赖，以及短时间内易于恢复等特点。克服耐药性常采用偏心给药方法。

① 小剂量、间断使用静脉滴注硝酸甘油及硝酸异山梨酯，每天提供8～12h的无药期。

② 每天使用12h硝酸甘油透皮贴剂后及时撤除。

③ 偏心给药方法。口服硝酸酯，保证8～12h的无硝酸酯浓度期或低硝酸酯浓度期。

二、β受体阻断药

β受体阻断药如普萘洛尔、吲哚洛尔、噻马洛尔及选择性β_1受体阻断药如阿替洛尔、美托洛尔、醋丁洛尔等均可用于心绞痛，能使多数患者心绞痛发作次数减少，硝酸甘油用量减少，并增加运动耐量，改善缺血性心电图的变化。现以普萘洛尔为例介绍如下。

【药理作用】 心绞痛时，交感神经活性增强，心肌局部和血中儿茶酚胺含量增高，更大程度地激动β受体，使心肌收缩性加强，心率加快，心肌耗氧量明显增加，因而加重了心肌缺血缺氧。β受体阻断药能明显降低心肌耗氧量，也降低后负荷而缓解心绞痛；能改善缺血区的供血，因用药后心肌耗氧量减少，非缺血区的血管阻力增高，促使血液向缺血区已舒张的阻力血管流动，从而增加缺血区的供血；能减慢心率，使舒张期延长，从而使冠脉的灌流时间延长，这有利于血液从心外膜血管流向易缺血的心内膜区；能促进氧从血红蛋白的解离而增加全身组织包括心肌的供氧。

普萘洛尔抑制心肌收缩性而增大心室容积（增加前负荷），延长射血时间，而相对增加心肌耗氧量，部分抵消其降低耗氧量的有利作用，但多数患者用药后心肌总耗氧量降低。

【临床应用】 治疗稳定及不稳定型心绞痛，可减少发作次数，对兼患高血压或心律失常者更为适用，对心肌梗死也有效，能缩小梗死范围。普萘洛尔不宜用于与冠状动脉痉挛有关的变异型心绞痛，因冠脉上的β受体被阻断后，α受体占优势，易致冠状动脉收缩。

【不良反应】 普萘洛尔有效剂量的个体差异较大，一般宜从小剂量开始，以后每隔数日增加10～20mg，多数患者用量可达80～240mg/日。久用停药时，应逐渐减量，否则会加剧心绞痛的发作，引起心肌梗死或突然死亡，可能是长期用药后β受体数量增加（向上调节），而突然停药时对内源性儿茶酚胺的反应有所增强所致。长期应用后还有可能影响血脂，本类药物禁用于血脂异常的患者。合用普萘洛尔和硝酸甘油可相互取长补短，如普萘洛尔可取消硝酸甘油所引起的反射性心率加快；硝酸甘油却可对抗普萘洛尔所扩大的心室容积，而两药对耗氧量的降低却有协同作用，还可减少不良反应的发生。见表8-4。

表8-4　硝酸酯类药物、β受体阻断药及钙拮抗剂对心脏氧供等因素的影响

因素	硝酸酯类药物	β受体阻断药	钙拮抗药
室壁张力	↓	±	↓
心室容量	↓	↑	±
心室压力	↓	↓	↓
心脏体积	↓	↑	±
心　率	↑	↓	±
收缩性	↑	↓	±
心内膜/心外膜血流比率	↑	↑	↑
侧枝血流	↑	→	↑

注：↑上升；↓下降；±不确定；→无影响。

三、钙通道阻滞药

抗心绞痛常用的钙拮抗药有硝苯地平、维拉帕米、地尔硫䓬、哌克昔林及普尼拉明（详见第八章第一节）。

钙拮抗药通过阻断血管平滑肌电压依赖性钙通道，降低Ca^{2+}内流而扩张冠状动脉和外周动脉，并能使心肌收缩性下降，心率减慢，减轻心脏负荷，从而降低心肌耗氧量。它们也因舒张冠状血管，增加冠状动脉流量而改善缺血区的供血供氧等。上述作用使它们具有“节能”功效，且可保护心肌细胞免受缺血的伤害。

钙拮抗药对冠状动脉痉挛及变异型心绞痛有效，也可用于稳定型及不稳定型心绞痛，但硝苯地平对不稳定型心绞痛的治疗有一定的局限性，因其有能引起心率加快而增加心肌缺血的危险，但维拉帕米和地尔硫䓬则不同，可直接作用于心脏，引起心率轻度减慢。钙拮抗药对急性心肌梗死能促进侧支循环，缩小梗死面积。

β受体阻滞药与硝苯地平合用较为理想，与维拉帕米合用时应注意对心脏的抑制和致血压下降的作用。

四、其他抗心绞痛药

吗多明（Molsidomine）的作用与硝酸甘油相似，主要能降低心脏前、后负荷，降低心室壁肌张力，因而降低心肌耗氧量，也能舒张冠状动脉，改善心内膜下心肌的供血。临床用于各型心绞痛，作用时间较硝酸甘油为久，一次口服或舌下含化2mg，可维持疗效6～8h，且不易产生耐药性，与硝酸甘油交替应用可克服耐药性的产生。

案例分析

患者诊断为“变异型心绞痛”，而β受体阻断药因阻断冠脉上的β受体，使α受体占优势，易致冠状动脉收缩，故应停用美托洛尔，给予硝酸酯类及钙拮抗药治疗。

硝酸酯类药物常见的不良反应可表现为面部潮红和血管扩张性头痛。同时硝酸酯类药物在使用过程中易产生耐药，故应采用偏心给药方法，每天提供8～12小时的无药期。

目标检测

一、选择题

1. 关于硝酸甘油下列哪种说法不正确（　　）。

A. 缓解心绞痛及心肌梗死，可静脉滴注　B. 与硝苯地平合用效果更好
C. 口服给药吸收迅速，安全　D. 颅内高压和青光眼病患者禁用
E. 长期用药可产生药物依赖性

2. 某心绞痛患者，有哮喘病史，最好不要选用何药治疗（　　）。

A. 氨茶碱　B. 硝酸甘油　C. 普萘洛尔　D. 双嘧达莫　E. 维拉帕米

3. 为迅速缓解心绞痛，病人应自带（　　）。

A. 心得安　B. 异搏定　C. 硝酸甘油　D. 硝苯吡啶　E. 硝酸戊四醇酯

4. 硝酸酯类药治疗心绞痛，其具有决定意义的作用是（　　）。

A. 扩张冠脉　B. 消除恐惧　C. 改善心内膜供血
D. 扩张外周血管减轻心脏负荷　E. 降低心肌收缩力

5. 一位二尖瓣狭窄的病人，有心房扑动兼Ⅱ度房室传导阻滞，室率150次/min，房率300次/min，病人未经药物治疗，因已有早期肺水肿，做急症处理宜选下列何药（　　）。

A. 奎尼丁　B. 利多卡因　C. 苯妥英钠　D. 毒毛花苷K　E. 硝苯地平

6. 变异性心绞痛宜选用（　　）。

A. 维拉帕米　B. 普萘洛尔　C. 美托洛尔　D. 硝酸甘油　E. 硝酸异山梨醇酯

7. 变异型心绞痛不宜选用（　　）。

A. 卡托普利　B. 普萘洛尔　C. 硝苯地平　D. 硝酸甘油　E. 硝酸异山梨醇酯

8. 硝酸甘油、β受体阻滞药、钙拮抗药治疗心绞痛的共同作用是（　　）。

A. 降低心室壁张力　B. 减少心肌耗氧量　C. 减慢心率
D. 抑制心肌收缩力　E. 减少心脏容积

二、简答题

1. 简述常用抗心绞痛药物的分类，分别举例说明。

2. 简述普萘洛尔与硝酸甘油联合治疗心绞痛为什么疗效较好？应用过程中应该注意些什么？

（谢诚，韦翠萍）

第四节 抗心律失常药

学习目标

1. 说出抗心律失常药的分类及代表药物；分析常见心律失常的用药原则。
2. 说出维拉帕米、普萘洛尔、胺碘酮、利多卡因等药物的药理作用、临床用途及不良反应。

能力目标

学会分析、解释涉及本章药物处方的合理性，初步具备提供关于抗心律失常药物合理用药咨询服务的能力。

心律失常是指心脏冲动频率、节律、起源部位、传导速度、兴奋次序等出现异常。按照发生原因，心律失常可分为冲动传导异常（如房室传导阻滞）和冲动形成异常（如室性心动过速、心房扑动、心室颤动等）。前者常用异丙肾上腺素、阿托品或起搏器治疗，后者的药物治疗比较复杂。本节主要讨论治疗快速型心律失常的药物。

案 例

张某，男，47岁，“高血压病”病史5年余，近1年来反复出现心悸，偶有胸闷、出汗，持续数分钟后可缓解，入院查心电图示房颤，心脏彩超提示肥厚性心肌病，应选择何种抗心律失常药物为宜？在使用过程中需注意哪些事项？

一、心律失常的电生理学基础

（一）正常心肌电生理

1. 心肌细胞膜电位

心肌细胞的静息膜电位，膜内负于膜外约－90mV，处于极化状态。心肌细胞兴奋时，发生除极和复极，形成动作电位。其分为5个时相：0相为除极，是Na^+快速内流所致；1相为快速复极初期，由K^+短暂外流所致；2相为平台期，缓慢复极，由Ca^{2+}及少量Na^+经慢通道内流与K^+外流所致；3相为快速复极末期，由K^+外流所致，0相至3相的时程合称为动作电位时间（action potential duration，APD）；4相为静息期，非自律细胞中膜电位维持在静息水平，在自律细胞则为自发性舒张期除极，是特殊Na^+内流所致，其通道在－50mV开始开放，它除极达到阈电位就重新激发动作电位。

2. 快反应和慢反应电活动

心室肌和传导系统细胞的膜电位大（负值较大），除极速率快，传导速率也快，呈快反应电活动，其除极由Na^+内流所促成；窦房结和房室结细胞膜电位小（负值较小），除极慢，传导也慢，呈慢反应电活动，除极由 Ca^{2+} 内流促成。心肌病变时，由于缺氧缺血使膜电位减小，快反应细胞也表现出慢反应电活动。

3. 膜反应性和传导速率

膜反应性是指膜电位水平与其所激发的 0 相上升最大速率之间的关系。一般膜电位大，0 相上升快，振幅大，传导速率就快；反之，则传导减慢。可见膜反应性是决定传导速率的重要因素，其典型曲线呈 S 状，多种因素（包括药物）可以增高或降低之。

4. 有效不应期

复极过程中膜电位恢复到－60～－50mV 时，细胞才对刺激发生可扩布的动作电位。从除极开始到这以前的一段时间即为有效不应期（effective refractory period，ERP），它反映快钠通道恢复有效开放所需的最短时间。其时间长短一般与 APD 的长短变化相应，但程度可有不同。一个 APD 中，ERP 数值大，就意味着心肌不应期长，不易发生快速型心律失常。

（二）心律失常发生的电生理学机制

心律失常可由冲动形成障碍和冲动传导障碍或二者兼有所引起。

1. 冲动形成障碍

（1）自律性增高　自律细胞 4 相自发除极速率加快或最大舒张电位减小都会使冲动形成增多，引起快速型心律失常。此外，自律和非自律细胞膜电位减小到－60mV 或更小时，就会引起 4 相自发除极而发放冲动，即异常自律性。见图 8-6。

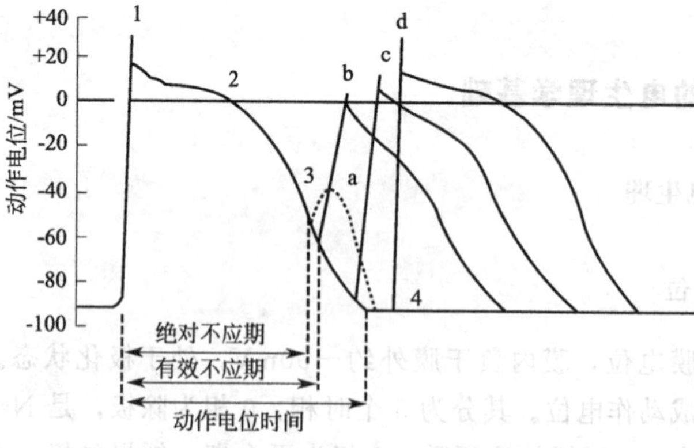

图 8-6　不应期与动作电位时间

······ 局部去极化（局部性兴奋）；—— 全面去极化（扩布性兴奋）

1～4 为心肌动作电位的 4 个 时相，即 1 相快速复极初期，2 相缓慢复极期或平台期，3 相快速复极末期，4 相静息期。a～d 分别表示动作电位不同时期被兴奋激发后的去极化情况：a 为局部去极化（局部兴奋性），d 为全面去极化（扩布性兴奋）。

（2）后除极与触发活动　后除极是在一个动作电位中继 0 相除极后所发生的除极，其频率较快，振幅较小，呈振荡性波动，膜电位不稳定，容易引起异常冲动发放，称为触发活动（triggered activity）。后除极分早后除极与迟后除极两种。前者发生在完全复极之前的 2 相或 3 相中，主要由 Ca^{2+} 内流增多所引起；后者发生在完全复极之后的 4 相中，是细胞内 Ca^{2+} 过多诱发 Na^{+} 短暂内流所引起。见图 8-7。

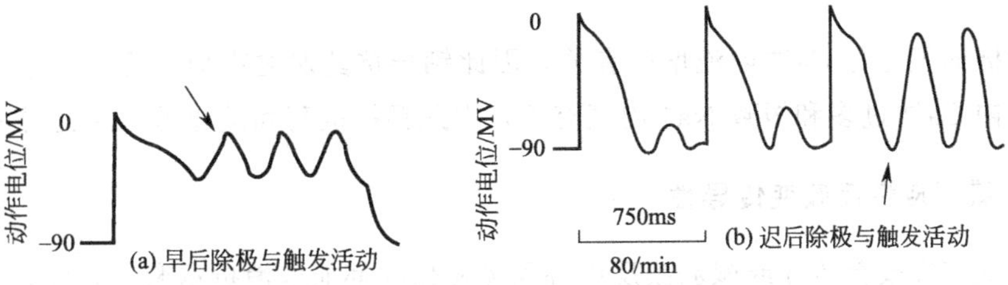

图 8-7　早后除极、迟后除极与触发活动

2. 冲动传导障碍

（1）单纯性传导障碍　包括传导减慢、传导阻滞、单向传导阻滞等。后者的发生可能与邻近细胞不应期长短不一或病变引起的传导递减有关。

（2）折返激动　指冲动经传导通路折回原处而反复运行的现象（reentry）。如图 8-8 所示，正常时浦肯野纤维 AB 与 AC 两支同时传导冲动到达心室肌 BC，激发除极与收缩，而后冲动在 BC 段内各自消失在对方的不应期中。在病变条件下，如 AC 支发生单向传导阻滞，冲动不能下传，只能沿 AB 支经 BC 段而逆行至 AC 支，在此得以逆行通过单向阻滞区而折回至 AB 支，然后冲动继续沿上述通路运行，形成折返。这样，一个冲动就会反复多次激活心肌，引起快速型心律失常。

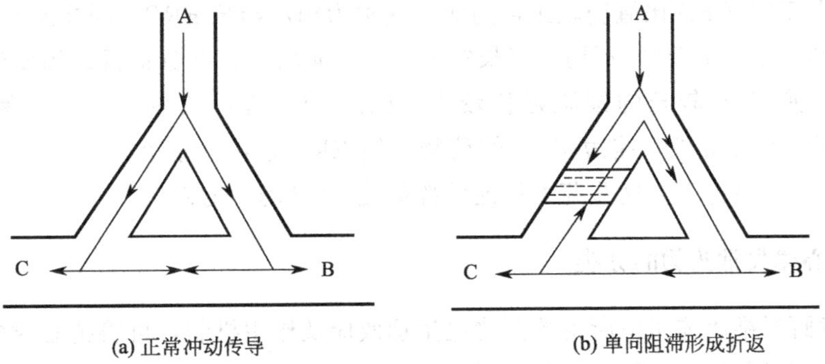

图 8-8　浦肯野纤维末梢正常冲动传导及单向阻滞和折返

邻近细胞 ERP 长短不一也会引起折返。如图 8-8 所示，设 AC 支 ERP 延长，冲动到达落在 ERP 中而消失，但可经邻近的 AB 支下传而后逆行的冲动可因 AC 支的 ERP 已过而折回至 AB 处。

二、抗心律失常药的基本电生理作用及药物分类

（一）抗心律失常的基本电生理作用

药物的基本电生理作用是影响心肌细胞膜的离子通道，通过改变离子流而改变细胞的电生理特性，针对心律失常发生的机制，可将药物的基本电生理作用概括如下。

1. 降低自律性

药物抑制快反应细胞 4 相 Na^{+} 内流或抑制慢反应细胞 4 相 Ca^{2+} 内流就能降低自律性。

药物促进K^+外流而增大最大舒张电位，使其较远离阈电位，也将降低自律性。

2. 减少后除极与触发活动

早后除极的发生与Ca^{2+}内流增多有关，因此钙拮抗药对之有效。迟后除极所致的触发活动与细胞内Ca^{2+}过多和短暂Na^+内流有关，因此钙拮抗药和钠通道阻滞药对之有效。

3. 改变膜反应性而改变传导性

增强膜反应性改善传导或减弱膜反应性而减慢传导都能取消折返激动，前者因改善传导而取消单向阻滞，因此停止折返激动，某些促K^+外流加大最大舒张电位的药如苯妥英钠有此作用；后者因减慢传导而使单向传导阻滞发展成双向阻滞，从而停止折返激动，某些抑制Na^+内流的药如奎尼丁有此作用。

4. 改变ERP及APD而减少折返

药物对此约有三种可能的影响。

① 延长APD、ERP，但延长ERP更为显著，奎尼丁类药物能抑制Na^+通道，使其恢复重新开放的时间延长，即延长ERP，这称为绝对延长ERP。一般认为ERP对APD的比值（ERP/APD）在抗心律失常作用中有一定意义，比值较正常为大，即说明在一个APD中ERP占时增多，冲动将有更多机会落入ERP中，折返易被取消。

② 缩短APD、ERP，但缩短APD更为显著，利多卡因类药物有此作用。因缩短APD更明显，所以ERP/APD比值仍较正常为大，这称为相对延长ERP，同样能取消折返。

③ 促使邻近细胞ERP的不均一（长短不一）趋向均一也可防止折返的发生。一般延长ERP的药物，使ERP较长的细胞延长较少，ERP较短者延长较多，从而使长短不一的ERP较为接近。反之亦然，缩短ERP的药物，使ERP短者，缩短少些；ERP长者，缩短多些。所以在不同条件下，这些药物都能发挥促使ERP均一的效应。

（二）抗心律失常药物的分类

根据浦肯野纤维离体实验所得的药物电生理效应及作用机制，可将抗心律失常药分为四类，其中Ⅰ类药又分为A、B、C三个亚类。

1. Ⅰ类——钠通道阻滞药

（1）ⅠA类　适度阻滞钠通道，如奎尼丁、普鲁卡因胺等。

（2）ⅠB类　轻度阻滞钠通道，如利多卡因、苯妥英钠等。

（3）ⅠC类　明显阻滞钠通道，如普罗帕酮、氟卡尼等。

2. Ⅱ类——β肾上腺素受体阻断药

它们因阻断β受体而有效，代表药物普萘洛尔。

3. Ⅲ类——延长动作电位时程药

它们延长APD及ERP，代表药物胺碘酮。

4. Ⅳ类——钙拮抗药

它们阻滞钙通道而抑制 Ca^{2+} 内流，代表性药有维拉帕米。

三、常用抗心律失常药

（一）Ⅰ类药——钠通道阻滞药

1. ⅠA 类药物

它们能适度减少除极时 Na^+ 内流，降低 0 相上升最大速率，降低动作电位振幅，减慢传导速度，也能减少异位起搏细胞 4 相 Na^+ 内流而降低自律性，也延长钠通道失活后恢复开放所需的时间，即延长 ERP 及 APD，且以延长 ERP 为显。这类药还能不同程度地抑制 K^+ 和 Ca^{2+} 通道。

奎尼丁（Quinidine）

奎尼丁是茜草科植物金鸡纳（*Cinchona ledgeriana*）树皮所含的一种生物碱，是奎宁的右旋体，它对心脏的作用比奎宁强 5～10 倍。金鸡纳制剂用于治疟，历史已久，1918 年又发现一疟疾患者兼患的心房颤动也被治愈。以后的研究证明金鸡纳生物碱确有抗心律失常的作用，其中以奎尼丁为最强。

【药理作用】 基本作用是与钠通道蛋白相结合而阻滞之，适度抑制 Na^+ 内流，除这种对钠通道的直接作用外，奎尼丁还通过植物神经而发挥间接作用。

（1）降低自律性　治疗浓度奎尼丁能降低浦肯野纤维的自律性，对正常窦房结则影响微弱。对病窦综合征者则明显降其自律性。在植物神经完整无损的条件下，通过间接作用可使窦性心率增加。

（2）减慢传导速率　奎尼丁能降低心房、心室、浦肯野纤维等的 0 相上升最大速率和膜反应性，因而减慢传导速率。这种作用可使病理情况下的单向传导阻滞变为双向阻滞，从而取消折返。

（3）延长不应期　奎尼丁延长心房、心室、浦肯野纤维的 ERP 和 APD。延长 APD 是其减慢减少 K^+ 外流所致，在心电图上表现为 Q-T 间期延长。ERP 的延长更为明显，因而可以取消折返。此外，在心脏局部病变时，常因某些浦肯野纤维末梢部位 ERP 缩短，造成邻近细胞复极不均一而形成折返，此时奎尼丁使这些末梢部位 ERP 延长而趋向均一化，从而减少折返的形成。

（4）对植物神经的影响　动物实验见奎尼丁有明显的抗胆碱作用，阻抑迷走神经的效应。同时，奎尼丁还有阻断肾上腺素 α 受体的作用使血管舒张、血压下降而反射性兴奋交感神经。

【体内过程】 口服后吸收良好，经 1～2h 可达血浆峰浓度。生物利用度为 72%～87%。治疗血药浓度为 3～6μg/ml，超过 6～8μg/ml 即为中毒浓度。在血浆中约有 80%～90%与蛋白质相结合，心肌中浓度可达血浆浓度的 10 倍。表观分布容积为 2～4L/kg。在肝中代谢成羟化物，仍有一定活性，终经肾排泄。原形排泄约 10%～20%，尿 pH 自 7 增至 8，肾脏排泄下降 50%，但因尿中原形者少，故尿液碱化不会影响血药浓度。

【临床应用】 奎尼丁是广谱抗心律失常药，适用于治疗房性、室性及房室结性心律失常。对心房纤颤及心房扑动，目前虽多采用电转律术，但奎尼丁仍有应用价值。转律前合用强心苷和奎尼丁可以减慢心室频率，转律后用奎尼丁维持窦性节律。预激综合征时，用奎尼丁可以中止室性心动过速或用以抑制反复发作的室性心动过速。

【不良反应】

① 奎尼丁应用过程中约有 1/3 患者出现各种不良反应，使其应用受到限制。常见的有胃肠道反应，多见于用药早期，久用后，有耳鸣失听等金鸡纳反应及药热、血小板减少等过敏反应。

② 心脏毒性较为严重，治疗浓度可致心室内传导减慢（Q-Tc 延长），延长超过 50%表明是中毒症状，必须减量。高浓度可致窦房阻滞、房室阻滞、室性心动过速等，后者是传导阻滞而浦肯野纤维出现异常自律性所致。奎尼丁治疗心房纤颤或心房扑动时，应先用强心苷抑制房室传导，否则可引起心室频率加快，因奎尼丁可使房性冲动减少而加强，反而容易通过房室结而下传至心室。

③ 奎尼丁晕厥或猝死是偶见而严重的毒性反应。发作时患者意识丧失，四肢抽搐，呼吸停止，出现阵发性室上性心动过速，甚至心室颤动而死。认为这是过量时心室内弥漫性传导障碍及 Q-Tc 过度延长所致。也有治疗量对个别敏感者及过长 Q-T 综合征者所引起的尖端扭转型心律失常（室颤前室性心动过速，torsades de pointes）。后者是一种早后除极，发生机制可能与 APD 延长及复极的不均一有关。发作时宜立即进行人工呼吸、胸外心脏挤压、电除颤等抢救措施。药物抢救可用异丙肾上腺素及乳酸钠，后者提高血液 pH，能促 K^+ 进入细胞内，降低血钾浓度，减少 K^+ 对心肌的不利影响。同时，血液偏于碱性可增加奎尼丁与血浆蛋白的结合而减少游离奎尼丁的浓度，从而减低毒性。

【药物相互作用】

① 药物代谢酶诱导剂苯巴比妥能减弱奎尼丁的作用。

② 奎尼丁有 α 受体阻断作用，与其他血管舒张药有相加作用。

③ 合用硝酸甘油应注意诱发严重体位性低血压。

普鲁卡因胺（Procainamide）

【药理作用】 普鲁卡因胺对心肌的直接作用与奎尼丁相似而较弱，能降低浦肯野纤维自律性，减慢传导速率，延长 APD、ERP。它仅有微弱的抗胆碱作用，不阻断 α 受体。

【体内过程】 口服易吸收，生物利用度 80%，血浆蛋白结合率约 20%。在肝中约一半被代谢成仍具活性的 *N*-乙酰普鲁卡因胺，约 30%～60%以原形经肾排泄。

【临床应用】 适应证与奎尼丁相同，常用于室性早搏、阵发性室性心动过速。静脉注射可抢救危急病例。长期口服不良反应多，现已少用。

【不良反应】

① 长期应用可出现胃肠道反应、皮疹、药热、粒细胞减少等。

② 大量可致窦性停搏、房室阻滞。

③ 久用数月或一年，有 10%～20%患者出现红斑性狼疮样综合征，其发生与肝中乙酰化反应的快慢有关，慢者容易发生。

丙吡胺（Disopyramide）

可延长不应期，抑制心脏兴奋的传导，作用比奎尼丁强。主要用于房性早搏、阵发性房性心动过速、房颤、室性早搏等，对室上性心律失常的疗效似较好。

主要不良反应是由较强的抗胆碱作用所引起，有口干、便秘、尿潴留、视觉障碍及中枢神经兴奋等。久用可引起急性心功能不全，宜慎用。禁用于青光眼及前列腺增生患者。

2. ⅠB 类药物

这类药物能轻度降低 0 相上升最大速率，略能减慢传导速率，在特定条件下且能促进传导，也能抑制 4 相 Na^+ 内流，降低自律性。由于它们还有促进 K^+ 外流的作用，因而缩短复极过程，且以缩短 APD 更较显著。

利多卡因（Lidocaine）

利多卡因是局部麻醉药。静脉给药可用来治疗危及生命的室性心律失常。

【药理作用】 利多卡因对心脏的直接作用是抑制 Na^+ 内流，促进 K^+ 外流，但仅对希-浦系统发生影响，对其他部位心组织及植物神经并无作用。

（1）降低自律性　治疗浓度（2～5μg/ml）能降低浦肯野纤维的自律性，对窦房结没有影响，仅在其功能失常时才有抑制作用。由于 4 相除极速率下降而提高阈电位，又能减少复极的不均一性，故能提高致颤阈。

（2）传导速率　利多卡因对传导速率的影响比较复杂。治疗浓度对希-浦系统的传导速率没有影响，但在细胞外 K^+ 浓度较高时则能减慢传导。血液趋于酸性时将增强其减慢传导的作用。心肌缺血部位细胞外 K^+ 浓度升高而使血液偏于酸性，所以利多卡因对之有明显的减慢传导作用，这可能是其防止急性心肌梗死后心室纤颤的原因之一。对血 K^+ 降低或部分（牵张）除极者，则因促 K^+ 外流使浦肯野纤维超极化而加速传导速率。大量高浓度（10μg/ml）的利多卡因则明显抑制 0 相上升速率而减慢传导。

（3）缩短不应期　利多卡因缩短浦肯野纤维及心室肌的 APD、ERP，且缩短 APD 更为显著，故为相对延长 ERP。这些作用是阻止 2 相少量 Na^+ 内流的结果。

【体内过程】 口服吸收良好，但肝首关消除明显，仅 1/3 量进入血液循环，且口服易致恶心呕吐，因此常静脉给药。血浆蛋白结合率约 70%，在体内分布广泛，表观分布容积为 1L/kg，心肌中浓度为血药浓度的 3 倍。在肝中经脱乙基化而代谢。仅 10%以原形经肾排泄，$t_{1/2}$ 约 2h，作用时间较短，常用静脉滴注法。

【临床应用】 利多卡因是一窄谱抗心律失常药，仅用于室性心律失常，特别适用于危急病例。治疗急性心肌梗死及强心苷所致的室性早搏、室性心动过速及心室纤颤有效。也可用于心肌梗死急性期以防止心室纤颤的发生。

【不良反应】 较少也较轻微，主要是中枢神经系统症状，如嗜睡、眩晕；大剂量引起语言障碍、惊厥，甚至呼吸抑制；偶见窦性过缓、房室阻滞等心脏毒性。

【用药指导要点】

① 防止误入血管，注意局麻药中毒症状的诊治。

② 用药期间应注意检查血压、监测心电图，如出现其他心律失常或原有心律失常加重者应立即停药。

苯妥英钠（Phenytoin Sodium）

苯妥英钠原为抗癫痫药。20 世纪 50 年代初发现其有抗心律失常作用，1958 年以其治疗耐奎尼丁的室性心动过速获得成功。

【药理作用】 与利多卡因相似，仅作用于希-浦系统。

(1) 降低自律性　抑制浦肯野纤维自律性，也能抑制强心苷中毒时迟后除极所引起的触发活动，大剂量抑制窦房结自律性。

(2) 传导速率　作用也较复杂，随用药剂量、细胞外 K^+ 等因素而异。正常血 K^+ 时，小量苯妥英钠对传导速率无明显影响，大剂量则减慢之；低血 K^+ 时小量苯妥英钠能加快传导速率，当静息膜电位较小时（强心苷中毒、机械损伤之心肌），加快传导更为明显。

(3) 缩短不应期　此作用与利多卡因相似。

【临床应用】 用于治疗室性心律失常，对强心苷中毒者更为有效，其特点是改善被强心苷所抑制的房室传导。对心肌梗死、心脏手术、麻醉、电转律术、心导管术等所引发的室性心律失常也有效。

【不良反应】 常见中枢不良反应有头昏、眩晕、震颤、共济失调等，严重者出现呼吸抑制。

【用药指导要点】 用药期间需检查血象、肝功能、血钙、口腔、脑电图、甲状腺功能并经常随访血药浓度，防止毒性反应，血药浓度应控制在 10～20μg/ml。

美西律（Mexiletine）

美西律对心肌电生理特性的影响也与利多卡因相似。可供口服，持效较久，达 6～8h 以上。用于治疗室性心律失常，特别对心肌梗死急性期者有效。不良反应有恶心、呕吐，久用后可见神经症状，震颤、眩晕、共济失调等。

妥卡尼（Tocainide）

妥卡尼是利多卡因脱去两个乙基加一个甲基而成。作用及应用与利多卡因相似。口服有效，也较持久。不良反应与美西律相似。

3. ⅠC 类药物

这类药物阻滞钠通道作用明显，能较强降低 0 相上升最大速率而减慢传导速率，主要影响希-浦系统；也抑制 4 相 Na^+ 内流而降低自律性；对复极过程影响很少。近年报道这类药有致心律失常作用，增加病死率，应予注意。

普罗帕酮（Propafenone）

【药理作用】 化学结构与普萘洛尔相似，具有弱的 β 肾上腺素受体拮抗作用。能明显阻断钠通道，对开放状态和失活状态都有作用。能减慢心房、心室和浦肯野纤维的传导，也抑制钾通道，延长心肌细胞动作电位时程和有效不应期，但对复极过程的影响弱于奎尼丁。

【体内过程】 普罗帕酮口服吸收完全，达 100%，但生物利用度却低于 20%，首关消除效应明显，$t_{1/2}$ 约 2.4～11.8h，肝中氧化甚多，原形经肾排泄小于 1%。

【临床应用】 用于维持室上性心动过速（包括心房颤动）的窦性心率，也用于治疗室性心律失常。

【不良反应】 主要有胃肠道症状，偶见粒细胞缺乏、红斑性狼疮样综合征。心电图 QRS 波加宽超过 20%以上或 Q-T 间期明显延长者宜减量或停药，否则可致心律失常。

【用药指导要点】 如出现窦房性或房室性传导高度阻滞时，可静脉注射乳酸钠、阿托品、异丙肾上腺素或间羟肾上腺素等解救。

氟卡尼（Flecainide）

氟卡尼吸收迅速完全，生物利用度约90%，$t_{1/2}$约20h（12～27h）。氟卡尼抑制希-浦系统的传导速率，降低自律性。能缩短其APD，对ERP则低浓度时缩短，增加浓度又恢复正常。能减慢心室肌的传导，延长其ERP、APD。这种对浦肯野纤维和心肌ERP、APD作用的不同可能是氟卡尼治疗心律失常的作用基础。

氟卡尼主要用于治疗室性早搏、室性心动过速，收到良好效果。但已有治疗心肌梗死后心律失常的报道，故现认为氟卡尼主要用于危及生命的室性心动过速者，不宜用于其他心律失常。

（二）Ⅱ类药——β肾上腺素受体阻断药

这类药物主要阻断β受体而对心脏发生影响，同时还有阻滞钠通道、促进钾通道、缩短复极过程的效应。表现为减慢窦房结、房室结的4相除极而降低自律性；也能减慢0相上升最大速率而减慢传导速率；某些β受体阻断药能缩短APD和ERP，且以缩短APD为显著；某些药在高浓度时还有膜稳定作用。这类药物的一般药理内容见第十一章，本节只讲述其抗心律失常方面的内容。鉴于普萘洛尔是这类药的典型药，就以它为代表介绍如下。

普萘洛尔（Propranolol）

【药理作用】 交感神经兴奋或儿茶酚胺释放增多时，心肌自律性增高，传导速率增快，不应期缩短，易引起快速性心律失常。普萘洛尔则能阻止这些反应。

（1）降低自律性　对窦房结、心房传导纤维及浦肯野纤维都能降低自律性。在运动及情绪激动时作用明显。也能降低儿茶酚胺所致的迟后除极幅度而防止触发活动。

（2）传导速度　阻断β受体的浓度并不影响传导速率。超过此浓度使血药浓度达100ng/ml以上，则有膜稳定作用，能明显减慢房室结及浦肯野纤维的传导速率，对某些必须应用大量才能见效的病例，这种膜稳定作用是参与治疗的。

（3）不应期　治疗浓度缩短浦肯野纤维APD和ERP，高浓度则延长之。对房室结ERP有明显的延长作用，这和减慢传导作用一起，是普萘洛尔抗室上性心律失常的作用基础。

【临床应用】 这类药物适于治疗与交感神经兴奋有关的各种心律失常。

（1）室上性心律失常　包括心房颤动、扑动及阵发性室上性心动过速，此时常与强心苷合用以控制心室频率，二者对房室结传导有协同作用。也用于治疗由焦虑或甲状腺功能亢进等引发的窦性心动过速。

（2）室性心律失常　对室性早搏有效，能改善症状。对由运动或情绪变动所引发的室性心律失常效果良好。较大剂量（0.5～1.0g/日）对缺血性心脏病患者的室性心律失常也有效。其他对心脏具有相对选择性或有膜稳定作用的β受体阻断药如醋丁洛尔（Acebutolol）治疗室性早搏、室性心动过速效果良好。

（三）Ⅲ类药——延长APD的药物

这类药物能选择性地延长APD，主要是延长心房肌、心室肌和浦肯野纤维细胞的APD

和 ERP，而很少影响传导速率。

胺碘酮（Amiodarone）

【药理作用】 胺碘酮较明显地抑制复极过程，即延长 APD 和 ERP。它能阻滞钠、钙及钾通道，还有一定的 α 和 β 受体阻断作用。

(1) 自律性　主要降低窦房结和浦肯野纤维的自律性，可能与其阻滞钠和钙通道及拮抗 β 受体的作用有关。

(2) 传导速率　减慢浦肯野纤维和房室结的传导速率，也与阻滞钠、钙通道有关。临床还见其略能减慢心室内传导。对心房肌的传导速率少有影响。

(3) 不应期　口服数周后，心房肌、心室肌和浦肯野纤维的 APD、ERP 都显著延长，这一作用比其他类抗心律失常药为强，与阻滞钾通道及失活态钠通道有关。

【体内过程】 口服吸收缓慢，生物利用度约 40%～50%，血浆蛋白结合率为 95%，广泛分布于组织中，尤以脂肪组织及血流量较高的器官为多，表观分布容积高达 66L/kg。胺碘酮几乎全部在肝中代谢，初步代谢成脱乙基物，仍属有效，且其阻滞钠通道的作用较强，而胺碘酮阻滞钙通道的作用较强。长期口服后 $t_{1/2}$ 平均约 40 天，全部清除需时 4 个月。主要经胆汁由肠道排泄，经肾排泄者仅 1%，故肾功能减退者不需减量应用。

【临床应用】 广谱抗心律失常药，可用于各种室上性和室性心律失常，如用于心房颤动可恢复及维持窦性节律，治疗阵发性室上性心动过速也有效。对危及生命的室性心动过速及心室颤动可静脉给药，约对 40%患者有效。长期口服能防止室性心动过速和心室颤动的复发，持效较久。对伴有器质性心脏病者，还能降低猝死率。

【不良反应】 可引起甲状腺功能亢进或低下，见于约 9%的用药者，且能竞争心内甲状腺素受体，这与其抗心律失常作用有一定关系。胺碘酮也影响肝功能，引起肝炎。因少量自泪腺排出，故在角膜可有黄色微粒沉着，一般并不影响视力，停药后可自行恢复。胃肠道反应有食欲减退、恶心呕吐、便秘。另有震颤及皮肤对光敏感，局部呈灰蓝色。最为严重的是引起间质性肺炎，形成肺纤维化。静脉注射可致心律失常或加重心功能不全。与Ⅰ、Ⅱ、Ⅳ类抗心律失常药合用可能互相增强作用，引起窦性心动过缓，甚至停搏。

【用药指导要点】

① 对于服用胺碘酮的患者，需注意发现和预防严重副作用。药物的副作用有一定程度的剂量相关性，且随用药时间的延长而增加。

② 用药前要进行检查，并在以后的随访中定期复查。基本的实验室检查包括血清电解质、肝功能、甲状腺功能，必要时加肺功能检查。

③ 随访内容应包括心电图，至少每半年摄 1 次 X 线胸片、查 1 次甲状腺功能和肝功能。服药第一年应 3 个月随访一次，评价心律失常的控制是否稳定、有无副作用发生，此后每 6 个月就诊一次。

索他洛尔（Sotalol）

索他洛尔原为 β 受体阻断药，后因明显延长 APD 而用作Ⅲ类抗心律失常药。它能降低自律性，是其阻断 β 受体的作用所致。减慢房室结传导，明显延长 ERP，使折返激动停止。也延长 APD，是阻滞 K^+ 通道所致。索他洛尔口服吸收快，生物利用度达 100%，$t_{1/2}$ 约

10～15h，几乎全部以原形经肾排出，肾功能不良者宜减量应用。临床用于各种严重程度的室性心律失常。也治疗阵发性室上性心动过速及心房颤动。不良反应较少，但有因出现心功能不全、心律失常、心动过缓而停药者。少数 Q-T 间期延长者偶可出现尖端扭转型室性心动过速。

决奈达隆（Dronedarone）

决奈达隆是一种新型抗心律失常药物，主要用于心房颤动和心房扑动者维持窦性频率。决奈达隆与胺碘酮结构相似，因不含碘，对甲状腺及其他器官的毒性较胺碘酮明显降低。但对于严重心衰和左心收缩功能不全患者，决奈达隆可能增加患者死亡风险。决奈达隆脂溶性较胺碘酮低，消除半衰期为 24h。

（四）Ⅳ类药——钙拮抗药

这类药通过阻滞钙通道而发挥抗心律失常效应，其电生理效应主要是抑制依赖于钙的动作电位与减慢房室结的传导速率。这类药的其他药理学内容详见第八章第一节。

维拉帕米（Verapamil）

【药理作用】

（1）自律性　离体实验中，维拉帕米能降低窦房结起搏细胞的自律性。整体中此效应被反射性的交感神经兴奋所部分抵消，人体窦性频率减慢约 10%～15%。对因病变而膜电位减为－60～－40mV 的心房肌、心室肌及浦肯野纤维的异常自律性也能降低。此外，也能减少或取消后除极所引发的触发活动。

（2）传导速率　减慢窦房结和房室结的传导速率。在窦房结中对主导起搏细胞的作用强于对潜在起搏细胞。在房室结中对上部、中部的作用强于对下部的作用。

（3）不应期　延长慢反应动作电位的 ERP，因维拉帕米阻滞钙通道而延长其恢复开放所需的时间。由于 Ca^{2+} 内流也参与快反应电活动的复极过程，所以维拉帕米较高浓度也能延长浦肯野纤维的 APD 和 ERP。

【临床应用】 维拉帕米治疗房室结折返所致的阵发性室上性心动过速，奏效较快较佳，能使 80%以上患者转为窦性节律，可作首选药物应用。治疗心房颤动或扑动则能减少室性频率。对房性心动过速也有良好效果。对室性心律失常虽也有效，但与其他药物相比并无特别优越性，因而少用。对缺血复灌后所发生的心律失常也有防止及取消的效果，这是通过其钙拮抗作用和 α 受体阻断作用所取得的。

【不良反应】 可出现便秘、腹胀、腹痛、头痛、瘙痒等不良反应。静脉给药可引起血压降低、暂时窦性停搏。

【注意事项】 维拉帕米一般不与 β 受体阻断药合用。

四、快速型心律失常的药物选用

选用抗心律失常药物应考虑多种因素，包括心律失常的类别、病情的紧迫性、患者的心功能及医师对各个药物的了解及应用经验等。药物治疗最满意的效果是恢复并维持窦性节律，其次是减少或取消异位节律，再次是控制心室频率，维持一定的循环功能。各种快速型心律失常的选药如下（表 8-5）。

表 8-5 常用抗心律失常药的应用比较

心律失常类型	奎尼丁	丙吡胺	利多卡因	苯妥英钠	氟卡尼	普萘洛尔	胺碘酮	维拉帕米
房颤，转律	2	1	0	0	0	1	2	1
预防	3	3	0	0	0	2	0	2
控制室率	0	0	0	0	0	2	0	3
阵发性室上性心动过速	2	2	0	1		3	2	4
房性早搏	3	3	0	1	0	3	2	2
室性早搏	3	3	4	2	2	1	2	2
室性心动过速	3	2	3	2	2	1	1	1

注：根据各药的效价、不良反应及应用方便等比较，0＝不用；1＝差；2＝可；3＝良；4＝优。

(1) 窦性心动过速　应针对病因进行治疗，需要时选用β受体阻断药，也可选用维拉帕米。

(2) 心房纤颤或扑动　转律用奎尼丁（宜先给强心苷），或与普萘洛尔合用；预防复发可加用或单用胺碘酮；控制心室频率用强心苷或加用维拉帕米或普萘洛尔。

(3) 房性早搏　首选普萘洛尔、维拉帕米、胺碘酮，次选奎尼丁、普鲁卡因胺、丙吡胺。

(4) 阵发性室上性心动过速　除先用兴奋迷走神经的方法外，可选用维拉帕米、普萘洛尔、胺碘酮、奎尼丁、普罗帕酮。

(5) 室性早搏　首选普鲁卡因胺、丙吡胺、美西律、妥卡尼、胺碘酮，急性心肌梗死时宜用利多卡因，强心苷中毒者用苯妥英钠。

(6) 阵发性室性心动过速　选用利多卡因、普鲁卡因胺、丙吡胺、美西律、妥卡尼等。

(7) 心室纤颤　选用利多卡因、普鲁卡因胺（可心腔内注射）。

案例分析

患者心电图示心房纤颤，心脏彩超示肥厚性心肌病，对于伴有器质性心脏病的房颤患者宜选用胺碘酮复律及维持窦性心律。

胺碘酮可引起甲状腺功能异常，应定期监测甲功全套，同时胺碘酮可引起色素沉着。其最严重的不良反应为间质性肺炎，形成肺纤维化。

目标检测

一、选择题

1. 起效慢，作用温和、疗效持久的药物是（　　）。

A. 利多卡因　B. 奎尼丁　C. 维拉帕米　D. 胺碘酮　E. 普萘洛尔

2. 治疗心力衰竭合并房颤的药物选用（　　）。

A. 利多卡因　B. 奎尼丁　C. 维拉帕米　D. 胺碘酮　E. 普萘洛尔

3. 下列属于药物对室性、室上性心律失常均有效的药物是（　　）。

A. 利多卡因　B. 奎尼丁　C. 维拉帕米　D. 胺碘酮　E. 普萘洛尔

4. 治疗阵发性室上性心动过速选用（　　）。

A. 利多卡因　B. 奎尼丁　C. 维拉帕米　D. 胺碘酮　E. 普萘洛尔

5. 普萘洛尔禁用于（　　）。

A. 支气管哮喘　B. 心绞痛　C. 高血压　D. 窦性心动过速　E. 青光眼

6. 奎尼丁和普鲁卡因胺抗心律失常的主要原理是（　　）。

A. 促进钾离子外流　　B. 阻滞钠离子内流　　C. 阻滞钙离子内流
D. 阻滞钾离子外流　　E. 促进钙离子内流

7. 属于Ⅰ类抗心律失常的药物有（　　）。
A. 促进钾离子外流　　B. 阻滞钠离子内流　　C. 阻滞钙离子内流
D. 阻滞钾离子外流　　E. 促进钙离子内流

二、简答题

1. 简述心律失常药物抗心律失常作用的共同机制。
2. 简述抗心律失常药物的分类及代表药名。

三、处方分析

李某：男，50 岁，近 2 个月来常感觉心慌、心悸。24h 心电图显示：阵发性窦性心动过速伴偶发室性早搏。医生开写下列处方是否合理？为什么？

处方：普罗帕酮（心律平）150mg tid po
美托洛尔（倍他乐克）50mg bid po

（谢诚，韦翠萍）

第五节　治疗慢性心功能不全药

学习目标

1. 了解治疗慢性心功能不全药物的分类及代表药物。
2. 叙述强心苷类药物的药理作用、临床用途及不良反应。
3. 分析不同类抗心功能不全药物的合理应用特点。

能力目标

学会分析、解释涉及本章药物处方的合理性，初步具备提供关于治疗慢性心功能不全药物合理用药咨询服务的能力。

知识链接

慢性心功能不全又称为充血性心力衰竭（congestive heart failure，CHF），是由多种病因所引起的各类心脏疾病的终末阶段，既是一种超负荷心肌病，也是心功能异常状态下的病理生理过程，表现为心输出量减少，动脉供血不足，静脉瘀血，不能满足机体组织需要的一种病理状态。临床上以组织血液供应灌流不足及肺循环或体循环瘀血为主要特征的一种综合征。

案　例

患者，男，62 岁，入院诊断“慢性心功能不全”，入院后予以呋塞米、培哚普利、美托洛尔、地高辛治疗。用药 3 天后患者出现恶心、呕吐、视物模糊等症状，请分析可能原因并给出处理意见。

慢性心功能不全在血流动力学方面表现为心脏不能射出足量血液以满足全身组织的需要。心功能受多种生理因素的影响，如心收缩性、心率、前后负荷及心肌耗氧量等。CHF 时收缩性减弱，心率加快，前后负荷增高，耗氧量增加。

CHF 发病过程中，心脏的神经内分泌调节机制均发生明显变化，这在早期有适应或代偿意义，但到后期反而使病情恶化，引起适应不良或代偿失效的作用。主要包括如下。

（1）交感神经系统激活　这是 CHF 发病过程中早期的代偿机制，是一种快速调节。患者交感神经活性增高，血中去甲肾上腺素浓度升高，从而使心肌收缩性增高，心率加快，血管收缩以维持血压，这都起到代偿作用。久后心肌耗氧量增加，后负荷增加，心脏负担加重，反使病情恶化，形成恶性循环。

（2）肾素-血管紧张素-醛固酮系统（RAAS）激活　这一系统对循环的调节较为缓慢。症状明显的患者血浆肾素活性升高，血中血管紧张素Ⅱ（ATⅡ）含量升高。RAAS 的激活将强烈收缩血管，久之也将造成恶性循环。醛固酮增多促进水肿，ATⅡ还能促进去甲肾上腺素的释放，加重病程。

（3）心肌肾上腺素β受体信号传导的变化　CHF 患者心肌细胞的 β_1 受体由从占心肌肾上腺素受体的 70%～80%降为 50%，即 β_1 受体下调，这是受体长期与较高浓度去甲肾上腺素相接触的结果，也是使心肌免受过量 Ca^{2+} 负荷之害的一种保护机制。CHF 时 β_1 受体与 G 蛋白脱偶联，兴奋性 G 蛋白（Gs）量减少，抑制性 G 蛋白（G_i）量增多，同时腺苷酸环化酶活性下降，细胞内 cAMP 含量减少，但 G 蛋白和腺苷酸环化酶的变化是原发还是继发有待研究。

（4）其他内源性调节的变化　CHF 时神经内分泌变化非常复杂，除上述外，还包括精氨酸加压素、内皮素、肿瘤坏死因子、利钠肽类、前列环素 I_2、肾上腺髓质素等的增多和内皮细胞松弛因子、降钙素基因相关肽等的减少。

从上述多种调节机制的变化来看，目前重视 CHF 发病中的神经内分泌因素。治疗上除用正性肌力药加强收缩性，扩血管药及利尿药降低前、后负荷外，也注意用血管紧张素Ⅰ转化酶抑制药（ACEI）以纠正 RAAS 的激活，取得较好的治疗效果。本章将分别介绍强心苷、非苷类正性肌力作用药、血管扩张药及 ACEI 在 CHF 中的应用，利尿药详见第九章第一节。

一、强心苷

强心苷（cardiac glycosides）是一类有强心作用的苷类化合物，能增强心肌收缩力，增加心搏出量。临床上用于治疗 CHF 及某些心律失常。各种强心苷的作用基本相似，但有强弱、快慢、久暂的不同。

【药理作用】

1. 正性肌力作用

即强心苷对心脏具有高度选择性，能显著加强衰竭心肌的收缩力，表现为心肌收缩时最高张力、左心室内压最大上升速率和最大收缩速率的提高，使心肌收缩有力而敏捷。这样，在前后负荷不变的条件下，心每搏做功增加，搏出量增加。其正性肌力作用有以下特点。

从心动周期中左心室压力与容积的关系看，也能证实这一作用。衰竭心脏的压力容积环明显右移上移，说明其收缩末和舒张末容积都增大，等容收缩时压力发展较慢，搏出量减少。给予强心苷后则见压力容积环左移下移，舒张期压力与容积都下降，搏出量增加。

强心苷对正常人和 CHF 患者心肌都有正性肌力作用，但它只增加 CHF 患者心搏出量而不增加正常人心搏出量。因为强心苷对正常人还有收缩血管提高外周阻力的作用，由此限制了心搏出量的增加。然而在 CHF 患者中，通过反射作用，强心苷已降低了交感神经活性，因而这一收缩血管作用难以发挥，使搏出量得以增加。

强心苷对心肌耗氧量的影响也随心功能状态而异。对正常心脏因加强收缩性而增加耗氧量。对 CHF 患者因心脏原已肥厚，室壁张力也已提高，需有较多氧耗以维持较高的室壁张力。强心苷的正性肌力作用能使心体积缩小，室壁张力下降，使这部分氧耗降低，降低部分常超过收缩性增加所致的氧耗增加部分，因此总的氧耗有所降低。

三方面因素决定着心肌收缩过程，它们是收缩蛋白及其调节蛋白、物质代谢与能量供应、兴奋收缩偶联的关键物质 Ca^{2+}。现已证明强心苷对前两方面并无直接影响，却能增加兴奋时心肌细胞内 Ca^{2+} 量，并认为这是强心苷正性肌力作用的基本机制。

从原发作用部位的亚细胞或分子结构看，强心苷只与细胞膜上 Na^+，K^+-ATP 酶相结合并抑制之。已认为 Na^+，K^+-ATP 酶就是强心苷的受体，它是一个二聚体，由 α 和 β 亚单位组成。α 亚单位是催化亚单位，贯穿膜内外两侧，分子质量 112000Da，约含 1021 个氨基酸残基。β 亚单位是一糖蛋白，分子质量约 35000Da，可能与 α 亚单位的稳定性有关。

强心苷与酶的结合位点，曾认为在 *N* 端 H_1-H_2 间的胞外袢上，但未能最后确定，仅知此胞外袢能影响结合过程中的构象变化，使酶活性下降。体内条件下，治疗量强心苷抑制 Na^+，K^+-ATP 酶活性约 20%，使钠泵失灵，结果是细胞内 Na^+ 量增多，K^+ 量减少。胞内 Na^+ 量增多后，再通过 Na^+-Ca^{2+} 双向交换机制，或使 Na^+ 内流减少，Ca^{2+} 外流减少，或使 Na^+ 外流增加，Ca^{2+} 内流增加。对 Ca^{2+} 而言，结果是细胞内 Ca^{2+} 量增加，肌浆网摄取 Ca^{2+} 也增加，贮存增多。另也证实，细胞内 Ca^{2+} 少量增加时，还能增强 Ca^{2+} 离子流，使每一动作电位 2 相内流的 Ca^{2+} 增多，此 Ca^{2+} 又能促使肌浆网释放出 Ca^{2+}，即“以钙释钙”的过程。这样，在强心苷作用下，心肌细胞内可利用的 Ca^{2+} 量增加，使收缩加强。

在多种条件下，强心苷的正性肌力与 Na^+，K^+-ATP 酶的抑制之间显示了平行关系，如细胞内 Na^+ 增加，能使两种作用的发生速率都加快；细胞外 K^+ 增加则降低两作用的发生速率；减少细胞外 K^+ 使两种作用都能延长；另见强心苷对不同种类动物的这两种作用在强度上也有差异，然而两种作用的差异也是相符的。这些平行关系为上述作用机制提供了有力的支持。

中毒量强心苷严重抑制 Na^+，K^+-ATP 酶，使细胞内 Na^+、Ca^{2+} 大量增加，也使细胞内 K^+ 量明显减少，后者导致心细胞自律性增高，传导减慢，容易引起心律失常。

2. 负性频率作用

即减慢窦性频率，对 CHF 而窦律较快者尤为明显。这一作用由强心苷增强迷走神经传出冲动所引起，也有交感神经活性反射性降低的因素参与。这主要是增敏颈动脉窦压力感受器的结果。因 CHF 时感受器细胞 Na^+，K^+-ATP 酶活性增高，使胞内多 K^+，呈超极化，细胞敏感性降低，窦弓反射失灵，使交感神经及 RAAS 功能提高。强心苷直接抑制感受器 Na^+，K^+-ATP 酶，敏化感受器，恢复窦弓反射，得以增强迷走神经活性，并降低交感神经活性。

减慢窦性频率对 CHF 患者是有利的，它使心脏有较好休息，获得较多的冠状动脉血液供应，又使静脉回心血量更充分而能搏出更多血液。但减慢窦性频率并非强心苷取得疗效的必要条件，临床上常在心率减慢之前或心率并不减慢的情况下见到强心苷的治疗效果，如水肿减轻及呼吸急促的缓解等。

3. 对电生理特性的影响

这些影响比较复杂，它有直接对心肌细胞和间接通过迷走神经等作用之分，还随剂量高低、不同心肌组织及病变情况而有不同，兹将其主要电生理作用的总效应列于表 8-6。

表 8-6 强心苷对心肌的电生理作用

电生理特性	窦房结	心房	房室结	浦肯野纤维
自律性	↓			↑
传导性			↓	
有效不应期		↓		↓

治疗量强心苷加强迷走神经活性而降低窦房结自律性，因迷走神经加速 K^+ 外流，能增加最大舒张电位（负值更大），与阈电位距离加大，从而降低自律性。与此相反，强心苷能提高浦肯野纤维的自律性，在此迷走神经影响很小，强心苷直接抑制 Na^+，K^+-ARP 酶的作用发挥主要影响，结果是细胞内失 K^+，最大舒张电位减弱（负值减少），与阈电位距离缩短，从而提高自律性。

强心苷减慢房室结传导性是加强迷走神经活性，减慢 Ca^{2+} 内流的结果，慢反应电活动的房室结的除极是 Ca^{2+} 内流所介导的。缩短心房不应期也由迷走神经活性曾强，促 K^+ 外流所介导。缩短浦肯野纤维有效不应期是抑制 Na^+，K^+-ATP 酶，使细胞内失 K^+，最大舒张电位减弱，除极发生在较小膜电位的结果。

4. 对心电图的影响

治疗量强心苷最早引起 T 波变化，其幅度减小，波形压低甚至倒置，S-T 段降低呈鱼钩状，这与动作电位 2 相缩短有关，也是临床判断是否应用强心苷的依据；随后还见 P-R 间期延长，反映房室传导减慢；Q-T 间期缩短，反映浦肯野纤维和心室肌 ERP 和 APD 缩短；P-P 间期延长则是窦性频率减慢的反映。中毒量强心苷会引起各种心律失常，心电图也会出现相应变化。

5. 对其他系统的作用

①对血管。强心苷能使动脉压升高，外周阻力上升，此作用与交感神经、肾上腺及输出量的变化无关，说明是直接收缩血管平滑肌所致。已证明强心苷能收缩下肢、肠系膜血管及冠状血管等。正常人用药后血管阻力升高约 23%，局部组织血流减少。CHF 患者用药后，因交感神经活性降低，其影响超过直接收缩血管的效应，因此血管阻力下降，心输出量及组织灌流增加，动脉压不变或略升。②对肾。CHF 患者用强心苷后利尿明显，是正性肌力作用使肾血流增加所继发的。对正常人或非心性水肿患者也有轻度利尿作用，是抑制肾小管细胞 Na^+，K^+-ATP 酶，减少肾小管对 Na^+ 的重吸收的结果。③对神经系统。中毒量可兴奋延脑极后区催吐化学感受区而引起呕吐。严重中毒时还引起中枢神经兴奋症状，如行为失常、精神失常、不安甚至惊厥。中毒量强心苷还明显增强交感神经的活性，有中枢和外周两方面影响。这也参与了中毒量所致的心律失常的发病过程。

【体内过程】 每种强心苷都有各自不同的体内过程及药代动力学参数，这与它们化学结构中羟基等极性基团的多寡有关。常用的地高辛和洋地黄毒苷的作用性质基本相同，但因药代动力学性状有别，使作用程度上有快慢、久暂之分。

1. 吸收

洋地黄毒苷口服吸收稳定完全，其生物利用度高达100%。地高辛生物利用度约60%～80%，个体差异显著。不同片剂产品的吸收率差异更大，变动在20%～80%之间，这与地高辛原料颗粒大小有关。颗粒小溶出度高，吸收率高，反之则低。经改进制备工艺中颗粒体积后，其生物利用度已经提高，差异缩小。《中华人民共和国药典》（简称《中国药典》）规定地高辛片剂1h的溶出度不得低于65%。强心苷口服吸收后，部分经肝与胆管排入肠道而被再吸收，形成肝肠循环。洋地黄毒苷肝肠循环较多，与其作用持久有一定关系。

2. 分布

强心苷进入血液后可与血浆蛋白发生可逆性结合而分布全身。洋地黄毒苷结合率高，在肾、心、骨骼肌与血清中的浓度比为8.7∶5.4∶2.9∶1。地高辛结合较少，分布于各组织中，以肾内浓度最高，心、骨骼肌中次之。见图8-9。

3. 代谢

洋地黄毒苷脂溶性较高，易进入肝细胞，代谢较多。它可经P450氧化脱糖成苷元，再在C_3位转为α构型而失效；部分在C_{12}位被羟基化转化成地高辛仍属有效，在人体中此转化约占总代谢量的8%；又有部分苷元的不饱和内酯环被氢化成饱和环而降低效应；代谢产物最终与葡萄糖醛酸或硫酸结合而经肾排泄。地高辛的代谢转化较少，主要被氢化成二氢地高辛，继而再被脱糖，内酯环氢化，与葡萄糖醛酸结合而经肾外排。二氢地高辛的生成有赖于肠道细菌迟缓真杆菌的存在，红霉素、四环素等能抑制肠菌，减少二氢地高辛的生成，具有提高地高辛血药浓度的效应。

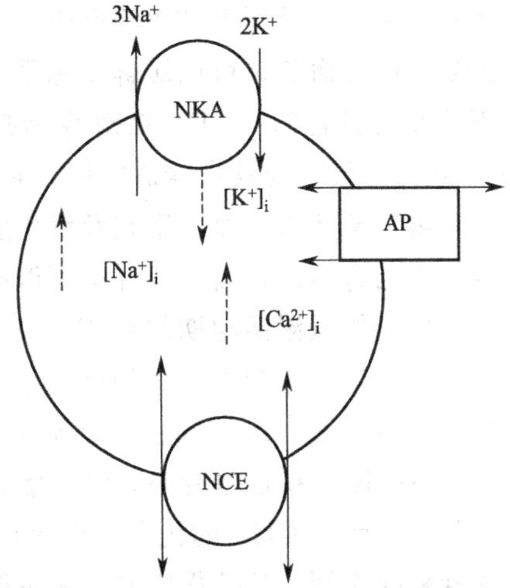

图8-9　强心苷作用机制示意
NKA—Na^+，K^+—ATP酶；
AP—动作电位；NCE—钠钙双向交换

4. 排泄

洋地黄毒苷排泄缓慢，是它作用持久的主要原因。它的代谢产物多数经肾，少量经肠道排出，少量原形物也经肾排泄。地高辛经肾小球过滤，部分也经肾小管分泌排出，每日可排出体内量的1/3，原形经肾排泄略多。

5. 影响药代动力学的因素

强心苷的小儿用量，按体重计较成人高。地高辛维持量2岁以下儿童为0.015～0.02mg/kg，2岁以上为0.01～0.015mg/kg。因儿童排泄较多，血浆蛋白结合率较低，分布容积较大。老年人用量以少于成年人20%～30%为宜。地高辛维持量为0.125～0.2mg。因老年人肾排泄少，分布容积小，血药浓度较高。见表8-7。

表 8-7 强心苷类药物的体内过程特点

分类	药物	给药途径	显效时间	高峰时间/h	主要消除方式	半衰期	全效量/mg	维持量/mg
缓效	洋地黄毒苷	口服	2h	8～12	肝代谢	5～7日	0.8～1.2	0.05～0.3
中效	地高辛	口服	1～2h	4～8	肾排泄	36h	0.75～1.25	0.125～0.5
速效	去乙酰毛花苷	静注	10～30min	1～2	肾排泄	33h	1～1.2	—
	毒毛花苷K	静注	5～10min	0.5～2	肾排泄	19h	0.25～0.5	—

肝疾患严重时会影响其代谢和血浆蛋白结合率，但一般肝病时，洋地黄毒苷的消除并未减慢反而加快。因此时血浆蛋白减少，游离强心苷增多，反多被代谢。肾疾病时，地高辛排泄减少，其用量应根据肌酐清除率计算。洋地黄毒苷的消除则与肾功能无明显关系。

毒毛花苷 K（Strophantin K）含较多羟基，极性高，口服吸收仅 5%，作静脉注射用。几乎无代谢，以原形经肾排泄。半衰期约 19h，是短效药，现已少用。

【临床应用】

1. 治疗各种原因 CHF

各种原因如心肌缺血、瓣膜病、高血压、先天性心脏病、心肌炎（风湿性、病毒性）、甲状腺功能亢进及严重贫血等所引起的 CHF，都可应用强心苷。通过正性肌力作用，增加搏出量及回心血量，可以缓解动脉系统缺血和静脉系统瘀血，取得对症治疗效果。但强心苷对不同原因引起的 CHF，在对症治疗的效果上却有很大差别。它对伴房颤或心室率快的 CHF 最为有效，为其最佳适应证。它对瓣膜病、高血压、先天性心脏病等所引起者疗效良好。对继发于严重贫血、甲亢及维生素 B_1 缺乏症的 CHF 则疗效较差，因这些情况下，心肌能量生产已有障碍，而强心苷又不能改进能量的生产。对肺源性心脏病、严重心肌损伤或活动性心肌炎如风湿活动期的 CHF，强心苷疗效也差，因为此时心肌缺氧，既有能量生产障碍，又易发生强心苷中毒，使药量也受到限制，难以发挥疗效。对心肌外机械因素引起的 CHF，包括严重二尖瓣狭窄及缩窄性心包炎，强心苷疗效更差甚至无效，因为此时左心室舒张充盈受限，搏出量受限，难以缓解症状。

强心苷治疗 CHF 的优点是作用较持久，无耐受现象，有神经内分泌样作用。但由于缺乏正性松弛作用，长效作用差，又不能降低病死率和延长生存时间，同时其毒性大，安全范围小，故使其使用受限。但对有症状的收缩功能障碍者，轻中度 CHF 窦律患者，仍是可用药物之一。目前虽然有 ACEI、β 受体阻断药等标准治疗药物，但为进一步改善症状、控制心率等，地高辛在长期门诊患者的用药中仍占有重要地位。对于住院患者也常加入标准治疗药物中合并应用。

2. 心律失常

强心苷常用于治疗心房纤颤、心房扑动及阵发性室上性心动过速。

① 房颤。心房纤颤时，心房的过多冲动可能下传到达心室，引起心室频率过快，妨碍心室排血，导致严重循环障碍，这是心房纤颤的危害所在。此时，强心苷是主要药物。用药目的不在于停止房颤而在于保护心室免受来自心房的过多冲动的影响，减少心室频率。用药后多数患者的心房纤颤并未停止，而循环障碍得以纠正。这是强心苷抑制房室传导的结果，使较多冲动不能穿透房室结下达心室而隐匿在房室结中。

② 房扑。心房扑动时，源于心房的冲动与房颤时相比较少较强，易于传入心室，使室

率过快而难以控制。强心苷的治疗功能在于它能不均一地缩短心房不应期，引起折返激动，使心房扑动转为心房纤颤，然后再发挥治疗心房纤颤的作用。某些患者在转为房颤后，停用强心苷有可能恢复窦性节律。因为停用强心苷就是取消它的缩短心房不应期的作用，就相对地延长不应期，可使折返冲动落入较长的不应期而停止折返，于是窦性节律得以恢复。

③ 阵发性室上性心动过速。常用增强迷走神经活性的措施终止。强心苷兴奋迷走神经活性，因而有效，但少用。应注意，强心苷中毒时也会出现阵发性室上性心动过速，因此用药前应先鉴别其发病原因。

【给药方法】 强心苷的传统用法分为两步，既先获足够效应而后维持之。用药先给全效量即"洋地黄化"，而后逐日给予维持量。全效量可口服地高辛首次 0.5mg，4h 后再给 0.5mg。对危急病例可在 5min 内缓慢静脉注射地高辛 1.0mg。维持量应每日补充体内消除量，地高辛每日消除体内贮存量 35%，约为 0.125～0.5mg。

现知逐日给恒定剂量的药物，经 4～5 个 $t_{1/2}$ 后就能在血中达到稳态浓度。据此，对病情不急的 CHF 患者，现多采用地高辛（$t_{1/2}$ 为 36h）逐日给予 0.25～0.375mg，经 6～7 天就能达到稳定的有效浓度，从而取得稳定疗效。这种给药法可明显降低中毒发生率。

强心苷的用量应做到个体化，同一患者在不同病情下用量也应增减。当体内失钾或肾功能减退时，为避免中毒应减少用量。当感染而增加心脏工作负荷时，为了保持疗效，宜酌情加大用量。

【不良反应】 强心苷治疗安全范围小，一般治疗量已接近中毒剂量的 60%。以往用量偏高，中毒发生率接近 20%，现用量减少，又常采用逐日给恒量地高辛法，故中毒率明显下降，已低于 12%。

1. 不良反应

较常见的有胃肠道反应，如厌食、恶心、呕吐、腹泻。剧烈呕吐可导致失钾而加重强心苷中毒，应减量或停用，并注意补钾，但应注意与强心苷用量不足心衰未受控制所致的胃肠道症状相鉴别，后者由胃肠道瘀血所引起。神经系统反应有眩晕、头痛、疲倦、失眠、谵妄等，偶见惊厥，还有黄视症、绿视症及视力模糊等视觉障碍等。最严重的是心脏毒性反应，可出现各种心律失常，常见室上性或室性心律失常及房室传导阻滞，其中以室性期前收缩出现早较多见，约占心脏反应的 33%；其次为房室传导阻滞，约为 18%；房室结性心动过速 17%；房性过速兼房室阻滞 10%；室性过速 8%；窦性停搏 2%。这些心律失常由浦肯野纤维自律性增高及迟后除极触发活动所致的异位节律的出现、房室结传导性的抑制、窦房结自律性的降低三方面毒性作用所引起。

2. 毒性作用的防治

先要明确中毒诊断，可根据心电图的变化与临床症状作出初步判断。测定强心苷的血药浓度则有重要意义。地高辛浓度在 3.0ng/ml，洋地黄毒苷在 45ng/ml 以上可确诊为中毒。预防上应注意诱发因素，如低血钾、高血钙、低血镁、心肌缺氧等，还应警惕中毒先兆的出现，如一定次数的室性早搏、窦性心律过缓低于 60 次/min 及色视障碍等。

对过速性心律失常者可用钾盐静脉滴注，轻者可口服。因细胞外 K^+ 可阻止强心苷与 Na^+，K^+-ATP 酶的结合，故能阻止中毒反应的发展。补钾时不可过量，同时还要注意患者的肾功能，以防止高血钾的发生。对严重患者还需用苯妥英钠，它与强心苷竞争性争夺

Na^+，K^+-ATP酶而有解毒效应，能控制室性早搏及心动过速而不抑制房室传导。也可用利多卡因解救室性心动过速及心室纤颤。对中毒时的心动过缓或房室阻滞宜用阿托品解救。地高辛抗体的Fab片段对强心苷有强大选择性亲和力，能使强心苷自Na^+，K^+-ATP酶的结合中解离出来，解救致死性中毒有明确效果。它与地高辛的结合物可经肾排泄。静脉注射Fab 20min内起效，80min效应。80mg Fab片段可拮抗1mg地高辛。

【药物相互作用】 奎尼丁自组织结合处置换地高辛，其他抗心律失常药胺碘酮、钙拮抗药、普罗帕酮使地高辛血药浓度升高70%，引起缓慢性心律失常，因此合用时宜酌减地高辛用量；苯妥英钠因能增加地高辛的清除而降低地高辛血药浓度；甲氧氯普胺因促进肠蠕动而减少地高辛的生物利用度约25%；丙胺太林因抑制肠运动而提高其生物利用度约25%；拟肾上腺素药可提高心肌自律性，使心肌对强心苷的敏感性增高，而导致强心苷中毒；排钾利尿药可致低血钾而加重强心苷毒性；呋塞米还能促进心肌细胞K^+外流，所以合用时应根据患者肾功能状况适量补钾。

二、非强心苷类的正性肌力作用药

现已合成一些非苷类正性肌力作用药，临床试用有效，主要有以下几种。

（一）儿茶酚胺类

1. β受体激动药

鉴于CHF全过程中，交感神经处于激活状态，心脏的β_1受体下调，β受体与Gs蛋白脱偶联，心肌细胞中Gs和Gi蛋白平衡失调，对儿茶酚胺类药物及β受体激动药的敏感性下降。因此β受体激动药的作用难以奏效，反而可因心率加快、心肌耗氧量增多而对CHF不利，因此β受体激动药不宜用于CHF的常规治疗，主要用于强心苷疗效不佳或禁忌者，更适用于伴有心率减慢或传导阻滞的患者。

2. 多巴胺

选择性作用于D_1、D_2受体，扩张肾、肠系膜及冠状血管。剂量小于2μg/(kg·min)时能增加肾血流量和肾小球滤过率，促进排钠。剂量为2～10μg/(kg·min)时能增加外周血管阻力，加强心肌收缩力。较大剂量激动β受体，并促使NE释放，抑制其摄取。大剂量时激动α受体，收缩血管，增加心脏后负荷。多用于急性心力衰竭或进展性心力衰竭短期维持循环，常用静脉滴注给药。

3. 多巴酚丁胺

对心肌的β_1受体有相对选择性，对多巴胺受体无作用，适用于治疗中度CHF，静脉滴注2.5～10μg/(kg·min)能明显增强心肌收缩力，减轻心脏前后负荷，增加心排血量，用于终末期收缩功能障碍和心力衰竭。其缺点是降低肺动脉压作用不强，久用易脱敏失效。

4. 异波帕明

作用与多巴胺相似，激动D_1、D_2、β和α_1受体。可口服，增强心肌收缩力，增加心排血量，扩张血管，降低外周阻力，改善肾功能。临床证明其可改善 CHF 症状，提高运动耐力。早期应用可减缓病情恶化，但不降低病死率，不作常规治疗 CHF 用药。

（二）磷酸二酯酶抑制药

磷酸二酯酶 PDE-Ⅲ是 cAMP 降解酶，抑制此酶活性将增加细胞内 cAMP 的含量，发挥正性肌力作用和血管舒张作用，临床应用已证明 PDE-Ⅲ抑制药能增加心输出量，减轻心负荷，降低心肌耗氧量，缓解 CHF 症状。

最先应用的 PDE-Ⅲ抑制药是氨力农（Amrinone），临床有效，但长期口服后约 15%患者出现血小板减少，可致死亡。另有心律失常、肝功能减退等不良反应。现仅限用于对其他治疗无效的心力衰竭短期静脉制剂应用。其代替品米力农（Milrinone）抑酶作用较前者强 10～30 倍，临床应用有效，能缓解症状、提高运动耐力，不良反应较少，未见引起血小板减少。久用后疗效并不优于地高辛，反而更多引起心律失常，故病死率较高，也仅供短期静脉给药用。依诺昔酮（Enoximone）治疗中、重度 CHF 疗效与米力农相似，近也称其病死率较对照组为高，不作长期口服用。其他有待临床观察的药还有匹罗昔酮（Piroximone）、匹莫苯（Pimobendan）、维司力农（Vesnarinone）等。后者作用机制多样，除抑制 PDE-Ⅲ外，也增加细胞内 Na^{+} 量，抑制 K^{+} 外流，临床试用有效受到重视。

上述多种 PDE-Ⅲ抑制药多数还兼有增强心肌收缩成分对 Ca^{2+} 敏感性的作用，即不用增加细胞内 Ca^{2+} 量也能加强收缩性。这就可避免因细胞内 Ca^{2+} 过多而继发的心律失常、细胞损伤甚至坏死。目前正待研制具有选择性的“钙增敏药”。

三、血管扩张药治疗慢性心功能不全

（一）常用药物

1. 硝酸酯类

主要作用于静脉，降低前负荷，用药后明显减轻呼吸急促和呼吸困难。也略舒张小动脉，略降后负荷。硝酸甘油静脉滴注 10μg/min，可每 5～10min 增加 5～10μg，二硝酸异山梨醇酯也可用。

2. 硝普钠

能舒张静脉和小动脉，静脉注射给药后 2～5min 即见效，停药后 2～15min 即消退。用药后前、后负荷下降，对急性心肌梗死及高血压所致 CHF 效果较好。静脉滴注开始 12.5μg/min，每 5～10min 增加 5～10μg。

3. 肼屈嗪

主要舒张小动脉，降低后负荷，用药后心输出量增加，血压不变或略降，不引起反射性心率加快，一般口服每日 4 次，每次 50～75mg。

4. 哌唑嗪

能舒张静脉和动脉，用药后后负荷下降，心输出量增加，肺楔压也下降。对缺血性心脏病的CHF效果较好。口服首剂0.5mg，以后每6h1mg。

5. 硝苯地平

舒张动脉较强，降低后负荷较为显著，能增加心输出量。由于它对受损心肌可能发生的抑制作用，一般不作为CHF的常用药。

此外，近年报道对Ⅱ、Ⅲ级CHF患者以地高辛、利尿药为基础，加用肼屈嗪300mg/日和二硝酸异山梨醇酯160mg/日，发现加用两药能降低病死率，3年降低36%，左心室射血分数也增高。

（二）药物选用

众多的血管扩张药治疗CHF，应根据患者血流动力学变化分别选用。例如对前负荷升高为主，肺瘀血症状明显者，宜用舒张静脉的硝酸酯类。对后负荷升高为主，心输出量明显减少者，宜用舒张小动脉的肼屈嗪。多数患者，前、后负荷都有不同程度增高，则宜兼顾用药，选用硝普钠，或联合应用肼屈嗪和硝酸酯类。

应用血管扩张药的剂量可参考血压及肺楔压而定，一般以采用维持血压在90～100/50～60mmHg、肺楔压15～18mmHg为宜，否则会因动脉压下降，冠脉灌注压降低，对心肌供血不利。另外，在左心室充盈压无异常增加时，也不要过度降低前负荷，否则会使左心室充盈不足，影响体循环及冠脉供血。

四、血管紧张素Ⅰ转化酶抑制药（ACEI）

ACEI也属血管扩张药，因其治疗CHF效果突出，作用及机制也有特点，已不限于血管舒张作用，故另做介绍如下。

（一）治疗慢性心功能不全的临床效果

ACEI能缓解或消除CHF患者的症状，改善血流动力学变化及左心室功能，提高运动耐力，逆转左心室肥厚，更为突出的是ACEI确能降低病死率，有关的临床研究（多中心、随机、双盲对照）如下。

1. 北欧依那普利生存率研究（CONSENSUS，1987）

253例Ⅳ级CHF患者，以地高辛和利尿药作阳性对照。给药组用依那普利，开始2.5～5.0mg/次，2次/日，一周后增为10mg/次，2次/日。结果证明依那普利组在12个月内降低病死率30%（对照组病死52%，依那普利组病死36%）。

2. 左心室功能障碍研究（SOLVD，1991）

观察依那普利对射血分数≤35%的CHF患者病死率的影响。治疗试验2569例，用药同上。结果表明在48个月内依那普利组降低病死率约16%；预防试验无症状者4228例，证实依那普利组降低病死率约29%。

3. 生存率与心室扩大试验（SAVE，1992）

观察卡托普利对2231例急性心肌梗死3～16日后射血分数≤40%的患者的疗效，随访 42 个月。结果发现对照组与卡托普利组的病死率分别为 25%与 20%，用药组降低约 20%。

（二）心室肥厚与构形重建

ACEI 治疗 CHF 除发挥一般血管扩张药作用外，还能防止或减轻 CHF 发病恶性循环中的危险因素，即心室肥厚的发生。后者包括肌细胞与非肌细胞的肥大增生，伴有左心室形态结构的改变和机械效能的减退，现称这一复杂过程为“构形重建（remodeling）”。此时不仅心肌损伤部位有病变，且有非损伤部位的重建，还有非肌细胞如成纤维细胞、胶原细胞、血管细胞等的增殖生成。这些肌细胞外的间质对收缩力的机械转导与舒张后的回缩及张力的发展都很重要。间质中胶原增多、重新排列与断裂、间质纤维化、室壁硬化及偏心肥厚都将加剧收缩与舒张功能障碍。

（三）血管紧张素Ⅱ的促生长作用

实验发现 ATⅡ能引起心肌肥厚，它能增加细胞内 DNA、RNA 的含量及代谢转化，也能增加蛋白质合成。与此相符，又发现 ACEI 能防止或逆转实验动物和人体由高血压所引起的心室肥厚。近知不影响血压的小量 ACEI 也能防止或逆转由结扎主动脉所引起的大鼠心室肥厚，说明 ATⅡ引起肥厚及 ACEI 阻抑肥厚与它们对血压的影响无关，ATⅡ引起肥厚是一种独立的促生长作用。心肌还有局部 RAAS，ATⅡ可发挥自分泌和旁分泌作用，促进细胞生长和心室肥厚。

现已明确 ATⅡ能进入细胞核与染色质相互作用，随后促进 DNA 转录而使细胞生长，发挥生长因子样作用，这种作用又与它激活细胞核内原癌基因 *c-fos*、*c-myc* 有关。ATⅡ通过其受体、G 蛋白、磷脂酶 C 及第二信使 IP_3、DAG 系统的介导，调控胞浆 Ca^{2+} 浓度与蛋白激酶 PKC，从而激活 *c-fos*、*c-myc*。有实验证明，自心肌培养液中加入 ATⅡ，可促进 *c-fos*、*c-myc* 的转录表达。

（四）原癌基因与构形重建

原癌基因是正常细胞，也包括心肌细胞生长所必需的基因，它能编码细胞生长的许多调节蛋白质，如多肽类生长因子及其受体与细胞信息转导系统各组分。*c-fos*、*c-myc* 较为重要，能表达出“转录因子”，再促进其他基因的转录与表达，引起细胞生长增殖，包括心肌的构形重建。

心肌超负荷时，例如部分结扎大鼠主动脉后，即见心细胞中 *c-fos*、*c-myc* 的转录迅速升高，随后心室开始肥厚。结扎 2 周后，心室重量增加 40%，细胞体积增加。另在离体心灌流实验中，增加灌流压也能增加 *c-fos*、*c-myc* 的转录与表达，随之出现心室肥厚。这说明超负荷时原癌基因的激活是心室肥厚构形重建的始动因素。

以上资料提示 ATⅡ能促进心细胞生长，从而引起心室肥厚与构形重建。这样，就不难理解 ACEI 为何能防止和逆转 CHF 时的心室肥厚并能降低 CHF 病死率。

当然，ACEI 也非完美无缺，它缓解症状较为缓慢，不良反应有低血压、肾功能下降、干咳等，因此而停药者达 17%～22%。

归纳看，CHF 是多病因、多病理变化、多症状的慢性综合征，很难用一种药物治疗方案统一治疗。当前临床应用强心苷、利尿药、新型正性肌力作用药、血管扩张药及 ACEI 等和它们的联合用药已取得不同程度的疗效。今后将继续研究发病过程中体液、循环和神经内分泌及基因等方面的变化，指导探索合理的、更针对病因的药物治疗，达到进一步提高治疗效果的目的。

传统的 CHF 药物治疗目标仅限于缓解症状，改善血流动力学变化，而现代治疗 CHF 的目标还致力于防止并逆转心肌肥厚，延长患者生存期，减少再住院率，提高生活质量及降低 CHF 者的病死率和改善预后。

当前 CHF 的常规治疗包括联合使用 3 大类药物，即利尿剂、ACEI（或 ARB）和 β 受体阻断药。前者有辅助效果，而后两者能降低病死率。为进一步改善症状、控制心率等，地高辛应是第 4 个联用的药物。醛固酮受体拮抗剂则可应用于重度心衰患者。

案例分析

患者用药后出现恶心、呕吐、视物模糊等症状，首先应考虑是否为地高辛引起的不良反应。建议暂停使用地高辛并监测地高辛血药浓度。如继发出现其他中毒症状，则进行相应处理。对过速性心律失常者可用钾盐静脉滴注，轻者可口服。对严重患者还需用苯妥英钠，它与强心苷竞争性争夺 Na^+，K^+-ATP 酶而有解毒效应，能控制室性早搏及心动过速而不抑制房室传导。也可用利多卡因解救室性心动过速及心室纤颤。对出现心动过缓或房室阻滞者宜用阿托品解救。

目标检测

一、选择题

1. 强心苷的正性肌力作用与下列哪种离子含量有关（　　）。

A. 钾离子　B. 钠离子　C. 钙离子　D. 镁离子　E. 以上都不是

2. 强心苷中毒时较常出现（　　）。

A. 心电图 T 波幅度变小　B. 心电图 P-P 间期增大　C. 出现室性二联律

D. 窦性心动过缓　E. 出现奔马律

3. 某心衰病人正在服用强心苷，加用呋塞米，测定血浆中哪种成分意义最大（　　）。

A. 肌酐酸　B. 红细胞压积　C. 尿酸　D. 钾　E. 总二氧化碳

4. 应用强心苷治疗心衰时，最好与下列哪种利尿药合用（　　）。

A. 氢氯噻嗪　B. 安体舒通　C. 速尿　D. 氯酞酮　E. 乙酰唑胺

5. 强心苷中毒引起的心动过缓用何药治疗（　　）。

A. 氯化钙　B. 氨茶碱　C. 阿托品　D. 肾上腺素　E. 氯化钾

6. 强心苷慢性中毒最早出现的症状是（　　）。

A. 色视障碍　B. 消化道障碍如厌食等　C. 定向力丧失

D. 心脏传导阻滞　E. 体重降低

7. 静脉给药，下列哪种强心苷起效最快（　　）。

A. 地高辛　B. 洋地黄毒苷　C. 黄夹苷

D. 西地兰 D　E. 毒毛花苷 K

8. 下列哪种强心苷血浆半衰期最长（　　）。

A. 毒毛花苷 K　B. 地高辛　C. 西地兰 D

D. 洋地黄毒苷　　　　　　E. 黄夹苷

二、简答题

简述强心苷主要药理作用、临床应用、不良反应及用药说明。

（谢诚，韦翠萍）

第六节　抗动脉粥样硬化药

学习目标

1. 了解抗动脉粥样硬化药物的分类；分析各类抗动脉粥样硬化药物的应用特点。

2. 说出洛伐他汀、氯贝丁酯、考来烯胺、依折麦布、烟酸、普罗布考的药理作用、临床用途及不良反应。

能力目标

学会分析、解释涉及本章药物处方的合理性，初步具备提供关于抗动脉粥样硬化药物合理用药咨询服务的能力。

案　例

蓝某，男，58岁，因“急性心肌梗死”入院，入院后血脂分析示TC 4.39mmol/L（<3.11mmol/L），TG 3.17mmol/L（2.26～5.63mmol/L），HDL-C 1.12mmol/L（≥1.04mmol/L），LDL-C 2.96mmol/L（<2.07mmol/L），请问该患者应选用哪类调脂药物为宜？在使用过程中需注意哪些事项？

动脉粥样硬化（atherosclerosis，AS）是导致冠心病、脑血管病的主要病因。动脉粥样硬化的发生与脂质代谢紊乱和高脂血症关系甚为密切。早期或轻症患者可以通过调整饮食、适当运动、戒烟限酒等使病情得以缓解，无效或症状较重者则必须进行药物治疗。

世界卫生组织（WHO）制定了高脂蛋白血症分型，共分为6型，如Ⅰ、Ⅱa、Ⅱb、Ⅲ、Ⅳ和Ⅴ型，这种分型方法对指导临床上诊断和治疗高脂血症有很大的帮助。常见高脂血症类型见表8-8。

表8-8　常见高脂血症类型

分　型	TC	TG	HDL-C	相当于WHO表型
高TC血症	增高			Ⅱa
高TG血症		增高		Ⅳ、Ⅰ
混合型高脂血症	增高	增高		Ⅱb、Ⅲ、Ⅳ、Ⅴ
低HDL-C血症			降低	

凡能使LDL-C、TC、TG、apoB降低，或使HDL-C、apoA升高的药物，都具有抗动脉粥样硬化作用。目前临床常用的抗动脉粥样硬化药根据其作用机制的不同主要包括调血脂药、抗氧化药、多烯脂肪酸类、保护动脉内皮药。

一、调血脂药

（一）羟甲基戊二酰辅酶A（HMG-CoA）还原酶抑制剂

HMG-CoA还原酶抑制剂最早是从真菌培养液中提取得到的，为治疗高TC血症的新型药物，适用于高TC血症为主的高脂血症，包括洛伐他汀、辛伐他汀、普伐他汀、氟伐他汀、阿托伐他汀、瑞舒伐他汀等。

知识链接

拜斯亭（Lipobay）是西立伐他汀的药品名，是德国拜尔公司研制的降TC和血脂用于治疗冠心病的药物。该药自1997年在全球上市以来有超过600万名患者使用。单用拜斯亭主要不良反应为转氨酶升高或者肌肉酸痛。若与吉非贝齐合用严重者可导致横纹肌溶解、急性肾功能衰竭而死亡。2003年11月该药从全球市场撤回。

洛伐他汀（Lovastatin）

口服后吸收约30%，与食物同服可增加吸收。T_{max}为2～4h。血浆蛋白结合率约95%。本品经肝脏CYP3A4酶代谢，在肝中被代谢成有效代谢物β-羟基酸，代谢物的$t_{1/2}$约1～2h。

【药理作用】 为第一个新型的调整血脂药——羟甲基戊二酰辅酶A还原酶抑制类药物。它由土霉素培养液分离而得，现已能人工合成。在体内被水解成β-羟基酸代谢物而发挥作用，它可抑制羟甲基戊二酰辅酶A。该还原酶可催化羟甲基戊二酰辅酶A转化为甲基戊酸，因此，本品可使内源性TC合成减少。TC合成的减少，可触发肝脏代偿性地增加LDL-C受体的合成，因而增加LDL-C受体，增加肝脏对LDL-C的摄取，这就使血脂下降，从而降低血浆TC、LDL-C及VLDL的水平，也能降低TG的水平，增加HDL-C，使TC/HDL-C及LDL-C/HDL-C的比值下降。

【临床用途】 用于原发性高TC血症（Ⅱa及Ⅱb型）。也可用于合并有高TC血症和高TG血症，而以高TC血症为主的患者。

【不良反应及注意事项】 本类药物不良反应较少，约10%患者有轻度胃肠症状、头痛或皮疹。少数患者有血清转氨酶、碱性磷酸酶、肌磷酸激酶升高和肌肉触痛，故长期用药时应定期检查肝功能。

妊娠期妇女及哺乳妇女禁用。对本品过敏者及持续肝功能异常者禁用。

本品不与苯氧酸类、烟酸、红霉素、环孢素合用，以免发生横纹肌溶解。

【药物相互作用】 本品经肝脏CYP3A4酶代谢，CYP3A4酶抑制剂均会与之产生相互作用。铝镁复方制剂使他汀类药物吸收减少，使其血浆浓度降低；可导致环孢素、吉非贝齐、红霉素、氟康唑、伊曲康唑等药物的c_{max}和AUC不同程度地升高；与口服避孕药同服，可升高避孕药的血药浓度；可升高华法林的INR（国际标准化比值）比率。

【其他药物作用及应用特点】

（1）辛伐他汀（Simvastatin） 作用机制及适应证均同洛伐他汀。

（2）普伐他汀（Pravastatin） 作用机制及适应证均同洛伐他汀，但作用较强，对降低TC的作用较明显，对TG几无降低作用。

（3）氟伐他汀（Fluvastatin） 作用机制同洛伐他汀，同时具有直接抑制动脉平滑肌细胞增殖，延缓内膜增厚的功能。用于饮食控制无效的高 TC 血症。

(4) 阿托伐他汀（Atorvastatin） 作用机制同洛伐他汀。用于原发性高 TC 血症、混合型高脂血症或饮食控制无效杂合子高 TC 血症患者。

(5) 瑞舒伐他汀（Rosuvastatin） 为氨基嘧啶衍生物类羟甲基戊二酰辅酶 A 还原酶的抑制剂，其 IC_{50} 为 5.4nmol/L，比其他他汀类药物如普伐他汀（44.1nmol/L）、氟伐他汀（27.6nmol/L）、辛伐他汀（11.2nmol/L）、阿托伐他汀（8.2nmol/L）均强，抑制时间也较长。其抑制 TC 合成的 IC_{50} 是 0.16nmol/L，明显强于其他他汀类药物（1.16～6.93nmol/L），是阿托伐他汀抑制强度的 7 倍。可降低 LDL-C，升高 HDL-C。降低 LDL-C 起效快，用药 2 周后即可下降 10%。降低 LDL-C 的作用较强，在有效剂量（10～40mg）时，本品使 LDL-C 降低 55%～65%；而相应的，阿托伐他汀为 40%～50%，辛伐他汀为 30%～40%，普伐他汀为 20%～30%。用于高脂血症和高 TC 血症（FDA 批准本品用于成年人混合型血脂异常症、原发性高 TC 血症、纯合子家族性高 TC 血症和高 TG 血症）。

【用药指导要点】

① 使用应遵循个体化原则，综合考虑患者个体的胆固醇水平、预期的心血管危险性以及发生不良反应的潜在危险性，剂量调整时间间隔应为 4 周或更长。

② 他汀类药物引起的转氨酶升高呈剂量依赖性，减少他汀类药物剂量常可使升高的转氨酶回落，当再次增加剂量或选用另一种他汀类药物后，转氨酶常不一定再次升高。

③ 治疗前、治疗开始后 12 周及剂量增加后 12 周应检查肝功能，此后应定期（如每半年）检查。如果转氨酶持续升高超过正常值上限 3 倍以上，建议减低本品用药剂量或停止用药。

④ 用药期间如出现原因不明的肌肉疼痛、肌肉压痛或肌肉无力，尤其是伴有不适或发热时需及时告知医生。

⑤ 除阿托伐他汀和瑞舒伐他汀可在任何时间服用外，其他他汀类药物需在睡前服用。

（二）苯氧酸类

氯贝丁酯（Clofibrate）为最早应用的苯氧酸类药物，其降脂作用明显，但不良反应多而严重。新型的苯氧酸类药物药效强、毒性低，比较常用的药物包括非诺贝特、利贝特、环丙贝特和吉非贝齐等。

氯贝丁酯（Clofibrate）

【作用与应用】 能抑制 TC 和 TG 的合成，增加固醇类的排泄。降 TG 作用较降 TC 作用明显，对Ⅲ、Ⅳ、Ⅴ型血脂蛋白过高症较有效。此外，尚能降低血浆纤维蛋白原含量和血小板的黏附性，可减少血栓的形成。但需长期服用，停药后，血中 TC 可能逐渐回升至原有水平。有时在开始服药的第 1 个月内疗效不显著，继续服用可见效。

用于动脉粥样硬化及其并发症，如冠状动脉病、脑血管疾病、周围血管病及糖尿病所致动脉疾病等。

【不良反应及注意事项】 个别患者有恶心、呕吐、食欲不振等症状。为减少胃肠道反应，开始时宜采用小量，以后逐渐增量，但在治疗的第一个月内应达到规定剂量。停药时最好也采取递减方式。治疗 8 周后，转氨酶偶见轻度上升，因此肝功能不全者慎用。如有条件，应定期检查转氨酶、白细胞、TC 等。对肾功能并无不良影响，但严重肝、肾功能不全患者禁用。因能通过胎盘，故妊娠期妇女禁用。

【其他药物作用及应用特点】

（1）非诺贝特（Fenofibrate） 为氯贝丁酯类降血脂药，其药效较强，具有显著降TC及TG的作用，而不良反应较小。用于高TC血症、高TG血症及混合型高脂血症，疗效确切，且耐受性好。

（2）利贝特（Lifibrate） 作用与氯贝丁酯相似，但其降TC作用较明显，这可能与其能增进TC的氧化及胆酸的排泄有关。尚有明显降β-脂蛋白的作用。用于高脂血症，对氯贝丁酯无效的Ⅱa型高脂血症也有效。部分高血压患者服药期间血压下降，并有降血脂和增加胆酸排泄的作用。

（3）环丙贝特（Ciprofibrate） 作用类似氯贝丁酯，但较强。可降低LDL-C及VLDL，升高HDL-C。此外，尚有抗血小板聚集和溶解纤维蛋白的作用。用于Ⅱ型和Ⅳ型高脂血症的治疗。

（4）吉非贝齐（Gemfibrozil） 为非卤化的氯贝丁酯类药物。能降低VLDL的合成，增加肝外脂蛋白酶活性，促进VLDL分解而使TG减少。尚可抑制肝脏的TG酯酶，使HDL-C含量增加。其作用比氯贝丁酯强而持久。用于Ⅱa、Ⅱb、Ⅲ、Ⅳ及Ⅴ型高脂血症的治疗。

【用药指导要点】 由于贝特类单用或与他汀类合用时也可发生肌病，因此应用贝特类药时也须监测肝酶与肌酶。

（三）胆汁酸结合树脂

又称为胆汁酸螯合剂，是一种强碱性阴离子交换树脂，主要影响TC吸收。

考来烯胺（Cholestyramine）

【作用与应用】 为阴离子交换树脂，口服后与肠道的胆酸结合，阻碍后者吸收入血，使血中胆酸量减少，结果促使血中TC向胆酸转化，因而降低血TC。

用于Ⅱ型高脂血症、动脉粥样硬化以及肝硬化、胆石病引起的瘙痒。

【不良反应】 因其用量大，约2%的患者产生胃肠道反应。

【注意事项】

① 长期服用可使肠内结合胆盐减少，引起脂肪吸收不良，应适当补充维生素A、维生素D、维生素K等脂溶性维生素及钙盐。

② 本品味道难闻，可用调味剂伴服。

③ 不可加大剂量，以免引起胃肠道不适、腹泻等。

【其他药物作用及应用特点】 地维烯胺（Divistyramine）为阴离子交换树脂。用于Ⅱa、Ⅱb型高TC血症，胆道部分梗阻所致皮肤瘙痒，肠道内重吸收障碍引起的与胆酸过量有关的渗出性肠病。

依折麦布（Ezetimibe）

口服后迅速吸收，并结合成具有药理活性的酚化葡萄糖苷酸，其血浆蛋白结合率为88%～92%。$t_{1/2}$约为22h，有肝肠循环，80%自粪便排出，其余自尿排出。

【药理作用】 口服后附着于小肠绒毛刷状缘，抑制TC的吸收，降低小肠中的TC向肝脏中的转运，使得肝脏TC贮存量降低从而清除血液中TC。与羟甲基戊二酰辅酶A还原酶抑制剂联合使用能有效改善血清中 TC、LDL-C、apoB、TG 及 HDL-C 水平。不影响小肠对 TG、脂肪酸、胆汁酸、孕酮、乙炔雌二醇及脂溶性维生素 A、维生素 D 的吸收。

【临床应用】

① 本品作为饮食控制以外的辅助治疗，可单独或与羟甲基戊二酰辅酶 A 还原酶抑制剂联合应用，治疗原发性高 TC 血症，可降低总 TC、LDL-C、apoB。

② 本品与他汀类联合应用，可降低纯合子家族性高 TC 血症患者的 TC 和 LDL-C 水平，也可用于降低纯合子家族性谷甾醇血症患者的谷甾醇和植物甾醇水平。

【禁忌证】 对本品过敏者；活动性肝炎或原因不明的血清转氨酶持续升高者；妊娠期妇女、哺乳妇女禁用。

【不良反应】 较轻微，可有头痛、腹痛、腹泻。与他汀类联合应用可出现一过性转氨酶升高、肌痛。有过敏反应的报道，横纹肌溶解症则罕见。

（四）烟酸与烟酸酯类

烟酸（Nicotinic Acid）

烟酸又名尼克酸，为 B 族维生素之一，为广谱调血脂药。

【药理作用】 抑制脂肪组织中激素敏感脂酶的活性，使脂肪组织中心 TG 不易分解放出游离脂肪酸，肝脏合成 TG 的原料不足，同时能抑制 TG 的酯化，则难以进一步合成和释放 VLDL，继而 LDL-C 来源减少。

【临床应用】 对多种高脂血症均有一定疗效，唯对Ⅱb 和Ⅳ型最好。适用于混合型高脂血症、高 TG 血症、低 HDL-C 血症。

【禁忌证】 消化性溃疡、糖尿病、痛风及肝功能异常患者禁用。

【不良反应】

① 口服可出现胃肠刺激症状如恶心、呕吐、腹泻等。

② 皮肤血管扩张作用可引起皮肤潮红、瘙痒等。大剂量可引起血糖升高、尿酸增加、肝功能异常。故长期应用应定期检查血糖、肝功能及肾功能。

【其他药物作用及应用特点】 阿昔莫司（Acipimox） 烟酸衍生物，能抑制脂肪组织的分解，减少游离脂肪酸自脂肪组织释放，从而降低 TG 在肝中合成；抑制 LDL-C 及 VLDL 的合成，减少它们在血浆中的浓度。还可抑制肝脏脂肪酶的活性，减少 HDL-C 的分解。用于Ⅱ、Ⅲ、Ⅳ、Ⅴ型高脂血症的治疗。

二、抗氧化药

氧自由基可使血管内皮损伤，对 LDL 进行氧化修饰，可促进动脉粥样硬化的形成与发展。维生素 C、维生素 E 有抗氧化作用，部分动物实验表明了其抗动脉粥样硬化形成的作用。近年发现普罗布考降脂作用较弱，而抗氧化作用较强，对动脉粥样硬化呈现良好防治效应。

普罗布考（Probucol）

【药理作用】 可降低血浆 LDL-C 和 HDL-C，对 TG 和 VLDL 基本无影响，同时具有强大的抗氧化作用，抑制 LDL-C 在体内的氧化修饰，抑制泡沫细胞形成，可促进实验动物和人体动脉粥样硬化病变的减轻和消退。

【体内过程】 口服吸收有限，生物利用度5%～10%，t_{max}为8～24h，$t_{1/2}$为6～10h，本品脂溶性强，可在脂肪蓄积，在脂肪和血液中可存留6个月以上，主要经胆道和粪便排泄。

【临床应用】 用于Ⅱa型高脂血症，与其他降脂药物合用可用于Ⅱb和Ⅲ、Ⅳ型高脂血症。

【不良反应】 轻微，主要有腹泻、腹痛、恶心、呕吐等，有氨基转氨酶、胆红素一过性升高，偶见Q-T间期延长。

三、多烯脂肪酸类

多烯脂肪酸是指有2个或2个以上不饱和键结构的脂肪酸，也称多不饱和脂肪酸（polyunsaturated fatty acids，PUFA）。根据第一个不饱和键位置的不同，可分*n*-6、*n*-3两大类。*n*-6PUFA包括亚油酸（linoleic acid）、γ-亚麻油酸（γ-linolenic acid），主要含于玉米油、葵花籽油、红花油、亚麻籽油等植物油中，降脂作用较弱，临床应用疗效可疑。*n*-3 PUFA除α-亚麻油酸外，主要有二十碳五烯酸（eicosapentaenoic acid，EPA）和二十二碳六烯酸（docosahexaenoic acid，DHA）等长链PUFA，含于海洋生物藻、鱼及贝壳类中。

人摄取长链PUFA后，易结合到血浆磷脂、血细胞、血管壁及其他组织中，改变体内脂肪酸代谢。实验表明，口服EPA、DHA或富含EPA与DHA的鱼油，可使血浆TG、VLDL明显下降，TC和LDL也下降，HDL有所升高。并能抑制血小板聚集，全血黏度下降，红细胞可变性增加，出血时间略有延长。长期服用*n*-3 PUFA，能预防动脉粥样硬化斑块形成，并使斑块消退。*n*-3 PUFA也可使白细胞表面白三烯含量减少，血小板与血管内皮反应减弱，并能抑制血小板活化因子、血小板衍化生长因子的产生，可抑制移植血管增厚，有预防血管再造术后再梗阻的作用。目前，国内外已有鱼油或纯EPA、DHA制品。鱼油禁用于Ⅱa型高脂血症，因其可能增加LDL-C的水平。

【相关药物作用及应用特点】

（1）亚油酸（linoleic acid） 为不饱和酸，能与TC结合成酯，并可能进而促使其降解为胆酸而排泄，故有降低血浆中TC的作用，亦有降低TG含量的作用，从而维持血脂代谢的平衡，防治TC在血管壁上的沉积。现用于动脉粥样硬化症的预防及治疗。

（2）ω-3脂肪酸 有较强的调整血脂作用，另外，尚有扩张血管及抗血栓形成作用。可用于高脂蛋白血症、动脉粥样硬化、冠心病。

四、保护动脉内皮药

在动脉粥样硬化的发病过程中，血管内皮损伤有重要意义。机械、化学、细菌毒素等因素都可损伤血管内皮，改变其通透性，引起白细胞和血小板黏附，并释放各种活性因子，导致内皮进一步损伤，最终促使动脉粥样硬化斑块形成。所以保护血管内皮免受各种因子损伤，是抗动脉粥样硬化的重要措施。

硫酸多糖（Polysaccharide Sulfate）

硫酸多糖是一类含有硫酸基的多糖，从动物脏器或藻类中提取或半合成的硫酸多糖如肝素（heparin）、硫酸类肝素（heparan sulfate）、硫酸软骨素A（chondroitin sulfate A）、硫酸葡聚糖（dextran sulfate）等都有抗多种化学物质致动脉内皮损伤的作用，对血管再造术后再狭窄也有预防作用，这类物质具有大量阴电荷，结合在血管内皮表面，能防止白细胞、血小板以及有害因子的黏附，因而有保护作用，对平滑肌细胞增生也有抑制作用。

五、其他类

（1）夫拉扎勃（Furazabol） 为蛋白同化激素，并具有降血脂作用。能促进体内蛋白质的合成代谢和抑制其分解代谢，同时具有降血脂作用。降 TC 的作用机制可能是抑制体内 TC 合成的起始阶段，即由乙酸转变为甲羟基戊酸的过程，并具有促进 TC 转化成胆酸而排泄的作用。它尚能抑制脂肪组织释放的脂肪酸进入肝脏，阻止肝脏合成 TG，从而也能降低血 TG。用于高脂血症及动脉粥样硬化症。

（2）右旋甲状腺素钠（dextrothyroxine sodium） 为人工合成品，天然的甲状腺素为左旋者，虽可降低血浆 TC 含量，但对代谢的影响甚大。人工合成的右旋甲状腺素，虽其降低 TC 作用仅为左旋者的 1/5，但其影响代谢的作用亦仅为左旋者的 1/10～1/20。左旋甲状腺素能促进 TC 转化为胆酸而排泄，并加速 LDL-C 的分解，从而降低血浆中的 TC 和 LDL-C 水平。

（3）吡卡酯（Pyricarbates） 为缓激肽拮抗剂，是一种抗动脉粥样硬化药。本品抗动脉粥样硬化作用、抗炎作用和抗凝血作用均与抗缓激肽作用有关。它能使动脉硬化过程的进展明显减慢，并能产生预防作用，能使主动脉和粗大血管内动脉硬化斑块数量和大小均有所减少。尚能降低二磷酸腺苷引起的血小板聚集，作用可维持 3h。抗凝血作用比双香豆素等弱，但在纤维蛋白溶解过程中能加速凝块的溶解。用于治疗周围血管闭塞性疾病，如间歇性跛行综合征、血栓闭塞性脉管炎、营养性肢体溃疡等。对动脉粥样硬化和糖尿病引起的肾、眼血管损伤，包括糖尿病性肾病变和视网膜炎具有良好疗效。此外，对肾病综合征、浸润性爆发期和扩散期纤维化-空洞性肺结核也有疗效。

（4）弹性酶（Elastase） 能影响脂质代谢，阻止 TC 在体内的合成并促其转化成胆汁酸，因而降低血清 TC，并有防止动脉粥样硬化及抗脂肪肝的作用。此外，尚有促进血凝、加强子宫收缩等作用。用于Ⅱ型和Ⅳ型高脂血症、动脉粥样硬化、脂肪肝等的防治。

案例分析

对于急性心肌梗死患者其 TC 要求＜3.11mmol/L，LDL-C 要求＜2.07mmol/L，故应首选他汀类药物。他汀类药物除了降低 TC 和 LDL-C 作用外，还具有稳定斑块、抗炎、保护血管内皮功能等作用。

他汀类药物常见的不良反应包括头痛、失眠、抑郁以及消化不良、腹泻、腹痛、恶心等消化道症状。部分患者可发生肝脏转氨酶升高，且呈剂量依赖性。还可引起肌病，包括肌痛、肌炎和横纹肌溶解。

【用药指导要点】 他汀类与其他抗动脉粥样硬化药的联合应用。

① 与依折麦布联合应用降脂疗效大大提高，可达到高剂量他汀类药物的效果，但无大剂量他汀类药物发生不良反应的风险，不增加肝脏毒性、肌病和横纹肌溶解症的发生。

② 与贝特类药物联合应用适用于混合型高脂血症患者。由于他汀类和贝特类药物均有

潜在损伤肝功能的可能，并有发生肌炎和肌病的危险，合用时发生不良反应的机会增多，因此，开始合用时宜都用小剂量，采取早晨服用贝特类药物，晚上服用他汀类药物，避免血药浓度的显著升高。

③ 与烟酸类药物联合应用可显著升高 HDT-C，而不发生严重的不良反应。联合应用较单用他汀类治疗有升高血糖的危险，但缓释制剂使这一问题大为减轻，糖尿病也并非是这种合用的禁忌证。

④ 与胆酸螯合剂联合应用有协同降低血清 LDL-C 水平的作用，并不增加其各自的不良反应。仅用于其他治疗无效或不能耐受者。

（谢诚，韦翠萍）

第九章 作用于器官的药物

第一节 作用于泌尿系统药物

学习目标

1. 叙述呋塞米、氢氯噻嗪、螺内酯的药理作用、应用、不良反应及用药说明。
2. 说出甘露醇的药理作用、临床应用、不良反应及用药说明。
3. 了解其他泌尿系统药物的临床应用、不良反应及用药说明。

能力目标

学会分析、解释涉及本章药物处方的合理性，初步具备提供治疗泌尿系统疾病药物合理用药咨询服务的能力。

一、利尿药

利尿药（diuretics）是一类作用于肾脏，促进 Na^{+}、Cl^{-} 等电解质和水的排出，增加尿量的药物。临床上主要用于治疗各种原因引起的水肿，如心衰、肾衰、肾病综合征以及肝硬化；也可用于某些非水肿性疾病，如高血压、肾结石、高钙血症等的治疗。

（一）利尿药的作用机制

尿液的生成过程包括肾小球滤过、肾小管和集合管的重吸收和分泌。利尿药主要通过影响肾小管和集合管的重吸收及分泌功能而发挥利尿作用（图 9-1）。

1. 肾小球滤过

正常成人每日原尿约为 180L，但一日排出的终尿只有 1～2L，说明 99%以上的滤液被肾小管和集合管重吸收，仅有 1%成为终尿排出体外。所以，如果药物仅增加肾小球滤过，其利尿作用不会十分明显。

2. 肾小管和集合管重吸收

原尿经过近曲小管、髓袢、远曲小管和集合管后，99%的钠和水被重吸收。如果肾小管和集合管对钠和水重吸收的功能受到抑制，排出的钠和水则会明显增加。药物利尿作用的强

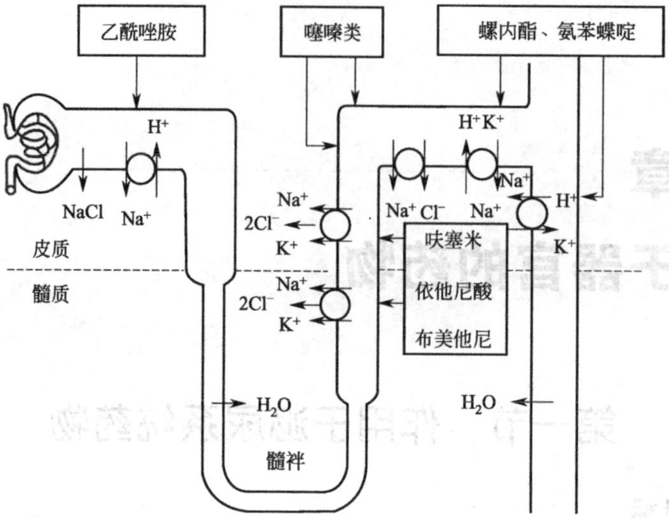

图 9-1　肾小管各段功能及利尿药作用部位示意

弱与其作用部位有密切关系。

(1) 近曲小管　肾小管液中65%～70%的 Na^+ 在近曲小管起始段被重吸收。药物抑制近曲小管对 Na^+ 的重吸收所产生的利尿作用并不明显，因为近曲小管对 Na^+ 的主动重吸收被抑制后所导致的管腔内 Na^+ 和 Cl^- 的增加，可引起远曲小管对 Na^+ 和 Cl^- 重吸收的代偿性加强。

(2) 髓袢升支粗段　原尿中 35%的 Na^+ 在此部位被重吸收。Na^+ 的重吸收是通过 Na^+-K^+-$2Cl^-$ 同向转运系统。此段不伴有水的重吸收。当尿液从肾乳头流向肾皮质时，管腔内液渗透压逐渐由高渗变为低渗，直至形成无溶质的净水，即为肾脏的稀释功能。同时由于 NaCl 重吸收至髓质组织间液，形成肾髓质高渗区。低渗尿经过高渗髓质中的集合管时，在抗利尿激素的作用下，水被重吸收，使尿液浓缩，此为肾脏的浓缩功能。高效能利尿剂抑制髓袢升支粗段 Na^+-K^+-$2Cl^-$ 同向转运系统，降低尿液稀释和浓缩功能，可产生强大的利尿作用，又称袢利尿剂。

(3) 远曲小管和集合管　约有 5%～10%的 Na^+ 在此被重吸收。远曲小管可根据其功能分为始段和末段两部分。始段远曲小管存在 Na^+-Cl^- 同向转运机制。药物抑制此处的 Na^+-Cl^- 共同转运系统，可影响尿液的稀释过程，但不影响尿液的浓缩过程，利尿作用较作用于髓袢升支粗段的药物弱。在末段远曲小管和集合管还存在着醛固酮参与的 Na^+-K^+ 交换。

3. 肾小管和集合管分泌

近曲小管、远曲小管和集合管均有分泌功能，主要分泌 H^+ 和 K^+，均与小管内的 Na^+ 进行交换。此外，也分泌 NH_3，与 H^+ 和 Cl^- 结合成 NH_4Cl 而排出。

(二) 利尿药的分类

按其利尿效能可分为如下种类。

1. 高效能利尿药

减少 Na^+ 的重吸收 15%～25%，主要作用于髓袢升支粗段，利尿作用强大。

2. 中效能利尿药

减少 Na^+ 的重吸收 5%～10%，主要作用于髓袢升支粗段皮质部和远曲小管始段，利尿作用中等。

3. 低效能利尿剂

减少 Na^+ 的重吸收 1%～3%，主要作用于远曲小管末段和集合管，利尿作用弱于上述两类药物。

（三）常用利尿药

1. 高效能利尿剂

常用药物有呋塞米、布美他尼、托拉塞米、依他尼酸、阿佐塞米，它们的药理作用相似。

呋塞米（Furosemide，速尿，呋喃苯胺酸）

【体内过程】 呋塞米能被迅速吸收，口服 30min 显效，1～2h 达高峰，维持 4～6h。静脉注射 5min 显效，1h 高峰，维持 2～3h。血浆蛋白结合率为 95%～99%。药物大部分以原形从尿中排出。

【药理作用】

（1）利尿作用　抑制髓袢升支粗段 Na^+-K^+-$2Cl^-$ 同向转运系统，抑制 NaCl 的重吸收，降低肾脏稀释和浓缩功能，排出近似等渗的尿液。同时，也可抑制 Ca^{2+}、Mg^{2+}、K^+ 的重吸收，使得尿中 Na^+、Cl^-、Ca^{2+}、Mg^{2+}、K^+、HCO_3^- 的排出增多。

（2）扩血管作用　可扩张肾血管，增加肾血流量，静脉注射可增加达 30%以上。也可扩张全身静脉，降低前负荷。

【临床用途】

（1）各种严重水肿　对心、肝、肾病变所引起的各类水肿均有效。其因利尿作用强大，易引起水与电解质紊乱、酸碱平衡失调、低血压等，一般不宜作为首选。主要用于其他利尿药无效的严重或顽固性水肿。

（2）急性肺水肿和脑水肿　对于肺水肿患者，呋塞米除利尿降低血容量外，还可直接扩张小动脉，降低外周阻力，扩张小静脉，降低回心血量，减轻心脏负荷，能迅速缓解症状，可作为治疗急性肺水肿的首选药。由于其利尿作用强大，机体排泄了大量的水分，使血液浓缩，血浆浓缩，血浆渗透压升高，有助于消除脑水肿，降低颅内压，但单用效果差，临床上常与脱水药合用以获得协同作用，对脑水肿合并左心衰者尤为适用。

（3）急慢性肾功能衰竭　早期使用呋塞米对急性肾功能衰竭有良好的预防作用。呋塞米可利尿，扩张肾血管，增加肾血流量和肾小球滤过率，促进排钠利尿，维持一定尿量，可减轻细胞水肿和肾小管阻塞，对肾脏有保护作用。大剂量呋塞米还可用于治疗慢性肾衰，增加尿量，减轻水肿，在其他药无效时，仍能产生作用。

（4）加速某些毒物排泄　应用本类药物，结合输液，强迫利尿，可加速毒物排出。主要用于经肾排泄的巴比妥类、氟化物、碘化物、水杨酸类等药物急性中毒的抢救处理。

（5）高钙血症　可抑制 Ca^{2+} 重吸收，降低血钙。但需同时补充生理盐水，以保证足够的血容量。

【不良反应及用药说明】

（1）水与电解质紊乱　为最常见的不良反应，表现为低血容量、低血钠、低血钾、低氯性碱血症，长期应用还可引起低血镁。其中最值得重视的是低钾血症。低血钾最易增加强心苷对心脏的毒性，低血钾对肝硬化病人可诱发肝昏迷，故应注意及时补充钾盐或与留钾利尿药合用。药物剂量应个体化，从最小有效剂量开始，然后根据利尿反应调整剂量，以减少水、电解质紊乱等不良反应的发生。

（2）耳毒性　大剂量快速注射呋塞米可引起眩晕、耳鸣、听力下降或暂时性耳聋，肾功能不全者尤易发生。可能与内耳淋巴液电解质成分的改变和耳蜗毛细胞损伤有关，应避免与具有耳毒性的药物如氨基糖苷类抗生素合用，以免加重耳毒性。

（3）胃肠道反应　表现为恶心、呕吐、腹痛、食欲减退，偶有胃肠出血，久服可诱发溃疡，宜餐后服用。

（4）高尿酸血症　呋塞米经近曲小管分泌排泄时，可竞争性抑制尿酸的排泄导致高尿酸血症，诱发痛风，故痛风患者慎用。

（5）其他　可引起高血糖（但很少促成糖尿病）；升高 LDH 胆固醇和甘油三酯、降低 HDL 胆固醇；少数患者可发生白细胞、血小板减少。对磺胺药过敏的患者对呋塞米可发生交叉过敏反应。如一日用药 1 次，则应早晨给药，以免夜间排尿次数增多。

【药物相互作用】

① 肾上腺皮质激素、促皮质素及雌激素能降低本药的利尿作用，并增加电解质紊乱（尤其是低钾血症）的发生率。

② 呋塞米引起低血钾的作用将增加洋地黄中毒的发生率和危险性。

③ 与庆大霉素等氨基糖苷类抗生素合用时可加重其耳毒性，与头孢素合用时可加重其肾毒性。

④ 与阿司匹林、双香豆素、华法林等合用时，竞争血浆蛋白，从而导致出血。此外，非甾体抗炎药可降低呋塞米的利尿和扩血管作用。

布美他尼（Bumetanide）

口服易吸收，服后 0.5～1h 显效，维持 4～6h。静脉注射几分钟即可显效。大部分已原形及代谢物经肾排泄。

利尿作用机制与呋塞米相似，作用强度是呋塞米的 20～60 倍，排钾作用相对较弱，耳毒性发生率较低。临床主要作为呋塞米的代用品，对某些呋塞米无效的病例仍可能有效。用于各类水肿和急性肺水肿。

与呋塞米基本相同。偶见未婚男性遗精和阴茎勃起困难。大剂量可发生肌肉酸痛、胸痛，大多持续 1～3h 后可自行消失，如疼痛持续过久应停药。

托拉塞米（Torasemide）

口服后吸收迅速，其吸收受首过效应影响很小，而基本不受肝肾功能障碍的影响。口服后1h内达血药浓度峰值（c_{max}），与食物同服达峰时间延迟约30min。本药生物利用度为80%～90%，血浆蛋白结合率超过99%，本药80%经肝脏代谢，此外，本药不可通过血液透析和血液滤过清除。

通过抑制髓袢升支粗段髓质部及皮质部Cl^-的重吸收而发挥利尿作用，此外还可抑制远曲小管上皮细胞醛固酮与其受体结合，进一步增加其利尿效果。和其他强效髓袢利尿药不同的是其排钾作用明显较弱。临床主要用于治疗水肿性疾病，可用于充血性心力衰竭、肝硬化、肾脏疾病所致水肿，用于治疗原发性高血压。

本药副作用较小，主要有疲劳、眩晕、头痛、恶心等，通常持续时间较短，可自行恢复。

2. 中效能利尿药

噻嗪类包括氢氯噻嗪、环戊噻嗪等，它们作用相似，仅是作用强度和维持时间的不同，其中氢氯噻嗪最为常用。

【体内过程】 口服可迅速吸收，吸收率与脂溶性有关。氢氯噻嗪脂溶性较高，吸收良好。本类药物部分与血浆蛋白结合，大部分以原形从肾脏排出，少量经胆汁分泌。

【药理作用】

（1）利尿作用 主要作用部位在远曲小管始段，抑制Na^+-Cl^-同向转运系统，减少Na^+、Cl^-重吸收，增加尿量。此外，也可轻度抑制碳酸酐酶，使H^+分泌减少，减少H^+-Na^+交换，促进K^+-Na^+交换，K^+排出增多。同时尿中Mg^{2+}、HCO_3^-排出也增多。

（2）降压作用 见本书高血压相关内容。

（3）抗利尿作用 作用机制尚未完全阐明，可能与其促进Na^+排泄、降低血浆渗透压、改善烦渴、减少饮水量有关。

【临床用途】

（1）水肿 利尿作用温和，可用于消除各种水肿。对轻、中度心性水肿疗效较好；对肾性水肿的疗效与肾功能损伤程度有关，严重肾功能不全者疗效较差；对慢性肝病引起的水肿疗效较差，应用时要注意防止低血钾诱发肝昏迷。

（2）高血压 见本书高血压章节。

（3）尿崩症 对尿崩症患者有一定疗效，可使患者的尿量明显减少，临床上主要用于肾性尿崩症及用加压素无效的中枢性尿崩症。

（4）其他 可用于高尿钙伴有肾结石者，以抑制高尿钙引起的肾结石的形成。

【不良反应及用药说明】

（1）电解质紊乱 可引起低血钾、低血镁、低氯性碱血症等，其中以低钾血症最为常见，表现为恶心、呕吐、腹胀和肌无力等，用药时应注意补钾或与留钾利尿药合用。用药期间如发现有电解质失衡的早期症状（如口干、衰弱、嗜睡、肌痛、腱反射消失等），应立即减量或停药。

（2）高尿酸血症 可使尿酸排出减少而引起高尿酸血症，痛风患者应慎用。

（3）高血糖症 可抑制胰岛素释放和葡萄糖的利用而使血糖升高，糖尿病患者慎用。

(4) 脂肪代谢紊乱　可升高血浆 LDH 胆固醇、总胆固醇、甘油三酯的水平，而降低 HDL 胆固醇的水平。

(5) 其他　偶见过敏反应、胃肠道反应、粒细胞减少、血小板减少等。与磺胺类有交叉过敏反应。

(6) 停药时应逐渐减量，突然停药可能引起水、钠及氯的潴留。少尿或有严重肾功能障碍者，一般在最大剂量用药后 24h 内如无利尿作用时应停用。每日用药 1 次时，应在早晨用药，以免夜间排尿次数增多。

【药物相互作用】

① 因致低血钾，与强心苷合用时宜补钾。

② 与糖皮质激素类药物、两性霉素 B 合用，可增加低钾血症发生的机会。

③ 因升高血糖，与降血糖药合用时应注意调整降糖药物的剂量。

④ 非甾体类抗炎药可减弱本类药物的利尿作用。

3. 低效能利尿药

螺内酯（Spironolactone，安体舒通）

【体内过程】 口服后能迅速吸收，起效较慢，维持时间较长。服后 1 天起效，2～3 天达高峰，维持 5～6 天。

【作用与用途】 化学结构与醛固酮相似，是醛固酮的竞争性拮抗药，竞争远曲小管和集合管细胞内的醛固酮受体，拮抗醛固酮的排钾保钠作用，促进钠和水的排出。由于本药仅作用于远曲小管和集合管，对肾小管其他各段无作用，故利尿作用较弱。利尿作用与体内醛固酮水平有关。主要用于与醛固酮升高有关的顽固性水肿，如充血性心力衰竭、肝硬化腹水及肾病综合征。常与排钾利尿药合用，可增强利尿效果并预防低钾血症。

【不良反应及用药说明】

(1) 电解质紊乱　高钾血症最为常见，用药期间必须密切注意血钾和心电图的变化。严重肾功能不全者禁用。给药应个体化，一般从小剂量开始使用，观察电解质变化，而后再逐渐增至有效剂量。用药期间禁补钾，以防血钾过高。用药期间如出现高钾血症，应立即停药。

(2) 内分泌紊乱　男性可产生乳房女性化、阳痿等，停药后可消失。女性可产生面部多毛、月经紊乱、乳房触痛、性功能下降等症状。

(3) 最好进食时或餐后服药，以减少胃肠道反应，并可能提高本药的生物利用度。

氨苯蝶啶（Triamterene）、阿米洛利（Amiloride）

【体内过程】 氨苯蝶啶在肝脏代谢，但其活性形式及代谢物从肾脏排泄。阿米洛利则主要以原形经肾脏排泄。

【作用与用途】 两药均主要作用于远曲小管和集合管，减少 Na^+ 的重吸收和 K^+ 分泌，使 Na^+ 排出增加而利尿，同时引起血钾升高。单用疗效较差，与噻嗪类合用疗效较好。

【不良反应及用药说明】 长期服用易致高钾血症、肾功能不全者慎用，高血钾者禁用。应于进食时或餐后服药，以减少胃肠道反应，并可能提高本药的生物利用度。服药期间如发生高钾血症，应立即停药，并给予相应处理。

乙酰唑胺（Acetazolamide）

本药为碳酸酐酶抑制药，属磺胺衍化物。通过抑制肾小管上皮细胞中的碳酸酐酶，使H^+的产生和Na^+重吸收减少，Na^+、H_2O与重碳酸盐排出增加，因而产生利尿及H^+潴留；能抑制睫状体上皮碳酸酐酶的活性，从而减少房水生成（50%～60%），降低青光眼病人眼内压。本药利尿作用不强，故目前很少单独用于利尿。临床主要用于治疗各种类型的青光眼。

二、脱水药

脱水药又称渗透性利尿药（osmotic diuretics），是指能使组织脱水的药物。此类药物多是在体内不被代谢或代谢较慢，能迅速提高血浆渗透压，无药理活性，很容易从肾小球滤过，在肾小管内不被重吸收或吸收很少，能提高肾小管内渗透压，由于上述特性，临床上可以大量使用，以显著增加血浆渗透压、肾小球滤过率和肾小管内液量，产生利尿脱水作用。

甘露醇（Mannitol）

【药理作用】

（1）脱水作用　临床用其20%高渗液。静脉给药后能迅速升高血浆渗透压，使组织间水分向血浆转移，引起组织脱水。给药30min后起效，2～3h达高峰，维持6h左右。

（2）利尿作用　药物从肾小球滤过后，不被肾小管重吸收，在肾小管腔内形成高渗，减少Na^+和水的重吸收。也可扩张肾血管，增加肾血流量，提高肾小球滤过率。

【临床用途】

（1）预防急性肾衰竭　急性肾衰早期及时应用甘露醇通过其脱水、利尿及增加肾血流量作用可迅速消除水肿和排出有毒物质，从而防止肾小管萎缩、坏死及改善肾缺血等。

（2）脑水肿及青光眼　静脉给药后通过其脱水作用可降低颅内压，用于各种原因所致的颅内压升高，是安全有效的首选药。也可降低眼内压，用于青光眼手术前降眼压。

【不良反应及用药说明】　较轻微，以水和电解质紊乱最为常见。注射过快可引起一过性头痛、头晕和视力模糊等。心功能不全者慎用、活动性颅内出血者禁用。

本品避免与血液配伍，否则会引起血液凝集及红细胞不可逆皱缩；避免与无机盐类药物（如氯化钠、氯化钾等）配伍，以免这些药物引起甘露醇结晶析出。

本品遇冷易结晶，故应用前应仔细检查，如有结晶，可置热水中或用力振荡待结晶完全溶解后再使用。用于治疗水杨酸盐或巴比妥类药物中毒时，应合用碳酸氢钠以碱化尿液。

山梨醇（Sorbitol）

山梨醇为甘露醇的同分异构体，临床应用、不良反应与甘露醇相似。但本品水溶性较大，可制成25%的高渗溶液使用。在体内有一部分转化为果糖而失去高渗作用，故作用弱于甘露醇。心功能不全患者慎用。

葡萄糖（Glucose）

临床用50%的高渗溶液，静止时，可产生脱水和渗透性利尿作用。因部分葡萄糖可从血管扩散到组织中，且易被代谢利用，故作用较弱，持续时间较短。单独用于脑水肿可有“反跳”现象，一般可与甘露醇交替使用，以巩固疗效。

目标检测

一、选择题

1. 呋塞米不宜和下列哪种抗生素合用（　　）。

A. 青霉素　B. 头孢曲松　C. 卡那霉素　D. 红霉素　E. 环丙沙星

2. 呋塞米的不良反应不包括（　　）。

A. 低钾血症　B. 高镁血症　C. 高尿酸血症　D. 低氯性碱血症　E. 耳毒性

3. 氨苯蝶啶的利尿作用机制是（　　）。

A. 抑制 K^+-Na^+-$2Cl^-$ 共同转运系统　B. 抑制 Na^+-K^+ 转运系统

C. 拮抗醛固酮　D. 抑制碳酸酐酶

E. 抑制远曲小管及集合管对 NaCl 的重吸收

4. 治疗继发性醛固酮增多症的首选药物是（　　）。

A. 呋塞米　B. 氢氯噻嗪　C. 氨苯蝶啶　D. 螺内酯　E. 甘露醇

5. 痛风者慎用下列哪种药物（　　）。

A. 氢氯噻嗪　B. 螺内酯　C. 氨苯蝶啶　D. 阿米洛利　E. 甘露醇

6. 关于布美他尼下列说法不正确的是（　　）。

A. 速效　B. 中效　C. 短效

D. 低毒　E. 可治疗急性肺水肿

7. 下列利尿药作用最强的是（　　）。

A. 呋塞米　B. 布美他尼　C. 氢氯噻嗪　D. 氨苯蝶啶　E. 螺内酯

8. 呋塞米的利尿作用机制是（　　）。

A. 抑制 K^+-Na^+-$2Cl^-$ 共同转运系统　B. 抑制 Na^+-Cl^- 转运系统

C. 抑制碳酸酐酶的活性　D. 抑制远曲小管对 Na^+ 的吸收

E. 拮抗醛固酮受体

9. 患者，男性，75 岁，诊断为左心室大面积心肌梗死，如果该患者突然出现左心衰竭并发肺水肿，最有效的药物是（　　）。

A. 呋塞米　B. 阿司匹林　C. 维拉帕米　D. 美托洛尔　E. 螺内酯

10. 患者，女，78 岁，由于充血性心力衰竭，长期服用地高辛 0.125qd，最近自觉视力模糊，且有腹泻症状，排除眼部及消化道疾病，疑是地高辛中毒，测得地高辛血药浓度为 2.7ng/ml，下列哪项措施是治疗地高辛中毒时不应采用的（　　）。

A. 用呋塞米促进地高辛排出　B. 停用地高辛　C. 应用苯妥英钠

D. 应用利多卡因　E. 应用阿托品

（11～15 题共用备选答案）

A. 呋塞米　B. 氨苯蝶啶　C. 氢氯噻嗪　D. 螺内酯　E. 乙酰唑胺

患者，男性，50 岁。5 年前患高血压，近 1 年来双下肢经常水肿，血压 180/125mmHg，电解质检查血钾降低至 2.4mmol/L，静脉血浆中醛固酮显著增高至 12μg/dl。

11. 此患者最适合使用的利尿剂是（　　）。

12. 如长期应用上述利尿剂出现药物疗效下降，还可选用的利尿剂是（　　）。

13. 为增强利尿效果，可与上述两题中药物联合应用的利尿剂是（　　）。

14. 该患者长期应用螺内酯，出现乳房增大，但血钾仍低于3.5mmol/L，可考虑的替代药物是（　　）。

15. 如果患者出现突发少尿现象，24h尿量约为100ml，下肢浮肿严重，血压170/110mmHg，应使用的利尿剂是（　　）。

二、填空题

如果患者存在以下疾病请选择合适的利尿剂

1. 预防急性肾功能衰竭可选用________；
2. 治疗轻度尿崩症可选用________；
3. 治疗青光眼可选用________；
4. 可单独用于轻度、早期高血压的药物是________；
5. 治疗醛固酮升高引起的顽固性水肿可选用________；
6. 治疗脑水肿、降低颅内压的首选药物是________。

（周玲，黄逸）

第二节　作用于消化系统药

学习目标

1. 叙述各类抗消化性溃疡药的作用机制、常用药物临床用途及主要不良反应及用药说明。掌握硫酸镁的不同给药途径在临床上的应用。

2. 说出各类泻药的临床用途。了解各助消化药、止泻药、胃肠动力药、胃肠解痉药的作用特点和用途。

能力目标

学会分析涉及本章药物处方的合理性，具备提供用药咨询服务的能力。

一、助消化药

助消化药是促进胃肠道消化过程的药物，多为消化液中成分或促进消化液分泌的药物。在消化液分泌功能不足时，它们能起到代替疗法的作用。另外，有些药物能促进消化液的分泌，或制止肠道过度发酵，也用作消化不良的辅助治疗。常用的助消化药见表9-1。

表9-1　常用的助消化药

药　物	来源和成分	作　用	用　途	注意事项
稀盐酸 (Dilute Acid Hydrochloric)	10%HCl溶液	增加胃液酸度、胃蛋白酶活性	胃酸缺乏症	饭前服用防止刺激胃黏膜
胃蛋白酶 (Pepsin)	猪、牛、羊等的胃黏膜	分解蛋白质	胃蛋白缺乏症及消化不良	遇碱失效，常与稀盐酸合用
胰酶 (Pancreatin)	猪、牛、羊的胰脏，含胰酶	消化脂肪、蛋白质和淀粉	胰液分泌不足所致消化不良	同服碳酸氢钠可提高活性，肠衣片不能嚼服

续表

药 物	来源和成分	作 用	用 途	注意事项
乳酶生 (Lactasin Biofermin,表飞鸣)	活乳酸杆菌的干燥剂	分解糖类产生乳酸,抑制肠内腐败菌,减少发酵和产气	肠内异常发酵所致消化不良及小儿消化不良性腹泻	不宜与抗酸药、抑菌药合用,送服水温宜低于40℃
干酵母 (Dried Yeast)	麦酒酵母的干燥体	富含B族维生素	食欲不振,消化不良和B族维生素缺乏症	宜嚼服,剂量过大可致腹泻
乳酸菌素 (Lacidophilin)	以鲜牛乳为原料经生物发酵后制备	分解糖产生乳酸	消化不良、肠炎、腹泻、痢疾等	铋剂、鞣酸、药用活性炭、酊剂等不宜合用
复合消化酶 (达吉)	木瓜蛋白酶、胰酶、胃蛋白酶、淀粉酶、纤维素酶、胰脂酶等	碳水化合物、脂肪、蛋白质、纤维素的消化,促进肠内气体排泄,胆汁分泌	用于食欲缺乏、消化不良、胆囊炎和胆结石、胆囊切除患者的消化不良	急性肝炎患者、完全性胆道阻塞患者禁用

二、抗消化性溃疡药

消化性溃疡(peptic ulcer)是指发生在胃和十二指肠的溃疡,发病率为10%~12%,消化性溃疡的直接发病机制与黏膜局部损伤和保护机制之间的平衡失调有关。损伤因素(胃酸、胃蛋白酶和幽门螺杆菌)增强或保护因素(黏液/HCO_3^-屏障和黏膜修复)减弱,均可引起消化性溃疡。目前的治疗主要着眼于减少胃酸和增强胃黏膜的保护作用,促进溃疡愈合,防止复发和减少并发症。

案 例

梁某,女性,35岁,上腹部疼痛2余年,时轻时重,无明显诱因近10余天加重,伴有烧心,饥饿时疼痛加剧,饭后缓解,常常夜间痛醒。诊断结果:消化性溃疡。

针对此患者的临床诊断,主要治疗原则是什么?可选用哪些药物进行治疗?

(一)抗酸药

抗酸药(antacids)是一类弱碱性物质。口服后能降低胃内酸度,从而解除胃酸对胃、十二指肠黏膜的侵蚀和对溃疡面的刺激,并降低胃蛋白酶活性,发挥缓解疼痛和促进愈合的作用。主要用于胃、十二指肠溃疡及胃酸分泌过多症的辅助治疗。常用抗酸药的作用比较见表9-2。

表9-2 常用抗酸药作用比较

药 物	作用	保护黏膜	对肠道的影响	产生 CO_2	碱血症
氧化镁 (Magnesium Oxide)	慢、强、持久	—	轻泻	—	—
氢氧化铝 (Aluminum Hydroxide)	慢、中、持久	+	便秘	—	—
三硅酸镁 (Magnesium Trisilicate)	慢、弱、持久	+	轻泻	—	—
碳酸钙 (Calcium Carbonate)	较快、强、持久	—	便秘	+	—
碳酸氢钠 (Sodium Bicarbonate)	快、强,易碱中毒	—	无影响	+	+

理想的抗酸药应该具有下述特点：①中和胃酸作用强而持久；②不产生二氧化碳；③不引起腹泻或便秘；④不引起体液碱化；⑤有收敛保护作用。目前临床使用的单一抗酸药尚不能完全满足上述要求，故优良的抗酸药多为复方制剂。见表 9-3。

表 9-3 抗酸药的几种复方制剂

复方制剂	主要成分	用途
复方铝酸铋片（胃铋治片）	铝酸铋、重质碳酸镁、碳酸氢钠、甘草浸膏粉、弗朗鼠李皮、茴香粉	消化性溃疡、胃酸过多
胃得乐	碱式碳酸铋、碳酸镁、碳酸氢钠、大黄	消化性溃疡、胃炎、胃酸过多
乐得胃	碱式碳酸铋、碳酸镁、碳酸氢钠、弗朗鼠李皮	消化性溃疡
胃仙-U	外层片：甘草酸钠、葡萄糖醛酸、干燥氢氧化铝凝胶、三硅酸镁、牛胆汁、薄荷脑、叶绿素；内层片：维生素单位、淀粉酶	消化性溃疡、胃炎、胃酸过多
复方氢氧化铝片（胃舒平）	氢氧化铝、三硅酸镁、颠茄流浸膏	消化性溃疡、胃酸过多
达喜	铝碳酸镁	胃酸过多、反流性食管炎、胆汁反流

【不良反应及用药说明】

① 为了使抗酸药发挥作用，服用时将片剂嚼碎，于餐前 1h 或餐后 1h 和睡前服用。

② 抗酸药与四环素等药物可相互作用形成配位化合物，故不宜同服。如确需合用，应间隔 1～2h。避免与奶制品、酸性食物及饮料同服，否则影响抗酸效果。

③ 注意观察患者有无腹泻或便秘，并通过调整或更换药物进行纠正克服。如患者出现腹痛加剧或柏油样便应立即报告医生。

抗酸药仅仅是直接中和已分泌的胃酸，而不能抑制胃酸的分泌，有些甚至可能造成反跳性的胃酸分泌增加。

（二）抑制胃酸分泌药

胃酸是由胃壁细胞分泌，壁细胞上有 H_2 受体、M_1 受体和胃泌素受体参与胃酸分泌，当这些受体分别被组胺、乙酰胆碱和胃泌素激动时，均可进一步激活胃壁细胞上的 H^+，K^+-ATP 酶，即 H^+ 泵或质子泵，通过 H^+-K^+ 交换，将壁细胞内大量 H^+ 转运到胃腔，使胃酸分泌增加。因此，阻断胃壁细胞上的受体和抑制质子泵的功能，可以明显减少胃酸的分泌，从而缓解溃疡症状和促进溃疡愈合。见图 9-2。

抑制胃酸分泌药通过各种机制抑制胃酸分泌，是治疗消化性溃疡的首选药物。目前，抑制胃酸分泌的常用药物有四类。

1. H_2 受体阻断药

西咪替丁（Cimetidine，甲氰咪胍，泰胃美）

【作用及用途】 能竞争阻断胃壁细胞上的 H_2 受体，明显抑制基础胃酸、夜间胃酸及各种刺激（食物、组胺或五肽胃泌素）等所引起的胃酸分泌，降低胃内酸度，减轻或解除 H^+ 对胃、十二指肠的刺激和腐蚀。还能促进胃黏液分泌，改善黏液凝胶附着物的质量，有促进溃疡愈合作用。另外还具有收缩血管作用，对皮肤黏膜血管的收缩作用更好。主要用于消化

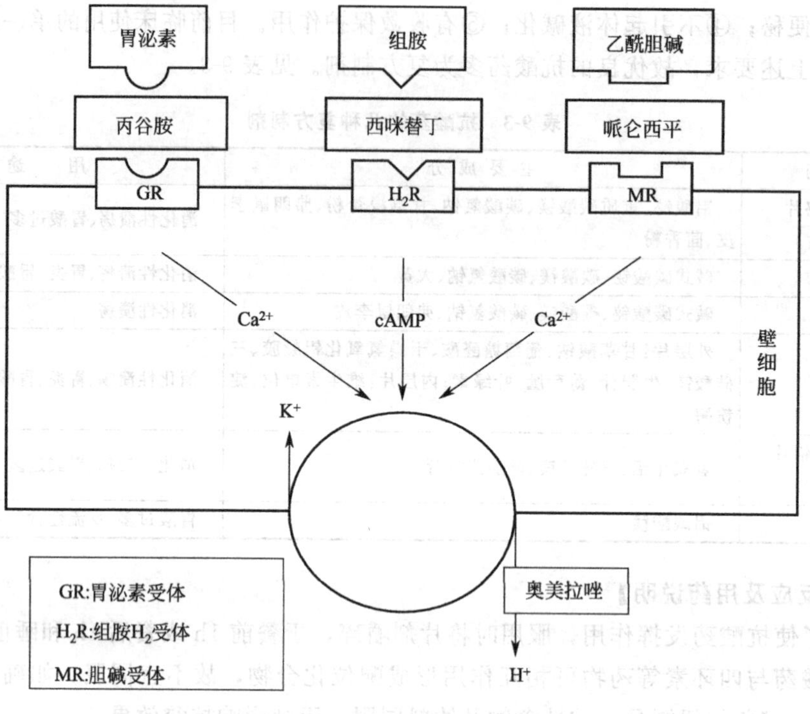

图 9-2　胃酸分泌抑制药作用机制示意

性溃疡、反流性食管炎、上消化道出血等，对十二指肠溃疡疗效优于胃溃疡，较大剂量用于治疗革艾综合征（胃泌素瘤）。停药后易复发。

【不良反应及用药说明】 因在体内分布广泛，药理作用复杂，故不良反应多。常见头晕、头痛、皮疹等；长期应用对骨髓有一定的抑制，可致粒细胞减少；对内分泌系统有抗雄激素作用和促催乳素作用，可致男性乳房发育、性功能减退、女性溢乳；老年患者大剂量应用可出现精神错乱、谵忘等；严重可见肝、肾功能损害。静滴速度过快可引起血压骤降和心律失常，故应注意浓度和滴速，并避免与其他药共用一个静滴通道。孕妇及哺乳妇女禁用。

应按时服用，坚持疗程，一般在进餐时与睡前服药效果最好。用药期间出现精神症状或严重的窦性心动过速时应停药。

【药物相互作用】

① 勿与抗酸药或甲氧氯普胺同服，以免影响本药吸收；如需同服，至少间隔 1h，长期服药者勿突然停药。

② 由于硫糖铝、枸橼酸铋钾等药物要在酸性环境下才能发挥作用，西咪替丁抑制胃酸分泌，两者合用可能使硫糖铝和枸橼酸铋钾疗效降低。

③ 本药为肝药酶抑制剂，可减缓普萘洛尔、地西泮、苯巴比妥、苯妥英钠、吲哚美辛、华法林、氨茶碱等药物的代谢速度，使它们的血药浓度升高，合用时注意调整这些药物的剂量。

④ 与华法林类抗凝剂合用，可导致出血倾向；与阿司匹林合用，可使阿司匹林作用增强；与卡托普利合用，可能引起精神病症状；本品有与氨基糖苷类相似的神经-肌肉阻断作用，与氨基糖苷类抗生素合用可能导致呼吸抑制或停止。

雷尼替丁（Ranitidine，呋喃硝胺）

本药具有速效、高效、长效等特点，抑酸作用强度是西咪替丁的4～10倍，作用持续12h。临床用途及不良反应与西咪替丁相似，但服药后不出现男性乳房发育和老年人的精神错乱，对肝药酶抑制作用很弱，远期疗效优于西咪替丁，且复发率低。

法莫替丁（Famotidine）

本药生物利用度最低，约30%～50%，为强效、长效H_2受体阻断药，抗酸作用比西咪替丁强20～50倍，作用维持12h。临床用途及不良反应与西咪替丁相似，但对肝药酶无影响，与其他药物相互作用不明显。

尼扎替丁（Nizatidine）、乙酰罗沙替丁（Roxatidine Acetate）

是两种新的H_2受体阻断剂，其抑制胃酸分泌的作用机制和临床适应证与其他H_2受体阻断药相同。优点为不抑制细胞色素P450药物代谢酶系统，故不会发生肝药代谢抑制所产生的药物相互作用。但是与其他的H_2受体阻断药相同，与抗酸剂同服时其生物利用度减低。

2. M_1受体阻断剂

哌仑西平（Pirenzepine）

对胃壁细胞M_1受体有选择性阻断作用，抑制胃酸及胃蛋白酶分泌，对基础胃酸、胰岛素、五肽胃泌素引起的胃酸分泌抑制作用较强，同时又解除胃肠平滑肌痉挛的作用。该药对心脏、平滑肌、唾液腺等部位的M受体亲和力低，故不良反应较轻，仅有轻微的口干、视力调节障碍、心动过速等。

3. 胃泌素受体阻断药

丙谷胺（Proglumide，二丙谷酰胺）

丙谷胺能竞争性阻断胃泌素受体，抑制胃酸及胃蛋白酶分泌，并有保护胃黏膜和促进溃疡愈合作用。用于治疗胃及十二指肠溃疡、胃炎等。不良反应少，偶见口干、失眠、腹胀、下肢酸胀等不良反应。

4. H^+，K^+-ATP酶抑制药（胃壁细胞质子泵抑制药）

奥美拉唑（Omeprazole，洛赛克）

【作用和用途】 口服易吸收，胃内食物可减少其吸收，宜空腹服用。本药为第一代质子泵抑制剂，为弱碱性化合物，易进入酸性胃壁细胞，选择性与H^+，K^+-ATP酶形成酶抑制剂复合物，抑制其向胃腔转运H^+的功能，达到抑制胃酸分泌的目的。对正常人和溃疡病患者的胃酸分泌均有较强抑制作用，故作用强而迅速且持久，一次给药可抑制胃酸分泌24h以上。此外，本药尚有增加胃黏膜血流量和抑制幽门螺杆菌的作用，有利于溃疡愈合。

临床适用于胃及十二指肠溃疡、卓艾综合征及反流性食管炎等。对胃烧灼和疼痛缓解率及愈合率明显高于 H_2 受体阻断药，且复发率低。

【不良反应及用药说明】 不良反应较轻，少数患者出现头痛、头晕、恶心、腹胀、腹痛、失眠、口干、皮疹等反应。长期应用可持续抑制胃酸分泌，使胃内细菌过度滋生和亚硝酸物质增多，故用药期间要定期检查胃黏膜有无肿瘤样增生。肝功能减退者用量宜酌减，酸性环境利于本品活化，故不宜与抗酸药合用。

注意足疗程治疗，不应因症状缓解而自行停药。本药缓释胶囊或肠溶片，服用应整粒吞服，不应咀嚼，以防药物颗粒过早在胃内释放而影响疗效。

【药物相互作用】 本药可抑制肝药酶活性，可使苯妥英钠、地西泮等药代谢减慢，合用时应注意调整这些药物的剂量。

兰索拉唑（Lansoprazole）

为第二代质子泵抑制剂，抑制胃酸分泌及抗幽门螺杆菌作用均优于奥美拉唑，起效更快，用途及不良反应与奥美拉唑相似。

此外，尚有第三代质子泵抑制剂如潘多拉唑和雷贝拉唑等，抑制胃酸分泌的能力和缓解症状、治愈黏膜损害方面的疗效优于前两代药物，且不良反应轻。本药在酸性条件下不稳定，所以必须以肠溶制剂给药。口服时应将本药片剂或胶囊整片或整粒吞服，不应压碎或咀嚼。

埃索美拉唑（Esomeprazole，耐信）

本药是奥美拉唑的 *S*-异构体，口服吸收迅速，约 1～2h 血药浓度达高峰，血浆蛋白结合率为 97%。由于药物分子与代谢酶结合的立体选择性，本药通过 CYP2C19 途径代谢的比例低于奥美拉唑，而更多地通过 CYP3A4 途径代谢，药物在体内的清除率较奥美拉唑低，相同剂量下对质子泵作用增强。本药对酸不稳定，口服制剂均为肠溶制剂，服用时应整片（粒）吞服，不应嚼碎或压碎。

泮托拉唑钠（Pantoprazole Sodium，泮立苏）

为第三代质子泵抑制剂，可选择性地作用于胃黏膜壁细胞，抑制壁细胞中 H^+，K^+-ATP 酶的活性，使壁细胞内的 H^+ 不能转运到胃中，从而抑制胃酸的分泌。本药对细胞色素 P450 酶系的亲和力较低，故其他通过该酶系代谢的药物与本药间相互作用较小。适应证和禁忌证与奥美拉唑相同。

（三）黏膜保护药

硫糖铝（Sucralfate，胃溃宁）

为蔗糖硫酸酯的碱式铝盐，口服后在胃液酸性环境中能聚合成硫酸蔗糖和氢氧化铝，呈胶冻状，牢固地黏附于胃、十二指肠黏膜表面，并能与胃黏膜表层的蛋白质络合而形成保护膜，覆盖溃疡面，从而阻止胃酸、胃蛋白酶及胆汁的刺激；还能抑制胃蛋白酶的活性，增强黏液-HCO_3^- 盐屏障作用、诱导溃疡区的表皮生长因子聚集，促进溃疡愈合。常用于治疗胃及十二指肠溃疡。

不良反应有轻度的口干、恶心、胃痛 、便秘等。因本药仅在酸性条件下（pH<4）才有效，故勿与抗酸药同服。不宜与多酶片合用，否则两药疗效均降低。

枸橼酸铋钾（Bismuth Potassium Citrate，胃得乐）

【作用和用途】

（1）增强黏膜防御功能 口服后，在酸性环境下形成氧化铋胶体覆盖于溃疡表面和基底肉芽组织，形成一层坚固的不溶性保护薄膜，阻隔胃酸、胃蛋白酶等对溃疡面的刺激和腐蚀；此外，还能抑制胃蛋白酶活性、促进胃黏液分泌、保护溃疡面，有利于溃疡修复和愈合。

（2）抑制幽门螺杆菌 与抗酸药合用产生协同作用。

临床用于治疗消化性溃疡及慢性胃炎，疗效与 H_2 受体阻断药相当，因兼有胃黏膜保护作用和抗幽门螺杆菌作用，复发率较低。

【不良反应及用药说明】 不良反应较少，服药期间口中可能有氨味，可使口腔、舌及粪便染黑，偶有恶心、呕吐，停药后可消失。抗酸药和牛奶可干扰其作用，降低其疗效，应间隔 0.5～1h 服用；其又影响四环素的吸收，故不宜同服。肾功能不良者及孕妇禁用。

米索前列素（Misoprostol）

胃黏膜能合成前列腺素 E_2（FGE_2）和前列腺素 I_2，二者对胃黏膜有保护作用，防止有害因子损伤胃黏膜。米索前列素为合成的前列腺素 E_1 衍生物，性质稳定，口服易吸收，能抑制胃酸及胃蛋白酶分泌，还能增加胃黏膜血流量，促进胃黏膜和十二指肠黏膜受损上皮细胞的重建和增殖。主要用于胃及十二指肠溃疡和急性胃炎引起的消化道出血，NSAID 所致的消化道溃疡。不良反应轻微、短暂，有恶心、腹泻、腹痛等。对子宫有兴奋作用，孕妇禁用。

吉法酯（Gefarnate）

本药口服易吸收，口服给药 50mg/kg，吸收率为 60%～70%，6h 血药浓度达峰值，可广泛分布于各组织，以胃肠组织浓度最高，在肝脏代谢，主要以代谢物形式经呼吸道、尿或粪便排泄。为合成的异戊间二烯化合物，是一种胃黏膜保护药，具有促进溃疡修复愈合、调节胃肠功能和胃酸分泌、保护胃肠黏膜等作用。用于治疗胃、十二指肠溃疡及急、慢性胃炎，也可用于空肠溃疡、结肠炎及胃痉挛等。

不良反应偶见心悸、胃肠道反应（如口干、恶心、便秘等），一般无需停药。

（四）抗幽门螺杆菌药

幽门螺杆菌已被公认为消化性溃疡病的主要诱因。目前临床上用于抗幽门螺杆菌的药物有三类：①抗微生物药，如阿莫西林、氨苄西林、罗红霉素、甲硝唑、四环素、庆大霉素、克拉霉素、呋喃唑酮等皆能杀灭此菌；②胶体铋制剂，如枸橼酸铋钾等；③H^+，K^+-ATP 酶抑制药，如奥美拉唑等。幽门螺杆菌对抗菌药的耐药性强，故目前提倡多种抗菌药联合使用。常采用三联疗法，目前比较理想的根除幽门螺杆菌的治疗方案可分为两类：一类以 H^+，K^+-ATP 酶抑制药为基础；另一类以胶体铋制剂为基础。通常以其中一类与阿莫西林、庆大霉素、克拉霉素、甲硝唑（或替硝唑）等抗菌药物中的 2 种组成三联疗法，可达到根治的目的。如考虑到价格因素，也可用 H_2 受体阻断剂替代 H^+，K^+-ATP 酶抑制药，但疗效将有所降低。

三、胃肠运动功能调节药和微生态制剂

胃肠运动在神经、体液和胃肠神经丛的综合调节下，有高度的节律性和协调性，如果调控失常，就会出现胃肠运动功能低下或亢进，导致多种消化道症状，临床常采用对症治疗。

（一）胃肠动力药

胃肠动力药是一类能增强并协调胃肠节律性运动的药物，主要用于胃肠运动功能低下所引起的消化道症状。

多潘立酮（Domperidone，吗丁啉）

口服吸收迅速，15～30min 血药浓度达峰值，本药蛋白结合率为 92%～93%，几乎全部在肝内代谢。主要以无活性的代谢物形式由粪便和尿排泄，少部分由乳汁排泄。通过阻断胃肠道的多巴胺受体，促进胃肠蠕动与胃排空，协调胃肠运动，防止食物反流而止吐。临床主要用于胃排空缓慢、胃食管反流、胃肠道功能紊乱及药物、放射治疗、偏头痛、颅外伤等所致的恶心、呕吐。不良反应较少，不易通过血脑屏障，所以几无锥体外系反应，偶有头痛、眩晕等。婴儿及孕妇慎用。不宜和抗胆碱药合用，否则疗效降低。本药主要经细胞色素 P450（CYP3A4）酶代谢。与显著抑制 CYP3A4 酶的药物（如唑类抗真菌药物、大环内酯类抗生素、HIV 蛋白酶抑制药、奈法唑酮等）合用，会导致本药的血药浓度升高。甲氧氯普胺也为多巴胺受体拮抗药，与本药作用基本相似，两者不宜合用。

甲氧氯普胺（Metoclopramide，胃复安）

该药能阻断延髓催吐化学感受区的多巴胺受体，较大剂量时还能阻断 5-HT_3 受体而产生强大的镇吐作用。同时又阻断胃肠道的多巴胺受体而增强胃及小肠蠕动，加速胃排空，改善胃功能。临床主要用于胃肠功能紊乱所致的呕吐及放射治疗、术后和药物引起的呕吐。

不良反应有便秘、困倦、嗜睡等；大剂量或长期应用可引起锥体外系反应，男性乳房发育等。偶有患者出现抑郁倾向。出现椎体外系反应者可用安坦治疗。

禁用于嗜铬细胞瘤、癫痫、进行放疗和化疗的乳腺癌患者。遇光变成黄色或棕色后，毒性增高。

本品与阿托品类抗胆碱药有拮抗作用，两者不能同时应用，因可致锥体外系不良反应，不能与吩噻嗪、噻吨和丁酰苯类药物同时使用。本药对晕动病所致呕吐无效。

莫沙必利（Mosapride，加斯清，瑞琪）

该药为选择性 5-羟色胺 4（5-HT_4）受体激动药，能促进乙酰胆碱的释放，刺激胃肠道而发挥促动力作用，从而改善功能性消化不良患者的胃肠道症状，但不影响胃酸的分泌。临床主要用于功能性消化不良伴有胃灼热、嗳气、恶心、呕吐、早饱、上腹胀、上腹痛等消化道症状，也可用于胃食管反流性疾病、糖尿病性胃轻瘫及胃部分切除患者的胃功能障碍。

不良反应主要为腹泻、腹痛、口干、皮疹、倦怠、头晕、不适、心悸等。禁用于胃肠道出血、穿孔者及肠梗阻患者。

盐酸伊托必利（Itopride Hydrochloride）

本药口服吸收迅速，给药后 30min 达血药浓度峰值。促动力作用具有双重作用机制：一方面阻断多巴胺 D_2 受体，刺激内源性乙酰胆碱的释放；另一方面抑制胆碱酯酶，使乙酰胆碱水解受到抑制，使释放的乙酰胆碱聚集在胆碱受体部位，从而增强胃、十二指肠运动，加速胃排空。此外，本药还具有中等强度镇吐作用。本品难以透过血脑屏障，无椎体外系反应。用于功能性消化不良引起的各种症状。

不良反应主要为腹痛、腹泻、恶心、便秘等。禁用于胃肠道出血、机械梗阻或穿孔的患者。

（二）胃肠解痉药

胃肠解痉药主要是 M 受体阻断药，能解除胃肠平滑肌痉挛或蠕动亢进较多，缓解痉挛性疼痛。目前常用的药物有颠茄生物碱和合成解痉药两类：前者包括阿托品、山莨菪碱等，其作用广泛，故副作用较多，现在已很少应用；后者有溴丙胺太林、丁溴东莨菪碱等，对胃肠 M 受体作用较高，副作用较少，临床主要用于治疗胃肠痉挛性疾病。

匹维溴铵（Pinaverium Bromide，得舒特）

本药是四价铵的复合物，故它通过肠黏膜时的吸收受到限制。口服之后不足 10%进入血液，其中 95%～98%与蛋白结合。口服本药 100mg，0.5～3h 后血药浓度达峰值，半衰期为 1.5h。本药是一种对胃肠道具有高度选择性解痉作用的钙拮抗药，主要对结肠平滑肌具有高度选择作用，通过阻断钙离子进入肠壁平滑肌细胞，防止肌肉过度收缩而达到解痉作用，能消除肠平滑肌的高反应性，并增加肠道蠕动能力。用于肠易激综合征相关症状（如腹痛、排便紊乱及肠道不适）的对症治疗。用于与胆道功能障碍有关的疼痛及胆囊运动障碍。

不良反应为，少数病人有腹部不适、腹痛、腹泻或便秘，偶见皮疹或瘙痒。本药应整片吞服，切勿掰碎、咀嚼或含化药片，同时宜进餐时服用，不宜睡前吞服。

（三）微生态制剂

微生态制剂是根据微生态学的原理，利用人体内正常生理性细菌或对人体有促进作用的无毒微生物等活性物质制备而成的生物制品。

微生态制剂的作用机制主要是：①扶持正常微生物种群，调整生理平衡，参与体内生物屏障作用；②作为非特异性免疫调节因子，刺激宿主免疫细胞，增强免疫功能；③合成多种维生素和酶，促进机体消化吸收和代谢功能；④产生抗菌物质，抑制致病菌和条件致病菌的生长。最终达到维持人体内微生态平衡、防治疾病、增进健康的目的。

双歧杆菌（Bifidobacteria，丽珠肠乐）

本药为双歧杆菌活菌制剂，口服后直接寄生于肠道，成为肠道内正常的生理性细菌。可抑制肠道内肠杆菌科各种细菌过量增殖，调整肠道菌群平衡。用于肠道菌群失调引起的腹泻和腹胀，亦可用于轻、中型急性腹泻和慢性腹泻。

不良反应较少见。制酸药、抗菌药可使本药疗效减弱，应与本药分开服用。

双歧三联活菌（Birid Triple Viable，培菲康）

本药口服后可完全、迅速地到达肠道，次日即可从服用者的粪便中检出口服的菌种，第4日菌量达到高峰，第8日恢复正常。本药为双歧杆菌、嗜酸乳杆菌、肠球菌经适当配合而成的活菌制剂，这三种菌为健康人肠道正常菌群。给药后，通过重建宿主肠道菌群间的微生态平衡，治疗由内源性或外源性微生物引起的感染。三种菌分别定植在肠道的上、中、下部位，能抑制整个肠道中的有害菌，组成了一个在不同条件下都能生长、作用快且持久的联合菌群，在整个肠道黏膜表面形成一道生物屏障，阻止致病菌对人体的侵袭，抑制有害菌产生的内毒素和致癌物质，维持人体正常的生理功能。用于肠道菌群失调引起的腹泻、腹胀等，也用于慢性腹泻和轻、中型急性腹泻，以调节肠道功能。

不良反应少见。因抗生素可抑制活菌的生长繁殖，故本药应避免与抗生素同用。

四、泻药与止泻药

（一）泻药

泻药是指能促进肠内容物易于排出的药物。临床上主要用于治疗功能性便秘。

1. 容积性泻药

本类药物是一些不易被肠壁吸收而又易溶于水的盐类离子，服后在肠内形成高渗盐溶液，因此能吸收大量水分并阻止肠道吸收水分，使肠内容积增大，对肠黏膜产生刺激，引起肠管蠕动增强而排便，如硫酸镁及硫酸钠等。某些在肠内不被吸收的物质（如甲基纤维素、聚乙二醇）口服后也可由于增大肠容积而引起排便。

硫酸镁（Magnesium Sulfate）

硫酸镁，易溶于水，苦咸味，又名泻盐。

【作用和用途】

（1）局部作用

① 导泻。硫酸镁经口服，Mg^{2+}和SO_4^{2-}不被肠道吸收，在肠腔内形成高渗压而阻止肠内水分吸收，使肠内容积扩大，刺激肠壁，反射性地引起肠蠕动加强，产生导泻作用。作用强大而迅速，若空腹服药并大量饮水，会加快导泻速度，约在1～4h内排出流体样粪便。主要用于急性便秘、排除肠内毒物和配合驱虫药导出肠内寄生虫体、外科手术前和结肠镜检查前的肠道清洁。

② 利胆。口服高浓度硫酸镁溶液（33%）或用导管将其直接导入十二指肠，能刺激局部肠黏膜，使胆囊收缩素释放增多，反射性引起胆总管括约肌松弛、胆囊强烈收缩，促进胆汁排出，发挥利胆作用。可用于慢性胆囊炎、阻塞性黄疸和胆石症。

（2）全身作用

① 抗惊厥。注射硫酸镁后，血中Mg^{2+}浓度升高，可抑制中枢和竞争性拮抗Ca^{2+}，参与神经接头处乙酰胆碱的释放而使骨骼肌松弛，产生抗惊厥作用。临床多用于妊娠高血压综合征和破伤风所引起的惊厥。

② 降血压。注射给药后，Mg^{2+}可竞争性拮抗Ca^{2+}，可抑制心脏和松弛血管平滑肌，

降低外周阻力，发挥降血压作用，降压迅速。用于高血压危象、高血压脑病和妊娠高血压综合征。

【不良反应及用药说明】

① 静脉注射过快或过量，血中 Mg^{2+} 过高易引起中毒，表现为血压急剧下降、肌腱反射消失、呼吸抑制，甚至心脏骤停而死亡。如果发生，要立即静脉注射钙剂抢救，同时进行人工呼吸。

② 本药用于导泻时作用剧烈，刺激肠壁引起盆腔充血，孕妇、月经期女性、急腹症患者禁用。

③ 硫酸镁少量吸收后，可抑制中枢，故中枢抑制药中毒时不宜选用其导泻，应选用硫酸钠导泻，防止加重中毒。主要经肾排泄，肾功能不全者禁用或慎用。

硫酸钠（Sodium Sulfate，芒硝）

其导泻作用机制及用法与硫酸镁相似，作用稍弱，无中枢抑制作用，多用于中枢抑制药中毒时导泻以加速排出肠内容物。本药是钡化合物中毒的特效解救药，可与钡离子结合成无毒的硫酸钡。肾功能不全者应用硫酸钠导泻较硫酸镁安全。心功能不全者禁用。

乳果糖（Lactulose，杜密克）

口服乳果糖不吸收，其渗透性使水和电解质保留于肠腔，在结肠中细菌将其分解成乳酸、醋酸，使肠内渗透压进一步增高，使粪便的容量增大，刺激肠道蠕动，产生缓和的导泻作用。乳酸还可抑制结肠对氨的吸收，所以有降低血氨作用。

不良反应少且轻微，偶有腹部不适、腹胀、腹痛；剂量大时偶见恶心、呕吐；长期大量使用致腹泻时会出现水电解质失衡。

2. 接触性泻药

此类药物本身或其体内代谢产物刺激肠壁，使肠道蠕动增加，从而促进粪便排出。

酚酞（Phenolphthalein，果导）

口服后与碱性肠液结合形成可溶性钠盐，刺激结肠黏膜，增加结肠推进性肠蠕动，同时能抑制钠和水吸收而产生缓泻作用，服药后约6～8h排出软便。适用于习惯性便秘。偶见皮疹、肠炎。主要经尿排出，可使碱性尿液显示红色，用药前应告知患者。少部分药经胆汁排泄，有肝肠循环。婴儿禁用，幼儿和孕妇慎用。该药不宜长期使用，以免损伤肠壁黏膜下神经丛。

比沙可定（Bisacodyl，双醋联苯，便塞停）

本药化学结构与酚酞相似，口服后在结肠内经细菌迅速转化为活性物质去乙酰基代谢物，产生较强的刺激作用，6h后排出软便。主要用于急慢性功能性便秘，腹部X线或肠镜检查及清除肠内容物。少数患者有腹胀感。本药有较强的刺激性，反复应用可致胃肠痉挛。孕妇慎用。

蒽醌类（anthraquinones）

含有蒽醌类成分的药物主要是中药大黄、番泻叶、芦荟等。它们经口服后在肠道内被细菌分解出蒽醌，刺激结肠壁神经丛，加强结肠推进性蠕动，服药后6～8h排出软便或产生轻度腹泻，用于急慢性便秘。本类药含有鞣酸成分，具有收敛作用，故久用易产生继发性便秘。

3. 润滑性泻药

此类药物多为油类，能滑润肠壁，软化大便，使粪便易于排出。

液体石蜡（Liquid Paraffin）

本药是一种矿物油，口服后在肠内不被消化和吸收，润滑肠壁，并妨碍肠内水分吸收，软化粪便，利于其排出。适用于慢性便秘及体弱、高血压、动脉瘤、痔疮、腹部及肛门术后等患者的便秘，也用于老人及儿童的便秘。久用可减少脂溶性维生素A、维生素D、维生素K及钙、磷的吸收。

甘油（Glycerin）

应用其栓剂或高渗溶液直肠给药，由于高渗透压刺激肠壁引起肠蠕动增加，并有局部润滑作用，几分钟内即可引起排便，治疗老人、小儿便秘。

开塞露

本药为50%甘油与硫酸镁或山梨醇组成的溶液，密闭于特制塑料容器内，从肛门注入使用。进入肛门后，因高渗刺激肠壁而引起排便反射，并润滑局部肠壁，几分钟内即可引起排便，导泻作用快捷、方便、安全、有效，适用于偶发的急性便秘、轻度便秘、老年及儿童便秘。

（二）止泻药

腹泻是多种疾病的症状，有利于肠内毒物的排出，对机体有一定的保护作用，以对因治疗为主，但剧烈而持久的腹泻可引起脱水、电解质紊乱和营养吸收障碍，故必要时适当给予辅助治疗可以减轻症状。止泻药通过抑制肠蠕动或保护肠道免受刺激而发挥止泻作用。

地芬诺酯（Diphenoxylate，苯乙哌啶）

本药为哌替啶衍生物，但无镇痛作用，止泻作用类似于阿片类药物，能直接作用于肠道平滑肌，抑制肠黏膜感受器，减少肠蠕动，兼有收敛作用，适用于急慢性功能性腹泻和慢性肠炎。不良反应较少。长期大剂量应用可产生依赖性。孕妇、哺乳期女性及严重肝损伤者慎用。

洛哌丁胺（Loperamide，易蒙停）

本药化学结构及对肠道的作用均与地芬诺酯相似，但其止泻作用较强而且迅速，另外，还可以抑制肠壁神经末梢释放乙酰胆碱，增加肛门括约肌张力，减少排便次数。适用于急、慢性腹泻和回肠造瘘术、肛门直肠术患者。不良反应及注意事项与地芬诺酯相似。

双八面体蒙脱石（Dioctahedral Smectite，思密达）

本药呈极细颗粒状，覆盖于消化道黏膜，加强黏膜屏障作用，对消化道内的细菌、病毒及其释放的毒素具有非常强的抑制和固定作用，同时也能提高胃肠黏膜对胃酸、胃蛋白酶、胆盐、酒精等的防御功能。用于治疗急、慢性功能性腹泻，对儿童急性腹泻疗效尤佳。也用于反流性食管炎、胃炎及肠道菌群失调症等。

药用炭（Medicinal Charcoal，活性炭）

本药为不溶性粉末，颗粒小、总面积大、吸附性强，能吸附肠内大量气体、毒物、病毒和细菌毒素，阻止毒物吸收，减轻其对肠道的刺激而达到止泻的目的。用于腹泻、食物或药物中毒及胃肠胀气等。大量久用可引起便秘。

目标检测

一、选择题

1. 多潘立酮的止吐作用是通过阻断（　　）。

A. 5-HT_3 受体　B. M_1 受体　C. α_1 受体　D. 多巴胺受体　E. H_2 受体

2. 哌仑西平是一种（　　）。

A. H_1 受体阻断药　B. H_2 受体阻断药

C. M_1 受体阻断药　D. D_2 受体阻断药

E. 胃壁细胞 H^+ 泵抑制药

3. 胃壁细胞 H^+ 泵抑制药有（　　）。

A. 哌仑西平　B. 西咪替丁　C. 雷尼替丁　D. 奥美拉唑　E. 丙谷胺

4. 奥美拉唑用于治疗（　　）。

A. 消化不良　B. 慢性腹泻　C. 慢性便秘

D. 胃肠道平滑肌痉挛　E. 十二指肠溃疡

5. 溃疡病应用某些抗菌药的目的是（　　）。

A. 清除肠道寄生菌　B. 抗幽门螺杆菌　C. 抑制胃酸分泌

D. 减轻溃疡病的症状　E. 保护胃黏膜

6. 硫酸镁不具有下述哪一项作用（　　）。

A. 降低血压　B. 中枢兴奋　C. 骨骼肌松弛　D. 导泻　E. 利胆

7. 西咪替丁或雷尼替丁可治疗（　　）。

A. 皮肤黏膜过敏性疾病　B. 晕动病　C. 支气管哮喘

D. 溃疡病　E. 失眠

（8、9 题共用备选答案）患者，男性，35 岁，上腹部灼痛、反酸 3 余年，时轻时重，无明显诱因近 10 余天加重，饥饿时疼痛明显，饭后缓解。X 线钡餐检查：十二指肠溃疡。

8. 此患者首选的治疗药物是（　　）。

A. 铝碳酸镁　B. 雷尼替丁　C. 氢氧化铝　D. 甲氧氯普胺　E. 地芬诺酯

9. 若其胃酸中检出幽门螺杆菌，则应选择的联合用药是（　　）。

A. 山莨菪碱和四环素　B. 丙谷胺和西咪替丁

C. 兰索拉唑和阿莫西林　D. 阿莫西林和四环素

E. 甲硝唑和氢氧化铝

（10～13 题共用备选答案）

A. 氢氧化镁　B. 氢氧化铝　C. 碳酸钙　D. 三硅酸镁　E. 碳酸氢钠

10. 抗酸作用较强、快而持久，可引起反跳性胃酸分泌增多的抗酸药是（　　）。
11. 抗酸作用较强、较快，有导泻作用的抗酸药是（　　）。
12. 抗酸作用较弱而慢，但持久，对溃疡面有保护作用的抗酸药是（　　）。
13. 抗酸作用较强，有收敛、止血和引起便秘作用的抗酸药是（　　）。

二、处方分析

患者，女性，30 岁。因腹泻、呕吐入院，予以匹维溴铵、思密达、丽珠肠乐等药物治疗，同时口服补液盐补充水、电解质，症状好转。

分析：各药物分别有什么功能？何药需置于 2～10℃低温贮存。

（周玲，黄逸）

第三节　作用于呼吸系统药物

学习目标

1. 叙述 β_2 受体激动剂和氨茶碱的用途及主要不良反应及用药说明。
2. 说出各类平喘药的作用机制和特点。
3. 了解镇咳药和祛痰药的分类、各类药的作用机制和作用特点。

能力目标

学会分析、解释涉及本章药物处方的合理性，初步具备提供治疗呼吸系统疾病药物合理用药咨询服务的能力。

咳、痰、喘是呼吸系统疾病常见的三大症状，多由感染或超敏反应所致。各种症状可单独出现或同时存在并相互影响。在治疗呼吸系统疾病时，除抗感染、抗炎和抗过敏等对因治疗外，合理使用镇咳、祛痰、平喘药可缓解症状，改善患者气道的通气功能，减轻患者痛苦，防止合并症或并发症的发生。

一、平喘药

案　例

陈某，女性，45 岁，支气管哮喘病史多年，当患者突然胸闷、气短、呼吸困难，支气管哮喘急性发作时，除了其他药物治疗外，如果选择气雾剂该选哪种较合适。

答案：可选择 β2 受体激动剂。

平喘药是能松弛支气管平滑肌，缓解或预防哮喘发作的药物（图 9-3）。平喘药按其结构和作用环节可分为五大类：β_2受体激动剂、茶碱类药、M 胆碱受体阻断剂、过敏介质阻释药和抗炎性平喘药。近年来的发展趋势是将上述几类药物制成吸入型制剂，或配伍制成复方制剂，以增强呼吸道局部疗效并减少全身用药的不良反应。

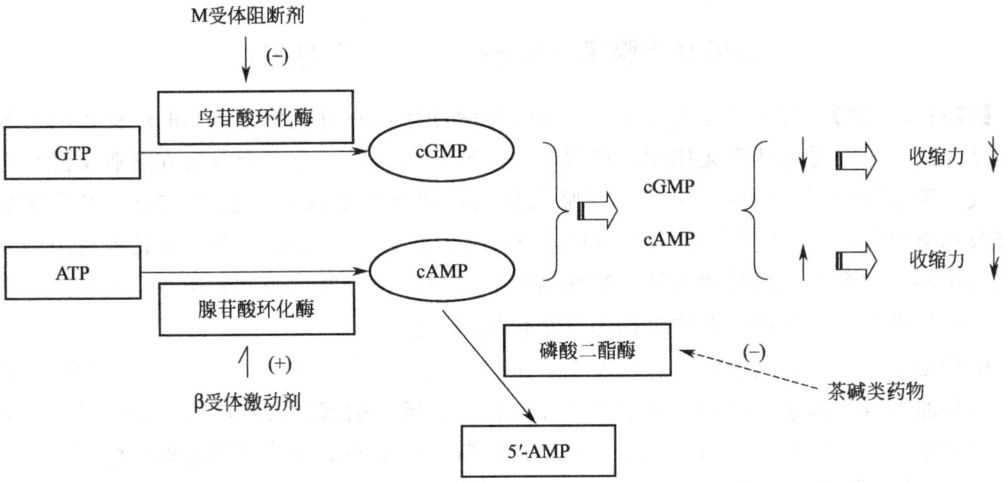

图 9-3　各类平喘药物对平滑肌细胞内 cAMP 浓度的影响

（一）β_2受体激动药

本类药主要是通过激动支气管平滑肌上的 β_2 受体，激活腺苷环化酶，使平滑肌细胞内 cAMP 浓度增加，游离 Ca^{2+} 减少，从而松弛支气管平滑肌，抑制炎性细胞释放过敏反应介质，增强纤毛运动与黏液清除，降低血管通透性，减轻呼吸道水肿，而发挥平喘作用。用于哮喘急性发作。

（1）非选择性 β_2 受体激动药　肾上腺素、异丙肾上腺素、麻黄素等因对 β_1 受体和 β_2 受体无选择性，故平喘时心脏不良反应较多见。

（2）选择性 β_2 受体激动药　选择性 β_2 受体激动药对 β_2 受体有较强大的兴奋作用，而对 β_1 受体的亲和力低，因此治疗量时心血管反应等副作用少。

麻黄碱（Ephedrine，麻黄素）

【作用和应用】 麻黄碱是从中药麻黄中提取的生物碱，可人工合成。可直接激动肾上腺素受体，也可通过促使肾上腺素能神经末梢释放去甲肾上腺素而间接激动肾上腺素受体。对 α 和 β 受体均有激动作用：①心血管系统，使皮肤、黏膜和内脏血管收缩，血流量减少；冠脉和脑血管扩张，血流量增加。②支气管，松弛支气管平滑肌；其 α 效应使支气管黏膜血管收缩，减轻充血水肿，有利于改善小气道阻塞。但长期应用反致黏膜血管过度收缩，毛细血管压增加，充血水肿加重。③中枢神经系统：兴奋大脑皮层和皮层下中枢，产生精神兴奋、失眠、不安和震颤等。口服后易自肠道吸收，可通过血脑屏障进入脑脊液。吸收后仅少量脱胺氧化，79%以原形经尿排泄。作用较肾上腺素弱而持久，$t_{1/2}$ 为 3～4h。临床用于：预防支气管哮喘发作和缓解轻度哮喘发作，对急性重度哮喘发作疗效不佳。用于蛛网膜下腔麻醉或硬膜外麻醉引起的低血压及慢性低血压症。治疗各种原因引起的鼻黏膜充血、肿胀引起的鼻塞。

【不良反应及用药说明】 大量长期使用可引起震颤、焦虑、失眠、头痛、心悸、发热感、出汗等不良反应。晚间服用时，常加服镇静催眠药如苯巴比妥以防失眠。

甲状腺功能亢进症、高血压、动脉硬化、心绞痛等患者禁用。短期反复使用可致快速耐受现象，作用减弱。停药数小时可恢复。

异丙肾上腺素（Isoprenaline，喘息定）

【作用和应用】 为非选择性肾上腺素β受体激动药，对肾上腺素β_1和β_2受体均有较强的激动作用，对α受体几乎无作用。口服后在肠壁可与硫酸结合，吸收后在肝脏又经代谢失效，故口服作用极弱。临床多采用气雾吸入给药，亦可舌下含服，在2～5min经舌下静脉丛吸收迅速奏效，其生物利用度约为80%～100%，在肝脏与硫酸结合，在其他组织被儿茶酚氧位甲基转移酶甲基化代谢灭活。静脉给药后，尿中排泄原形药物和甲基化代谢产物各占50%。气雾吸入后，尿中排泄物全部为甲基化代谢产物。

临床用于：控制支气管哮喘急性发作，常气雾吸入给药，作用快而强，但持续时间短；治疗各种原因（如溺水、电击、手术意外和药物中毒等）引起的心跳骤停，必要时可与肾上腺素和去甲肾上腺素配伍使用；用于房室传导阻滞、用于心源性休克和感染性休克。

【不良反应及用药说明】 常见心悸、头痛、头晕、喉干、恶心、软弱无力及出汗等不良反应。在已有明显缺氧的哮喘患者，用量过大易致心肌耗氧量增加，易致心律失常，甚至可致室性心动过速及心室颤动。

舌下含服时，宜将药片嚼碎含于舌下，否则不能达到速效。过多、反复应用气雾剂可产生耐受性，此时，不仅β受体激动剂之间有交叉耐受性，而且对内源性肾上腺素能递质也产生耐受性，使支气管痉挛加重，疗效降低，甚至增加死亡率，故应限制吸入次数和吸入量。

【药物相互作用】

① 与洋地黄类药物合用，可加剧心动过速，禁忌合用。

② 钾盐（如氯化钾）可导致血钾增高，增加本药对心肌的兴奋作用，易引起心律失常，禁忌合用。

③ 与普萘洛尔（心得安）合用，可拮抗本药对心脏的兴奋效应，减弱心肌收缩力，降低心率和心脏指数。

④ 与茶碱合用，可降低茶碱的血药浓度。

沙丁胺醇（Salbutamol，舒喘灵）

【作用和应用】 能选择性激动支气管平滑肌上的β_2受体，产生与异丙肾上腺素相当的松弛支气管平滑肌作用，且作用持续时间长。而兴奋心脏的副作用仅为异丙肾上腺素的1/10。该药口服有效，口服15～30min起效，2～4h作用达高峰，持续6h以上。气雾吸入1～5min起效，1h作用达高峰，持续4～5h。

临床用于防治支气管哮喘、喘息型支气管炎和肺气肿患者的支气管痉挛。控制发作多用气雾吸入，预防发作则可口服。

【不良反应及用药说明】 剂量过大可引起心悸、心动过速、血压波动、肌肉震颤（好发于四肢和面部）等，故用药前后应监测心率、血压及观察是否出现手指震颤，一旦出现上述症状则应减量或停药。长期应用可产生耐受性，不仅疗效降低，且可能使哮喘加重。心血管功能不全、高血压、甲状腺功能亢进者慎用。

本品雾化吸入溶液一般剂量无效时，不能随意增加药物剂量或使用次数，反复过量使用可导致支气管痉挛，如有发生应立即停药，更改治疗方案。增加使用吸入的β_2受体激动药可能是哮喘恶化的征象，若出现此情况，需重新评估对病人的治疗方法，考虑合用糖皮质激素治疗。

【药物相互作用】

① 与其他肾上腺素受体激动药或茶碱类药物合用时，可增强对支气管平滑肌的松弛作用，但也可增加不良反应。

② β肾上腺素受体阻断药（如普萘洛尔）能拮抗本药的支气管扩张作用，两者不宜合用。

③ 单胺氧化酶抑制药、三环类抗抑郁药、抗组胺药、左甲状腺素等可能增加本药的不良反应。

④ 与洋地黄类药合用时，可增加洋地黄类药诱发心律失常的危险性。

⑤ 与氟烷在产科手术中合用时，可加重子宫收缩无力，导致大出血。

特布他林（Terbutaline，间羟舒喘灵）

对 β_2 受体选择性高，平喘作用与沙丁胺醇相近，而兴奋心脏作用更弱，仅及异丙肾上腺素的 1/100。有口服、气雾吸入及静脉滴注等多种给药途径，是选择性激动 β_2 受体药物中唯一可以皮下注射的药物。口服 30min 生效，持续 5～8h。临床用途同沙丁胺醇。

克伦特罗（Clenbuterol，氨哮素）

本药除片剂和气雾剂外还有膜剂和栓剂，是一种强效选择性 β_2 受体激动剂，较少引起心悸。适用于支气管哮喘和喘息型支气管炎，每日用药一次即可，气雾吸入 5～10min 生效，维持 2～4h，直肠给药可维持 24h，哮喘夜间发作者，直肠给药效果更好。

（二）茶碱类药

茶碱及其衍生物均能松弛支气管平滑肌而平喘，其作用机制主要是：①抑制磷酸二酯酶，使细胞内的 cAMP 破坏减少；②阻断腺苷受体，拮抗内源性腺苷诱发的支气管痉挛；③促进内源性儿茶酚胺释放；④干扰支气管平滑肌的 Ca^{2+} 转运，影响细胞外 Ca^{2+} 内流和细胞内质网 Ca^{2+} 的释放，从而松弛支气管平滑肌。

1. 普通制剂

氨茶碱（Aminophylline）

【体内过程】 口服吸收较好，生物利用度 96%，用药 1～3h 血中药物浓度达峰值，静注 10～15min 可达最大疗效。主要经肝代谢，其血浆半衰期个体差异较大，老人及肝硬化患者血浆半衰期会明显延长。

【药理作用及临床应用】

（1）平喘作用　该药临床上主要用于：①防治慢性支气管哮喘，口服给药即可，吸收较好，2～3h 血药浓度达峰值，维持 5～6h；②重症哮喘急性发作或持续状态，采用静脉滴注给药，15～30min 达最大效应，常与β受体激动剂及肾上腺皮质激素合用以提高疗效；③喘息型支气管炎、肺气肿及其他阻塞性肺部疾病引起的支气管炎。

（2）强心利尿　本药能增强心肌收缩力，增加心输出量，进而增加肾血流量和肾小球滤过率，同时还能抑制肾小管对钠的重吸收，产生利尿作用。用于心源性哮喘和心源性水肿的辅助治疗。

（3）其他作用　能松弛胆管平滑肌，解除胆道痉挛，用于治疗胆绞痛，还能扩张外周血管和兴奋中枢。

【不良反应及用药说明】

（1）局部刺激　本药碱性较强，局部刺激性大，口服刺激胃黏膜，可引起恶心、呕吐、胃痛等胃肠道反应，餐后服用可减轻。肌内注射可引起局部红肿疼痛，现已少用。长期应用可产生耐受性。

（2）中枢兴奋性　少数人治疗剂量可出现烦躁、不安、失眠等反应，静脉注射过量或过速可出现头痛、头晕、恶心、呕吐，甚至发生惊厥。儿童对本药敏感，易致惊厥，应慎用。

（3）急性中毒　静注过速或剂量过大，可引起心悸、血压骤降，严重时心律失常，甚至出现心脏突然停搏或猝死等中毒反应，故需使用安全剂量，且注射液必须稀释后缓慢注射。老年人及心、肝、肾功能不全者用量酌减。低血压、休克、急性心肌梗死患者禁用。

【药物相互作用】

① 某些抗菌药物（如大环内酯类的红霉素、罗红霉素、克拉霉素；喹诺酮类的依诺沙星、环丙沙星、氧氟沙星、左氧氟沙星；克林霉素、林可霉素等）可降低茶碱清除率，使其血药浓度升高，甚至出现毒性反应，其中尤以红霉素和依诺沙星为著。与上述药物合用时，本药应适当减量。

② 与麻黄碱及其他拟交感胺类支气管扩张药合用有协同作用，但毒性也增加。

③ 与普萘洛尔等非选择性β受体阻断药合用时，因它们的药理作用相互拮抗，本药的支气管扩张作用可能受到抑制，普萘洛尔同时可使本药清除率降低，血清浓度增高。

④ 本药可提高心肌对洋地黄类药物的敏感性，合用时洋地黄毒性增强。

⑤ 硫酸镁可拮抗本药所致的室性心律失常。

胆茶碱（Choline Theophylline）

本药为茶碱和胆碱的复盐，可提高茶碱的水溶性，溶解度比氨茶碱大5倍，口服吸收快，药效维持时间长。口服胃刺激性较小。药理作用和临床用途同氨茶碱。

二羟丙茶碱（Diprophylline，喘定）

本药是茶碱和甘油的缩合物，平喘作用弱于氨茶碱，但不良反应较轻，对胃肠刺激性小，兴奋心脏作用也较弱，适于口服，临床主要用于治疗支气管哮喘、喘息型支气管炎等伴有心动过速或不能耐受氨茶碱的患者。剂量过大时也有中枢兴奋作用。

2. 缓释制剂及控释制剂

这些制剂的主要优点是口服吸收完全，血药浓度比较稳定，服药前后血药浓度峰值和谷值的差值小，有效血药浓度持续时间延长，可达12～24h，能稳定释放茶碱，给药次数减少。适用于慢性反复发作性哮喘，对夜间频繁发作的患者尤为适宜。常用药物有优喘平和舒弗美等。

（三）M胆碱受体阻断剂

异丙阿托品（Ipratropine）

本药为阿托品的季铵盐衍生物，口服不易吸收，气雾吸入给药，选择性阻断支气管平滑肌 M 受体，抑制鸟甘酸环化酶而平喘。主要用于喘息型支气管炎和支气管哮喘的防治，尤其适用于合并心血管疾病、糖皮质激素疗效差或禁用 β 受体激动药的患者。全身不良反应少，大剂量应用可有口干、干咳、喉部不适等反应，青光眼患者禁用。

噻托溴铵（Tiotropium Bromide，思力华）

本品可与支气管平滑肌上的 M_3 受体结合产生支气管扩张作用，作用维持时间较异丙托溴铵长。用于防治慢性阻塞性肺病及支气管哮喘，对于急性哮喘发作无效。常见的不良反应有口干、声音嘶哑，少数老年患者可发生便秘及尿潴留。老年患者慎用。

（四）过敏介质阻释药

本类药物能稳定肺组织肥大细胞膜，减少 Ca^{2+} 内流，阻止肥大细胞脱颗粒、释放过敏介质而呈现平喘作用。此外，尚可阻断引起支气管痉挛的神经反射，降低哮喘患者的气道高反应性。

色甘酸钠（Sodium Cromoglycate，咽泰）

口服难吸收，采用喷雾吸入药物微细粉末的方法给药。其作用机制是稳定肥大细胞膜，防止膜裂解和脱颗粒，减少过敏介质释放，且能降低支气管哮喘患者对非特异性刺激的敏感性。起效慢，用药数日或数周后才显效。

主要用于预防和减少哮喘的发生。对外源性哮喘的预防作用更好，对正在发作的哮喘无效。此外，在接触抗原前用药，对过敏性鼻炎、溃疡性结肠炎、消化道过敏性疾病和春季角膜炎等也有预防作用。

不良反应较少，少数患者气雾吸入时因粉尘刺激可出现咽痛、呛咳等气管刺激症状，甚至诱发哮喘，同时吸入少量异丙肾上腺素可预防。

酮替芬（Ketotifen，噻哌酮）

本药作用与色甘酸钠相似，抑制过敏介质释放，并兼有较强的阻断 H_1 受体、抗 5-HT 及抑制磷酸二酯酶作用。故疗效优于色甘酸钠，为强效肥大细胞膜稳定药。用药后显效较慢，一般于 6～12 周疗效最好，主要用于预防各型支气管哮喘发作，对儿童效果尤佳，对正在发作的哮喘无效。此外，可用于过敏性鼻炎、过敏性眼炎、荨麻疹、接触性皮炎等。

久用未见耐受性，不良反应少，用药初期偶有疲倦、嗜睡、头晕等，继续用药可自行缓解，成人多见，儿童较少发生。妊娠早期及哺乳女性禁用，长期用药需检查肝功能。

（五）抗炎性平喘药

抗炎性平喘药通过抑制气道炎症反应，控制和预防哮喘发作，甚至可根治哮喘。目前已经成为平喘药物中的一线药。

1. 糖皮质激素

糖皮质激素是抗炎平喘作用最强，并有抗过敏作用的药物。长期应用可以改善病人的肺功能，降低气道反应性，降低发作的频率和程度，改善症状，提高生活质量。给药方式有两种：①全身给药，包括口服和注射给药，因为全身用药不良反应多而严重，常使用药受到限制；②吸入给药，通过吸入直接将药物送入气道，局部可以获得较高的药物浓度，发挥较强的抗炎作用，并能避免全身用药的诸多不良反应。故吸入型糖皮质激素是目前最常用的抗炎性平喘药。

倍氯米松（Beclomethasone）

倍氯米松为地塞米松的衍生物。气雾吸入直接作用于呼吸道产生强大的平喘作用。疗效好，不良反应少，一次吸入作用可持续4～6h。主要用于依赖糖皮质激素的慢性支气管哮喘。但起效慢，不宜用于控制哮喘急性发作。

长期应用可发生声音嘶哑、咽部念珠菌感染等不良反应，故每次吸入后应漱口，以防口腔念珠菌感染。

沙美特罗替卡松（Salmeterol Xinafoate and Fluticasone Propionate，舒利迭）

本药所含沙美特罗属选择性长效 β_2 肾上腺素受体激动剂，具有支气管扩张作用，且作用至少持续12h，故与推荐剂量的短效 β_2 受体激动剂相比，可提供更有效的改善组胺诱导的支气管收缩作用。此外，沙美特罗能抑制人体吸入过敏原后的速发与迟发过敏反应，丙酸氟替卡松可在肺内产生糖皮质激素抗炎作用，从而减轻哮喘症状，改善肺功能，并防止病情恶化。用于可逆性阻塞性气道疾病的规律治疗（包括成人和儿童哮喘）。

沙美特罗在肺局部起作用，吸入治疗剂量后，其血药浓度很低（约200pg/ml或更低）。丙酸氟替卡松经吸入给药的绝对生物利用度为10%～30%，其系统吸收随吸入剂量的增加呈线性增高。

用药后可能出现支气管异常痉挛、喘鸣加重，以及肾上腺功能抑制、儿童和青少年发育迟缓、骨矿物密度降低、白内障和青光眼等全身反应。丙酸氟替卡松可致声嘶和口咽部念珠菌病（鹅口疮）。用药后如出现支气管异常痉挛且喘鸣加重，应立即使用快速短效的吸入型支气管扩张剂治疗，停用本药准纳器，吸入本药后漱口可减少声嘶和念珠菌病的发生率。本药不适于治疗急性哮喘症状，如伴有感染还应加用抗生素。

布地奈德-福莫特罗（Budesonide/Formoterol，信必可都保）

本药为复方制剂，由布地奈德和福莫特罗组成。其中布地奈德为肾上腺皮质激素，福莫特罗为长效选择性 β_2 受体激动剂。两种成分通过不同的作用方式对减轻哮喘症状、改善肺功能有协同作用。用于治疗哮喘，适用于需要联合应用肾上腺皮质激素和长效选择性 β_2 受体激动剂的哮喘患者的常规治疗。

长期应用可发生声音嘶哑、口咽部念珠菌感染等不良反应，每次吸药后应用水漱口，以减少真菌性口咽炎。

2. 抗白三烯药物

白三烯（LT）是引起哮喘发作的一组重要的炎性介质。LT对支气管平滑肌的收缩作用比组胺、血小板活化因子（PAF）强1000倍；还可刺激支气管黏液分泌，增加血管通透性而使支气管黏膜充血水肿，促进嗜酸性粒细胞和中性粒细胞聚集浸润而引起炎症反应。因此抑制LT的合成或阻断白三烯受体，可有效地控制哮喘。

扎鲁司特（Zafirlukast）

扎鲁司特为口服的长效白三烯受体拮抗剂，能选择性地与白三烯受体结合而产生拮抗作用，缓解白三烯介导的支气管炎症和支气管痉挛，从而减轻哮喘症状和改善肺功能。

适用于预防和治疗慢性轻、中度哮喘，尤其适合于阿司匹林哮喘或伴有上呼吸道疾病者(如鼻息肉、过敏性鼻炎)，但不宜用于治疗急性哮喘。不良反应可见轻度的头痛、咽炎、鼻炎、胃肠道反应及转氨酶升高，停药后可消失。妊娠及哺乳妇女慎用。

二、镇咳药

镇咳药是作用于咳嗽反射弧中的某一环节而发挥作用的药物。根据药物作用部位不同，镇咳药分为中枢性镇咳药和外周性镇咳药两类。

(一) 中枢性镇咳药

中枢性镇咳药是一类通过直接抑制延髓咳嗽中枢而发挥止咳作用的药物。中枢性镇咳药多用于无痰的干咳。

可待因 (Codeine，甲基吗啡)

为阿片生物碱之一，其作用与吗啡相似，但弱于吗啡。

【作用及用途】

(1) 镇咳作用　能选择性抑制延髓咳嗽中枢产生迅速而持久的镇咳作用，镇咳强度是吗啡的 1/4，镇咳作用强大，治疗剂量无呼吸抑制作用。

(2) 镇痛作用　有一定的镇痛作用，镇痛强度是吗啡的 1/10～1/7，强于一般解热镇痛药。

主要用于其他药无效的剧烈无痰干咳和中等强度的疼痛，对干咳伴有胸痛的胸膜炎患者尤为适用。

【不良反应及用药说明】 偶有恶心、呕吐、便秘和眩晕等，一次剂量超过 60mg 时可明显抑制呼吸中枢，一些病人还可出现兴奋、烦躁不安症状，故用药时要注意剂量，观察有无呼吸抑制现象，并防止因眩晕而导致跌倒。

本药属麻醉药，使用中应严格遵守国家麻醉药品管理条例。长期应用可产生耐受性、成瘾性。由于本药能抑制呼吸道腺体分泌和纤毛运动，故对有少量痰液的剧烈咳嗽，宜合用祛痰药。长期应用可引起便秘。

【药物相互作用】

① 与抗胆碱药合用，可加重便秘或尿潴留等不良反应。

② 与美沙酮或其他吗啡类药合用，可加重中枢性呼吸抑制作用。

③ 与肌松药合用，呼吸抑制更显著。

④ 与西咪替丁合用，能诱发精神错乱、定向力障碍和呼吸急促。

右美沙芬 (Dextromethorphan)

本药为人工合成的吗啡类衍生物，但无依赖性，能抑制咳嗽中枢而产生较强的镇咳作用，其作用强度与可待因相似或略强，口服 15～30min 起效，维持 3～6h，无镇痛作用，治疗剂量无呼吸抑制作用。适用于上呼吸道感染、急慢性支气管炎及肺结核等引起的无痰干咳。不良反应少，偶有头晕、轻度嗜睡、恶心、口干、便秘等不良反应。哮喘患者和孕妇慎用。

喷托维林（Pentoxyverine，咳必清，维静宁）

该药兼有中枢性和外周性双重镇咳作用。能选择性抑制延髓咳嗽中枢；尚有轻度的阿托品样作用和麻醉作用，可轻度抑制支气管内感受器及传入神经末梢，大剂量时有支气管平滑肌解痉作用，镇咳强度为可待因的1/3，但无成瘾性，一次用药作用可持续4～6h。临床多用于呼吸道感染引起的干咳、阵咳和百日咳等。

偶见轻度的头痛、口干、恶心、腹胀、便秘等不良反应，其乃阿托品样作用所致。青光眼、前列腺肥大及心功能不全伴有非瘀血者慎用或禁用。有痰者常与氯化铵等祛痰药合用。

氟哌斯汀（Cloperastine，咳平）

本药为苯海拉明的衍生物，有中枢性和外周性双重镇咳作用，兼有H_1受体阻断和轻度松弛支气管平滑肌作用，能解除支气管痉挛，减轻黏膜充血和水肿。用于急性上呼吸道感染及急慢性支气管炎引起的干咳，偶有口干、嗜睡等。

（二）外周性镇咳药

外周性镇咳药是通过降低咳嗽反射弧中感受器的敏感性、抑制传入神经或传出神经的传导而发挥镇咳作用的药物。本类药大多有以下特点：①局麻作用，口服时勿嚼碎，否则引起口腔麻木感；②松弛支气管平滑肌作用。

苯佐那酯（Benzonatate，退嗽）

本药为局麻药丁卡因的衍生物，具有较强的局麻作用，可选择性抑制肺牵张感受器及感觉神经纤维，减少咳嗽冲动的传入而产生镇咳作用。口服10～20min起效，作用维持3～4h。临床主要用于刺激性干咳、镇咳，也可用于支气管镜检查或支气管造影前以预防检查时出现咳嗽。

不良反应较轻，有嗜睡、头晕等，偶有过敏性皮炎。服用时不可咬碎药片，以免引起口腔麻木。

苯丙哌林（Benproperine，咳快好）

本品具有中枢性和外周性双重镇咳作用。通过直接抑制咳嗽中枢和阻断肺-迷走反射双重机制而发挥强大的镇咳作用。其镇咳作用比可待因强2～4倍。适用于感染、吸烟、刺激物、过敏等各种原因所引起的刺激性干咳。

不良反应较轻。可有口干、胃部烧灼感、食欲不振、头晕和皮疹等。对本品过敏者禁用。口服时须整片吞服，切勿嚼碎，以免引起口腔麻木。

三、祛痰药

祛痰药是能促进呼吸道分泌，使痰液变稀；裂解痰中黏性成分，降低痰液黏稠度而利于痰液咳出；或加速呼吸道黏膜纤毛运动，改善痰液排出功能的药物。根据作用机制的不同，祛痰药可分为痰液稀释药、黏痰溶解药、黏痰调节药三类。

（一）痰液稀释药

痰液稀释药是可以刺激消化道，引起轻度恶心，反射性增加呼吸道腺体分泌，使痰液稀释而易于咳出的药物。

氯化铵（Ammonium Chloride）

【作用及用途】

（1）祛痰作用　口服后直接刺激胃黏膜，兴奋迷走神经，引起轻度恶心，反射性地引起呼吸道腺体分泌增加，使痰液稀释，利于咳出；此外，氯化铵口服吸收后，少量经呼吸道黏膜排出，由于盐类的高渗作用而带出水分，痰液进一步被稀释而易于咳出。目前，本药很少单独应用，常与其他药物配伍制成复方制剂应用，临床用于急慢性呼吸道炎症痰黏而不易咳出的患者。

（2）酸化血液和体液　本药吸收后可酸化体液和尿液，用于治疗代谢性碱中毒和酸化尿液，促进碱性药物的排泄。

【不良反应及用药说明】 大剂量可刺激胃黏膜引起恶心、呕吐、胃部不适或胃痛，故宜选用复方制剂；如使用片剂，应用水溶解后饭后服用。肝肾功能不全及溃疡病患者慎用。应用过量或长期服用可引起高氯酸血症，代谢性酸中毒患者忌用。

（二）黏痰溶解药

黏痰溶解药是能分解痰液中的黏性成分，降低痰液黏稠性而使之易于咳出的药物，主要用于呼吸道炎症引起的黏痰不易咳出者。

乙酰半胱氨酸（Acetylcysteine，痰易净）

【作用及用途】 本药为半胱氨酸的N-乙酰化物，其分子中所含的巯基（—SH），能使痰液中连接黏蛋白多肽链的二硫键（—S—S—）断裂，使黏蛋白降解为小分子的肽链，痰液的黏稠度降低而利于咳出；还能裂解浓痰中的DNA纤维，具有较强的黏痰溶解作用，使黏痰液化而易于排出，对白色黏痰和脓性痰均有效。临床用于大量黏痰阻塞气道引起呼吸困难的紧急情况，或因手术咳痰困难者，采用气管滴入或注入给药；非紧急情况的痰液黏稠、咳痰困难者，采用雾化吸入给药。

【不良反应及用药说明】

① 本药具有特殊臭味，可引起恶心、呕吐，减量能缓解；对呼吸道有刺激性，可引起呛咳、支气管痉挛，气雾吸入异丙肾上腺素可减轻。支气管哮喘者禁用。

② 用药前尽可能用吸痰器吸尽气管内痰液；直接气管滴入或注入后可产生大量稀痰，故应及时（在5～10min内）吸引排痰，以防气道阻塞。

③ 喷雾吸入时，患者做深呼吸，吸气末屏住呼吸片刻，使药物最大限度进入气管内。

④ 能降低青霉素、四环素、头孢菌素的抗菌效价，故不宜混合吸入。金属、橡皮、氧气、氧化剂可使其疗效减弱，故必须用玻璃容器盛放，并应临用前配制，48h内用完。

盐酸氨溴索（Ambroxol Hydrochloride，沐舒坦）

【作用及用途】 本药为溴己新在人体内的代谢产物，为黏液溶解剂，作用比溴己新强。

能增加呼吸道黏膜浆液腺的分泌，减少黏液腺分泌，减少和断裂痰液中的黏多糖纤维，使痰液黏度降低，痰液变薄，易于咳出。本药还可激活肺泡上皮Ⅱ型细胞合成表面活性物质，降低黏液的附着力，改善纤毛与无纤毛区的黏液在呼吸道中的输送，以利痰液排出，达到廓清呼吸道黏膜的作用，直接保护肺功能。另外，本药有一定的止咳作用，镇咳作用相当于可待因的1/2。临床用于急、慢性呼吸系统疾病引起的痰液黏稠、咳痰困难。

【不良反应及用药说明】

① 本药可引起上腹部不适、纳差、腹泻，偶见胃痛、胃部灼热、消化不良、恶心、呕吐。罕见头痛及眩晕。

② 不宜与碱性溶液混合，在pH大于6.3的溶液中，可能会导致产生氨溴索游离碱沉淀。

③ 避免同服阿托品类药物。

（三）黏痰调节药

黏痰调节药是能促进呼吸道黏滞性低的黏蛋白分泌，降低痰液黏度而利于排痰的药物。

羧甲司坦（Carbocisteine，羧甲基半胱氨酸）

本药主要是调节支气管腺体分泌，增加低黏度的唾液黏蛋白的分泌，减少高黏度的黏蛋白合成。另外，也能裂解痰液中连接黏蛋白多肽链的二硫键，降低痰液黏滞性而利于痰液咳出。起效快，用于呼吸道疾病引起的痰黏难咳和术后咳痰困难者。偶有头晕、胃部不适、恶心、呕吐、胃肠出血等，有消化道溃疡病史者慎用。

稀化黏素（Gelomyrtol）

本药为桃金娘科树叶的标准提取物，是一种脂溶性挥发油，具有溶解黏液、刺激腺体分泌、促进呼吸道黏膜纤毛摆动、加速液体流动、促进分泌物排出等作用。可改善鼻黏膜的酸碱环境，促进鼻黏膜上皮组织结构重建和功能的恢复。此外，本药还具有消炎作用，能通过减轻支气管黏膜肿胀而起到舒张支气管作用；亦有抗菌和杀菌作用。用于急慢性气管炎、支气管扩张、肺气肿、矽肺、鼻窦炎等痰液黏稠或排痰困难者。偶有恶心、胃部不适等不良反应。不可用热水送服，应用温凉水于餐前半小时空腹服用。本药肠溶胶囊不可打开或嚼碎后服用。

目标检测

一、单选题

1. 氨茶碱的平喘原理主要是（　　）。

A. 激活腺苷酸环化酶使cAMP合成增多　B. 激活鸟苷酸环化酶使cGMP合成减少
C. 抑制腺苷酸环化酶使cAMP合成增多　D. 抑制鸟苷酸环化酶使cGMP合成减少
E. 抑制磷酸二酯酶使cAMP破坏减少

2. 过量易导致酸中毒的祛痰药为（　　）。

A. 氯化铵　B. 安息香酊　C. 溴己新　D. 乙酰半胱氨酸　E. 氯化钾

3. 根据可待因的药理作用，临床用于（　　）。

A. 支气管哮喘　B. 慢性干咳　C. 关节炎的止痛　D. 多痰咳嗽　E. 剧烈无痰干咳

4. 可用于酸化尿液和血液的祛痰药为（　　）。

A. 氯化铵　B. 安息香酊　C. 溴己新　D. 乙酰半胱氨酸　E. 喷托维林

5. 下列哪个药对哮喘仅有预防作用而无治疗作用（　　）。

A. 氨茶碱　B. 沙丁胺醇　C. 地塞米松　D. 色甘酸钠　E. 克伦特罗

二、处方分析

患者，女，56 岁。有肺源性心脏病病史 2 年，3 天前洗头后受凉出现发热、咳嗽加重，咳黄色痰，并出现呼吸困难，端坐呼吸。查体双肺散在多发干湿性啰音，心率 120 次/min，下肢水肿。

1. 下列治疗措施最合理的是（　　）。

A. 给予呋塞米＋氨茶碱　B. 地高辛＋氨溴索

C. 尼可刹米＋抗生素　D. 给予血管扩张剂＋沙丁胺醇

E. 给予有效的抗生素＋氨茶碱

2. 氨茶碱松弛支气管平滑肌的原因可能包括（　　）。

A. 抑制磷酸二酯酶，使细胞内的 cAMP 破坏减少

B. 阻断腺苷受体，拮抗内源性腺苷诱发的支气管痉挛

C. 促进内源性儿茶酚胺释放

D. 干扰支气管平滑肌的 Ca^{2+} 转运

E. 阻断支气管平滑肌的 M_1 胆碱受体

3. 静脉注射氨茶碱速度过快或剂量过大，可引起（　　）。

A. 心悸、血压骤降　B. 严重时心律失常

C. 出现心脏突然停搏或猝死　D. 声音嘶哑

E. 口咽部念珠菌感染

4. 既可用于心源性哮喘，又能用于支气管哮喘的平喘药是（　　）。

A. 肾上腺素　B. 吗啡　C. 异丙肾上腺素　D. 特布他林　E. 氨茶碱

（周玲，黄逸）

第四节　作用于血液系统与造血系统药物

1. 叙述铁剂、氨甲苯酸、肝素、华法林、枸橼酸钠、右旋糖酐的药理作用、临床应用、不良反应及用药说明。

2. 说出维生素 B_{12}、叶酸、垂体后叶素、链激酶等药物的药理作用、临床应用及用药说明。

学会分析、解释涉及本章药物处方的合理性，初步具备提供治疗血液系统疾病药物合理用药咨询服务的能力。

血液是机体赖以生存的最为重要的物质之一。血液流动性的正常、血细胞数量和功能的稳定，以及血容量的维持是发挥血液正常生理功能的重要条件。一旦这些条件发生改变，则

会出现血液系统疾病。血液流动性的改变可导致血栓栓塞性疾病或出血性疾病；造血必需物质的缺乏或造血功能障碍则出现贫血；而各种原因引起大量失血造成的血容量降低，可导致休克，危及生命。

一、止血药与抗血栓形成药

（一）凝血系统与纤溶系统

凝血系统和纤溶系统是机体内存在的两个对立统一的生理功能。在正常情况下，二者维持着动态平衡，既保持了血管内血流的畅通，也有效地防止了出血。

一旦凝血系统和纤溶系统之间的动态平衡受到某些病理因素的影响而遭到破坏，则会出现出血或血栓形成，此时应选用止血药或抗血栓形成药加以纠正。见图 9-4。

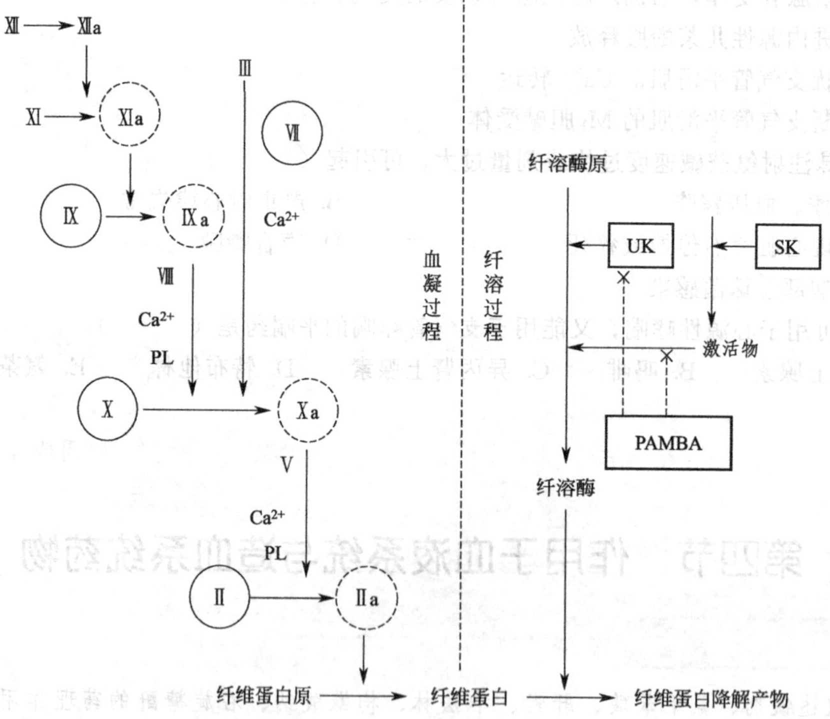

图 9-4　凝血过程、纤溶过程及药物对其影响示意

（二）止血药

止血药（促凝血药）是一类能加速血液凝固过程或抑制纤溶过程，降低毛细血管通透性，达到止血目的的药物。血液系统中存在着凝血和抗凝血两种对立统一的机制，并因此保证了血液的正常流动性。此过程极为复杂，必须在许多成分（凝血因子）的参与下方能进行。

1. 促凝血因子活性药物

维生素K（Vitamin K）

维生素 K 的基本结构式为甲萘醌。维生素 K_1 和维生素 K_2 天然产生，维生素 K_1 由植物合成，维生素 K_2 由肠道细菌产生，二者均为脂溶性，需由胆汁协助吸收；维生素 K_3 和维生素 K_4 由人工合成，皆为水溶性，不需要胆汁协助吸收。

【药理作用】

（1）促凝血作用　维生素 K 作为肝脏中羧化酶的辅酶，参与凝血因子Ⅱ、Ⅶ、Ⅸ、Ⅹ等的合成。在肝脏中，维生素 K 可使上述凝血因子的谷氨酸残基 γ-羧基化，而被活化为能与 Ca^{2+} 结合的有活性的凝血因子，呈现促凝血作用。当维生素 K 缺乏时，这些凝血因子的合成停留于无活性的前体状态，导致凝血酶原时间延长，引起出血。

（2）缓解平滑肌痉挛作用　维生素 K_1 或维生素 K_3 肌内注射有解痉作用。

【临床用途】

（1）用于治疗维生素 K 缺乏所引起的出血　包括口服抗凝血药、广谱抗生素、阻塞性黄疸、胆瘘、慢性溃疡性结肠炎和广泛肠切除后因吸收不良所致的低凝血酶血症，及新生儿因维生素 K 产生不足所致的出血。维生素 K_1 发挥作用快，维持时间长，常需肌注，紧急情况下也可静脉注射。

（2）缓解胃肠道平滑肌引起的疼痛如胆石症、胆道蛔虫引起的绞痛。

【不良反应及用药说明】　维生素 K_1 静注过速可引起出汗、胸闷、心动过速、低血压等，故应注意控制注射速度。肌内注射可引起局部红肿和疼痛。维生素 K_3 对新生儿特别是早产儿容易引起高胆红素血症和溶血，新生儿不宜使用本品。

肝素引起的出血倾向及 PT 延长，用维生素 K 治疗无效。

【药物相互作用】　口服抗凝剂（如双香豆素类）可干扰本药的代谢，两者同用，呈相互拮抗作用。

2. 凝血因子制剂

凝血因子制剂是从健康人或动物血液中提取、分离、钝化、冻干而制得，内含各种凝血因子，主要用于凝血因子缺乏时的替代或补充疗法。

凝血酶（Thrombin）

本品是从牛、猪血提取和精制而成的凝血酶无菌制剂。适用于结扎困难的小血管出血、毛细血管以及实质性脏器的出血；也用于外伤、手术、口腔、泌尿道以及消化道等部位的止血。局部止血时，用生理盐水溶解成 50～1000U/ml 溶液喷雾或敷于创面，切忌进入血管内，因其具有抗原性，可产生过敏反应。消化道止血药口服或灌注，严禁注射给药，否则可导致血栓形成，引起局部坏死而危及生命。

凝血酶原复合物（Prothrombin Complex，人因子Ⅸ复合物）

临床上主要用于治疗乙型血友病（先天性凝血因子Ⅸ缺乏）、严重肝脏疾病、口服香豆素类抗凝剂过量和维生素 K 依赖性凝血因子（凝血因子Ⅱ、凝血因子Ⅶ、凝血因子Ⅸ、凝血因子Ⅹ）缺乏等引起的出血。

抗血友病球蛋白（Antihemophilic Globulin，抗甲种血友病因子）

主要用于甲型血友病（先天性凝血酶原Ⅷ缺乏症）的治疗，也可用于严重肝病、DIC（弥散性血管内凝血）和系统性红斑狼疮等引起的获得性凝血因子Ⅷ缺乏症。

巴曲酶（Hemocoagulase，巴曲亭，立血止）

本药具有类凝血酶样作用，能促进血管破损部位的血小板聚集，可用于需减少流血或止血的各种医疗情况，也可用于消化道出血、血友病血肿、血小板减少性疾病伴出血的辅助治疗。本药更适用于传统止血药无效的出血患者。血液中缺乏血小板或某些凝血因子引起病理性出血时，本药的作用减弱，宜补充血小板或缺乏的凝血因子、或输注新鲜血液后再用本药。

重组人白细胞介素11（Recombinant Human Interleukin eleven，吉巨芬）

本品是应用基因重组技术生产的一种促血小板生长因子，可直接刺激骨髓造血干细胞和巨核祖细胞的增殖，诱导巨核细胞的成熟分化，增加体内血小板的生成，从而提高血液血小板计数，而血小板功能无明显改变。可用于实体瘤和血小板放、化疗后血小板减少症的预防和治疗及其他原因引起的血小板减少症的治疗。不良反应包括水肿、发热、心悸、心动过速、房颤、恶心、呕吐、眩晕、失眠、呼吸困难、皮疹、结膜充血等。本药应在化疗后24～48h开始使用，不宜在化疗前或化疗疗程中使用。使用过程中应定期检查血象（一般隔日1次），注意血小板的变化。

3. 抗纤维蛋白溶解药

氨甲苯酸（*p*-Aminomethyl Benzoic Acid，PAMBA，止血芳酸）

能竞争性抑制纤溶酶原激活物的作用，阻止纤溶酶原被激活为纤溶酶，从而抑制纤维蛋白溶解达到止血效果。大剂量也可直接抑制纤溶酶的活性。

临床主要用于防治纤溶过程功能亢进所引起的出血，如子宫、甲状腺、前列腺、肝、脾等器官手术后的异常出血。

用量过大可引起血栓形成，诱发心肌梗死，故有血栓形成倾向或有血管栓塞性病史者禁用或慎用。

氨甲环酸（Tranexamic Acid，AMCHA，止血环酸）

作用及用途与氨甲苯酸相似，止血作用强，但不良反应多。

4. 作用于血管的止血药

垂体后叶素（Pituitrin）

垂体后叶素是由动物垂体中提取所得，内含催产素（见其他相关章节）和加压素。主要用于肺咯血及肝门静脉高压所引起的上消化道出血。对冠心病、动脉粥样硬化、高血压、心力衰竭和肺源性心脏病者禁用。

5. 促血小板生成药

酚磺乙胺（Etamsylate，止血敏）

本品可增加毛细血管的抵抗力，降低其通透性，还能增加血小板的数量并增强血小板的聚集和黏附性，促使凝血活性物质释放，缩短凝血时间，但止血作用较弱，主要用于防止毛细血管脆性增加所致出血、血小板功能不足等原因引起的出血，也可预防和治疗外科手术出血过多。可与其他类型止血药如维生素 K、氨甲苯酸并用。

卡巴克络（Carbazochrome，安络血）

本品能增强毛细血管对损伤的抵抗力，稳定血管及其周围组织中的酸性黏多糖，降低毛细血管的通透性，增强受损毛细血管端的收缩作用，从而缩短止血时间。主要用于毛细血管通透性增加所致的出血，如特发性紫癜、视网膜出血、慢性肺出血、胃肠出血、鼻出血、咯血、血尿、痔出血、子宫出血、脑出血等。大量应用本药水杨酸钠盐可产生水杨酸样反应，如恶心、呕吐、头晕、耳鸣、视力减退等，还可引起精神紊乱及脑电图异常。本药对大量出血和动脉出血疗效较差。

云南白药

本品为治内外出血及血瘀肿痛之著名成药，三七为其主要有效成分。可缩短凝血时间，具有止血作用。对跌打创伤，无论轻重，出血者用开水调服；若为瘀血肿痛与未流血者，用酒调服。服后 1 日内，忌食蚕豆、鱼类、酸冷等物，妊娠期妇女忌服。

（三）抗血栓形成药

抗血栓形成药是指能通过影响凝血过程的某些环节而阻止血液凝固的药物，临床主要用于防止血栓形成和已形成血栓的扩大。

1. 作用于凝血因子的抗血栓形成药

肝素（Heparin）

肝素是在 1916 年由 Melean 从肝内发现的并由此得名。目前肝素主要是从猪小肠黏膜或牛肺脏中提取的，是一种黏多糖硫酸酯，带有大量阴电荷，呈强酸性。2010 年版《中国药典》规定按干燥品计算，每 1mg 肝素钠的效价不得少于 170U。

【体内过程】 肝素是带大量阴电荷的大分子物质，不易通过生物膜，口服无效。肌内注射易引起血肿，皮下注射血药浓度低，故常静脉给药。

【药理作用】

（1）抗凝作用　本品在体内、体外均具有强大抗凝作用。静注后 10min 起效，作用维持 3～4h。肝素是通过增强抗凝血酶Ⅲ（antithrombin Ⅲ，ATⅢ）的抗凝作用而发挥作用的。ATⅢ是体内作用缓慢的生理性抗凝物质，可使以丝氨酸为活性中心的凝血因子Ⅱa、Ⅸa、Ⅹa、Ⅺa 和Ⅻa 失去活性而呈现作用。肝素通过其酸性基团与 ATⅢ的碱性赖氨酸残基结合，生成肝素-ATⅢ复合物。随后，ATⅢ精氨酸反应中心构象发生变化，易与上述凝血因子活性中心丝氨酸残基结合，抗凝作用加速。肝素可加速这一反应达4倍以上。

(2) 抗动脉粥样硬化作用　与肝素的调血脂、抑制血小板聚集、抗平滑肌细胞增殖等有关。

【临床用途】

(1) 防止血栓栓塞性疾病　主要用于防治血栓形成和栓塞，如深静脉血栓、肺栓塞和周围动脉血栓栓塞。

(2) 治疗弥散性血管内凝血（DIC）　用于各种原因引起的DIC，如脓毒血症、胎盘早期剥离、恶性肿瘤溶解等所致的DIC。

(3) 体外抗凝　如可用于心导管检查、心血管手术、体外循环、血液透析、器官移植等，防止血液凝固。

知识链接

弥散性血管内凝血

(disseminated or diffuse intravascular coagulation，DIC)

DIC是以不同原因所致的凝血因子和血小板被激活，凝血酶增加以及广泛微血栓形成为病理特征的获得性临床综合征。

在DIC的发生、发展过程中，其始动环节是由于某些促凝物质大量入血，使机体凝血系统被激活，进而引起机体凝血-抗凝血功能平衡紊乱。在微血管内广泛地形成主要由纤维蛋白和血小板聚集构成的微血栓过程中，消耗了大量凝血因子和血小板，加上继发性纤维蛋白溶解功能增强，导致患者出现明显的出血、休克、器官功能障碍及贫血。

DIC患者发病的严重程度不一，有的临床症状十分轻微，甚至是“隐蔽”（occult）的，患者体征也不明显，只有用比较敏感的实验室检查方法才能发现；但也可以比较严重，如急性DIC患者发病急、预后差，死亡率高达50%～60%。

【不良反应及用药说明】　主要不良反应是自发性出血，表现为各种黏膜出血、关节腔积血及伤口出血等，多见于静脉给药、60岁以上患者或女性患者。应仔细观察病人，对轻度的自发性出血，停药即可自行恢复，但严重出血需要缓慢静脉注射硫酸精蛋白（protamine sulfate）对抗，1mg鱼精蛋白可中和100U的肝素，但一次用量不能超过50mg。长期应用可致脱发、骨质疏松和自发骨折。少数可见血小板减少症。

肝素过敏者，肝、肾功能不良，胃十二指肠溃疡、脑出血、严重高血压、先兆流产、血友病、亚急性细菌性心内膜炎、外科手术后等禁用。

【药物相互作用】　肝素为酸性药物，与碱性药物合用会失去抗凝活性；与阿司匹林、非甾体类抗炎药、右旋糖酐、双嘧达莫合用，可增加出血危险；与肾上腺皮质激素、依他尼酸合用，可致胃肠道出血；与胰岛素或磺酰脲类药物合用，可导致低血糖。

低分子量肝素（Low Molecular Weight Heparin，LMWH）

低分子量肝素是指分子质量低于6.5kDa的肝素。作用与肝素相似，有以下特点：①对Xa抑制强，对Ⅱa抑制作用弱；②抗栓作用强，抗凝作用弱；③$t_{1/2}$长，一日只需用药1次；④比较安全，出血较少。临床用于治疗静脉血栓形成和预防高危患者手术后的血栓形成，对不稳定型心绞痛、急性心肌梗死也有效。

香豆素类

香豆素类是一类含有4-羟基香豆素基本结构的物质，口服吸收后参与体内代谢发挥抗凝作用，故称口服抗凝药。常用药物有双香豆素（Dicoumarol，Bishydroxycoumarin）、醋硝香豆素（Acenocoumarol，新抗凝）、双香豆素乙酯（Ethyl Biscoumacetate，新双香豆素）和华法林（Warfarin，苄丙酮香豆素）等。

【体内过程】 双香豆素口服吸收慢且不规则，吸收后几乎全部和血浆蛋白结合，$t_{1/2}$为24～60h，主要经肝代谢。华法林口服吸收较快而完全，起效较快，口服后12～24h起效，1～3天达高峰，持续时间较短，为2～5天。醋硝香豆素介于二者之间，维持时间很短，为1.5～2天。双香豆素乙酯作用最快，维持时间最短。

【作用及用途】 香豆素类药物的结构与维生素K相似，是维生素K的拮抗剂，抑制Ⅱ、Ⅶ、Ⅸ、Ⅹ等因子的合成，从而产生抗凝作用。对已合成的凝血因子无作用，体外无抗凝作用。需待体内原有凝血因子耗竭后才能显效，停药后凝血因子的合成也需要一定的时间，作用缓慢而持久。

主要用于防治血栓栓塞性疾病，作用时间较长，但显效慢，不易控制。防治静脉血栓和肺栓塞一般采用先用肝素后用香豆素类维持治疗的序贯疗法。

【不良反应及用药说明】 口服过量易引起自发性出血，常见的有皮肤黏膜、胃肠道、泌尿生殖道出血，可用维生素K对抗，必要时输入新鲜血浆或全血。

【药物相互作用】 肝药酶抑制剂（如氯霉素）、血浆蛋白结合率高的药物（如保泰松）、广谱抗生素，可增强香豆素类药物的抗凝作用。肝药酶诱导剂和口服避孕药，可减弱香豆素类药物的抗凝作用。

枸橼酸钠（Sodium Citrate）

枸橼酸钠可与血浆中的钙离子形成一种不易解离的可溶性络合物，降低血中钙离子浓度，可立即呈现抗凝作用，仅用于体外抗凝。用于保存新鲜血液时，一般每100ml血液中加入2.5%枸橼酸钠10ml。输入含有该药的血液过速或过量时，可引起低血钙，导致心功能不全的发生，必要时静注氯化钙纠正。

阿加曲班（Argatroban，达贝）

本品为选择性的直接凝血酶抑制剂，对与纤维素凝块结合的凝血酶和血浆中游离的凝血酶都有作用，因此，具有抑制凝血酶作用、抗凝血作用和抑制血管收缩作用。用于改善慢性动脉闭塞症患者的四肢溃疡、静息痛及冷感等。主要不良反应为出凝血障碍、肝胆系统障碍、消化系统障碍等。禁用于各种出血患者、脑栓塞患者、伴严重意识障碍的严重梗死患者。本品与抗凝血药、抗血小板药物、NSAID类药物合用通常会增加出血风险；胺碘酮可增加本品血药浓度。

磺达肝素钠（Fondaparinux Sodium）

本品是一种化学合成的高亲和力戊糖结构，选择性间接抑制Ⅹa因子。通过与抗凝血酶Ⅲ（ATⅢ）的活化部位特异性结合，加速Ⅹa因子复合物形成约340倍，快速抑制Ⅹa因子，进而减少凝血酶产生和纤维蛋白形成。本品不能灭活凝血酶（活化因子Ⅱ），并对血小板没有作用。用于进行下肢重大骨科手术如髋关节骨折、膝关节手术或者髋关节置换术等患者，预防静脉血栓栓塞事件的发生。主要不良反应是出血，常见手术后出血、贫血。仅用于皮下注射，不能肌内注射。初始剂量应在手术结束后6h给予，并且需在确认已止血的情况下。治疗应持续到静脉血栓栓塞风险消失以后，通常到患者可以下床活动，至少在手术后5～9天。与可增加出血危险性的药物联合使用时，出血的风险会增加。

利伐沙班（Rivaroxaban）

本品是一种高选择性、剂量依赖性直接抑制因子Ⅹa的口服药物。通过抑制因子Ⅹa可以中断凝血瀑布的内源性和外源性途径，抑制凝血酶的产生和血栓形成。口服易吸收，生物利用度较高达80%～100%，血浆蛋白结合率为92%。给药后2.5～4h达到血药峰浓度。用于髋关节或膝关节置换手术成年患者，以预防静脉血栓形成。不良反应主要是出血。禁用于有临床明显活动性出血的患者、具有凝血异常和临床相关出血风险的肝病患者、妊娠期妇女及哺乳妇女。

2. 抗血小板药

抗血小板药（antiplatelet drugs）是指能抑制血小板的黏附、聚集和释放功能，阻止血栓的形成，用于防止心脏或脑缺血性疾病、外周血栓栓塞性疾病的药物。应用最为广泛的抗血小板药是阿司匹林，在前面已详述，在此不再介绍。

双嘧达莫（Dipyridamole，Persantin，潘生丁）

双嘧达莫原为冠脉扩张药，20世纪60年代发现有抗血小板作用。通过抑制血小板磷酸二酯酶活性，减少cAMP水解为5-AMP；增加腺苷含量，激活腺苷环化酶，使血小板内cAMP的含量增加。与阿司匹林合用相得益彰预防血栓性疾病，与华法林合用预防心脏手术后血栓形成。

前列环素（Prostacyclin，PGI_2，依前列醇）

前列环素是迄今为止活性最强的血小板聚集内源性抑制剂。可通过激活血小板腺苷酸环化酶而增加cAMP含量，抑制血小板聚集，还能扩张血管，拮抗血栓素A_2。用于体外循环，防止血栓形成，但口服很不稳定，需静脉滴注。现已合成了一些稳定的类似物，如伊洛前列素（Iloprost），抗血小板强度与PGI_2相似，可口服或静注。

噻氯匹定（Ticlopidine）

噻氯匹定可抑制ADP、胶原、花生四烯酸等引起的血小板聚集。口服有效，服后24～72h显效，作用较强，维持时间较长。临床上主要用于动脉血栓栓塞性疾病，特别是不宜用阿司匹林治疗的患者。最常见的不良反应是胃肠道反应，约20%的患者发生腹泻。

阿昔单抗（Abciximab，c7E3 Fab）

阿昔单抗系应用基因工程技术制备的重组鼠-人嵌合单克隆抗体，可竞争性、特异性地阻断纤维蛋白原与GpⅡb/Ⅲa结合，从而抑制血小板的聚集，发挥抗血栓作用。临床主要用于治疗不稳定型心绞痛、急性心肌梗死等严重患者。不良反应主要有出血危险，需严格把握剂量。

硫酸氯吡格雷（Clopidogrel Hydrogen Sulfate，波立维）

本药为血小板聚集抑制药，能选择性地抑制二磷酸腺苷（ADP）与血小板受体的结合，随后抑制激活 ADP 与糖蛋白 GPⅡb/Ⅲa 复合物，从而抑制血小板的聚集。口服迅速吸收。用于预防和治疗因血小板高聚集引起的心、脑及其他动脉的循环障碍疾病。不良反应常见出血。与萘普生、阿司匹林、华法林、肝素、溶栓药合用，可增加出血的危险。择期手术患者应于术前 1 周停止使用本药。

替罗非班（Tirofiban，欣维宁）

本药为非肽类的糖蛋白（GP）Ⅱb/Ⅲa 受体的可逆性拮抗药，是酪氨酸衍生物。通过选择性抑制血小板聚集的最终共同通路，可逆转因血栓形成而导致的缺血状态。本药静脉给药后 5min 起效，作用持续 3～8h。用于冠脉缺血综合征患者行冠脉血管成形术或冠脉内斑块切除术，以防治相关的心脏缺血性并发症。最常见的不良反应为出血。本药可抑制血小板聚集，故与其他影响止血的药（如华法林）联用时应谨慎。用药期间应监测患者是否存在潜在的出血，一旦发生，应考虑停药或输血。

3. 促纤维蛋白溶解药物

纤维蛋白溶解药物（fibrinolytic）是一类能增强纤溶过程功能的药物。对已形成的血栓有溶解作用，故又称为溶栓药（thrombolytic drugs）。

链激酶（Streptokinase，SK，溶栓酶）

链激酶是从 β 溶血性链球菌培养液中提取的一种蛋白质。现已可用基因重组方法制备，称为重组链激酶（recombinant streptokinase，r-SK）。

【作用及用途】 可与纤溶酶原结合形成复合物，激活纤溶酶原转化为纤溶酶，促进纤维蛋白溶解。对新形成的血栓溶栓效果好，而对形成已久确已机化的血栓效果较差。

主要用于急性血栓栓塞性疾病，如急性肺血栓、深部静脉栓塞及心梗早期治疗等。需早期应用，已血栓形成不超过 6h 疗效为最佳。

【不良反应及用药说明】

（1）过敏反应　具有抗原性，可致过敏反应，如发热、头痛、寒战、过敏休克等，与肾上腺皮质激素类药物或抗组胺药合用可预防。

（2）出血　是另一常见不良反应，主要表现为注射部位出现血肿。一般不需要停药，可继续治疗，必要时可给予氨基己酸或氨甲苯酸对抗溶栓酶的作用，更严重者可补充纤维蛋白原或全血。在使用本品过程中，应尽量避免肌内注射及动脉穿刺，因可能引起血肿。

禁用于出血性疾病、胃十二指肠溃疡、严重高血压、手术后或分娩后及链球菌感染等。

尿激酶（Urokinase，UK）

尿激酶是从人尿中分离而得，能直接激活纤溶酶原使其转变为纤溶酶，发挥溶栓作用。它对新鲜血栓效果较好。静脉注射后迅速由肝脏代谢，$t_{1/2}$ 约 15min。用途与 SK 相似，但 UK 无抗原性，不引起超敏反应。用于脑栓塞疗效明显。但价格昂贵，仅用于 SK 过量或耐受者。不良反应同链激酶。

阿替普酶（Alteplase，爱通立）

本药为血栓溶解药，主要成分是糖蛋白，可通过赖氨酸残基与纤维蛋白结合，并激活与纤维蛋白结合的纤溶酶原，使之转变为纤溶酶，因本药选择性地激活血栓部位的纤溶酶原，故不产生应用链激酶时常见的出血并发症。此外，体外研究表明，本药可抑制血小板活性。静脉给药治疗急性心肌梗死时，可使阻塞的冠状动脉再通。用于急性心肌梗死，也可试用于肺栓塞等。出血为最常见不良反应。用药后，如出现心律失常，通过抗心律失常治疗可以控制，但可能引起再次心肌梗死或梗死面积扩大。

瑞替普酶（Reteplase，派通欣）

本药是一种重组纤溶酶原激活药，通过将纤维蛋白溶解酶原激活为纤溶蛋白溶解酶，降解血栓中的纤维蛋白，发挥溶栓作用。用于成人由冠状动脉梗塞引起的急性心肌梗死的溶栓治疗，能改善心肌梗死后的心室功能，并能改善早期再灌注，通畅冠状动脉。出血为最常见的不良反应。给药后应备治疗心动过缓、室性兴奋性增高的抗心律失常药物。

二、抗贫血药

知识链接

贫血（anemia）是指单位体积循环血液中红细胞数或血红蛋白量低于正常值的一种病理现象。根据病因和发病机制的不同，可分为如下类型。

(1) 缺铁性贫血　系体内制造血红蛋白的铁缺乏、红细胞生成障碍造成的，在我国较多见。患者红细胞呈小细胞、低色素性，故又称小细胞低色素性贫血。

(2) 巨幼细胞贫血　系叶酸和（或）维生素 B_{12} 缺乏引起 DNA 合成障碍所致一类贫血。患者红细胞呈大细胞、高色素性，故又称大细胞高色素性贫血。其中，恶性贫血是因患者胃黏膜萎缩、内因子分泌缺乏导致维生素 B_{12} 吸收障碍所致，在我国少见。

(3) 再生障碍性贫血　系感染、药物、放疗等多种因素所致的骨髓造血功能障碍，临床以全血细胞减少为主要表现的综合征，较难治愈，本章不再讲述。

案　例

刘某，女性，23 岁，由于咳嗽咳痰去当地医院就诊，给予上呼吸道抗感染药物治疗。两周后，上呼吸道感染症状好转，但出现叶酸缺乏症，请分析可能引起的叶酸缺乏的抗菌类药物可能是哪类。

抗贫血药（antianemic drugs）主要用于贫血的补充治疗，应遵循“缺什么，补什么”的原则，根据贫血的类型选择适宜的抗贫血药。

（一）治疗缺铁性贫血药

治疗缺铁性贫血药主要是铁制剂。常用的铁制剂有硫酸亚铁（Ferrous Sulfate）、枸橼酸铁铵（Ferric Ammonium Citrate）和右旋糖酐铁（Iron Dextran）等。硫酸亚铁吸收良好，价格也低，最常用。枸橼酸铁铵是三价铁，吸收较差，一般制成糖浆供小儿应用。右旋糖酐铁供注射应用，仅限于少数严重贫血而又不能口服者。

口服铁剂或食物中铁都以亚铁形式在十二指肠和空肠上段吸收。吸收进入肠黏膜的铁根据机体需要直接进入骨髓供造血使用，或与肠黏膜去铁蛋白结合以铁蛋白形式贮存。

【作用与应用】 铁是构成血红蛋白、肌红蛋白和某些组织酶的重要原料。在体内参与血红蛋白的合成和红细胞的成熟过程，治疗缺铁性贫血，疗效甚佳。口服铁剂1周，血液中网织红细胞数即可上升，10～14天达高峰，2～4周后血红蛋白明显增加，约4～8周接近正常。为使体内铁贮存恢复正常，待血红蛋白正常后尚需减半量继续服药2～3月。

【不良反应及用药说明】

(1) 胃肠道刺激　口服铁剂对胃肠道有刺激性，可引起恶心、呕吐、腹痛、腹泻。饭后服用可以减轻，本药缓释片应整片服用，不得掰开或研碎服用。口服给药时应告知病人：①饭后30～40min服药为宜，从小剂量开始逐渐增加剂量，以避免对消化道的刺激。液体的铁可用橙汁稀释后用吸管吸食，服药后立即漱口，以免污浊牙齿。②同服维生素C、果糖、半胱氨酸等可以促进铁的吸收。高磷、高钙、鞣酸等物质使铁沉淀，阻碍吸收。四环素等药物与铁配合，也不利于吸收，应避免同服。

(2) 便秘及黑便　长期服用会出现便秘及黑便，因铁与肠腔中硫化氢结合，生成黑色硫化铁沉淀物，并且减少硫化氢对肠壁的刺激作用，肠蠕动减少而致便秘。

(3) 急性中毒　小儿误服1g以上硫酸亚铁剂可引起急性中毒，超过2g可引起死亡。中毒表现为呕吐、腹痛、血性腹泻，甚至休克、呼吸困难、死亡。急救措施为用磷酸盐或碳酸盐溶液洗胃，并以特殊解毒剂去铁胺（Deferoxamine）注入胃内以结合残存的铁，同时结合催吐和导泻等措施。

（二）治疗巨幼红细胞性贫血药

叶酸（Folic Acid）

叶酸广泛存在于动植物性食品中。酵母、肝、肾、绿叶蔬菜等含量丰富。人体不能合成叶酸，需从食物中摄取，正常机体每日需要叶酸约50～100μg，食物中叶酸在十二指肠和空肠上段被吸收。

【作用与应用】 叶酸吸收进入机体后在体内被还原为具有活性的四氢叶酸，后者能与多种一碳单位结合成为四氢叶酸类辅酶，传递一碳单位，参与体内多种生化代谢。叶酸缺乏引起代谢障碍，导致DNA合成障碍，细胞有丝分裂减少，出现巨幼红细胞性贫血。

(1) 巨幼红细胞性贫血　由于营养不良或婴幼儿期、妊娠期对叶酸的需要量增加所致的巨幼红细胞性贫血，配合维生素B_{12}效果更好。叶酸拮抗剂甲氨蝶呤、乙胺嘧啶、甲氧苄氨嘧啶等所致巨幼红细胞性贫血，由于二氢叶酸还原酶受抑制，四氢叶酸生成障碍，故需用甲酰四氢叶酸钙治疗。

(2) 恶性贫血　大剂量叶酸可改善血象，但不能改善神经症状。

(3) 预防神经管畸形　神经管畸形包括脊柱裂和无脑儿，怀孕前后服叶酸可预防。

【不良反应及用药说明】 叶酸不良反应较少，偶可见超敏反应。长期服用时，部分患者可出现厌食、恶心、腹胀等胃肠道症状。大量服用尿液颜色会变黄。营养性巨幼细胞性贫血常合并缺铁，应同时补铁，并补充蛋白质及其他B族维生素。

甲酰四氢叶酸钙（Calcium Leucovorin）

为叶酸的衍生物，有促进红细胞生长和成熟的作用。主要用于：①甲氨蝶呤等叶酸拮抗剂所致巨幼红细胞性贫血；②血细胞减少症。

案例分析

分析：可能是复方磺胺甲噁唑。由于复方磺胺甲噁唑是磺胺甲噁唑和甲氧苄啶按5∶1比例制成的复方制剂，通过双重阻断机制（SMZ抑制二氢叶酸合成酶，而甲氧苄啶抑制二氢叶酸还原酶），协同阻断细菌四氢叶酸合成。治疗2周，可能出现叶酸缺乏。

维生素B_{12}（Vitamin B_{12}）

维生素B_{12}是一类含钴复合物，有氰钴胺、羟钴胺和甲钴胺等多种形式。动物内脏、牛奶、蛋黄中含量丰富，而植物性食物中几乎不含。正常成人一日需要1～2μg，必须从外界摄取。药用者为氰钴胺和羟钴胺，化学性质稳定。

【体内过程】 口服的维生素B_{12}必须与胃壁细胞分泌的糖蛋白即“内因子”结合成复合物，才能避免被胃液破坏，进入空肠与微绒毛膜上的特殊受体结合进入细胞内，释放出内因子和维生素B_{12}，即转入血中。某些疾病可致胃黏膜萎缩，内因子分泌减少，影响维生素B_{12}吸收，引起“恶性贫血”。用维生素B_{12}治疗此种贫血时，必须注射给药。维生素B_{12}进入血液后由转钴蛋白Ⅱ转运至肝脏，部分贮存在肝脏中，其余经胆汁排泄，形成肝肠循环。口服时主要从肠道排出，注射时则大部分从肾脏排泄。

【药理作用】 维生素B_{12}作为细胞分裂和维持神经组织髓鞘完整所必需的辅酶，参与体内多种生化反应。

（1）促进四氢叶酸的循环利用　细胞内的5-甲基四氢叶酸在维生素B_{12}的参与下转化为四氢叶酸。维生素B_{12}缺乏时，该过程受阻，四氢叶酸的循环利用受到影响，患者出现与叶酸缺乏相似的巨幼细胞贫血。维生素B_{12}缺乏和叶酸缺乏症的症状基本相同，除缺乏维生素B_{12}引起的神经症状外，两药可相互纠正血象的异常。

（2）维持有鞘神经纤维功能的完整性　维生素B_{12}可促进甲基丙二酰辅酶A转化为琥珀酰辅酶A，参与三羧酸循环，有助于神经髓鞘脂蛋白的形成，从而保持有髓神经纤维功能的完整性。维生素B_{12}缺乏时，有髓神经纤维功能发生紊乱，表现为感觉异常、运动失调等神经症状。

【临床用途】 主要用于治疗恶性贫血，也可辅助治疗巨幼细胞贫血。还可以用于神经炎、神经萎缩、三叉神经痛、坐骨神经痛等神经系统疾病的辅助治疗。

【不良反应及用药说明】 较少。极少数患者可出现过敏性休克，与维生素B_{12}代谢无关的多种贫血、营养不良、病毒性肝炎、多发性硬化症、三叉神经痛、皮肤或精神疾病等，用本药治疗均无效，不宜滥用。

（三）基因重组类

促红细胞生成素（Erythropoietin，EPO）

EPO是由肾脏近曲小管管壁细胞分泌的糖蛋白激素，分子质量约为20kDa，含165个氨基酸。临床上用的为重组人促红细胞生成素（Recombinant Human Erythropoietin，rhEPO）。

【药理作用】 EPO与红系干细胞的受体结合，引起细胞内磷酸化和Ca^{2+}浓度升高，刺激红系干细胞增生和成熟，并促使网织红细胞从骨髓中释放入血，增加红细胞数量，提高血红蛋白含量。

【临床用途】 临床上主要用于EPO缺乏所致的贫血，其最佳适应证为慢性肾衰竭所致的贫血，对尿毒症血液透析所致的贫血疗效显著，有效率达95%以上。也可用于肿瘤化疗、艾滋病或药物治疗所致的贫血。

【不良反应及用药说明】 主要因为红细胞快速增加，血黏度升高而引起血压升高，偶可诱发脑血管意外或癫痫发作等，应用时需经常进行血液比容测定，此外还可有流感样症状发生。

本品用前勿振摇，否则可使糖蛋白变性而减低效价。因本品未加防腐剂每瓶仅供一次性使用，剩余部分应弃掉。

三、血容量扩充药

大量失血或失血浆会引起血容量降低，导致休克，迅速补充血容量是防止低血容量性休克的基本疗法。等渗葡萄糖盐水维持时间短暂，血液制品如全血、血浆等来源受限，而人工合成的血容量扩充剂（血浆代用品）则具有作用持久、无毒、无抗原性等优点。

右旋糖酐（Dextran）

右旋糖酐是葡萄糖的高分子聚合物，根据其分子量的大小，可分为中分子右旋糖酐70、低分子右旋糖酐40、小分子右旋糖酐10。

【作用及用途】

（1）扩充血容量　右旋糖酐分子量较大，静滴后不易渗出血管，提高血浆渗透压，能保持血液中水分及将组织细胞外液中的水分吸收入血，迅速扩充血容量。作用强度随分子量的减小而降低，维持时间也随着变短。中分子、低分子右旋糖酐用于低血容量性休克，如急性失血、创伤和灼伤性休克。

（2）改善微循环　右旋糖酐分子可覆盖于红细胞表面，使红细胞膜外的负电荷增加，进而产生红细胞的互相排斥现象而使其不易聚集，又加之可增加血容量及血液稀释作用，故可改善微循环。临床上可用于感染性休克的治疗，低分子和小分子右旋糖酐的疗效较明显。

（3）抗凝血　右旋糖酐分子可覆盖于血小板表面，使之互相排斥而使其不易聚集，防止血栓形成。临床可用于治疗血栓形成性疾病，如心肌梗死、脑血栓形成、视网膜动静脉血栓形成及弥散性血管内凝血等。低分子和小分子右旋糖酐的抗凝效果较好。

（4）利尿作用　低分子和小分子右旋糖酐分子量较小，可快速由肾小球滤过，在肾小管内不被重吸收，发挥渗透性利尿作用。临床上用于防治急性肾衰竭。小分子右旋糖酐作用更强。

【不良反应及用药说明】 偶见过敏反应，如发热、荨麻疹等，极个别的有血压下降、呼吸困难等严重反应。用药前取0.1ml做皮内试验。静滴开始宜缓慢，可扩充血容量，增加心脏负担，对心功能不全患者要慎用。血小板减少症及有出血性疾病患者禁用。

羟乙基淀粉（Hetastarch）

羟乙基淀粉为高分子胶体物质。静注后可扩充血容量，改善血流动力学，作用可维持24h或以上。用于各种原因引起的血容量不足，少数患者可出现过敏反应，表现为眼睑水肿、荨麻疹及哮喘等。

人血白蛋白（Albumin Prepared From Human Plasma）

人血白蛋白的主要作用是使血浆维持正常的胶体渗透压（占血浆总胶体渗透压的70%～80%），主要调节组织与血管之间水分的动态平衡。与盐类及水分相比，白蛋白分子量较高，透过血管内膜的速度较慢，因此使白蛋白的胶体渗透压与毛细血管的静水压相抗衡，以此来维持正常与恒定的血浆容量。血浆白蛋白对某些离子和化合物有较高的亲和力，能与这些物质可逆结合，发挥转运功能。用于预防和治疗循环血容量减少以及休克的抢救治疗等。少数患者可出现过敏反应，输入速度过快时，可引起循环超负荷而致肺水肿。

目标检测

选择题

1. 治疗新生儿出血可选用（　　）。

A. 维生素K　B. 酚磺乙胺　C. 氨甲苯酸　D. 垂体后叶素　E. 凝血酶

2. 各种叶酸对抗剂引起的药物性贫血应选用（　　）。

A. 硫酸亚铁　B. 叶酸　C. 维生素 B_{12}　D. 甲酰四氢叶酸　E. 以上都不是

3. 右旋糖酐用于扩容时应（　　）。

A. 口服　B. 静滴　C. 直肠给药　D. 肌注　E. 皮下注射

4. 肝素过量引起的出血可选用（　　）。

A. 鱼精蛋白　B. 尿激酶　C. 酚磺乙胺　D. 氨甲苯酸　E. 止血敏

5. 铁剂仅用于治疗（　　）。

A. 小细胞低色素性贫血　B. 巨幼红细胞性贫血

C. 再生障碍性贫血　D. 自身免疫性溶血性贫血

E. 以上都不是

6. 口服华法林过量引起的出血应选用（　　）。

A. 酚磺乙胺　B. 止血敏　C. 维生素K　D. 氨甲苯酸　E. 鱼精蛋白

7. 下列何药可促进铁剂的吸收（　　）。

A. 碳酸氢钠　B. 钙盐　C. 四环素　D. 维生素C　E. 氢氧化铝

8. 治疗纤溶亢进引起的出血宜选用（　　）。

A. 维生素K　B. 氨甲苯酸　C. 酚磺乙胺　D. 垂体后叶素　E. 凝血酶

9. 当休克合并心衰需使用右旋糖酐时，应注意（　　）。

A. 避免增加心脏负担　B. 避免增加肝脏负担

C. 避免引起惊厥　D. 避免引起腹泻

E. 避免引起哮喘

10. 肝硬化引起的上消化道出血宜选用（　　）。

A. 酚磺乙胺　B. 氨甲苯酸　C. 维生素K　D. 垂体后叶素　E. 凝血酶

11. 张先生由于风湿性心脏病、二尖瓣关闭不全，在行瓣膜置换手术中备用药物肝素是由于其不具有以下哪种特性（　　）。

A. 抗凝血作用缓慢而持久　　B. 体内、体外均有抗凝血作用

C. 临床用于防治血栓栓塞性疾病　D. 临床用于弥散性血管内凝血症的高凝期

E. 常用给药途径为皮下注射或静脉给药

12. 患者 78 岁，平时常感到心跳加快；容易疲乏、胸部不适；在轻度体力活动或者休息时感觉呼吸困难，3 天前头晕眼花，心跳不规则，达到 100～160 次/min，今医院诊断为心房纤颤。对于持续 48h 以上的房颤，应立即给予静脉注射肝素，如果患者有下列哪种情况属于肝素禁忌（　　）。

A. 心脏直视手术时　　B. 肺栓塞患者

C. 脑栓塞患者　　D. 不可控制的出血患者

E. 静脉血栓形成患者

（13～16 题共用备选答案）

A. 维生素 K　B. 氨甲环酸　C. 硫酸亚铁　D. 华法林　E. 叶酸

13. 华法林过量宜选用（　　）。

14. 前列腺手术后出血宜选用（　　）

15. 儿童生长发育期所致贫血宜选用（　　）。

16. 心脏瓣膜置换术后宜选用（　　）。

（周玲，黄逸）

第五节　作用于子宫平滑肌药物

学习目标

说出缩宫素的药理作用、临床应用、不良反应及用药说明。

能力目标

学会分析、解释涉及本章药物处方的合理性。

一、子宫平滑肌收缩药

子宫平滑肌收缩药是一类选择性直接兴奋子宫平滑肌的药物，它们的作用可因子宫生理状态及剂量的不同而有差异，或使子宫产生节律性收缩，或产生强直性收缩。如用于催产或引产，则希望发挥近似生理分娩的节律性收缩作用；如用于产后止血或子宫复原，则希望引起强直性收缩。如使用不当，可能造成子宫破裂与胎儿窒息的严重后果。因此，必须慎重使用和适当掌握剂量。

缩宫素（Oxytocin）

缩宫素是一种 9 肽化合物，来源于猪或牛的垂体后叶，也可人工合成。

【体内过程】 口服后在消化道易被破坏，故无效。能经鼻腔及口腔黏膜吸收。肌内注射

吸收良好，3～5min内生效。可透过胎盘。大部分经肝及肾破坏，效果维持20～30min。

【药理作用】

（1）兴奋子宫　缩宫素直接兴奋子宫平滑肌，加强其收缩。小剂量缩宫素加强子宫（特别是妊娠末期的子宫）的节律性收缩，使收缩振幅加大，张力稍增加，其收缩的性质与正常分娩相似，既使子宫底部肌肉发生节律性收缩，又使子宫颈平滑肌松弛，以促进胎儿娩出。随着剂量加大，将引起肌张力持续增高，最后可致强直性收缩，这对胎儿和母体都是不利的。子宫平滑肌对缩宫素的敏感性与体内雌激素和孕激素水平有密切关系。雌激素可提高敏感性，孕激素则降低此敏感性；在妊娠早期，孕激素水平高，敏感性低，妊娠后期雌激素水平高，敏感性高。在妊娠20～39周之间，敏感性可增加8倍。临产时子宫最为敏感，分娩后子宫的敏感性又逐渐降低。临床资料证明：晚期妊娠应用缩宫素引产者，其中反应快者，血中孕酮值低于反应慢者。

（2）其他作用　缩宫素能使乳腺泡周围的肌上皮细胞收缩，促进排乳。大剂量还能短暂地松弛血管平滑肌，引起血压下降，并有抗利尿作用。

【临床作用】

（1）催产和引产　对于无产道障碍而宫缩无力的难产，可用小剂量缩宫素加强子宫的收缩性能，促进分娩。对于死胎、过期妊娠或因患严重心脏病等病的孕妇，需提前中断妊娠者，可用缩宫素引产。用法：一般每次2～5U，用5%葡萄糖注射液500ml稀释后，先以8～10滴/min的速度静脉滴注，必须密切观察，以后根据子宫收缩和胎心情况调整滴注速度，最快不超过40滴/min。

（2）产后止血　产后出血时立即皮下或肌内注射较大剂量缩宫素（5～10U），迅速引起子宫强直性收缩，压迫子宫肌层内血管而止血。但缩宫素作用不持久，应加用麦角制剂使子宫维持收缩状态。

【不良反应及用药说明】缩宫素过量引起子宫高频率甚至持续性强直收缩，可致胎儿窒息或子宫破裂，因此用于催产或引产时，必须注意下列两点：①严格掌握剂量，避免发生子宫强直性收缩；②凡产道异常、胎位不正、头盆不称、前置胎盘，以及三次妊娠以上的经产妇或有剖宫产史者禁用，以防引起子宫破裂或胎儿窒息。

用药前和用药时需检查及监护：①子宫收缩的频率、持续时间及程度；②妊娠期妇女脉搏及血压；③胎儿心率；④静止期间子宫肌张力；⑤胎儿成熟度；⑥骨盆大小及胎儿先露下降情况；⑦出入液量的平衡，尤其是长时间使用了缩宫素。

【药物相互作用】

① 与麦角制剂、麦角新碱合用时，有增加子宫收缩作用。

② 环丙烷等碳氢化合物吸入全麻时，使用本药可导致产妇出现低血压、窦性心动过缓和（或）房室节律失常。

③ 其他宫缩药与本药同时用，可使子宫张力过高，有引起子宫破裂和（或）宫颈撕裂的危险。

垂体后叶素

垂体后叶素（pituitrin）是从牛、猪的垂体后叶中提取的粗制品，内含缩宫素和加压素。对子宫平滑肌的选择性不高，在作为子宫兴奋药的应用上，已逐渐被缩宫素所代替。它所含的加压素能与肾脏集合管的受体相结合，增加集合管对水分的再吸收，使尿量明显减少，可用于治疗尿崩症。加压素对未孕子宫有兴奋作用，但对妊娠子宫反而作用不强。加压素还能收缩血管（特别是毛细血管和小动脉），在肺出血时可用来收缩小动脉而止血。它也能收缩冠状血管，故冠心病患者禁用。此外，加压素尚有升高血压和兴奋胃肠道平滑肌的作用。临床用于因宫缩不良所致产后出血、产后子宫复旧不全（由于有升高血压作用，现产科已少用）；肺出血；食管及胃底静脉曲张破裂出血；尿崩症。

本品不良反应有面色苍白、心悸、胸闷、恶心、腹痛及过敏反应等。

前列腺素

前列腺素（prostaglandins，PG）是一类广泛存在于体内的不饱和脂肪酸，早期是从羊精囊提取，现可用生物合成法或全合成法制成。对心血管、呼吸、消化以及生殖系统等有广泛的生理和药理作用。目前研究较多并与生殖系统有关的前列腺素有前列腺素 E_2（PGE_2）、前列腺素 $F_{2\alpha}$（$PGF_{2\alpha}$）等。

与缩宫素不同，上述几种前列腺素对人各期妊娠的子宫都有显著的兴奋作用，且对分娩前的子宫更敏感些。故除用于足月引产外，对早期或中期妊娠子宫也能引起足以导致流产的高频率和大幅度的收缩。除静脉滴注外，阴道内、宫腔内或羊膜腔内给药，也能有效。前列腺素也可能发展成为一种用于月经过期不久的早孕妇女的催经抗早孕药物。目前正从剂型、给药途径以及提高选择性等方面进行研究。

不良反应主要为恶心、呕吐、腹痛等胃肠道兴奋现象。

麦角生物碱

麦角（ergot）是寄生在黑麦中的一种麦角菌的干燥菌核，在麦穗上突出如角，故得此名。目前已用人工培养方法生产。麦角中含多种作用强大的成分，主要是麦角碱类，此外尚有组胺、酪胺、胆碱和乙酰胆碱等。麦角碱类在化学结构上都是麦角酸的衍生物，可分为两类。

（1）氨基酸麦角碱类　包括麦角胺（ergotamine）和麦角毒（ergotoxine），后者是三种麦角碱（ergocristine，ergokryptine，ergocornine）的混合物。口服吸收不佳，且不规则，作用缓慢而持久。

（2）氨基麦角碱类　以麦角新碱（ergometrine，ergonovine）为代表，口服吸收容易且规则，作用迅速而短暂。

【药理作用】

（1）兴奋子宫　麦角碱类能选择性地兴奋子宫平滑肌，其作用也取决于子宫的机能状态，妊娠子宫对麦角碱类比未妊娠子宫敏感，以临产前的子宫或分娩后的子宫最敏感。与缩宫素不同，它们的作用比较强而持久，剂量稍大即引起子宫强直性收缩，对子宫体和子宫颈的兴奋作用无明显差别，因此，不宜用于催产和引产。麦角新碱的作用最快最强。

（2）收缩血管　氨基酸麦角碱类，特别是麦角胺，能直接作用于动静脉血管使其收缩；大剂量还会伤害血管内皮细胞，长期服用可导致肢端干性坏疽。

（3）阻断 α 受体　氨基酸麦角碱类尚有阻断 α 肾上腺素受体的作用，使肾上腺素的升压作用翻转。但在临床上，此剂量已能引起很多副作用，故无应用价值。麦角新碱则无此作用。

【临床作用】

（1）治疗子宫出血　产后或其他原因引起的子宫出血都可用麦角新碱止血，它能使子宫平滑肌强直性收缩，机械地压迫血管而止血。

(2) 产后子宫复原　产后的最初十天子宫复原过程进行很快，如进行缓慢就易发生出血或感染，因此，须服用麦角制剂等子宫兴奋药以加速子宫复原。常用麦角流浸膏。

(3) 治疗偏头痛　偏头痛可能为脑动脉舒张和搏动幅度加大之结果，麦角胺与咖啡因都能收缩脑血管，减少动脉搏动的幅度。合用咖啡因还可使麦角胺的吸收速率和血药峰浓度提高到两倍。

(4) 中枢抑制作用　麦角毒的氢化物称氢麦角毒（海得琴，Dihydroergotoxine，Hydergine），具有抑制中枢、舒张血管（主要由于抑制血管运动中枢）和降低血压的作用。可与异丙嗪、哌替啶配制成冬眠合剂。

【不良反应及用药说明】 注射麦角新碱可致呕吐、血压升高等，因此对妊娠毒血症产妇的产后应用须慎重。麦角流浸膏中含有麦角毒和麦角胺，长期应用可损害血管内皮细胞，特别是肝脏病或外周血管病患者更为敏感。此外，麦角新碱偶致过敏反应。如使用不当，可能发生麦角中毒，表现为持久腹泻、手足和下肢皮肤苍白发冷、心跳弱、持续呕吐、惊厥。

麦角制剂禁用于催产和引产，以及血管硬化及冠状动脉疾病患者。

二、子宫平滑肌舒张药

该类药物能抑制子宫平滑肌收缩，减少子宫活动，有利于胎儿在宫内安全生长而防治早产。常用的药物有β_2受体激动剂（利托君、沙丁胺醇）及硫酸镁等。

利托君（Ritodrine）

利托君又名羟苄羟麻黄碱。该药能选择性兴奋子宫平滑肌上的β_2受体，使子宫收缩强度及收缩频率降低，减少子宫活动而延长妊娠期。临床主要用于防止早产，一般先采用静脉滴注，获得疗效后改用口服维持。

口服用药不良反应少，但静脉滴注时可有心悸、胸闷、低血压、水肿、高血糖等β受体兴奋症状。凡妊娠不足20周和分娩进行期（宫口开大4cm以上）或伴有子痫、出血、心脏病者禁用。

目标检测

一、选择题

1. 可以治疗尿崩症的药物是（　　）。

A. 缩宫素　B. 地诺前列素　C. 麦角新碱　D. 垂体后叶素　E. 呋塞米

2. 擅长治疗偏头痛的药物是（　　）。

A. 麦角胺　B. 二氢麦角碱　C. 麦角新碱　D. 麦角毒　E. 地西泮

3. 与哌替啶、异丙嗪可配制成冬眠合剂，用于人工冬眠的麦角碱类药物是（　　）。

A. 二氢麦角碱　B. 麦角胺　C. 麦角新碱　D. 麦角毒　E. 氯丙嗪

二、处方分析

患者，女，32岁，现孕40周，胎位正常，无产道障碍，宫缩无力难产，在催生过程中该选择哪种子宫兴奋药？剂量如何选择？

（周玲，黄逸）

第十章 作用于内分泌系统药物

第一节 肾上腺皮质激素类药物

学习目标

叙述糖皮质激素的药理作用、临床应用、不良反应及用药说明。

能力目标

学会分析、解释涉及本章药物处方的合理性，初步具备提供肾上腺皮质激素类药物合理用药服务的能力。

肾上腺皮质激素（adrenocortical hormones）是肾上腺皮质所分泌激素的总称，属甾体类化合物。可分为三类：①盐皮质激素（mineralocorticoids），由球状带分泌，如醛固酮（aldosterone）和去氧皮质酮（desoxycortone，desoxycorticosterone）。②糖皮质激素（glucocorticoids），由束状带合成和分泌，如氢化可的松（hydrocortisone）和可的松（cortisone），其分泌和生成受促皮质激素（ACTH）的调节。③性激素，由网状带分泌。临床常用的皮质激素是指糖皮质激素。

知识链接

肾上腺皮质激素的分泌与调节

正常人皮质激素的分泌有昼夜节律性，午夜24时血浆中浓度最低，凌晨渐渐升高，上午8时为分泌高峰，昼夜间血浆糖皮质激素浓度相差4倍以上。肾上腺皮质激素的分泌受多种反馈调节系统控制，下丘脑合成促皮质激素释放激素（CRH），兴奋垂体合成并释放促皮质素（ACTH），ACTH作用于肾上腺皮质，促进肾上腺皮质激素的合成与分泌。肾上腺皮质激素水平升高，负反馈抑制CRH和ACTH的分泌。

案　例

李某，男，18岁，颜面浮肿9天，全身凹陷性水肿3天入院。检查：T36．3℃，P93次/min，R24次/min，BP148/92mmHg，血浆蛋白19g/L，尿蛋白＋＋＋＋，血胆固醇19．9mmol/L。初步诊断：原发性肾病综合征。请问这患者可以用哪些药物治疗？

一、糖皮质激素类药

【体内过程】 本类药物口服、注射均易吸收，口服可的松或氢化可的松1～2h血药浓度达峰值，作用持续8～12h。主要在肝脏代谢，经肾脏排泄。可的松和泼尼松在肝脏中分别转化为氢化可的松和泼尼松龙后才有活性，故严重肝功能不全的患者应直接选用氢化可的松和泼尼松龙，常用糖皮质激素类药的特点见表10-1、表10-2。皮肤科常用外用糖皮质激素类药物有氢化可的松、氟氢可的松、氟氢松、倍他米松、莫米松等。

表10-1 常用糖皮质激素类药物的比较

类别	药物	水盐代谢（比值）	糖代谢（比值）	抗炎作用（比值）	等效剂量/mg	血浆半衰期/h	生物半衰期/h
短效	氢化可的松	1.0	1.0	1.0	20	1.5～2.0	8～12
	可的松	0.8	0.8	0.8	25	2.5～3.0	8～12
中效	泼尼松	0.8	3.5	3.5	5	3.6	12～36
	泼尼松龙	0.8	4.0	4.0	5	2.1～4.0	12～36
	甲泼尼龙	0	5.0	5.0	4	3	12～36
	曲安奈德	0.1	5.0	5.0	4	>3.3	
长效	地塞米松	0.1	20.0	30	0.75	>5.0	36～54
	倍他米松	0.1	11.0	35	0.60	>5.0	36～54

表10-2 呼吸科常用吸入型糖皮质激素的每天剂量 单位：μg

药物	低剂量	中剂量	高剂量
二丙酸倍氯米松	200～500	500～1000	>1000～2000
布地奈德	200～400	400～800	>800～1600
丙酸氟替卡松	100～250	250～500	>500～1000
环素奈德	80～160	160～320	>320～1280

【药理作用】

1. 抗炎作用

糖皮质激素对各种原因所致的炎症以及各种类型炎症不同阶段均有强大的抗炎作用。能对抗下述各种原因引起的炎症：①物理性损伤，如烧伤、创伤等；②化学性损伤，如酸、碱损伤；③生物性损伤，如细菌、病毒感染；④免疫性损伤，如各型变态反应等。在各种急性炎症的早期，应用糖皮质激素可减轻炎症早期的渗出、水肿、毛细血管扩张、白细胞浸润和吞噬等反应，从而改善炎症早期出现的红、肿、热、痛等临床症状；在炎症后期，应用糖皮质激素可抑制毛细血管和成纤维细胞的增生，抑制胶原蛋白、黏多糖的合成及肉芽组织增生，从而防止炎症后期的粘连和瘢痕形成，减轻炎症的后遗症。但必须注意，炎症反应是机体的一种防御功能，炎症后期的反应也是组织修复的重要过程，故糖皮质激素在抑制炎症、减轻症状的同时，也降低了机体的防御和修复功能，可导致感染扩散和延缓创口愈合。

糖皮质激素的抗炎机制主要和下列因素有关：抑制花生四烯酸，减少PG与白三烯的生成，增加毛细血管对儿茶酚胺类物质的敏感性，稳定肥大细胞膜和溶酶体膜，减少组胺与溶酶体酶的释放，干扰补体激活，减少炎症介质的产生，抗免疫，抑制免疫所致的炎症反应，减少炎症后期粘连与瘢痕等病理性修复过程，直接抑制成纤维细胞的增殖与分泌功能，使结缔组织基质（胶原、黏多糖）合成受抑。

2. 免疫抑制作用

糖皮质激素对免疫反应有多方面的抑制作用，首先抑制巨噬细胞对抗原的吞噬和处理，其次可引起淋巴细胞移行至血液以外的组织，使血液中淋巴细胞迅速减少。小剂量糖皮质激素主要抑制细胞免疫；大剂量可干扰体液免疫，与大剂量糖皮质激素抑制了B细胞转化成浆细胞的过程有关，使抗体生成减少，并减少了有关基因（IL-2，IL-6和TNF-α等）的表达。该类药物可迅速缓解或消除自身免疫性疾病和过敏性疾病的症状，但多数不持久，停药后易复发，常与其他免疫抑制剂合用。

3. 抗毒作用

糖皮质激素能提高机体对革兰阴性菌产生的内毒素的耐受力，对抗细菌内毒素对机体的损害作用，减轻细胞损伤，缓解毒血症状，但对细菌外毒素引起的损害无保护作用。糖皮质激素是通过稳定溶酶体膜，减少内热原的释放，降低体温调节中枢对内热原的敏感性来达到抗毒作用，糖皮质激素不能杀灭细菌、中和破坏内毒素。

4. 抗休克作用

大剂量的糖皮质激素已广泛用于各种严重休克，特别是中毒性休克的治疗。糖皮质激素抗休克作用有以下一些药理学基础：①抗毒、抗免疫、抗炎是抗休克的基础；②稳定溶酶体膜（membrane of lysosome），减少心肌抑制因子（myocardia-depressant factor，MDF）的形成，避免或减轻了由MDF引起的心肌收缩力下降、内脏血管收缩和网状内皮细胞吞噬功能降低等病理变化，阻断了休克的恶性循环。此外，水解酶释放的减少也可减轻组织细胞的损害；③增强心肌收缩力、增加心排出量、扩张痉挛血管、增加肾血流量；④降低血管对某些血管活性物质的敏感性，扩张痉挛收缩的血管，使微循环的血流动力学恢复正常。

5. 血液与造血系统

糖皮质激素能刺激骨髓造血功能，使红细胞和血红蛋白含量增加，大剂量可使血小板增多，并提高纤维蛋白原浓度，缩短凝血时间；加快骨髓中性粒细胞释放入血循环，使血中中性粒细胞数量增加，但它们的游走、吞噬、消化异物和糖酵解等功能被降低。另一方面，糖皮质激素可使淋巴组织萎缩，导致血淋巴细胞、单核细胞和嗜酸性粒细胞数目明显减少。

6. 中枢神经系统

糖皮质激素能影响认知能力及精神行为，并能提高中枢神经系统兴奋性，可出现欣快、不安、行动增多、激动、失眠甚至产生焦虑、抑郁及不同程度的躁狂等异常行为，甚至诱发癫痫发作或精神失常。儿童用大剂量时易发生惊厥。

7. 消化系统

糖皮质激素可增加胃酸及胃蛋白酶的分泌，增强食欲，促进消化。同时，由于对蛋白质代谢的影响，胃黏液分泌减少，上皮细胞更换率减低，使胃黏膜自我保护与修复能力削弱。

故长期应用超生理量的糖皮质激素有诱发或加重溃疡的危险。

8. 对代谢的影响

(1) 糖代谢　糖皮质激素能增加肝糖原、肌糖原含量并升高血糖，其机制为：促进糖原异生；减慢葡萄糖分解为CO_2的氧化过程；减少机体组织对葡萄糖的利用。

(2) 蛋白质代谢　促进淋巴和皮肤等的蛋白质分解，抑制蛋白质的合成，久用可致生长减慢、肌肉消瘦、皮肤变薄、骨质疏松、淋巴组织萎缩和伤口愈合延缓等。

(3) 脂肪代谢　促进脂肪分解，抑制其合成。久用能增高血胆固醇含量，并激活四肢皮下的脂酶，使四肢脂肪减少，还使脂肪重新分布于面部、胸、背及臀部，形成满月脸和向心性肥胖。

(4) 水和电解质代谢　也有较弱的盐皮质激素的作用，能潴钠排钾。增加肾小球滤过率和拮抗抗利尿素，故可利尿。过多时还可引起低血钙，长期应用可致骨质脱钙。

【临床应用】

1. 替代疗法

治疗原发性或继发性、急慢性肾上腺皮质功能减退症，腺垂体功能减退症及肾上腺全切除术后的补充治疗，主要应用生理剂量的氢化可的松或可的松作替代治疗。

2. 严重急性感染

如中毒性菌痢、暴发型流行性脑膜炎、中毒性肺炎、重症伤寒、急性粟粒性肺结核、猩红热及败血症等，在应用有效的抗菌药物治疗感染的同时，可用皮质激素作辅助治疗，但对其疗效尚有不同看法。病毒性感染一般不用激素，因用后可减低机体的防御能力反使感染扩散而加剧。但对严重传染性肝炎、流行性腮腺炎、麻疹和乙型脑炎等，也有缓解症状的作用。

3. 治疗炎症及防止某些炎症后遗症

对于一些重要部位的炎症，如结核性脑膜炎、脑炎、心包炎、风湿性心瓣膜炎、损伤性关节炎、睾丸炎以及烧伤等，早期应用糖皮质激素可防止或减轻炎症粘连、瘢痕等后遗症的发生。对眼科炎症如虹膜炎、角膜炎、视网膜炎、视神经炎等非特异性炎症，应用后可迅速消炎止痛、防止角膜的浑浊与粘连的发生，眼前部炎症只需局部用药，眼后部炎症则需全身用药。角膜溃疡的患者禁用。

4. 自身免疫性疾病

如风湿热、类风湿关节炎、系统性红斑狼疮、血管炎、自身免疫性溶血性贫血、血小板减少性紫癜、重症肌无力、肾病综合征等，可缓解症状，一般采取综合疗法，不宜单用。

5. 过敏性疾病

如荨麻疹、枯草热、血清病、血管神经性水肿、过敏性鼻炎、严重支气管哮喘、过敏性休克、特异反应性皮炎等，病情严重或其他药物无效时，可以用糖皮质激素辅助治疗，通过其抗炎、抗免疫作用而缓解症状，倍氯米松气雾剂平喘疗效好，较常用。

6. 器官移植排异反应

如肾、肝、心、肺移植，骨髓移植及异体植皮，其他异体器官移植后所产生的排斥也可以应用糖皮质激素，与环孢素免疫抑制剂合用效果更好。

7. 血液病

如急性淋巴细胞性白血病、血小板减少症、粒细胞减少症、过敏性紫癜、再生障碍性贫血等血液疾病的治疗，但停药后易复发。

8. 皮肤病

利用糖皮质激素的抗炎、抗增生、止痒作用，可缓解某些皮肤病的症状，如接触性皮炎、湿疹、银屑病，多局部用药，宜采用氟氢可的松、氟轻松等外用制剂。

【不良反应及用药说明】

1. 长期大量应用引起的不良反应

（1）医源性肾上腺皮质功能亢进综合征　因物质代谢和水盐代谢紊乱所致，如满月脸（见图 10-1）、水牛背、向心性肥胖、皮肤变薄、痤疮、多毛、浮肿、低血钾、高血压、糖尿病等。停药后可自行消退，必要时采取对症治疗，如应用降压药、降糖药、氯化钾、低盐、低糖、高蛋白饮食等。建议患者用药期间监测血压、血糖、电解质水平等。长期服用患者可适当合用补钾制剂及维生素 D_3 等。

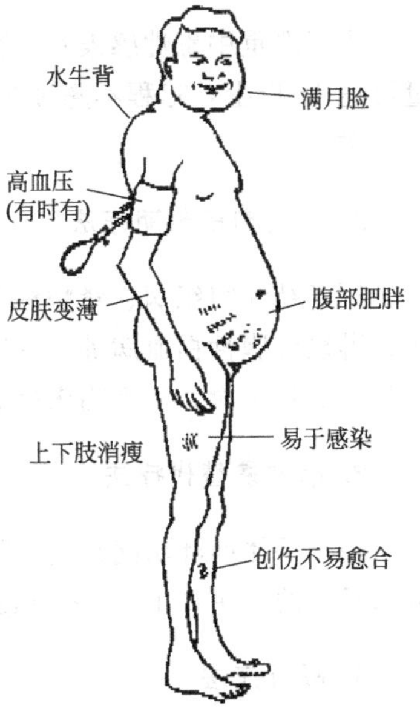

图 10-1　糖皮质激素不良反应示意

（2）诱发和加重某些疾病

① 诱发或加重感染：因皮质激素抑制机体防御功能所致。长期应用常可诱发感染或使体内潜在病灶扩散，特别是在原有疾病已使抵抗力降低如肾病综合征者更易产生，还可使原来静止的结核病灶扩散、恶化，故结核病患者必要时应并用抗结核药。

② 诱发或加重消化性溃疡：使胃酸、胃蛋白酶分泌增加，抑制胃黏液分泌，降低胃肠黏膜的抵抗力，故可诱发或加剧胃、十二指肠溃疡，甚至造成消化道出血；或有胃部疾病史患者若长期服用糖皮质激素，建议合用胃黏膜保护剂。

③ 诱发或加重高血压和动脉粥样硬化。

④ 诱发和加重糖尿病。

⑤ 诱发或加重癫痫、精神失常。

⑥ 抗菌药不能控制的感染如水痘、霉菌感染等不能使用糖皮质激素。

2. 停药反应

（1）医源性肾上腺皮质功能不全症　长期应用尤其是连日给药的病人，减量过快或突然停药时，由于皮质激素的反馈性抑制脑垂体前叶对 ACTH 的分泌，可引起肾上腺皮质萎缩和机能不全。减量过快或突然停药时，外源性糖皮质激素骤减，萎缩的肾上腺皮质又不能立即分泌激素，部分患者可出现肾上腺皮质功能不全症状，表现为恶心、呕吐、乏力、情绪消沉等。停药后也有少数患者遇到严重应激情况如感染、创伤、手术时可发生肾上腺危象，除上述症状外，还有心率加快、低血压、低血糖甚至昏迷和休克，需及时抢救，并用足量的糖皮质激素作为应激替代疗法。

（2）反跳现象　因病人对激素产生了依赖性或病情尚未完全控制，突然停药或减量过快而致原病复发或恶化。常需加大剂量进行治疗，待症状缓解后再逐渐减量、停药。

（3）建议长期服用糖皮质激素的患者逐步减少用药剂量，逐步停药，避免停药反应。

3. 使用吸入型糖皮质激素的患者，用药结束后切记要漱口

【用法及疗程】　宜根据病人、病情、药物的作用和不良反应特点确定制剂、剂量、用药方法及疗程。

1. 大剂量突击疗法

用于严重中毒性感染及各种休克。氢化可的松首次剂量可静脉滴注 200～300mg，一日量可达 1g 以上，疗程不超过 3 天。对于休克有人主张用超大剂量，每次静脉注射 1g，一日 4～6 次。

2. 一般剂量长期疗法

用于结缔组织病、肾病综合征、顽固性支气管哮喘、中心性视网膜炎、各种恶性淋巴瘤、淋巴细胞性白血病等。一般开始时用泼尼松口服 10～20mg 或相应剂量的其他皮质激素制剂，每日 3 次，产生临床疗效后，逐渐减量至最小维持量，持续数月。

3. 小剂量替代疗法

用于垂体前叶功能减退、阿狄森病及肾上腺皮质次全切除术后。每日给予生理需要量，可选择可的松每日 12.5～25mg，或氢化可的松每日 10～20mg。

4. 隔日疗法

皮质激素的分泌具有昼夜节律性，每日上午 8～10 时为分泌高潮（约 450nmol/L），随后逐渐下降（下午 4 时约 110nmol/L），午夜 12 时为低潮，这是由 ACTH 昼夜节律所引起。临床用药可随这种节律进行，即长期疗法中对某些慢性病采用隔日一次给药法，将一日或两日的总药量在隔日早晨一次给予，此时正值激素正常分泌高峰，对肾上腺皮质功能的抑制较小。实践证明，外源性皮质激素类药物对垂体-肾上腺皮质轴的抑制性影响，在早晨最小，午夜抑制最大，隔日服药以用泼尼松、泼尼松龙等中效制剂较好。

二、盐皮质激素

【药理作用】　肾上腺皮质激素球状带分泌的盐皮质激素包括醛固酮、去氧皮质酮及皮质酮，促进远曲小管及集合管的 Na^+-K^+ 及 Na^+-H^+ 交换，保钠、潴水、排钾。盐皮质激素的分泌主要受血浆电解质组成及肾素-血管紧张素-醛固酮系统的调节。

【临床用途】　治疗慢性肾上腺皮质功能减退症。可治疗原发性慢性肾上腺皮质功能不全症，纠正水、电解质紊乱，恢复水、电解质平衡。

【不良反应及用药说明】 过量引起水钠潴留，水肿、高血压、低钾血症。

目标检测

一、选择题

1. 糖皮质激素的药理作用有（　　）。

A. 中和内毒素　　B. 减轻毛细血管扩张

C. 提高机体免疫功能　　D. 促进肉芽组织增生

E. 降低机体免疫功能

2. 糖皮质激素引起的物质代谢和水盐代谢紊乱，不包括下列哪些（　　）。

A. 骨质疏松　　B. 水钠潴留　　C. 低血钾　　D. 皮肤变薄　　E. 高血钙

3. 糖皮质激素清晨一次给药法可避免（　　）。

A. 反跳现象　　B. 类肾上腺皮质功能亢进症　　C. 诱发感染

D. 反馈性抑制垂体-肾上腺皮质机能　　E. 诱发或加重溃疡病

4. 糖皮质激素特点中哪一项是错误的（　　）。

A. 抗炎不抗菌，降低机体防御功能　　B. 诱发和加重溃疡

C. 肝功能不良者须选用可的松或泼尼松　　D. 使血液中淋巴细胞减少

E. 停药前应逐渐减量或采用隔日给药法

5. 使用糖皮质激素治疗急性严重感染应该采用下列哪种方法给药（　　）。

A. 小剂量替代疗法　　B. 大剂量突击疗法，静脉给药

C. 一般剂量长期疗法　　D. 隔日疗法

E. 以上都可以

6. 长期或大剂量使用糖皮质激素可引起（　　）。

A. 胃酸分泌减少　　B. 血糖升高

C. 促进骨骼发育　　D. 四肢肥胖

E. 血压下降

7. 皮质激素日节律中分泌量最高的是（　　）。

A. 零时　　B. 上午 8 时　　C. 上午 12 时　D. 下午 16 时　　E 下午 20 时

8. 严重肝功能不全的病人不宜用（　　）。

A. 氢化可的松　　B. 甲泼尼松龙

C. 泼尼松龙　　D. 泼尼松

E. 地塞米松

9. 有关糖皮质激素的叙述正确的是（　　）。

A. 小剂量抑制体液免疫，大剂量抑制细胞免疫

B. 可直接中和细菌内毒素和细菌外毒素

C. 抑制胃酸分泌，促进胃黏液分泌

D. 能兴奋中枢，出现欣快、激动等，甚至可诱发精神病

E. 能明显增加血液中性粒细胞数，增强其游走吞噬功能

10. 糖皮质激素对血液系统的影响是（　　）。

A. 中性粒细胞的数量增加　　B. 中性粒细胞的数量减少

C. 红细胞的数量减少　　D. 血小板的数量减少

E. 红细胞数和血红蛋白均减少

二、处方分析

患者，男，43 岁。因双肘关节痛 3 周就诊。既往有高血压病史 5 年。初步诊断：①风湿性关节炎；②高血压病。医生为该患者开下列处方，试分析该处方是否合理，为什么？

Rp：

醋酸泼尼松片　　5mg×60

用法　　10mg/次　　tid.　　po

（周玲，黄逸）

第二节　甲状腺激素及抗甲状腺药

学习目标

1. 叙述硫脲类药物的药理作用、临床应用、不良反应及用药说明。
2. 说出甲状腺激素的药理作用、临床应用及用药说明。

能力目标

学会分析、解释涉及本章药物处方的合理性。初步具备提供该类药物合理用药咨询服务的能力。

一、甲状腺激素

甲状腺激素是由甲状腺合成分泌的激素，包括甲状腺素（T_4）、三碘甲状腺原氨酸（T_3），T_3有很高的生物活性，T_4需转变为T_3后才有活性。

知识链接

甲状腺激素的合成、贮存和释放

（1）碘的摄取　血液循环中的碘化物被甲状腺细胞通过碘泵主动摄取。

（2）碘的活化和酪氨酸碘化　碘化物在过氧化物酶的作用下被氧化成活性碘或氧化碘中间产物（I+）。活性碘与 TG（甲状腺球蛋白）上的酪氨酸残基结合，生成一碘酪氨酸（MIT）和二碘酪氨酸（DIT）。

（3）耦联　在过氧化物酶作用下，一分子 MIT 和一分子 DIT 偶联生成 T3，二分子 DIT 偶联成 T4。合成的 T3、T4 贮存于滤泡腔内的胶质中。

（4）释放　在促甲状腺激素和蛋白水解酶的作用下，T3、T4 从甲状腺球蛋白上分离出来进入血液循环。

（5）调节　甲状腺激素受下丘脑—垂体前叶—甲状腺轴调节。下丘脑分泌促甲状腺激素释放激素（TRH）后，促进垂体前叶分泌促甲状腺激素（TSH），TSH 又可促进甲状腺细胞释放 T3、T4。血中游离的 T3、T4 浓度对 TRH、TSH 的释放有负反馈调节作用。

（1）维持机体的生长发育　促进蛋白质合成，为幼体正常生长发育所必需，对脑和骨的发育尤为重要，分泌不足会影响躯体和智力的发育，引起呆小病，成人匮乏会引起黏液性水肿。

（2）增加机体的基础代谢率　甲状腺素能促进糖、蛋白质和脂肪代谢，能促进物质氧化，使产热增加，促进物质氧化，增加耗氧量，提高基础代谢率。

（3）对神经系统及心血管系统的作用　促进中枢神经系统的发育和大脑皮层的成熟，增加心脏对儿茶酚胺的敏感性，使心率加快、心肌收缩力增强等。

【临床应用】

（1）呆小病　用于缺乏甲状腺激素的胎儿或新生儿，尽早诊治，疗效与开始用药的时间有关。及早治疗可以使患者恢复正常，若治疗过晚，则需要终身治疗。

（2）黏液性水肿　从小剂量开始，逐渐增加剂量，剂量过大会增加心脏病变，伴有垂体功能低下者，应先给皮质激素，再给予甲状腺素片，昏迷者在大剂量静脉注射 T_3 的同时，还要给予足量氢化可的松，待患者苏醒后改为口服。

（3）单纯性甲状腺肿　其治疗取决于病因，由于缺碘所致者应补碘。临床上无明显原因发现可给予适量甲状腺激素，以补充内源性激素的不足，并可抑制甲状腺激素过多分泌，以缓解甲状腺组织代偿性增生肥大。

【不良反应及用药说明】　过量可引起甲状腺功能亢进的临床表现，在老人和心脏病患者中，可发生心绞痛和心肌梗死，宜用β受体阻断药对抗，并应停用甲状腺激素。

二、抗甲状腺药

可用于治疗甲状腺功能亢进的药物有硫脲类、碘化物、放射性碘及β受体阻断药。

（一）硫脲类

硫脲类可分为两类：①硫氧嘧啶类，包括甲硫氧嘧啶（Methylthiouracil），丙硫氧嘧啶（Propylthiouracil）；②咪唑类，包括甲巯咪唑（Thiamazole，他巴唑），卡比马唑（Carbimazole，甲亢平）。

【体内过程】　本类药物口服吸收迅速，2h 血药浓度达到峰值，生物利用度约为 80%，血浆蛋白结合率约为 75%，在体内分布较广，但在甲状腺中富集较多。能透过胎盘屏障，也能进入乳汁。主要在肝内代谢。约 60% 被破坏，部分与葡萄糖醛酸结合后通过尿排出，丙硫氧嘧啶半衰期为 2h，甲巯咪唑为 6～13h。卡比马唑为甲巯咪唑的衍化物，在体内转化为甲巯咪唑才发挥作用。

【药理作用】

（1）抑制甲状腺素合成　硫脲类可以抑制甲状腺细胞内由过氧化物酶催化的碘的氧化过程，阻止其成为新生态碘、活性碘，从而阻碍酪氨酸碘化及碘化酪氨酸的缩合过程，即 T_3、T_4 的耦联过程，本药主要是妨碍甲状腺素的合成，对已合成的 T_3、T_4 无作用，需待已合成的激素耗竭后才能生效，起效慢，用药 2～3 周后甲亢症状才有所缓解，1～3 个月基础代谢率（BMR）才恢复正常。

（2）抑制外周组织的 T_4 向 T_3 转化　丙硫氧嘧啶还能阻碍 T_4 向 T_3 的转化作用，能迅速控制血清中生物活性较强的 T_3 的水平。

（3）抑制甲状腺刺激性免疫球蛋白的生成　硫脲类药物可轻度抑制免疫球蛋白的生成，使其血清中甲状腺素刺激性免疫球蛋白的含量下降，由于甲亢的病因与自体免疫机制异常有关，所以此类药物除了能控制甲亢患者的症状，有一定的对因治疗作用。

【临床应用】

(1) 甲亢的内科治疗　用于轻症、儿童、青少年、老人及不宜手术或放射性碘治疗的患者，开始治疗时，采用大剂量，对甲状腺激素的合成产生最大抑制作用；经1～3个月后症状明显减轻，当基础代谢率接近正常时，药量可递减，后采用维持量，疗程可达1～2年。

(2) 甲亢手术术前准备　甲状腺次全切除手术前应先服用硫脲类药物，使甲状腺功能恢复或接近正常，以减少患者在麻醉或术中术后的合并症，防止术中术后发生甲状腺危象。但使用硫脲类后，促甲状腺激素分泌增多，使甲状腺增生、充血、变软，给手术带来困难，所以手术前两星期应加服大剂量碘化物，使腺体缩小、变硬，以利于手术进行，减少出血。

(3) 甲亢危象　某些诱因如感染、手术、外伤、精神因素等促使甲状腺激素瞬间大量释放进入血液循环，病人症状急剧恶化，可出现高热、焦虑、烦躁不安、虚脱、心力衰竭、肺水肿、电解质紊乱的急性综合征，可危及生命，此时除了使用大剂量碘剂抑制甲状腺激素释放，和采取其他措施控制症状外，可用大剂量的硫脲类药物（用丙硫氧嘧啶大剂量80～1000mg/日<1周）作为辅助治疗，以阻断新甲状腺激素的合成。

【不良反应及用药说明】

(1) 过敏反应　较常见，多为轻型，多表现为药疹和皮肤瘙痒，少数伴有发热，应密切观察，多数情况下无须停药即可自行消失。必要时需停药或减量，并加用抗过敏药物，可给予抗组胺药物，待过敏症状消失后再重新由小剂量开始，或更换另一种制剂改用其他抗甲状腺药物等。

(2) 甲状腺肿和甲状腺功能减退　长期大量应用可引起，应定期复查，调整用量，必要时暂时停药，并辅以甲状腺激素制剂治疗。

(3) 粒细胞减少　此为本类药物最严重的不良反应，常见于开始服药的2～3个月内，但也可见于全程中的任何时间，故在初始治疗阶段中应每1～2周随访白细胞总数和分类，减药和维持阶段中可每2～4周测一次。该症发生率为0.3%，甲硫氧嘧啶较多见，甲巯咪唑次之，丙硫氧嘧啶最少。

(4) 甲状腺肿大　用药后会使甲状腺肿大，是因为长期用药后血清甲状腺激素水平显著下降，负反馈作用减弱，促甲状腺激素分泌增多而引起甲状腺体代偿性增生所致，腺体增大、充血，重者可产生压迫症状。

(5) 其他　消化道可出现厌食、腹痛、呕吐和腹泻等症状，少数患者还有味觉减退、头痛、眩晕、关节肌肉痛、脱发、脉管炎、红斑狼疮样综合征等症状。

(二) 碘及碘化物

常用药物有：碘化钾、碘化钠、复方碘液（卢戈液）。

【药理作用】　不同剂量的碘或碘化物对甲状腺功能会产生不同的作用。

(1) 小剂量　促进甲状腺激素的合成。碘元素是重要的原料，碘摄入不足时，甲状腺激素合成减少，可引起单纯性甲状腺肿，严重时会出现甲状腺功能减退。

(2) 大剂量　抑制甲状腺激素的释放主要是抑制蛋白水解酶，使T_3、T_4不能和甲状腺球蛋白解离而使释放减少；其次是抑制过氧化酶而影响甲状腺激素的合成；此外，还能拮抗促甲状腺激素的作用。大剂量的碘作用快而强，1～2天起效，10～15天达最大效应。但如果持续用药，作用会消失，因为连续应用反而会使甲状腺摄碘能力受到抑制，胞内碘离子的浓度下降，抑制甲状腺激素合成的作用消失，导致甲亢复发或加剧，因此大剂量的碘剂不能用于甲亢的常规治疗。

【临床应用】

(1) 防治碘缺乏 使用小剂量碘可防治缺碘引起的单纯性甲状腺肿及呆小病等。孕妇和2岁以下的婴幼儿是重点补碘人群。服用加碘的食盐可有效地防止发病，对早期患者疗效较好，晚期病例疗效较差。如甲状腺太大或已有压迫症状者应考虑手术治疗。

(2) 甲亢术前准备 在硫脲类药物控制症状的基础上，手术前2周加用复方碘口服液，纠正硫脲类药物引起的腺体增生、充血，使腺体缩小变硬，有利于手术进行。

(3) 甲状腺危象 大剂量的碘可抑制甲状腺激素的释放，迅速控制甲状腺危险的症状，服用复方碘液，可以同时配合使用硫脲类药物。服用复方碘液，不超过2周，危象消除后应立即停用碘剂。

【不良反应及用药说明】

(1) 过敏反应 少数人可出现过敏反应，表现为发热、皮疹、血管神经性水肿，严重时可因上呼吸道水肿、喉头水肿而窒息。一般停药后即可消退，必要时可给予抗过敏药进行治疗。

(2) 慢性碘中毒 与剂量有关，患者有咽喉烧灼感、唾液分泌增多、鼻炎、呼吸道及结膜刺激症状、齿龈疼痛等症状，停药后可恢复，用脱水药或口服盐水促进排出，可缓解症状。

(3) 诱发甲状腺功能紊乱 长期大量服用碘化物可诱发甲亢。碘能进入乳汁和通过胎盘，引起新生儿甲状腺肿，故此孕妇及哺乳妇女应慎用。

(三) 放射性碘

放射性碘有^{131}I、^{125}I、^{123}I等，临床应用的放射性碘是^{131}I，它的$t_{1/2}$为8天，2个月基本上全部消除。

【药理作用】 利用甲状腺的高度摄碘能力，^{131}I可被甲状腺摄取，并可产生β射线（占99%），在组织内的射程仅约2mm，因此其辐射作用只限于甲状腺内，破坏甲状腺实质，而很少波及周围组织。^{131}I还产生γ射线（占1%），可在体外测得，故可用作甲状腺摄碘功能的测定。

【临床应用】

(1) 甲状腺功能亢进的治疗 ^{131}I适用于不宜手术或手术后复发及硫脲类无效或过敏者，^{131}I能使腺泡上皮破坏、萎缩、减少分泌。同时可降低腺泡内淋巴细胞从而减少抗体产生。一般用药后一个月见效，3～4个月后甲状腺功能恢复正常。

(2) 甲状腺功能检查 小量^{131}I可用于检查甲状腺功能。甲状腺功能亢进时，摄碘率高，摄碘高峰时间前移；反之，摄碘率低，摄碘高峰时间后延。

【不良反应及用药说明】 剂量过大时易导致甲状腺功能减退。由于本品个体差异大，剂量较难准确掌握，因而在使用中，应严格计算剂量并密切观察，一旦发生甲状腺功能减退应立即停药，并适当补充甲状腺激素。

(四) β受体阻断剂

甲亢时机体交感-肾上腺系统过度兴奋，心脏对儿茶酚胺的敏感性增强，产生心动过速、血压升高、出汗、手震颤等症状。普萘洛尔等β受体阻断剂通过阻断β受体，拮抗儿茶酚胺的作用，改善甲亢的症状；此外还能抑制外周组织中 T_4转化为 T_3，有利于甲亢的控制。

临床主要用于甲状腺功能亢进及甲状腺危象的辅助治疗，与硫脲类药物合用则疗效迅速而显著。不能使用其他疗法的甲亢患者可单用本药控制症状。

目标检测

选择题

1. 硫脲类药物的基本作用是（　　）。
A. 抑制碘泵　B. 抑制 Na^+-K^+泵　C. 抑制甲状腺过氧化物酶
D. 抑制甲状腺蛋白水解酶　E. 阻断甲状腺激素受体

2. 大剂量碘抑制甲状腺释放的酶是（　　）。
A. 多巴胺β-羟化酶　B. 琥珀酸脱氢酶
C. 蛋白水解酶　D. 甲状腺过氧化物酶
E. 二氢叶酸合成酶

3. 甲状腺危象的治疗主要采用（　　）。
A. 大剂量碘剂　B. 小剂量碘剂
C. 大剂量硫脲类药物　D. 普萘洛尔
E. 甲状腺素

4. 治疗黏液性水肿的主要药物是（　　）。
A. 他巴唑　B. 丙硫氧嘧啶
C. 甲状腺素　D. 大剂量碘剂
E. 卡比马唑

5. 能抑制外周组织的 T_4转变成 T_3的抗甲状腺药是（　　）。
A. 甲硫氧嘧啶　B. 丙硫氧嘧啶
C. 他巴唑　D. 卡比马唑
E. 大剂量碘剂

6. 硫脲类药物最主要的不良反应是（　　）。
A. 血小板减少　B. 红细胞减少
C. 肝损害　D. 肾脏损害
E. 粒细胞缺乏

7. 甲亢术前使用硫脲类药物后于术前两周再加服大剂量碘剂，原因是（　　）。
A. 硫脲类作用不强，合用后者可增加其抗甲状腺作用
B. 大剂量碘剂可防止术后发生甲状腺肿大
C. 大剂量碘剂可使代偿性增生的甲状腺腺体缩小变韧
D. 大剂量碘剂可降低基础代谢率，便于手术
E. 减少硫脲类所致的粒细胞缺乏这种不良反应

（周玲，黄逸）

第三节　胰岛素与口服降糖药

学习目标

1. 叙述胰岛素及其制剂的药理作用、临床应用、不良反应及用药说明。
2. 说出口服降糖药的药理作用、临床应用及用药说明。

能力目标

学会分析、解释涉及本章药物处方的合理性，初步具备提供治疗糖尿病的药物合理用药咨询服务的能力。

临床上将糖尿病分为胰岛素依赖性糖尿病（IDDM），即1型糖尿病，约占5%～15%，症状比较典型，发病年龄较轻，易发生并发症，治疗上依赖胰岛素；和非胰岛素依赖型糖尿病（NIDDM），即2型糖尿病，约占85%～95%，随年龄增加发病率增高，轻症可以通过饮食或口服降糖药控制（本型病人80%体重超标，起病缓慢，病情相对较轻甚至无明显症状，有时出现餐后反应性低血糖，或以并发症为主要表现而就诊，尤其要警惕老年人隐性糖尿病）。目前认为1型糖尿病可能与自身免疫反应造成的胰岛β细胞破坏有关，2型糖尿病与遗传、环境、肥胖等密切相关。

一、胰岛素

胰岛素（insulin）是一种分子质量为56Da的蛋白质类激素，体内胰岛素是由胰岛β细胞分泌的。其由51个氨基酸构成，由A、B两条多肽链组成，通过两个二硫键共价相连。药用胰岛素的来源：动物胰岛素，多由猪牛胰腺提取制得，可分为低纯度胰岛素和高纯度胰岛素，前者抗原性较强，易引起过敏反应，而后者抗原性较弱，不易引起过敏反应和产生耐受性，局部组织反应少；重组人胰岛素，通过重组DNA技术生产的与天然人胰岛素相同的高纯度制剂，重组人胰岛素与动物胰岛素相比，免疫原性大大降低，故局部及全身的过敏反应与其他副作用少，作用效价比动物胰岛素强，但人胰岛素不能更好地模拟生理性胰岛素分泌，皮下注射后存在解聚和吸收过程；胰岛素类似物，采用基因工程技术，将人胰岛素分子结构中某些氨基酸位置调换，或加上某个化学基团，分子立体结构发生变化，使它们的起效时间、作用峰值、作用持续时间改变，更符合生理性胰岛素分泌，疗效更佳。

胰岛素制剂又分为：短效、中效、长效。普通胰岛素为短效制剂，作用时间短，不方便，可在普通胰岛素中加入鱼精蛋白和高浓度的锌制成中长效制剂，这类制剂溶解度降低且稳定性增加，皮下或肌内注射后吸收缓慢，作用时间延长，但因为是混悬制剂，不可静脉注射。见图10-2、图10-3和表10-3。

表10-3　常用胰岛素制剂及其特点

胰岛素制剂	起效时间	峰值时间	作用持续时间	注射时间
正规胰岛素(RI)	15～60min	2～4h	5～8h	有需要时
速效胰岛素类似物（门冬胰岛素）	10～15min	1～2h	4～6h	餐前或餐后即刻
速效胰岛素类似物（赖脯胰岛素）	10～15min	1～1.5h	4～5h	餐前或餐后即刻
中效胰岛素(低精蛋白锌胰岛素 NPH)	2.5～3h	5～7h	13～16h	餐前30min

续表

胰岛素制剂	起效时间	峰值时间	作用持续时间	注射时间
长效胰岛素(鱼精蛋白锌胰岛素 PZI)	3～4h	8～10h	长达 20h	一天内任意时间
长效胰岛素类似物(甘精胰岛素)	2～3h	无峰	长达 24h	一天内任意时间
长效胰岛素类似物(地特胰岛素)	3～4h	3～14h	长达 24h	一天内任意时间
预混人胰岛素(HI30R,HI70/30)	0.5h	2～12h	14～24h	餐前 30min
预混人胰岛素(50R)	0.5h	2～3h	10～24h	餐前 30min
预混胰岛素类似物(预混门冬胰岛素 30)	10～20min	1～4h	14～24h	餐前或餐后即刻
预混胰岛素类似物(预混赖脯胰岛素 25)	15min	30～70min	16～24h	餐前或餐后即刻
预混胰岛素类似物(预混赖脯胰岛素 50)	15min	30～70min	16～24h	餐前或餐后即刻

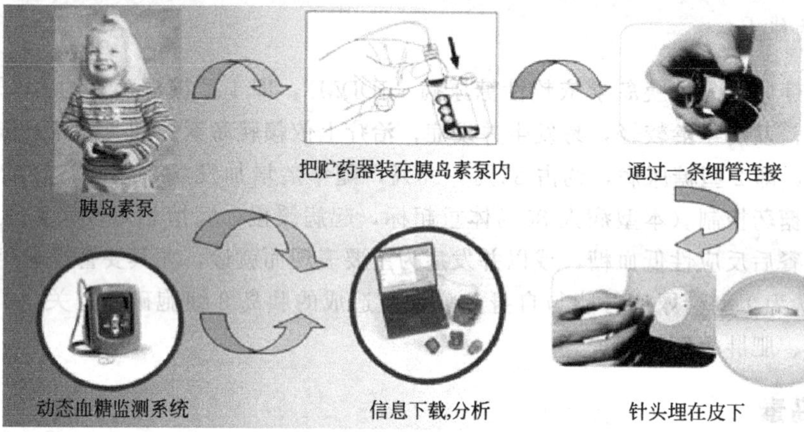

图 10-2 胰岛素泵及其临床使用方法

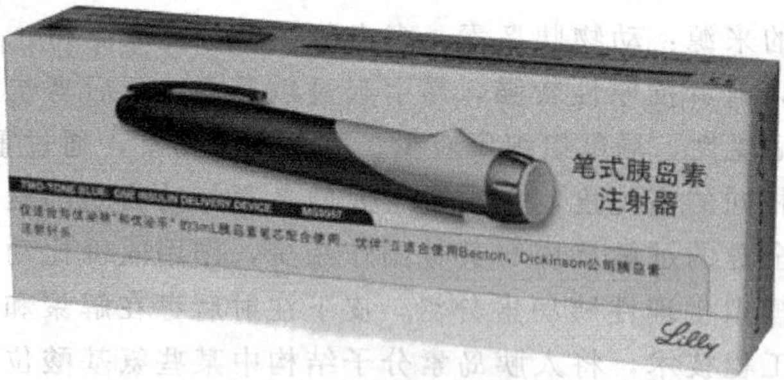

图 10-3 临床上所用胰岛素笔

【药理作用】

(1) 调节机体物质代谢 促进肝脏、骨骼肌及脂肪组织等全身组织对葡萄糖的摄取和利用，促进葡萄糖转变为糖原贮存于肌肉及肝脏内，并抑制糖原的分解和糖原异生，血糖降低。增加葡萄糖转变为脂肪，促进脂肪的合成与贮存，使血中游离脂肪酸减少，同时抑制脂肪的分解氧化，使酮体生成减少，纠正酮症酸中毒的各种症状。对蛋白质代谢的影响：一方面促进细胞对氨基酸的摄取和蛋白质的合成；另一方面抑制蛋白质的分解并抑制其转化为葡萄糖，因而有利于生长。

(2) 促进钾离子转运 胰岛素可促进钾离子从细胞外进入组织细胞内，以纠正细胞内低钾。

【临床应用】 主要用于糖尿病，特别是胰岛素依赖型糖尿病。

(1) 1型糖尿病 包括病情较重者、消瘦、营养不良者在内，使用胰岛素都可获得不错的疗效，须终生用药。

(2) 2型糖尿病 经饮食和口服降血糖药治疗无效者，仍可以使用胰岛素。

(3) 糖尿病发生各类急性或严重并发症者 例如严重代谢紊乱如酮症酸中毒、高渗性昏迷、乳酸酸中毒等。

(4) 糖尿病伴有合并症 糖尿病合并有严重感染、高热、消耗性疾病（如肺结核、肝硬化），进行性视网膜、肾、神经等病变，急性心肌梗死、脑血管意外者、甲亢、妊娠、分娩及创伤、大手术等情况者，在上述情况下，机体代谢增强，对胰岛素的需要量增加。

(5) 用于纠正细胞内缺钾 临床上将葡萄糖（Glucose）、胰岛素（Insulin）、氯化钾配成极化液（GIK），可以促进钾内流，纠正细胞内缺钾，同时提供能量，用于心肌梗死的早期治疗，防止出现心律失常，降低病死率。

【不良反应】

(1) 低血糖反应 正规胰岛素能迅速降低血糖，出现饥饿感、出汗、心跳加快、焦虑、震颤等症状，严重者引起昏迷、惊厥及休克，甚至脑损伤及死亡。长效胰岛素降血糖作用较慢，不出现上述症状，而以头痛和精神情绪、运动障碍为主要表现。

(2) 过敏反应 少数患者发生胰岛素过敏，原因除胰岛素外，还因为胰岛素的纯度低，胰岛素所添加的化学成分，如鱼精蛋白及锌等。过敏可为局部过敏或全身过敏。局部过敏仅为注射部位及周围出现斑丘疹瘙痒。全身过敏可引起荨麻疹，极少数严重者可出现过敏性休克。

(3) 胰岛素耐受性 机体对胰岛素的敏感性下降称为胰岛素耐受性，又称为胰岛素抵抗。①急性型。产生急性耐受常由于并发感染、创伤、手术、情绪激动等应激状态所致。此时血中抗胰岛素物质增多，或因酮症酸中毒时，血中大量游离脂肪酸和酮体的存在妨碍了葡萄糖的摄取和利用。出现急性耐受时，需短时间内增加胰岛素剂量达数千单位。②慢性型。系指每日需用200U以上的胰岛素并且无并发症者，产生慢性耐受的原因较为复杂，可能是体内产生了抗胰岛素受体抗体（AIRA），也可能是胰岛素受体数量的减少，对此可用胰岛素增敏剂或更换胰岛素制剂来控制症状。

(4) 局部反应 可见注射部位皮肤发红、皮下硬结甚至脂肪萎缩，女性多于男性。应注意更换注射部位，应用高纯度胰岛素制剂后已较少见。

【药学服务要点】

① 提醒此类患者随身携带紧急救助卡，以便在紧急情况下周围的人可以联系到亲人。

② 为了避免由于胰岛素用量相对过大出现低血糖反应，必须告知此类患者密切监测血糖，逐渐调整胰岛素用量；提醒此类患者需随身携带糖果、甜点等食品，以便在出现低血糖反应时能及时进行自我救治。

③ 指导患者或家属定期检查注射部位是否有脂肪增生：运用视诊和触诊，首先观看注射部位的上下、左右是否不对称，再用手触摸注射部位是否有硬块、不规则等。

④ 告知患者避免注射部位脂肪增生的方法：a. 轮换注射部位；b. 勿重复使用针头；c. 每次注射点同上次注射点间隔距离1cm。

⑤ 正规胰岛素和人胰岛素可用于儿童；门冬胰岛素可用于2岁以上儿童。

⑥ 正规胰岛素、人胰岛素、门冬胰岛素妊娠和哺乳妇女可用。

知识链接

胰岛素贮存：一般未使用的胰岛素需在2～8℃低温保存，但是正在使用或已装入胰岛素笔的胰岛素在常温下（不高于30℃）保存即可，勿低温保存。

二、口服降糖药

（一）磺酰脲类

常用的有甲苯磺丁脲（Tolbutamide，D_{860}，甲糖宁）、氯磺丙脲（Chlorpropamide）、格列本脲（Glyburide，Glibenclamide，优降糖）、格列吡嗪（Glipizide，美吡哒）、格列齐特（Gliclazide，达美康）、格列喹酮（糖适平）、亚莫力格列美脲（亚莫力）等。

【体内过程】 磺酰脲类药物在胃肠道吸收迅速而完全，与血浆蛋白结合率很高。其中多数药物在肝内氧化成羟基化合物，并迅速从尿中排出。见表10-4。

表10-4 磺酰脲类常用药物及作用特点

通用名	给药次数/次	日剂量(mg/天)	达峰时间/h	半衰期/h	排泄途径
甲苯磺丁脲	2～3	500～3000	3～4	4.5～6.5	肾脏
氯磺丙脲	1	100～250	2～6	30～36	80%～90%肾脏
格列本脲	1～2	2.5～15	2～5	10～16	50%肾脏 50%粪便
格列吡嗪	2～3	2.5～30	1～3	2～4	90%肾脏 10%粪便
格列吡嗪控释片	1	5～20	6～12	25	90%肾脏 10%粪便
格列齐特	2～3	80～320	3～4	6～12	肝脏/肾脏
格列齐特缓释片	1	30～120	11～14	12～20	肝脏/肾脏
格列喹酮	2～3	30～180	2～2.5	1.5	5%肾脏 95%粪便
格列美脲	1～2	1～8	2～3	5	60%肾脏 40%粪便

【药理作用】

（1）降低血糖　对正常人及胰岛功能尚存的糖尿病患者均有降糖作用，但对胰岛功能完全丧失的患者无效。降糖作用机制为：主要是通过抑制ATP依赖性钾通道，阻止K^+外流，使胰岛β细胞膜去极化，促使钙通道开放，使胰岛β细胞的外Ca^{2+}内流，诱发胰岛素分泌。部分磺酰脲类药物可加强胰岛素与其受体结合，促进葡萄糖利用，减少肝糖输出。

（2）抗利尿作用　氯磺丙脲、格列本脲能促进抗利尿激素的分泌并增加其作用，减少水分的排泄。

【临床用途】

（1）糖尿病　用于胰岛功能尚存的非胰岛素依赖型糖尿病且单用饮食控制无效者。对胰岛素产生耐受的患者用后可刺激内源性胰岛素的分泌而减少胰岛素的用量。

（2）抗利尿　氯磺丙脲能促进抗利尿素的分泌，可治疗尿崩症。

【不良反应】 常见不良反应为胃肠不适、恶心、腹痛、腹泻、低血糖症。大剂量氯磺丙脲还可引起中枢神经系统症状，如精神错乱、嗜睡、眩晕、共济失调。也可引起粒细胞减少和胆汁郁积性黄疸及肝损害，一般在服药后1～2个月内发生。

【药学服务】

① 提醒服用磺酰脲类药物的患者需随身携带糖果、甜点等食品，以便在出现低血糖反应时能及时进行自我救治。

② 告知患者餐前服药效果好。若出现胃肠反应，可于进餐时服用。

③ 建议患者定期检查肝功能和血象。

④ 告知患者如果漏服药物，应尽快补服；若已接近下次用药时间，不必补服或加倍用药。

⑤ 告知患者服药期间避免饮酒。

⑥ 若需合用雷尼替丁、别嘌醇、华法林等其他药物时，建议咨询药师或医师。

⑦ 不推荐儿童使用磺酰脲类药物。

⑧ 孕妇、哺乳妇女禁用。

案例及分析

还某，女，56 岁，诊断糖尿病 5 年，联合口服格列吡嗪控释片 5mg qd，二甲双胍 0.25g tid，控制血糖，近期餐后血糖控制欠佳，听取病友建议，加用中成药消渴丸一次 10 丸，一日 2 次，近期偶有出汗、心跳加快等症状。

消渴丸是由中药复方与西药格列本脲（优降糖）组成的中西药结合制剂，每 10 丸重 2.5g（含格列本脲 2.5mg）。格列本脲与格列吡嗪同属磺酰脲类降糖药，两个药物联用就是一种典型的同类药物重复使用，而且这两种药物的作用靶点几乎是相同的，可能导致患者发生低血糖，甚至危及生命。患者出现有出汗、心跳加快等症状即为低血糖的反应，针对本患者应停用消渴丸，在医生的指导下调整用药方案。

（二）双胍类

【作用和用途】 对正常人血糖几乎无影响，仅对糖尿病患者有降糖作用。其作用机理为：促进周围脂肪组织对葡萄糖的摄取和利用，抑制葡萄糖在肠道的吸收及糖原异生，抑制胰高血糖素释放。主要用于 2 型糖尿病患者，尤其是肥胖、超重及单用饮食控制无效者。目前临床主要使用的双胍类药物为盐酸二甲双胍。盐酸二甲双胍很少与血浆蛋白结合，在肝内不代谢，以原形随尿液迅速排出，12h 内有 90%被清除。血浆半衰期为1.7～4.5h。

【不良反应】

（1）胃肠道反应 最为常见，表现为恶心、呕吐、食欲下降、腹痛、腹泻，口中有金属味，发生率可达 20%。

（2）乳酸性酸中毒 为危及生命的不良反应。此类药物促进肌肉组织对葡萄糖无氧酵解，乳酸产生增加所致。

（3）肝肾功能不全、心力衰竭、贫血、缺氧状态合并肿瘤、手术及酮症酸中毒、重症感染及应激状态下禁用双胍类。

【药学服务】

① 提醒服用双胍类药物的患者，若出现低血糖反应，可口服糖果或饮葡萄糖水。

② 为减少胃肠道反应，建议患者可于进餐或餐后立即服用。

③ 建议患者避免与碱性溶液或饮料同服盐酸二甲双胍。

④ 告知患者服药期间避免饮酒。

⑤ 建议患者每年监测血常规，每 2～3 年监测一次血清维生素 B_{12} 水平。

⑥ 告知患者，若需要静脉注射碘化造影剂时，需告知医生在服用该类药物，并配合医生停药。

⑦ 告知患者若在服药过程中，出现肌肉酸痛、嗜睡、呼吸窘迫等，应立即停药、就医。

⑧ 不推荐小于 10 岁儿童使用；10～16 岁儿童，一日最高剂量为 2g。

⑨ 孕妇禁用、哺乳妇女禁用。

案例及分析

张某，男，80 岁，为控制血糖服用格列齐特缓释片 5mg qd，二甲双胍 0.25g tid，因同时伴泌尿系统结石经泌尿外科会诊需进行静脉造影，临床医师开出检查医嘱，请您判断何时检查为宜？

二甲双胍作为糖尿病的一线用药，在内分泌科广泛使用。二甲双胍很少与血浆蛋白结合，不经肝脏代谢，以原形经尿排出，含碘造影剂也通过肾脏排泄，在服用二甲双胍时接受含碘造影剂检查，可能导致急性肾小管坏死，肾脏受到损害，就可延缓二甲双胍通过肾脏的排泄，可能引起二甲双胍在体内蓄积，极有可能引起乳酸酸中毒，严重的可能导致死亡。因此，在注射含碘造影剂前 72h 宜停用二甲双胍，造影后，肾功能检查正常后可恢复使用二甲双胍。

（三）*α*-糖苷酶抑制剂

α-糖苷酶抑制剂通过抑制糖类化合物在小肠上部的吸收而降低餐后血糖。适用于以糖类化合物为主要食物成分和餐后血糖升高的患者。

国内上市的 *α*-糖苷酶抑制剂有阿卡波糖、伏格列波糖和米格列醇。

阿卡波糖（Acarbose）

阿卡波糖为新型口服降糖药。可在小肠竞争性抑制葡萄糖苷酶，从而减慢多糖及蔗糖分解成葡萄糖的速度，减少和延缓葡萄糖的吸收，故可降低饭后血糖高峰。用于 2 型糖尿病，尤其适用于空腹血糖正常而餐后血糖明显升高者。服药期间应增加糖类化合物的比例，并限制单糖的摄入量，以提高药物的疗效。口服 200mg 后，代谢半衰期为 3.7h，消除半衰期为 9.6h。主要在肠道降解或以原形随粪便排泄，8h 药量减少 50%，长期服用未见蓄积。

主要不良反应有腹胀、腹痛、腹泻等消化道症状，偶有低血糖。肠炎患者禁用。

【药学服务】

① 告知患者服用该药如出现低血糖，应给予葡萄糖纠正，进食或口服糖水效果较差，因此应尽量避免低血糖产生。

② 建议患者餐前整片吞服，或在刚进食时与食物一起嚼服。

③ 建议患者定期检查肝功能。

④ 不推荐儿童使用。

⑤ 孕妇禁用（B 级）；哺乳妇女禁用。

（四）噻唑烷二酮类

本类药物包括罗格列酮、吡格列酮、曲格列酮等。主要作用是增强靶细胞对胰岛素的敏感性，通过改善胰岛 β 细胞功能，显著改善胰岛素抵抗及相关代谢紊乱；可降低骨骼肌、脂肪组织和肝脏的胰岛素抵抗。对 2 型糖尿病及其心血管并发症有明显疗效。临床主要使用罗格列酮和吡格列酮治疗胰岛素抵抗和 2 型糖尿病。

不良反应少，可见嗜睡、肌肉和骨骼肌痛、头痛、消化道症状等。噻唑烷二酮类药物，包括罗格列酮，在某些患者中有导致或加重充血性心衰的危险。不推荐有心衰症状的患者使用噻唑烷二酮类药物，NYHA 分级为Ⅲ级或Ⅳ级的患者禁用本品。可增加女性发生骨折的风险。曲格列酮对极少数高敏人群具有明显的肝脏毒性。

【药学服务】

① 建议患者空腹或进餐前整片吞服。

② 建议患者定期检查肝功能和眼科常规检查。

③ 因本类药物可促进排卵，建议绝经前期或无排卵型女性采取避孕措施。

④ 不推荐儿童使用。

⑤ 孕妇禁用（C 级）；哺乳妇女禁用。

（五）格列奈类

为非磺脲类的胰岛素促泌剂，我国上市的有瑞格列奈、那格列奈和米格列奈。主要通过刺激胰岛素的早期分泌而降低餐后血糖，具有吸收快、起效快和作用时间短的特点。

瑞格列奈（Repaglinide）

【体内过程】 瑞格列奈在空腹和进食时服用均吸收良好，食物能延长本药的血药浓度达峰时间和半衰期。口服生物利用度为56%，总蛋白结合率高于98%，血浆半衰期约为1h。在肝脏迅速代谢为非活性产物，大部分经胆汁随粪便排泄，小部分（低于8%）随尿液排泄。

【药理作用】 为氨基甲酰甲基衍生物，与胰岛β细胞膜上依赖 ATP 的钾离子通道上的36kDa 蛋白特异性结合，使钾通道关闭、β细胞去极化、钙通道开放、钙离子内流，从而促进胰岛素分泌、降低血糖，但其作用的前提是必须有葡萄糖存在，故仅在进餐时才刺激胰岛素分泌、改善血糖水平，空腹时不会对β细胞产生刺激及导致低血糖发生。本药促进胰岛素分泌及降低餐后血糖的作用较磺酰脲类药物快。

【临床用途】 用于经饮食控制、降低体重及运动锻炼不能有效控制的 2 型糖尿病患者。

【不良反应】

（1）低血糖 可导致低血糖，一般较轻微。

（2）消化系统 偶发恶心、呕吐、腹痛、腹泻及便秘等，通常较轻微。个别患者可有轻度和暂时性肝酶学指标升高。

（3）过敏 偶可出现皮肤过敏反应，如瘙痒、发红、荨麻疹等。

（4）眼 极少数个案在本药治疗开始时发生视觉异常。

【药学服务】

① 建议患者随身携带糖果、甜点等食品，以便在出现低血糖反应时能及时进行自我救治。

② 建议患者在主餐前 30min 内服用药物。

③ 告知患者服药期间避免饮酒。

④ 若合用雷尼替丁、别嘌醇、华法林等其他药物时，建议咨询药师或医师。

⑤ 不推荐 12 岁以下儿童使用。

⑥ 孕妇禁用（C 级）；哺乳妇女禁用。

（六）GLP-1 受体激动剂

GLP-1（胰高血糖素样多肽-1）是一种肠道激素，是肠道 L 细胞响应营养摄入而分泌的激素，可通过其受体产生降血糖和抗糖尿病作用，但易被蛋白水解酶Ⅳ（二肽基肽酶-Ⅳ）快速降解，半衰期较短（低于 2min）。GLP-1 受体激动剂通过激动 GLP-1 受体而发挥降低血糖的作用。目前国内上市的 GLP-1 受体激动剂有艾塞那肽、利拉鲁肽，需皮下注射。

艾塞那肽（Exenatide）

【体内过程】 艾塞那肽经蛋白水解酶降解后，主要通过肾小球滤过消除。艾塞那肽在人体的平均表观清除率为 9.1L/h，平均终末半衰期是 2.4h。其药代动力学特征不受剂量的影响。在大多数人中，给药后约 10h 仍可检测到艾塞那肽。

【药理作用】 艾塞那肽是一种合成的肠降血糖素类似物。艾塞那肽可增强葡萄糖依赖性的胰岛素的分泌和抑制葡萄糖依赖性的异常增高的胰高血糖素的分泌、减慢胃排空、减少食物摄入、促进β细胞增殖和再生、减少脂肪堆积及胰岛素增敏作用。通过降低 2 型糖尿病患者空腹和餐后血糖浓度来改善血糖控制。

【临床用途】 用于改善 2 型糖尿病患者的血糖控制，适用于单用二甲双胍、磺酰脲类，以及二甲双胍合用磺酰脲类，血糖仍控制不佳的患者。

【不良反应】

（1）胃肠道反应　腹胀、腹痛、嗳气、便秘、胃肠胀气（少见），急性胰腺炎（罕见）。

（2）代谢和营养异常　脱水（罕见），通常伴有恶心、呕吐和/或腹泻，体重减轻。

（3）神经系统异常　味觉障碍（少见），嗜睡（罕见）。

（4）皮肤和皮下组织异常　瘙痒症和/或荨麻疹、斑丘疹、血管性水肿（罕见）。

（5）肾及尿路异常　肾功能改变，包括急性肾功能衰竭、慢性肾功能衰竭恶化、肾功能损伤、血清肌酐升高（罕见）。

【药学服务】

① 告知患者不得将艾塞那肽的注射笔中的药液移到其他注射器或药瓶中使用。

② 告知患者艾塞那肽注射笔从第一次设定后最多可用 30 天。

③ 建议患者在 2 顿主餐前 60min 皮下注射。给药间隔大约 6h 或更长。

④ 晚期肾疾病或严重肾损害患者及严重胃肠道疾病患者不推荐使用。

⑤ 不推荐儿童使用。

⑥ 孕妇、哺乳妇女用药应权衡利弊。

（七）二肽基肽酶-Ⅳ抑制剂（DPP-Ⅳ抑制剂）

DPP-Ⅳ抑制剂通过抑制二肽基肽酶-Ⅳ而减少 GLP-1 在体内的失活，增加 GLP-1 在体内的水平。GLP-1 以葡萄糖浓度依赖的方式增强胰岛素分泌，抑制胰高血糖素分泌。目前国内已进入临床研究的 DPP-Ⅳ抑制剂有：西格列汀、维格列汀、沙格列汀和阿格列汀。

西格列汀（Sitagliptin）

【体内过程】 口服后 1～4h 达血药峰浓度 950nmol，极少在肝脏代谢。肾排泄率为 87%，消除半衰期为 12.4h。

【药理作用】 西格列汀能够抑制肠降血糖素经 DPP-Ⅳ的降解，从而增加活性形式的胰高血糖素样肽-1（GLP-1）和葡萄糖依赖性促胰岛素释放肽（GIP）的血浆浓度，增加胰岛素释放并降低循环中胰高血糖素水平（此作用呈葡萄糖依赖性）。

【临床用途】 用于 2 型糖尿病。

【不良反应用药指导】 低血糖 偶见；呼吸系统可见鼻咽炎、上呼吸道感染；神经系统可见头痛；胃肠道反应恶心、腹痛、腹泻，急性胰腺炎（罕见）。

告知患者可空腹或进餐前服用；轻度或中度肝功能不全者，无需调整剂量；重度肝功能不全者尚无足够资料；轻度肾功能不全者无需调整剂量；中重度肾功能不全者减量；不推荐儿童使用；建议孕妇必要时使用（B 级）；哺乳妇女用药应权衡利弊。

案例分析

张某，男，50 岁，诊断为 2 型糖尿病十余年。近日自行调整降血糖方案为二甲双胍＋格列齐特＋瑞格列奈控制血糖，目前餐前血糖 6mmol/L，餐后血糖 9mmol/L。近日该患者饮酒后自觉胃部不适，社区医生医嘱雷尼替丁口服。请评价该患者用药合理性，给出您的用药方案和药学服务。

格列奇特和瑞格列奈都为胰岛素促泌剂，一般不推荐联合用药。目前该患者餐前血糖控制可，餐后血糖稍高，建议在医生的指导下调整降血糖方案，可联合阿卡波糖降低餐后血糖。

雷尼替丁与格列奇特有相互作用，可延缓格列奇特的代谢，不建议同服。

用药方案：二甲双胍＋瑞格列奈＋阿卡波糖。

用药指导要点：

1. 告知患者不可自行调整降血糖方案。
2. 服药期间禁止饮酒，否则会增加低血糖风险。
3. 阿卡波糖与第一口饭嚼服，瑞格列奈餐中服用，二甲双胍餐后服用。
4. 定期检查肝肾功能和维生素 B_{12} 水平。
5. 随身携带糖果以防止低血糖发生。

目标检测

一、选择题

1. 直接刺激胰岛 β 细胞释放胰岛素的降糖药物是（　　）。

A. 磺酰脲类　B. 双胍类　C. 葡萄糖苷酶抑制剂　D. 胰岛素增敏剂　E. 硫脲类

2. 双胍类降糖药主要适用于哪种病人（　　）。

A. 2 型糖尿病肥胖者　B. 2 型糖尿病伴肝功能不全

C. 1 型糖尿病伴肾功能不全　D. 糖尿病乳酸中毒

E. 空腹血糖正常，餐后血糖明显增高的 2 型糖尿病

3. 既可用于 2 型糖尿病治疗又可用于尿崩症治疗的药物是（　　）。

A. 垂体后叶素 B. 氢氯噻嗪　C. 甲苯磺丁脲　D. 氯磺丙脲　E. 阿卡波糖

4. 下列何药易引起乳酸血症（　　）。

A. 正规胰岛素　B. 阿卡波糖

C. 格列本脲　D. 甲苯磺丁脲

E. 苯乙双胍

5. 对切除胰腺或重度糖尿病患者无效的降糖药为（　　）。

A. 阿卡波糖　　　　　　　B. 格列齐特
C. 甲福明　　　　　　　　D. 苯乙双胍
E. 蛋白锌胰岛素

6. 下列哪项不是引起胰岛素急性耐受性的诱因（　　）。
A. 严重感染　　　　　　　B. 手术
C. 严重创伤　　　　　　　D. 酮症酸中毒
E. 精神抑郁

7. 关于胰岛素的作用下列哪一项是错误的（　　　）。
A. 促进脂肪合成，抑制脂肪分解
B. 抑制蛋白质合成，抑制氨基酸进入细胞
C. 促进葡萄糖利用，抑制糖原分解和产生
D. 促进 K^+ 进入细胞
E. 促进蛋白质合成及氨基酸转运

8. 甲苯磺丁脲降血糖作用的主要机制是（　　）。
A. 增强胰岛素的作用　　　B. 促进葡萄糖分解
C. 刺激胰岛 β 细胞释放胰岛素　D. 细胞内 cAMP 减少
E. 抑制胰高血糖素作用

二、处方分析

实例：患者，女，50 岁。因腹胀 1 年，加重 1 周入院。有 2 型糖尿病病史 6 年。空腹血糖：15mmol/L，白蛋白（A）：31g/L，球蛋白（G）：39g/L，总胆红素（TB）：33 mol/L，丙氨酸氨基转移酶（ALT）：86U/L，乙肝表面抗原（HBsAg）：（+）。B 超：肝硬化腹水。初步诊断：①肝硬化腹水；②2 型糖尿病。应用消渴丸降血糖。

Rp：

消渴丸　10 粒　tid　po

（周玲，黄逸）

第四节　性激素类药与抗生育药

学习目标

1. 说出抗生育药的分类，说出抑制排卵和抗着床的避孕药。
2. 了解雌激素、孕激素、雄激素及同化激素的作用特点。

能力目标

学会分析、解释涉及本章药物处方的合理性。初步具备提供用药咨询服务的能力。

性激素是由性腺分泌的激素，包括雌激素、孕激素、雄激素。它们具有甾核的基本结构，属于甾体类激素。临床应用的性激素类药多为天然性激素的人工合成品及其衍生物，广泛应用于计划生育、妇科疾病及抗肿瘤等。

一、雌激素类与抗雌激素类药

(一) 雌激素类药物

天然雌激素包括雌二醇、雌三醇及雌酮。结合雌激素是从妊娠马尿中提取的天然雌激素，其作用与雌二醇相同。人工合成的雌激素种类很多，常用的有苯甲酸雌二醇、戊酸雌二醇、炔雌醇、炔雌醚等，它们均属于甾体化合物。此外尚有人工合成的非甾体雌激素类药己烯雌酚等。替勃龙（7-甲基异炔诺酮）是人工合成的组织特异性甾体激素，用于绝经后妇女激素替代治疗，其代谢产物兼有雌、孕、雄激素三种激素的活性。

【体内过程】 天然雌激素如雌二醇可经消化道吸收，但易在肝破坏，故口服效果较差，常需注射给药。在血液中大部分与血浆蛋白结合，主要在肝内代谢成活性较弱的雌酮及雌三醇，大部分与葡萄糖醛酸及硫酸结合后随尿排出，也有部分经胆汁排泄并形成肝肠循环。

人工合成的乙炔衍生物（炔雌醇、炔雌醚）在体内可贮存于脂肪组织中，缓慢释放，发挥作用，不易在肝脏中代谢，故口服疗效高，维持时间长。苯甲酸雌二醇、戊酸雌二醇肌内注射吸收缓慢，作用时间延长。己烯雌酚口服后在肝内破坏较慢，故口服效果好，作用较持久。

【药理作用】

(1) 促进女性性器官和第二性征的发育　对未成年女性，能促进子宫发育、乳腺腺管增生及脂肪部分变化等。

(2) 保持女性特征并参与月经周期的形成　对于成年女性，除保持性特征外，促使子宫内膜发生增生期变化，并在孕激素的协同作用下，使子宫内膜转变为分泌期，进而形成月经周期；提高子宫平滑肌对缩宫素的敏感性；使阴道上皮增生，浅表层上皮细胞角化。

(3) 控制腺垂体激素的分泌　小剂量雌激素在孕激素的配合下，可以直接或通过下丘脑促进腺垂体促性腺激素的分泌，促进排卵，较大剂量可反馈性抑制促性腺激素的分泌而抑制排卵。还可使雄激素分泌减少，并有对抗雄激素的作用。

(4) 影响乳腺发育和分泌　小剂量雌激素可刺激乳腺导管及腺泡发育，大剂量则抑制催乳素对乳腺的刺激作用，抑制泌乳。

(5) 调控物质代谢　降低血中胆固醇及低密度脂蛋白，增加高密度脂蛋白，有预防动脉粥样硬化的作用，促进骨骼钙盐沉积，加速骨骺闭合，维持正常骨质；有轻度水钠潴留作用；尚有促进凝血的作用。

【临床应用】

(1) 卵巢功能不全和闭经　先天性卵巢发育不全或卵巢切除、细胞破坏，致体内雌激素水平不足，可用雌激素类药物作替代治疗，促进性器官及第二性征发育，维持性器官功能，与孕激素类药合用，可产生人工月经周期。

(2) 功能性子宫出血　用于因雌激素水平较低，子宫内膜创面修复不良所致的持续性小量出血，可适当配伍孕激素，以调整月经周期。

(3) 更年期综合征　更年期妇女卵巢功能低下，雌激素分泌减少，而促性腺激素分泌增加，垂体和卵巢的激素水平失衡而出现一系列植物神经系统功能紊乱的症状，如面颈红热、出汗、恶心、失眠、头痛、焦虑等，称为更年期综合征。雌激素可抑制垂体促性腺激素的分泌从而减轻各种症状。绝经期和老年性骨质疏松症可用雄激素与雌激素合并治疗。老年性阴道炎及女阴干枯症等，可局部用药治疗。

(4) 恶性肿瘤　用于已经绝经五年以上的乳腺癌患者，但绝经5年内的患者禁用，因此时反可促进肿瘤生长。大剂量雌激素能抑制垂体促性腺激素分泌，使睾丸萎缩及雄激素分泌减少，且雌激素能拮抗雄激素，故对前列腺癌有治疗作用。

(5) 退乳　哺乳妇女停止授乳后，因乳汁继续分泌而致乳房胀痛。大剂量雌激素可抑制乳汁分泌，缓解胀痛。

(6) 痤疮　青春期痤疮是由于雄激素分泌过多，刺激皮脂腺活动所致，故可用雌激素类治疗。

(7) 避孕　常与孕激素组成复合制剂用于避孕。

【不良反应及用药说明】

(1) 胃肠反应　常见恶心、呕吐、食欲不振等，适当减少剂量或者从小剂量开始，逐渐增加剂量可减轻症状。注射给药此种反应较轻。

(2) 子宫出血　长期大剂量使用可因子宫内膜过度增生而发生子宫出血，故有子宫出血倾向者及子宫内膜炎患者慎用。

(3) 水钠潴留　长期大剂量应用引起高血压、水肿、加重心力衰竭。

(4) 增加子宫内膜癌的危险性　更年期妇女应用雌激素替代疗法可明显增加发生子宫内膜癌的危险性，如同时应用孕激素可减少其危险性。

(5) 本药在肝灭活，并可能引起胆汁淤积性黄疸，故肝功能不全者慎用。

(二) 抗雌激素类药物

本类药物与雌激素受体结合，竞争性拮抗雌激素作用，目前临床应用的药物主要有氯米芬和他莫昔芬。

他莫昔芬（Tamoxifen）

本药具有较强的抗雌激素作用，能与乳腺癌细胞的雌激素受体特异性结合，阻断雌激素对乳腺癌的促进作用。临床用于晚期乳腺癌的治疗，对绝经后的晚期乳腺癌疗效较好，且能预防对侧乳腺癌发病。对卵巢癌和子宫内膜癌也有一定疗效。此外，他莫昔芬上调使转化因子β生成，可用于治疗骨质疏松。不良反应主要有恶心、呕吐、腹泻、月经失调、头痛、眩晕、浮肿、骨痛、肿瘤处疼痛等，一般患者均可耐受。长期大量使用，可出现视力障碍。偶有白细胞和血小板减少，血象和肝功能异常者慎用，孕妇禁用。

二、孕激素类及抗孕激素类药物

(一) 孕激素类药物

天然孕激素为黄体酮，临床常用人工合成品及衍生物，按化学结构可分为两类：①17α-羟孕酮，由黄体酮衍生而得，如甲羟孕酮、甲地孕酮、氯地孕酮、己酸羟孕酮；②19-去甲睾丸酮类，其结构与睾丸酮相似，如炔诺酮、炔诺孕酮、左炔诺孕酮等。

【体内过程】黄体酮口服后，在胃肠道及肝内迅速破坏，效果差，故常需肌内注射或舌下给药。在血液中大部分与血浆蛋白结合，主要在肝代谢，代谢物多与葡萄糖醛酸结合，由尿排出。合成孕激素类在肝破坏较慢，作用较强，可以口服，油溶液肌内注射由于吸收缓慢故可发挥长效作用。

【生理和药理作用】

(1) 维持正常的月经周期 在雌激素作用的基础上，促进子宫内膜由增殖期转化为分泌期，有利于孕卵着床和胚胎发育。

(2) 抑制子宫收缩 在妊娠期能降低子宫对缩宫素的敏感性，抑制子宫收缩活动，起到保胎作用。

(3) 促进乳腺腺泡发育 与雌激素协同，使乳腺充分发育，为哺乳做准备。

(4) 抑制排卵 较大剂量孕激素可反馈性抑制腺垂体黄体生成素的分泌，从而抑制卵巢的排卵过程，有避孕作用。

(5) 其他 竞争性对抗醛固酮的作用，使 Na^+、Cl^- 排泄增加而产生利尿作用；影响下丘脑体温调节中枢的散热过程，使正常妇女体温升高。

【临床应用】

(1) 功能性子宫出血 用于黄体功能不足，子宫内膜不规则的成熟与脱落所致的子宫持续性出血。本类药物可使子宫内膜协调一致地转为分泌期，恢复正常的月经周期。与雌激素制剂合用效果更好。

(2) 原发性痛经和子宫内膜异位症 采用雌孕激素复合制剂可抑制排卵，并减轻子宫痉挛性收缩从而止痛，也可使异位的子宫内膜萎缩退化。

(3) 先兆流产与习惯性流产 孕激素有安胎作用，故可以治疗由于黄体功能不足所致的先兆流产，对习惯性流产疗效不确实，而且可能引起胎儿生殖器畸形，现已不主张使用。

(4) 前列腺肥大和前列腺癌 大剂量孕激素可反馈性抑制腺垂体分泌间质细胞刺激素，减少睾酮分泌，促使前列腺细胞萎缩退化，故有一定的治疗作用。

【不良反应及用药说明】 不良反应较少，偶见恶心、呕吐、头痛，有时可见乳房胀痛等。长期应用可引起子宫内膜萎缩，月经量减少，并易发生阴道真菌感染。大剂量19-去甲睾丸酮类药可致肝功能障碍，使女性胎儿男性化。大剂量黄体酮可引起胎儿生殖器畸形。

(二) 抗孕激素类药物

抗孕激素类药是指能干扰孕酮合成和阻断孕酮作用的药物。其中较常用的为孕酮受体阻断剂米非司酮。米非司酮可与黄体酮竞争孕激素受体从而阻断黄体酮对子宫内膜的作用而终止妊娠，主要用于抗早孕和紧急避孕。米非司酮有可能出现的严重不良反应是阴道出血。贫血、正在接受抗凝治疗和糖皮质激素治疗的女性不宜使用该药。

三、雄激素类药物和同化激素类药物

(一) 雄激素类药物

天然雄激素主要是睾酮，临床多用人工合成的睾酮衍生物，如甲睾酮、丙酸睾酮、十一睾酮和苯乙酸睾酮等，睾酮不仅有雄激素活性，还有促进蛋白质合成的作用。某些人工合成的睾酮衍生物，雄激素作用大为减弱，而同化作用保留或增强，成为同化激素，如苯丙酸诺龙、司坦唑醇、羟甲烯龙、达那唑等。

【体内过程】 睾酮口服易被肝破坏，因此口服无效。常用其油溶液肌内注射或用片剂植

入皮下，缓慢吸收后发挥作用。在血中大部分与血浆蛋白结合，代谢物与葡萄糖醛酸或硫酸结合，经尿排泄。睾酮的酯类化合物极性较低，吸收缓慢，持续时间也较长。甲睾酮不易被肝脏破坏，口服有效，也可舌下含服。

【药理作用】

(1) 生殖系统作用　促进男性第二性征和性器官的发育，维持男性生殖器官的功能，促进精子的生成和成熟。大剂量时可抑制腺垂体促性腺激素的释放。对女性可减少雌激素的分泌，并有抗雌激素的作用。

(2) 刺激骨髓造血功能　在骨髓功能低下时，大剂量雄激素可促使肾脏分泌促红细胞生成素，或直接刺激骨髓造血功能，使血细胞数目增加。

(3) 同化作用　雄激素能显著促进蛋白质合成（同化作用），减少氨基酸分解（异化作用），造成正氮平衡，促使钙磷沉积，促进骨质形成，使肌肉增长、体重增加、体力增强。

(4) 其他　雄激素能促进免疫球蛋白的合成，增强机体免疫功能和抗感染能力，尚有类似糖皮质激素的抗炎作用。

【临床应用】

(1) 睾丸功能不全　如无睾症及类无睾症（睾丸功能不全），应用雄激素替代治疗。

(2) 功能性子宫出血　通过抗雌激素作用，使子宫平滑肌及其血管收缩，子宫内膜萎缩，而起到止血作用。对更年期患者较为适用。对严重出血病例，单用雄激素效果不佳，临床应用三合激素（己烯雌酚、黄体酮、丙酸睾酮）注射，止血效果较好。但停药后可能会出现撤退性出血。

(3) 乳腺癌、卵巢癌和子宫肌瘤　由于雄激素具有抗雌激素和反馈性抑制腺垂体促性腺激素分泌的作用，并可对抗催乳素对乳腺癌的刺激作用，故可暂时缓解乳腺癌、卵巢癌的症状。丙酸睾酮还可抑制子宫肌瘤的生长。

(4) 再生障碍性贫血及其他贫血　大剂量雄激素能改善骨髓造血功能，对慢性再生障碍性贫血疗效较好，也可用于一些慢性疾病伴发的贫血。

【不良反应及用药说明】

(1) 女性男性化　长期用于女性患者可引起痤疮、多毛、声音变粗、闭经及性欲改变等，一旦出现应立即停药。

(2) 胆汁淤积性黄疸　多数雄激素具有肝损害，能干扰肝内毛细胆管的排泄功能，引起胆汁淤积性黄疸，一旦出现，则应停药。

(3) 水钠潴留　长期用药可致水肿。

(二) 同化激素类药物

同化激素类药是一类雄激素活性减弱，同化作用增强的人工合成的睾酮衍生物。常用的药物有苯丙酸诺龙、美雄酮等。本类药物主要用于蛋白质吸收不足、蛋白质分解亢进或损失过多等情况，如营养不良、老年骨质疏松、严重烧伤、术后恢复期和晚期恶性肿瘤等。用药时应同时增加食物中的蛋白质成分。

四、抗生育药

抗生育药是能够阻碍受孕（避孕）或终止早期妊娠（抗早孕）的药物。应用抗生育药是实行计划生育、有效地控制人口增长的重要措施之一。生殖过程包括精子和卵子的形成、成熟、排放、受精、着床以及胚胎发育等多个环节，阻断其中任何一个环节，都可达到避孕和终止妊娠的目的。目前临床应用的避孕药以女用避孕药为主。

（一）主要抑制排卵的避孕药

本类药是目前临床上最常用的女用避孕药，是由不同类型的孕激素和雌激素类药物配伍制成的复方甾体激素制剂。

【药理作用】

（1）抑制排卵　雌激素通过负反馈作用抑制下丘脑 GnRH 的释放和直接作用于垂体，减少 FSH 的分泌，使卵泡的生长成熟过程受到抑制；同时孕激素又抑制 LH 释放，两者协同作用而抑制排卵。

（2）干扰生殖过程的其他环节　大量孕激素和雌激素可抑制子宫内膜的正常增殖，使腺体数目减少，分泌不足，不利于孕卵着床。影响子宫和输卵管的正常活动，改变孕卵在输卵管的运行速度，使孕卵不能适时到达子宫而着床。使宫颈黏液黏稠度增加，不利于精子穿透进入宫腔，从而影响卵子受精。

本类药物避孕效果良好，如按规定用药，用药期间避孕率可达 99%以上，停药后卵巢排卵功能可以很快恢复。

【分类及临床应用】　根据药效长短及使用方法常将本类药物分为短效口服避孕药、长效口服避孕药和长效注射避孕药三类，此外尚有新型的避孕药缓释制剂和抗雄性激素环丙孕酮与炔雌醇组成的复方避孕片等。

【不良反应及用药说明】

（1）类早孕反应　在用药初期，少数人可出现恶心、呕吐、择时等类早孕反应，一般连续用药 2～3 个月后可减轻或消失。

（2）子宫不规则出血　多发生在漏服药后，或因体内雌激素不足所致，轻者表现为点滴出血，一般每晚加服炔雌醇即可控制；重者可表现为月经样出血，应停药作为月经处理，在第 5 日再开始服药。继续服药出血发生率降低。

（3）闭经　如连续两个月闭经应停药，并需检查是否怀孕。

（4）凝血功能亢进　长期用药有可能增加血栓栓塞性疾病的发生率，应予注意。

（5）其他　可能出现痤疮、面部黄褐斑、体重增加等，个别人可能血压升高，少数哺乳妇女可出现乳汁减少。对长期用药是否会增加肿瘤发病率的问题，各家报道不一，但仍应注意。

【药物相互作用】　与巴比妥、苯妥英钠、利福平等肝药酶诱导剂同时服用，可加速本类药物在肝内的代谢，降低避孕效果。

（二）抗着床避孕药

此类药物又称探亲避孕药或事后避孕药，能快速抑制子宫内膜的发育和分泌功能，干扰孕卵着床，从而产生抗生育作用。其优点是服药时间不受月经周期的限制，起效迅速，效果较好，可作为紧急避孕措施。此类避孕药用于分居两地的夫妇短期探亲时服用，故称探亲避孕药。表 10-5。

表 10-5　抗孕卵着床避孕药制剂及其用法

制剂名称	组成成分	用法
甲地孕酮片(探亲避孕 1 号片)	甲地孕酮　2mg	同居当天中午服 1 片,晚上加服 1 片,以后每晚 1 片
复方双炔失碳脂片(53 号避孕片)	双炔失碳脂　7.5mg 咖啡因　20mg 维生素 B_6　30mg	同居后立即服 1 片,次晨加服 1 片,以后每晚服 1 片
炔诺酮片(探亲避孕片)	炔诺酮　5mg	同居后立即服一片,每晚 1 片。同居 10 天之内,必须连服 10 片。同居半个月,必须连服 14 片。

(三) 外用避孕药

女性外用避孕药。外用避孕药是放在阴道内进行避孕的药物，这些药物在阴道内能很快溶解，散布在宫颈的周围，形成不易穿透的油层或泡沫层，药物可直接杀死精子或使精子失去活力，还可改变宫颈管分泌物的黏稠性，阻止精子进入宫腔达到避孕目的，而对人体及内分泌月经周期都无不良影响，正确掌握使用有效率达 99%以上。常用的有壬苯醇醚、辛苯醇醚及苯醇醚等。棉酚从阴道给药也具有较强的杀精作用。

（周玲，黄逸，刘竞天）

第十一章 抗微生物药

第一节 抗微生物药物概述

学习目标

1. 以微生物学相关内容为切入点，学习抗菌谱、抗菌活性、抗菌后效应等基本概念。
2. 说出抗菌药物临床应用的基本原则，为后续抗菌药物的学习奠定基础。

能力目标

说出抗菌药物的基本术语、抗菌机制和耐药机制，抗菌药物临床应用的基本原则。

知识链接

抗生素和合成抗菌药物的发明和应用是20世纪医药领域最伟大的成就之一。但是同时细菌耐药现象也成为一个不可忽视的事实。据统计，金黄色葡萄球菌对常用抗生素青霉素G的耐药率，由20世纪40年代的1%上升到90%，一种耐药性极高、致病力极强的耐甲氧西林金葡菌（MRSA）已增至39.7%，成为导致医院内严重细菌感染的主要致病菌。与此同时，另一种导致严重社区感染的耐药菌株，耐青霉素肺炎链球菌（PRSP）亦迅猛发展。WHO已发出警告："新生的，能抵抗所有药物的超级细菌，将把人类带回感染性疾病肆意横行的年代。"

化学治疗（chemotherapy，简称化疗）是指用化学药物抑制或杀灭机体内的病原微生物（包括病毒、衣原体、支原体、立克次体、细菌、螺旋体、真菌）、寄生虫及恶性肿瘤细胞，消除或缓解由它们所引起的疾病。用于化学治疗的药物即化疗药物，包括抗菌药物、抗寄生虫药和抗恶性肿瘤药。

研究化疗药物必须注意药物、病原体、宿主三者之间的关系。包括：药物对病原体的作用、作用强度、作用机制；病原体对药物产生耐药的过程、耐药机制，预防和克服耐药的措施；药物对宿主可能产生的毒副作用，宿主对药物的体内过程。三者的相互关系见图11-1。

一、常用术语

（1）抗菌谱（antibacterial spectrum） 抗菌药物抑制或杀灭病原微生物的范围称为抗菌

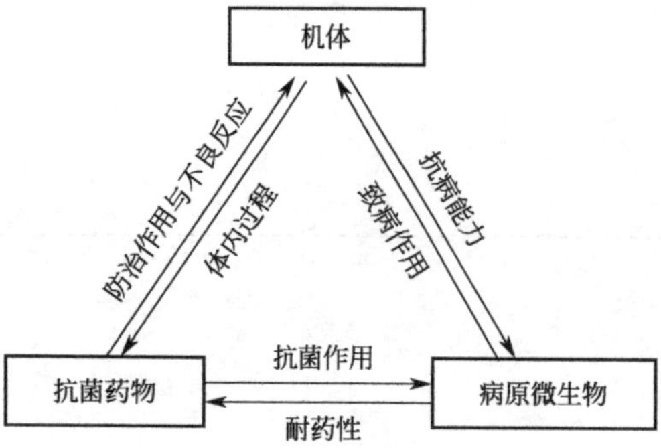

图 11-1 机体、抗菌药物及病原微生物的相互作用关系

谱。某些抗菌药物仅作用于单一菌种或局限于一属细菌，称为窄谱抗菌药，如异烟肼；另一些药物抗菌范围广泛称之为广谱抗菌药，如四环素类。

(2) 抗菌活性 抗菌活性是指药物抑制或杀灭微生物的能力。一般可用体外与体内（化学实验治疗）两种方法来测定。体外抗菌试验对临床用药具有重要意义。能够抑制培养基内细菌生长的最低浓度称之为最低抑菌浓度(minimum inhibitory concentration，MIC)；能够杀灭培养基内细菌的最低浓度称之为最低杀菌浓度（minimum bactericidal concentration，MBC）。

(3) 抑菌药（bacteriostatic drugs） 仅能抑制细菌生长繁殖而无杀灭细菌作用的抗菌药物，如磺胺类和四环素类药物等。

(4) 杀菌药（bactericidal drugs） 不仅能抑制细菌生长繁殖，而且具有杀灭细菌作用的抗菌药物，如青霉素、氨基糖苷类和喹诺酮类药物。

(5) 抗菌后效应（post-antibiotic effect，PAE） 指抗菌药物与细菌短暂接触，当血药浓度降至 MIC 以下或消失后，细菌生长仍受到持续性抑制的现象。通常以时间（h）表示。一般而言，PAE 越长，其抗菌活性越强，PAE 是临床评价抗菌药物活性的重要参数。PAE 可应用于临床给药方案的设计及指导合理用药方面。如氨基糖苷类、氟喹诺酮类和碳青霉烯类等药物。

(6) 化疗指数（chemotherapeutic index） 化疗药物的半数致死量（LD_{50}）与半数有效量（ED_{50}）的比值为评价化疗药物价值的指标。通常此值越大，药物毒性越小，临床应用价值越高。通常认为，化疗指数大于 3～5 才有临床意义，但并不绝对，如化疗指数较高的青霉素，有引起过敏性休克的危险。

二、抗菌药作用机制

抗微生物药物的作用机制，现多以干扰细菌的生化代谢过程来解释。现将几种主要方式（图 11-2）简介如下。

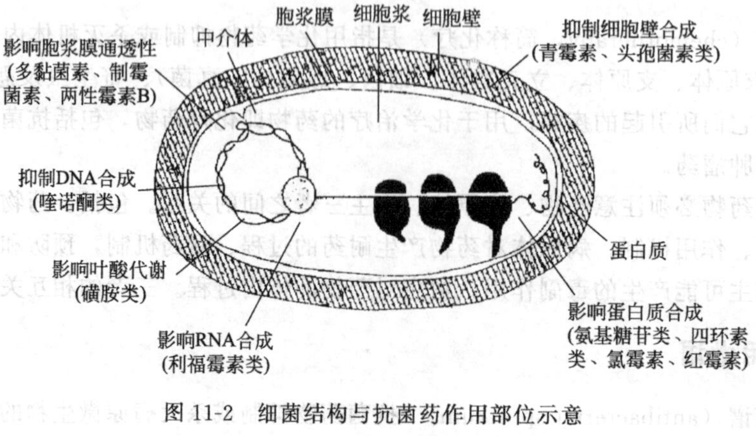

图 11-2 细菌结构与抗菌药作用部位示意

1. 抑制细菌细胞壁合成

细菌细胞与机体细胞不同，细菌细胞膜外是一层坚韧的细胞壁，能抵御菌体内强大的渗透压，具有保护和维持细菌正常形态的功能。细菌细胞壁的主要结构成分是胞壁黏肽。青霉素与头孢菌素类抗生素则能阻碍直链十肽二糖聚合物在胞浆外的交叉联接过程。青霉素、头孢类等的作用靶位是胞浆膜上的青霉素结合蛋白（PBP），表现为抑制转肽酶的转肽作用，从而阻碍了交叉联接。能阻碍细胞壁合成的抗生素可导致细菌细胞壁缺损。由于菌体内的高渗透压，在等渗环境中水分不断渗入，致使细菌膨胀、变形，破裂溶解而死亡。

2. 抑制菌体蛋白质合成

核蛋白体是蛋白质合成的主要场所。细菌细胞为原核细胞，其核糖体由 30S 和 50S 两个亚基组成，结合后成为 70S。哺乳动物和人体细胞为真核细胞，其核糖体为 80S，由 40S 和 60S 亚基组成。细菌细胞与哺乳动物细胞的这种差异，为抑制细菌蛋白质合成的抗菌药物的高度选择性提供了可能。氨基糖苷类、大环内酯类、氯霉素、林可霉素等多种抗生素，通过选择性影响细菌的核蛋白体，能抑制细菌的蛋白质合成，从而发挥抑菌或杀菌作用。

3. 影响细菌核酸代谢

喹诺酮类药物能抑制细菌 DNA 的合成，利福平能抑制细菌以 DNA 为模板的 RNA 多聚酶。此外，DNA 结构及以 DNA 为模板转录成 RNA 的过程均可受药物作用的影响。利福平与敏感菌的 DNA 依赖的 RNA 多聚酶的 β-亚单位结合，阻碍抑制 RNA 合成的起始阶段，阻碍 mRNA 合成而产生杀菌作用。

4. 影响叶酸代谢

人和哺乳动物细胞能直接利用周围环境中的叶酸进行代谢，而细菌必须自身合成叶酸。磺胺类与甲氧苄啶（TMP）可分别抑制二氢叶酸合成酶与二氢叶酸还原酶，妨碍叶酸代谢，最终影响核酸合成，从而抑制细菌的生长和繁殖。

5. 影响胞浆膜的通透性

细菌胞浆膜主要是由类脂质和蛋白质分子构成的一种半透膜，具有渗透屏障和运输物质的功能。多黏菌素类抗生素具有表面活性物质，能选择性地与细菌胞浆膜中的磷脂结合；而制霉菌素和两性霉素等多烯类抗生素则仅能与真菌胞浆膜中固醇类物质结合。它们均能使胞浆膜通透性增加，导致菌体内的蛋白质、核苷酸、氨基酸、糖和盐类等外漏，使细菌死亡。

三、细菌的耐药性

细菌的耐药性又称抗药性，一般是指细菌与药物多次接触后，对药物的敏感性下降甚至消失，致使药物对耐药菌的疗效降低或无效。细菌耐药性分为固有耐药与获得性耐药。前者是由细菌染色体基因决定而代代相传的耐药，如肠道杆菌对青霉素的耐药。后者多由质粒介导，也可由染色体介导，当细菌与药物多次接触后，细菌通过改变自身的代谢途径，对药物的敏感性下降甚至消失。获得性耐药是最主要、最常见的耐药方式。细菌耐药性的发展已成为抗感染化疗面临的一个严重问题，抗药菌株以金黄色葡萄球菌、绿脓杆菌、结核杆菌、淋球菌等为最严重。

（一）耐药性产生的机制

1. 产生灭活酶或钝化酶

耐药细胞通过产生灭活酶或钝化酶来破坏抗生素或使之失去抗菌作用。灭活酶有两种：一是水解酶，如β-内酰胺酶可水解青霉素或头孢菌素。该酶可由染色体或质粒介导，某些酶的产生为体质性（组构酶）；某些酶则可经诱导产生（诱导酶）。二是钝化酶，又称合成酶，可催化某些基团结合到抗生素的OH基或NH_2基上，使抗生素失活。多数对氨基糖苷类抗生素耐药的革兰阴性杆菌能产生质粒介导的钝化酶，氨基糖苷类被上述酶钝化后不易与细菌体内的核蛋白体结合，从而引起耐药性。

2. 改变细菌胞浆膜通透性

细菌可通过各种途径使抗菌药物不易进入菌体，如革兰阴性杆菌的细胞外膜对青霉素G等有天然屏障作用；绿脓杆菌和其他革兰阴性杆菌细胞壁水孔或外膜非特异性通道功能改变引起细菌对一些广谱青霉素类、头孢菌素类包括某些第三代头孢菌素的耐药；细菌对四环素耐药主要是由于所带的耐药质粒可诱导产生三种新的蛋白，阻塞了细胞壁水孔，使药物无法进入。革兰阴性杆菌对氨基糖苷类耐药除前述产生钝化酶外，也可由于细胞壁水孔改变，使药物不易渗透至细菌体内。

3. 细菌体内靶位结构的改变

链霉素耐药株的细菌核蛋白体30S亚基上链霉素作用靶位P_{10}蛋白质发生改变；利福平的耐药性是细菌RNA多聚酶的β亚基发生改变，使其与药物的结合力降低而耐药。由质粒介导的对林可霉素和红霉素的耐药性，系细菌核蛋白体50S亚基的腺嘌呤甲基化，使药物不能与细菌结合所致。某些肺炎球菌、淋球菌对青霉素G耐药，以及金葡菌对甲氧青霉素耐药（MRSA），乃因经突变引起青霉素结合蛋白（PBP）改变，使药物不易与之结合。这种耐药菌株往往对其他青霉素（如苯唑青霉素或邻氯青霉素）和头孢菌素类药物也都耐药。

4. 主动转运泵作用

有些耐药的细菌具有主动转运泵，可将进入细菌体内的药物泵出体外，这是获得性耐药的重要机制之一。

5. 细菌改变代谢途径

细菌对磺胺药的耐药，通过产生大量的对氨苯甲酸（PABA），或直接利用叶酸生成二氢叶酸。

（二）对细菌耐药性的防治措施

抗菌药物的耐药性是全球性问题，为了克服细菌对药物产生耐药性，临床医生要注意抗菌药物的合理应用，必须严格掌握抗菌药的适应证，避免滥用；治疗时，给予足够的剂量与疗程，必要的联合用药和有计划的轮换用药；在医院内严格执行消毒隔离制度，防止耐药菌如金葡菌、绿脓杆菌、大肠杆菌、肺炎杆菌等引起交叉感染；还应努力开发新的抗菌药物，改造药物化学结构，寻找包括新的复方制剂、天然植物来源等新型抗菌药物。

知识链接

“超级细菌”泛指临床上出现的多种耐药菌，如耐甲氧西林金黄色葡萄球菌（MRSA）、抗万古霉素肠球菌（VRE）、耐多药肺炎链球菌（MDRSP）、多重抗药性结核杆菌（MDR-TB），以及碳青霉烯酶肺炎克雷伯菌（KPC）等。

2010年8月，英国权威医学杂志《柳叶刀》刊称：研究人员发现了一种含有NDM-1基因的“超级细菌”，其可对抗所有抗生素，且十年内无药可医，并有全球蔓延的趋势。这种细菌是指带有新德里金属β-内酰胺酶-1（New Delhi Metallo-β-lactamase 1，NDM-1）的细菌。目前发现带有NDM-1的细菌主要为大肠杆菌、肺炎克雷伯菌、鲍曼不动杆菌、粪肠球菌等。这种细菌实际上不是一种新的病原体，而是细菌众多耐药机制中的一种，只是这种细菌由于基因在长期接触广谱抗生素过程中发生基因突变，产生了这种超强耐药的金属β-内酰胺酶。与传统“超级细菌”相比，其耐药性已经不再是仅仅针对数种抗生素具有“多重耐药性”，而是对绝大多数抗生素均不敏感，这被称为“泛耐药性”（pan-drug resistance，PDR）。

抗菌药物是临床防治感染性疾病不可缺少的药物。由于抗生素的应用，使许多严重的感染性疾病得以控制，死亡率大幅度下降。然而，随着抗菌药物的广泛应用，特别是不合理应用，尤其是滥用，给治疗带来许多新的问题，如药物的毒性反应、过敏反应、二重感染以及耐药菌株的日益增加及蔓延等。抗菌药的应用涉及临床各科，正确合理应用抗菌药是提高疗效，降低不良反应或延缓细菌耐药性发生的关键。因此，WHO于2000年发布了“遏制抗微生物药品耐药性全球战略”，其中制定“抗微生物应用指南”为重要的内容之一。2004年卫生部、国家中医药管理局、总后卫生部联合公布了《抗菌药物临床应用指导原则》，为规范抗菌药物应用提出了指导性意见，临床应用时应参考指导原则选药。

（三）抗菌药物治疗性应用的基本原则

1. 确立病原学诊断

（1）诊断为细菌性感染者，方有指征应用抗菌药物 根据患者的症状、体征及血、尿常规等实验室检查结果，初步诊断为细菌性感染者以及经病原检查确诊为细菌性感染者方可应用抗菌药物；由真菌、结核分枝杆菌、非结核分枝杆菌、支原体、衣原体、螺旋体、立克次体及部分原虫等病原微生物所致的感染亦有指征应用抗菌药物。缺乏细菌及上述病原微生物感染的证据，诊断不能成立者，以及病毒性感染者，均无指征应用抗菌药物。

（2）尽早查明感染病原，根据病原种类及细菌药物敏感试验结果选用抗菌药物 抗菌药物品种的选用原则上应根据病原菌种类及病原菌对抗菌药物敏感或耐药，即细菌药物敏感试验（以下简称药敏）的结果而定。因此有条件的医疗机构，住院病人必须在开始抗菌治疗前，先留取相应标本，立即送细菌培养，以尽早明确病原菌和药敏结果；门诊病人可以根据病情需要开展药敏工作。

危重患者在未获知病原菌及药敏结果前，可根据患者的发病情况、发病场所、原发病灶、基础疾病等推断最可能的病原菌，并结合当地细菌耐药状况先给予抗菌药物经验治疗，获知细菌培养及药敏结果后，对疗效不佳的患者调整给药方案。

2. 根据患者的机体状况和病情合理用药

（1）根据患者的病理状况选药　肝、肾功能障碍的病人，对主要经肝代谢或对肝有损害的药物如红霉素、林可霉素、利福平、异烟肼、咪康唑、四环素类等；主要经肾排泄对肾有损害的药物，如氨基糖苷类、万古霉素、两性霉素、多黏菌素、磺胺类等，均必须减量慎用或避免使用，以免消除减慢、血药浓度偏高、半衰期延长，导致药物蓄积中毒。

（2）根据患者的生理状况选药

① 老年人的肝、肾功能渐趋减退，新生儿则发育未完善，应用磺胺类、氯霉素及硝基呋喃类等药物后可能导致肝肾损害，应禁用。儿童的皮肤较为菲薄，使用四环素、磺胺类及氟喹诺酮类等药物后，较易出现光敏感症状等。

② 妊娠期妇女使用氨基糖苷类药物可能损害胎儿的听神经及肾脏，故应禁用。孕期服用四环素类药物，可抑制胎儿骨骼与牙釉质发育，导致肢体畸形，还有造成肝脏损害的毒性等。妊娠晚期或临产时服用大量氯霉素可引起新生儿“灰婴综合征”，妊娠早期服用磺胺类、甲硝唑、利福平及 TMP 等药物可能有致畸作用，故应避免使用。

③ 哺乳期妇女长期大量服用氨苄青霉素可致新生儿腹泻或感染，如需要应用，可考虑暂停哺乳。氨基糖苷类、四环素、红霉素、氯洁霉素等均可排入乳汁，给乳儿带来不良影响，故哺乳期妇女应慎用或禁用。

（3）根据患者的遗传状况选药　如新生儿、早产儿患有遗传性 G-6-PD 缺陷时，应避免使用磺胺类、氯霉素及硝基呋喃类药物，否则可能导致溶血性贫血。此外，还要考虑病人的防御功能以及有无过敏史等全身状况，做出合理选择。

3. 按照药物的抗菌作用特点选择用药

对抗菌药物应了解其分类、抗菌谱、抗菌活性、人体药代动力学特点、适应证、与其他药物的相互作用、配伍禁忌、不良反应、耐药性以及制剂、剂量、给药途径与方法，才能做到“合理”用药。尤其是了解抗菌药耐药性的变迁，例如：广谱青霉素类氨苄西林曾是治疗大肠埃希菌感染的基础药，然而，有研究证实目前大肠埃希菌对其耐药性已达 60%左右，所以大肠埃希菌所致的严重感染不应用氨苄西林，而应该改用第三代头孢菌素或氟喹诺酮类药物治疗。

抗菌药要有效地控制感染，必须在感染部位达到有效的抗菌浓度。一般药物在血液丰富的组织（如肝、肾、肺等）中浓度较高，在血液供应较少的组织（如骨组织、皮肤等）中有效浓度低。对于药物分布较少的器官和组织的感染，应尽量选用在这些部位能达到有效浓度的药物。例如对骨髓炎患者，应选用在骨组织中浓度较高的克林霉素、林可霉素、氟喹诺酮类抗生素。泌尿道感染可选用主要以原形从肾脏排泄的，在泌尿道浓度高的药物，如头孢类、SMZ-TMP、青霉素类、氟喹诺酮类。因此，在选用抗生素时，一般应遵循以下基本原则。

（1）品种选择　根据病原菌种类及药敏结果选用抗菌药物，可参考卫生部《抗菌药物临床应用指导原则》。

（2）给药剂量　按各种抗菌药物的治疗剂量范围给药。治疗重症感染（如败血症、感染性心内膜炎等）和抗菌药物不易达到的部位的感染（如中枢神经系统感染等），抗菌药物剂量宜大（治疗剂量范围高限）；而治疗单纯性下尿路感染时，由于多数药物尿药浓度远高于血药浓度，则可应用较小剂量（治疗剂量范围低限）。

（3）给药途径

① 轻症感染可接受口服给药者，应选用口服吸收完全的抗菌药物，不必采用静脉或肌内注射给药。重症感染、全身性感染患者初始治疗应静脉给药，以确保药效；病情好转能口服时应及早转为口服给药。

② 抗菌药物宜尽量避免局部应用。皮肤黏膜局部应用抗菌药物后，很少被吸收，在感染部位不能达到有效浓度，反易引起过敏反应或导致耐药菌产生，因此治疗全身性感染或脏器感染时应避免局部应用抗菌药物。抗菌药物的局部应用只限于少数情况，例如全身给药后在感染部位难以达到治疗浓度时可加用局部给药作为辅助治疗。此情况见于治疗中枢神经系统感染时某些药物可同时鞘内给药；包裹性厚壁脓肿脓腔内注入抗菌药物以及眼科感染的局部用药等。某些皮肤表层及口腔、阴道等黏膜表面的感染可采用抗菌药物局部应用或外用，但应避免将主要供全身应用的品种作局部用药。局部用药宜采用刺激性小、不易吸收、不易导致耐药性和不易致过敏反应的杀菌剂，青霉素类、头孢菌素类等易产生过敏反应的药物不可局部应用。氨基糖苷类等耳毒性药物不可局部滴耳。

（4）给药次数　为保证药物在体内能最大地发挥药效，杀灭感染灶病原菌，应根据药代动力学和药效学相结合的原则给药。青霉素类、头孢菌素类和其他β-内酰胺类、红霉素、克林霉素等消除半衰期短者，应一日多次给药。氟喹诺酮类、氨基糖苷类等可一日给药一次（重症感染者例外）。

（5）疗程　抗菌药物疗程因感染不同而异，一般宜用至体温正常、症状消退后72～96h，特殊情况，妥善处理。但是，败血症、感染性心内膜炎、化脓性脑膜炎、伤寒、布鲁菌病、骨髓炎、溶血性链球菌咽炎和扁桃体炎、深部真菌病、结核病等需较长的疗程方能彻底治愈，并防止复发。

4. 严格控制抗菌药的应用

（1）病毒感染和发热不明者　上呼吸道感染有90%以上为病毒所引起，常见的如感冒、流感等疾病，除非有细菌混合感染迹象，否则应用抗生素无效。热型是诊断疾病的根据之一，对发热原因不明者随便使用抗菌药，可能会使患者临床症状不典型而贻误诊断。

（2）避免在皮肤黏膜上局部应用抗菌药　见本节抗生素应用管理部分的内容。

（3）预防性用药应严格掌握适应证　预防性用药仅限少数情况，不适当的预防用药不仅无益，反而促使耐药性的产生和患者不良反应的出现。

（4）抗菌药的联合应用

① 主要优点

a. 发挥药物的协同抗菌作用以提高疗效；

b. 延迟或减少耐药菌的出现；

c. 对混合感染或不能做细菌学诊断的病例，联合用药可扩大抗菌范围；

d. 联合用药可减少个别药的剂量，从而减少毒副反应。

滥用抗菌药物的联合应用，可能产生不利后果，如增加不良反应发生率；容易出现二重感染；耐药菌株更加增多；浪费药物；给人一种虚伪的安全感染，延误正确治疗。

② 联合应用指征。抗菌药物的联合应用要有明确指征，单一药物可有效治疗的感染，不需联合用药，仅在下列情况时有指征地联合用药。a. 病原菌尚未查明的严重感染，包括免疫缺陷者的严重感染。b. 单一抗菌药物不能控制的需氧菌及厌氧菌混合感染，2 种或 2 种以上病原菌感染。c. 单一抗菌药物不能有效控制的感染性心内膜炎或败血症等重症感染。d. 需长程治疗，但病原菌易对某些抗菌药物产生耐药性的感染，如结核病、深部真菌病。e. 由于药物的协同抗菌作用，联合用药时应将毒性大的抗菌药物剂量减少，如两性霉素 B 与氟胞嘧啶联合治疗隐球菌脑膜炎时，前者的剂量可适当减少，从而减少其毒性反应。联合用药时宜选用具有协同或相加抗菌作用的药物联合，如青霉素类、头孢菌素类等其他 β-内酰胺类与氨基糖苷类联合，两性霉素 B 与氟胞嘧啶联合。联合用药通常采用 2 种药物联合，3 种及 3 种以上药物联合仅适用于个别情况，如结核病的治疗。此外必须注意联合用药后药物不良反应将增多。

③ 联合用药可能产生的结果。两种抗菌药联合应用在体外或动物实验中可获得无关、相加、协同（增强）和拮抗等四种效果。抗菌药物依其作用性质可分为四大类：第一类为繁殖期杀菌剂，如青霉素类、头孢菌素类等；第二类为静止期杀菌剂，如氨基糖苷类、多黏菌素等，它们对静止期、繁殖期细菌均有杀灭作用；第三类为速效抑菌剂，如四环素类、氯霉素类与大环内酯类抗生素等；第四类为慢效抑菌剂，如磺胺类等。第一类和第二类合用常可获得协同作用，例如青霉素与链霉素或庆大霉素合用治疗肠球菌心内膜炎；青霉素破坏细菌细胞壁的完整性，有利于氨基糖苷类抗生素进入细胞内发挥作用。第一类与第三类合用可能出现拮抗作用。例如青霉素类与氯霉素或四环素类合用，由于后二药使蛋白质合成迅速被抑制，细菌处于静止状态，使繁殖期杀菌的青霉素干扰细胞壁合成的作用不能充分发挥，使其抗菌活性减弱。第二类和第三类合用可获得增强或相加作用。第四类慢效抑菌药与第一类可以合用，例如，治疗流行性脑膜炎时，青霉素可以和磺胺嘧啶合用而提高疗效。

应该指出上述资料多来自体外与动物试验在特定条件下的观察，与临床实际不尽相同，仅供参考。联合用药产生的作用也可因不同菌种和菌株而异，药物剂量和给药顺序也会影响效果。

5. 超级细菌（产 NDM-1 细菌）的用药

目前，有关产 NDM-1 细菌感染治疗的临床研究较少。产 NDM-1 细菌几乎对所有 β-内酰胺抗菌药物耐药，同时由于细菌具有其他耐药机制，对氨基糖苷类、喹诺酮类等也多耐药，对多黏菌素和替加环素具有较高体外敏感性。

（1）治疗原则　依据临床微生物检测结果，合理选择抗菌药物；临床微生物室应扩大抗菌药物敏感性测定范围，包括范围更广的非 β-内酰胺抗菌药物（如氨基糖苷类、喹诺酮类、替加环素、米诺环素、磷霉素、多黏菌素等），为临床用药提供参考；去除感染危险因素，尽量减少对患者的侵袭性操作，及时拔出导管、脓肿引流等；积极治疗原发疾病；根据临床特征进行中医辨证治疗。

（2）抗菌药物

① 替加环素（Tigecycline）。四环素类衍生物，超广谱抗菌药物，对产 NDM-1 细菌 MIC_{90} 值为 2～8mg/L，敏感率 56%～67%。临床研究显示：单用或联合用药治疗产碳青霉烯酶细菌感染有一定疗效。

② 多黏菌素（Polymyxine）。属多肽类抗菌药物，包括多黏菌素 B 和黏菌素 E 两种。多

黏菌素对产 NDM-1 细菌 MIC_{90} 为 2mg/L，敏感率 89%～100%。小样本研究提示单用治疗效果差，需要和其他药物联合用药。口服不吸收，需要静脉注射给药，肾毒性明显。

③ 碳青霉烯类。产 NDM-1 细菌对碳青霉烯类耐药，但体外 MIC 值差异较大，个别研究发现，对 MIC 值低（<4mg/L）的菌株感染有一定疗效，需要和其他药物联合使用。

④ 氨基糖苷类不同药物间呈部分交叉耐药。用药期间注意药物耳肾毒性。

⑤ 氟喹诺酮类。肠杆菌科细菌对喹诺酮类耐药突出，需要根据药物敏感性测定结果选择药物。

⑥ 磷霉素体外研究表明其对部分耐药菌有效，但缺乏临床研究数据。

（3）治疗方案

① 轻、中度感染单用敏感药物即可，如氨基糖苷类、喹诺酮类、磷霉素等，也可联合用药，如氨基糖苷类联合环丙沙星、环丙沙星联合磷霉素等。无效患者可以选用替加环素、多黏菌素。

② 重度感染根据药物敏感性测定结果，选择敏感或相对敏感抗菌药物联合用药，如替加环素联合多黏菌素、替加环素联合磷霉素、替加环素联合氨基糖苷类、碳青霉烯类联合氨基糖苷类、碳青霉烯类联合多黏菌素、喹诺酮类联合碳青霉烯类等。应严密观察患者治疗反应，及时根据药物敏感性测定结果以及临床治疗反应调整治疗方案。

（四）抗菌药物预防性应用的基本原则

目前，临床预防性应用抗生素相当普遍。抗菌药物的预防性应用为防止金黄色葡萄球菌、大肠杆菌入侵伤口或草绿色链球菌、粪肠球菌入侵血液循环的一二种特殊细菌的感染，可能获得较好的效果，但想预防多种细菌的入侵，往往是徒劳无益的。据估计目前预防用药的占抗菌药物应用总量的 30%～40%，但有明确指征的仅为少数，不适当的预防给药可引起病原菌高度耐药和发生继发性感染而难以控制。因此，对无指征或指征不明显，如休克、昏迷、心衰或绝大部分无菌性外科手术病人，采用抗菌药物的预防性用药不但无益，反而有害。抗菌药物的预防性用药只适用于有一定指征者。

1. 内科及儿科预防用药

① 用于预防一种或两种特定病原菌入侵体内引起的感染，可能有效；如目的在于防止任何细菌入侵，则往往无效。

② 预防在一段时间内发生的感染可能有效；长期预防用药，常不能达到目的。

③ 患者原发疾病可以治愈或缓解者，预防用药可能有效。原发疾病不能治愈或缓解者（如免疫缺陷患者），预防用药应尽量不用或少用。对免疫缺陷患者，宜严密观察其病情，一旦出现感染征兆时，在送检有关标本做培养的同时，首先给予经验治疗。

④ 通常不宜常规预防性应用抗菌药物的情况：普通感冒、麻疹、水痘等病毒性疾病，昏迷、休克、中毒、心力衰竭、肿瘤、应用肾上腺皮质激素等患者。

2. 外科手术预防用药

（1）外科手术预防用药的目的　预防手术后切口感染，以及清洁-污染或污染手术后手术部位感染及术后可能发生的全身性感染。

（2）外科手术预防用药的基本原则　根据手术野有否污染或污染可能，决定是否预防应用抗菌药物。

① Ⅰ类切口手术常用预防抗菌药物为头孢唑啉或头孢拉定。

② Ⅰ类切口手术常用预防抗菌药物单次使用剂量：头孢唑啉 1～2g；头孢拉定 1～2g；头孢呋辛 1.5g；头孢曲松 1～2g；甲硝唑 0.5g。

③ 对β-内酰胺类抗菌药物过敏者，可选用克林霉素预防葡萄球菌、链球菌感染，可选用氨曲南预防革兰阴性杆菌感染。必要时可联合使用。

④ 耐甲氧西林葡萄球菌检出率高的医疗机构，如进行人工材料植入手术（如人工心脏瓣膜置换、永久性心脏起搏器置入、人工关节置换等），也可选用万古霉素或去甲万古霉素预防感染。

目标检测

一、选择题

1. 化疗指数可用下列哪个比例关系来衡量（　　）。

A. ED_{95}/LD_5　B. ED_5/LD_{95}　C. LD_{50}/ED_{50}　D. LD_{95}/ED_5　E. LD_5/ED_{95}

2. 下列抗菌药物中，化疗指数最大的是（　　）。

A. 红霉素　B. 氯霉素　C. 青霉素　D. 庆大霉素　E. 四环素

3. 抗菌谱是指（　　）。

A. 抗菌药物杀灭细菌的强度　B. 抗菌药物抑制细菌的能力

C. 抗菌药物的抗菌程度　D. 抗菌药物的抗菌范围

E. 抗菌药物对耐药菌的疗效

4. 抗菌药物与细菌短暂接触，当血药浓度降至 MIC 以下或消失后，细菌生长仍受到持续性抑制的现象称为（　　）。

A. 抗菌谱　B. 抗菌活性　C. 抗菌后效应　D. 抗菌强度　E. 最小抑菌浓度

5. 有关细菌耐药性，正确的描述是（　　）。

A. 细菌与药物多次接触后，对药物的敏感性下降甚至消失

B. 细菌与药物一次接触后，对药物的敏感性下降甚至消失

C. 是抗菌药物失去抗菌活性的原因　D. 是药物不良反应的一种表现

E. 是细菌毒性大

6. 下列哪种抗菌药物不属于杀菌剂（　　）。

A. 青霉素　B. 链霉素　C. 红霉素　D. 多黏菌素　E. 头孢菌素

7. 有甲、乙、丙三药，其 LD_{50} 分别为 40mg/kg、40mg/kg、60mg/kg，ED_{50} 分别为 10mg/kg、20mg/kg、20mg/kg，三药安全性的大小是（　　）。

A. 甲＝乙＝丙　B. 甲＞乙＞丙　C. 甲＜乙＜丙

D. 甲＞丙＞乙　E. 甲＜丙＜乙

8. 下列哪组抗菌药物合用可获协同作用（　　）。

A. 青霉素＋氯霉素　B. 青霉素＋四环素　C. 头孢菌素＋红霉素

D. 青霉素＋庆大霉素　E. 头孢菌素＋氯霉素

二、简答题

1. 简述抗菌后效应的概念与临床意义。

2. 简述抗菌药物的作用机制，细菌产生耐药性的机制及防治措施。

3. 抗菌药物临床应用的基本原则有哪些？在哪些情况下应联合使用抗菌药物？

（朱建国，向敏）

第二节 β-内酰胺类抗生素

学习目标

通过学习β-内酰胺类抗生素的基本理论、基本知识，学会合理选择抗生素类药物，为今后临床药物治疗学的学习奠定基础。

能力目标

学会分析、解释涉及本章药物处方的合理性，具备提供用药咨询服务的能力。

知识链接

1928年的一天，英国细菌学家弗莱明在他简陋的实验室里研究葡萄球菌。由于盖子没盖好，他发觉琼脂上葡萄球菌菌落不见了，仔细研究发现其周围附了一层青霉菌。他通过多次重复试验，证明青霉菌中有一种物质可以将葡萄球菌杀死。弗莱明据此推测青霉菌能产生一种杀死葡萄球菌的物质即青霉素。1935年，英国牛津大学生物化学家钱恩和物理学家弗罗里对弗莱明的发现大感兴趣。钱恩负责青霉菌的培养和青霉素的分离、提纯，使其抗菌力提高了几千倍，弗罗里负责观察对动物感染的效果。至此，青霉素的功效得到了证明。青霉素的发现和生产，拯救了千百万肺炎、脑膜炎、脓肿、败血症患者的生命，及时抢救了许多的伤病员。青霉素的出现，曾轰动世界。弗莱明、钱恩、弗罗里于1945年共同获得诺贝尔医学和生理学奖。

案　例

案例1　宋某，女，24岁。因牙周肿痛发热，接受青霉素皮试，病人左前臂内侧部皮内注射青霉素皮试液后感全身发痒，四肢发麻。1min后皮肤出现红斑，面部及两臂呈橘皮样肿胀。口唇发绀，痉挛性咳嗽，呼吸带哮鸣音，表情淡漠，神志不清，四肢厥冷，呼吸浅表，脉搏摸不到，血压80/50mmHg，心音弱而四肢肌肉松弛。

案例2　杨某，女，22岁，咳嗽咳痰伴发热3天，诊断为青霉素敏感的肺炎链球菌肺炎，予青霉素钠800万单位+5%葡萄糖注射液静脉滴注，每日1次，使用3天，请分析患者用药合理性。

β-内酰胺类抗生素（β-lactams）系指化学结构中具有β-内酰胺环的一大类抗生素，包括青霉素与头孢菌素，以及头霉素类、单环β-内酰胺类等其他非典型β-内酰胺类抗生素。此类抗生素具有杀菌活性强、毒性低、适应证广及临床疗效好的优点。本类药的化学结构，特别是侧链的改变形成了许多不同抗菌谱和抗菌作用以及各种临床药理学特性的抗生素。

一、青霉素类抗生素

青霉素类抗生素包括天然青霉素和人工半合成的青霉素，结构中含有6-氨基青霉烷酸（6-APA）母核，临床上常用的有青霉素和各种半合成青霉素。见图11-3。

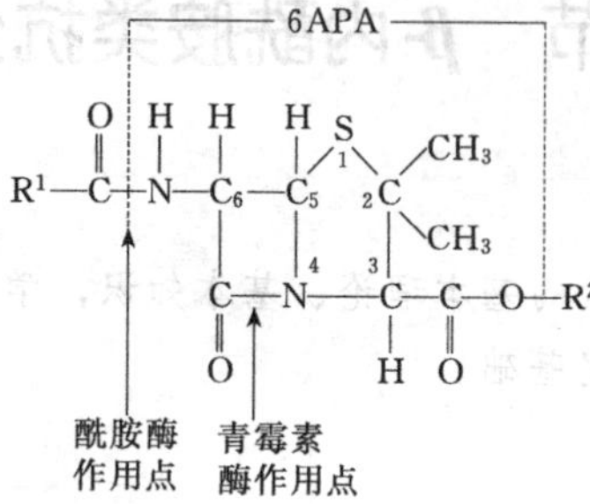

图11-3 青霉素类的基本化学结构

（一）天然青霉素

青霉素G（Penicillin G，苄青霉素）

青霉素G又名苄青霉素（Benzyl Penicillin），是天然青霉素，侧链为苄基。常用其钠盐或钾盐，其晶粉在室温中稳定，易溶于水，水溶液在室温中不稳定，20℃放置24h，抗菌活性迅速下降，且可生成有抗原性的降解产物，故青霉素G应在临用前配成水溶液。

【体内过程】 青霉素G遇酸易被分解，口服吸收差，一般采用肌注或静脉给药。肌注100万单位后吸收快且甚完全，0.5h达血药浓度峰值，约为20U/ml，消除半衰期为1/2h。青霉素G的血清蛋白结合率为46%～58%。青霉素G主要分布于细胞外液，并能广泛分布于各种关节腔、浆膜腔、间质液、淋巴液、胎盘、肝、肾、肺、横纹肌、中耳液等。青霉素G的脂溶性低，进入细胞量减少；房水与脑脊液含量也较低，但炎症时青霉素G透入脑脊液和眼的量可略提高，能达有效浓度。青霉素G几乎全部以原形迅速经尿排泄，约10%经肾小球过滤，90%经肾小管分泌。无尿患者青霉素G $t_{1/2}$ 可延长达10h。丙磺舒可与青霉素G竞争肾小管分泌，两药合用时能提高青霉素G的血药浓度，延长其半衰期。

为了延长青霉素G的作用时间，还可采用难溶制剂普鲁卡因青霉素（Procaine Penicillin）和苄星青霉素（Benzathine Penicillin；长效西林，Bicillin）。它们的水悬剂或油制剂肌内注射后，在注射部位缓慢溶解吸收。普鲁卡因青霉素一次注射40万单位，可维持24h，苄星青霉素溶解度极小，一次注射120万单位，可维持15天。

【抗菌作用】

（1）抗菌谱 青霉素G对繁殖期的敏感菌有强大杀菌作用，对机体无明显毒性。青霉素G主要用于革兰阳性球菌：溶血性链球菌、不产酶的金黄色葡萄球菌、敏感的肺炎链球菌。革兰阳性杆菌：白喉棒状杆菌、炭疽芽孢杆菌、厌氧的破伤风梭菌、产气荚膜梭菌、肉毒梭菌等。革兰阴性球菌：脑膜炎奈瑟菌对青霉素G高度敏感。淋病奈瑟菌对青霉素G耐药已非常普遍。螺旋体：梅毒螺旋体、钩端螺旋体，兔咬热螺菌对青霉素G高度敏感。放线菌病。

(2) 机制 青霉素G通过与青霉素结合蛋白(penicillin binding proteins, PBP)作用,抑制细胞壁黏肽合成酶,从而阻碍细胞壁黏肽合成,使细菌细胞壁缺损,菌体膨胀裂解。

【临床应用】 对青霉素G敏感的细菌所致感染,常首选青霉素G治疗。

(1) 链球菌感染 溶血性链球菌引起的咽炎、猩红热、蜂窝织炎、化脓性关节炎、肺炎、产褥热及败血症;草绿色链球菌和粪链球菌引起的脑膜炎、心内膜炎和败血症等感染青霉素仍是首选治疗药物。

(2) 肺炎链球菌感染 敏感肺炎链球菌引起的大叶性肺炎,可作为首选药物。

(3) 脑膜炎双球菌和其他敏感菌引起的脑膜炎 在脑膜出现炎症时,对青霉素的通透性增加,大剂量的青霉素治疗有效,成人起始剂量每日1000万~2000万单位,分4次静脉滴注。

(4) 螺旋体感染 钩端螺旋体病、梅毒、回归热等,青霉素G是治疗首选药物,必须早期、大剂量使用。

(5) 放线菌病 需要用大剂量、长疗程;必要时配合外科手术。

【不良反应及用药说明】 青霉素G的毒性很低,主要不良反应如下。

(1) 过敏反应 最常见有过敏反应,表现为药疹、血清病型反应等。严重者可出现过敏性休克,表现为胸闷、心悸、呼吸困难、喉头填塞感、畏寒、出冷汗、面色苍白、发绀、四肢厥冷、烦躁不安、脉搏细弱、血压下降、晕厥,若抢救不及时,甚至昏迷、窒息而死亡。

防治措施主要有:详细询问过敏史,青霉素类抗菌药过敏者禁用,有其他药过敏史者慎用。在用药前应先做皮试,阳性者禁用。停用3天以上需重做皮试。注射剂应临用前新鲜配制,青霉素盐静滴时以适量生理盐水作溶剂较好,且在临用前用生理盐水稀释后单独使用,绝对使用专用注射器;严禁与碱性药物配伍。给药后留下病人观察30min,50%的超敏反应在给药后几秒钟到5min内发生,其余大约在30min内发生,极少数亦可延迟至治疗后数天或数周后发生。皮试时应做好急救准备,一旦发生,立即肌注或皮下注射0.1%肾上腺素溶液0.5~1.0ml,必要时可加用糖皮质激素和抗组胺药物以增强疗效和防止复发,同时采取其他急救措施以防止休克引起的死亡。用药期间常规监测肝、肾功能及电解质水平,并据此调整使用剂量。为避免肌注的疼痛和静注引起的静脉炎,应隔1~2天更换注射部位。

(2) 赫氏反应(Herxheimer reaction) 在青霉素治疗梅毒或钩端螺旋体病时可有症状加剧现象,称为赫氏反应。此反应一般发生于青霉素开始治疗后6~8h,于12~24h消失,表现为全身不适、寒战、发热、咽痛、胁痛、心跳加快等;同时可有病变加重现象,甚至危及生命。此反应可能为螺旋体抗原与相应抗体形成免疫复合物的结果,或与螺旋体释放非内毒素致热原有关。

(3) 青霉素脑病 静脉滴注大剂量青霉素,可引起肌肉痉挛、抽搐、昏迷等反应,偶可致精神失常,甚至死亡。静滴时应控制用量与滴速,不宜静脉推注。

(4) 青霉素钾或钠极易溶于水,水溶液中β-内酰胺环易裂解,水解率随温度升高而加速,裂解为无活性产物青霉酸和青霉素噻唑酸,后两者可降低pH值,使青霉素水解进一步加强,所以注射液应新鲜配制应用。

(5) 青霉素可肌内注射或静脉注射给药,当成人每日剂量超过500万单位时宜静脉给药。静脉给药时应采用青霉素钠，以分次静脉滴注为宜，一般每6h1次。

（6）肌内注射　50万单位的青霉素钠或钾，加灭菌注射用水1ml使溶解；超过50万单位者则需加灭菌注射用水2ml，不应以葡萄糖注射液作溶剂。静脉给药的速度不能超过每分钟50万单位，以免发生中枢神经系统毒性反应。

（7）其他　肌内注射局部可发生周围神经炎。大剂量静注应监测血清离子浓度，以防发生高钠血症、高钾血症。

（二）半合成青霉素

青霉素杀菌作用强、毒性低，但其不耐酸，金黄色葡萄球菌易产生耐药性且易引起过敏性休克。为克服这些缺点，将青霉素进行结构改造，在其母核6-APA上，加上不同侧链，得到一系列半合成的青霉素。

（1）耐酸青霉素　苯氧青霉素包括青霉素V和苯氧乙基青霉素。抗菌谱与青霉素相同，抗菌活性不及青霉素，耐酸、口服吸收好，但不耐酶，不宜用于严重感染。

（2）耐酶青霉素　常用的有：苯唑西林（Oxacillin），氯唑西林（Cloxacillin），双氯西林（Dicloxacillin）与氟氯西林（Flucloxacillin）。耐酸、耐酶、可口服。不易被酶水解，主要用于产β-内酰胺酶的耐药金葡菌感染。以双氯西林最强，依次为氟氯西林、氯唑西林、苯唑西林等。不良反应均与青霉素相似。

（3）广谱青霉素　对革兰阳性及阴性菌都有杀菌作用，对革兰阴性菌作用优于青霉素G。耐酸可口服，但不耐酶。常用药物有氨苄西林（Ampicillin）和阿莫西林（Amoxycillin）。

临床主要用于：①呼吸道感染，对流感嗜血杆菌、化脓性链球菌、肺炎链球菌作用强，对鼻窦炎、中耳炎、慢性支气管炎的急性恶化经常有效。②尿道感染，最多见者是大肠埃希菌，氨苄西林疗效好。对肠球菌引起的尿道感染，用阿莫西林有效。③脑膜炎，对细菌性脑膜炎，采用氨苄西林加第三代头孢菌素治疗更为合理。④沙门菌属感染，伤寒、副伤寒选用大剂量的氨苄西林有效。

（4）抗铜绿假单胞菌广谱青霉素　本组药物的抗菌谱较广、抗菌作用强，对铜绿假单胞菌有强大抗菌作用。

① 羧苄西林（Carbenicillin）。抗菌谱与氨苄西林相似。对铜绿甲单胞菌及变形杆菌作用较强。口服吸收差，需注射给药，肾功能损害时作用时间延长，主要用于铜绿甲单胞菌及大肠杆菌所引起的各种感染。单用时细菌易产生耐药性，常与庆大霉素合用，但不能混合静脉注射。毒性低，偶也引起粒细胞缺乏及出血。

② 磺苄西林（Sulbenicillin）。抗菌谱和羧苄西林相似，抗菌活性较强。口服无效，胆汁中药物浓度为血药浓度的3倍，尿中浓度尤高，主要用于治疗泌尿生殖道及呼吸道感染。副作用为胃肠道反应，偶有皮疹、发热等。

③ 哌拉西林（Piperacillin）。抗菌谱广与羧苄西林相似，而抗菌作用较强，对各种厌氧菌均有一定作用。与氨基糖苷类合用对铜绿甲单胞菌和某些脆弱拟杆菌及肠杆菌科细菌有协同作用。除产青霉素酶的金葡菌外，对其他革兰阴性球菌和炭疽杆菌等均甚敏感。不良反应较少，可供肌注及静脉给药。胆汁中浓度较高，目前在临床已广泛应用。

（5）抗革兰阴性杆菌　包括美西林（Mecillinam）和替莫西林（Temocillin），是窄谱抗革兰阴性杆菌青霉素。美西林单独使用作用弱，需要加用其他抗菌药物；替莫西林用于除铜绿假单胞菌外的产酶耐药革兰阴性杆菌感染疗效较好。

二、头孢菌素类

头孢菌素类抗生素是从头孢菌素的母核 7-氨基头孢烷酸（7-ACA）接上不同侧链而成的 β-内酰胺类抗生素。其理化特性、抗菌作用、抗菌机制和临床应用方面与青霉素相类似。本类抗生素具有抗菌谱广、杀菌力强、对胃酸及对 β-内酰胺酶稳定、过敏反应少等优点。根据其抗菌作用特点及临床应用不同，可分为四代头孢菌素。见图 11-4。

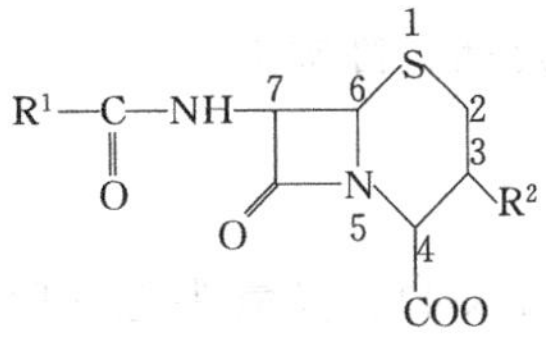

图 11-4 头孢菌素类的基本结构

【分类、作用与应用】 根据头孢菌素类的抗菌作用特点、临床应用及对肾脏毒性的不同，可分为四代（表 11-1）。

表 11-1 头孢菌素类药物的作用特点及应用

分类	药物名称	作用特点及应用
第一代	头孢噻吩 头孢唑啉 头孢氨苄 头孢羟氨苄 头孢拉定	①对革兰阳性菌的作用强于第二代和第三代；②对革兰阴性菌的作用不及第二代、第三代，对铜绿假单胞菌无效；③对金葡菌产生的 β-内酰胺酶较稳定，但可被革兰阴性菌产生的 β-内酰胺酶破坏；④有肾毒性；⑤主要用于敏感菌所致呼吸道、尿路感染及皮肤、软组织感染
第二代	头孢孟多 头孢呋辛 头孢克洛	①对革兰阳性菌的作用略逊于第一代，强于第三代；②对革兰阴性菌作用较强，对厌氧菌有一定作用，但对铜绿假单胞菌无效；③对多种 β-内酰胺酶较稳定；④肾毒性较小；⑤主要用于敏感菌所致肺炎、尿路感染、胆道感染、菌血症及其他组织器官感染
第三代	头孢噻肟 头孢曲松 头孢他定 头孢哌酮 头孢克肟	①对革兰阳性菌的作用较第一代、第二代弱；②对革兰阴性菌包括肠杆菌类、铜绿假单胞菌及厌氧菌作用均较强；③对多种 β-内酰胺稳定性较高；④对肾基本无毒性；⑤主要用于危及生命的败血症、脑膜炎、肺炎、尿路严重感染、骨髓炎及铜绿假单胞菌感染
第四代	头孢吡肟 头孢匹罗	①对革兰阳性菌、革兰阴性菌均有高效；②对 β-内酰胺酶高度稳定；③无肾毒性；④用于对第三代头孢菌素耐药的细菌感染

【不良反应】

（1）超敏反应　常见皮疹、药热等，偶见过敏性休克。青霉素过敏者约 5%～10%对头孢菌素类有交叉过敏反应，故对青霉素过敏者，需做皮试。

（2）肾毒性　第一代肾毒性大，尤其大剂量应用时或与氨基糖苷类合用时肾损害明显。

（3）消化道反应　口服可引起恶心、呕吐、食欲不振等。

（4）其他　第三、第四代头孢菌素久用偶可致二重感染。头孢孟多、头孢哌酮可引起低凝血酶原血症或血小板减少。静脉给药可引起静脉炎。肌内注射可致局部疼痛。大剂量静注可出现高钠血症。

三、非典型β-内酰胺类抗生素

（一）头霉素类

头霉素（cephamycin）类药物包括头孢西丁（Cefoxitin）、头孢美唑（Cefmetazole）、头孢替坦（Cefotetan）等。这些药物抗菌谱广，对革兰阴性菌作用较强，对厌氧菌有抗菌活性，对多种β-内酰胺酶稳定。临床上用于盆腔感染、妇科感染及腹腔等需氧与厌氧菌混合感染。不良反应常见皮疹、注射部位疼痛、静脉炎。

（二）氧头孢烯类

属于本类的有拉氧头孢（Latamoxef）、氟氧头孢（Flomoxef），属广谱抗生素，抗菌活性与头孢噻肟相仿，对革兰阳性和阴性菌及厌氧菌，尤其脆弱拟杆菌的作用强，对β-内酰胺酶极稳定，血药浓度维持较久。

（三）碳青霉烯类

包括亚胺培南（Imipenem）、美洛培南（Meropenem）、帕尼培南（Panipenem）等，具有抗菌谱广、抗菌作用强、耐酶等特点。亚胺培南在体内易被去氢肽酶水解失活，本品与肽酶抑制剂西司他丁（Cilastatin）按1∶1比例合用可抑制亚胺培南被去氢肽酶水解，而美洛培南不受去氢肽酶影响。

亚胺培南（Imipenem）

对革兰阳性、阴性的需氧和厌氧菌具有抗菌作用。本品对肺炎链球菌、化脓性链球菌、金黄色葡萄球菌（包括产酶株）、大肠杆菌、克雷伯杆菌、不动杆菌部分菌株、脆弱拟杆菌及其他拟杆菌、消化球菌和消化链球菌的部分菌株很敏感。用于敏感菌所致的各种感染，特别适用于多种细菌复合感染和需氧菌及厌氧菌的混合感染，如腹膜炎、肝胆感染、腹腔内脓肿、阑尾炎、妇科感染、下呼吸道感染、皮肤和软组织感染、尿路感染、骨和关节感染以及败血症等。

本品静脉使用时速度太快可引起血栓静脉炎，肌内注射时可引起局部疼痛、红斑、硬结等，宜注意改换注射部位；可有氨基转移酶、血胆红素或碱性磷酸酶升高；可有血肌酐和血尿素氮升高；儿童用本药时常可发现红色尿，这是由于药物引起变色，并非血尿；可有神经系统方面的症状，如肌痉挛、精神障碍等。

（四）单环β-内酰胺类抗生素

氨曲南（Aztreonam）和卡芦莫南（Carumonam）已经用于临床。对需氧革兰阴性菌具有强大杀菌作用，并具有耐酶、低毒、对青霉素等无交叉过敏等优点，可用于青霉素过敏患者，并常作为氨基糖苷类的替代品使用。可用于产酶耐药阴性杆菌包括铜绿假单胞菌引起的各种感染。

（五）β-内酰胺酶抑制剂

克拉维酸（Clavulanic Acid，棒酸）

为氧青霉烷类广谱β-内酰胺酶抑制剂，抗菌谱广，但抗菌活性低。与多种β-内酰胺类抗生素合用时，抗菌作用明显增强。克拉维酸可以分别和阿莫西林与替卡西林组合成复方制剂。

舒巴坦（Sulbactam，青霉烷砜）

为半合成β-内酰胺酶抑制剂，对金葡菌与革兰阴性杆菌产生的β-内酰胺酶有很强且不可逆地抑制作用，抗菌作用略强于克拉维酸，但需要与其他β-内酰胺类抗菌药物合用，有明显抗菌协同作用。舒巴坦和氨苄西林以 1∶2 组合成复方制剂，可供肌内或静脉注射。舒巴坦和头孢哌酮以 1∶2 组合成复方制剂供静脉滴注。

案例分析

案例 1 青霉素过敏反应来势凶猛，发展迅速，预后不好。过敏性休克的主要表现是外周循环衰竭，心肌收缩力减弱，支气管黏膜下水肿，脑缺氧等。

案例 2 该患者可以使用青霉素钠治疗。但是要做到：首先，在给药前必须要进行皮试，并准备好抗休克措施；其次，输液溶剂建议改为生理盐水；再次，给药方法建议改为 320 万单位，每日 3～4 次。

目标检测

一、单项选择题

1. 具有一定肾毒性的β-内酰胺类抗生素是（ ）。
   A. 青霉素 G B. 耐酶青霉素类 C. 半合成广谱青霉素类 D. 第一代头孢菌素类
   E. 第三代头孢菌素类
2. 青霉素在体内的主要消除方式是（ ）。
   A. 肝脏代谢 B. 胆汁排泄 C. 被血浆酶破坏 D. 肾小球滤过 E. 肾小管分泌
3. 具有一定肾脏毒性的头孢菌素是（ ）。
   A. 头孢噻吩 B. 头孢西丁 C. 头孢曲松 D. 头孢他啶 E. 头孢哌酮
4. 属单环β-内酰胺类的药物是（ ）。
   A. 哌拉西林 B. 亚胺培南 C. 舒巴坦 D. 氨曲南 E. 拉氧头孢
5. 青霉素治疗哪种疾病时可引起赫氏反应（ ）。
   A. 大叶性肺炎 B. 回归热 C. 梅毒或钩端螺旋体病
   D. 破伤风 E. 草绿色链球菌的心内膜炎
6. 下列防治青霉素 G 过敏反应的措施中，不正确的是（ ）。
   A. 注意询问过敏史 B. 做皮肤过敏试验 C. 注射后应观察 20min 左右
   D. 出现过敏性休克时首选肾上腺素 E. 出现过敏性休克时首选扑尔敏

二、简答题

1. 试述青霉素的抗菌谱、用途、主要不良反应及防治措施。
2. 简述头孢菌素类分类，各类代表药及其特点。

（朱建国 ，向敏）

第三节　大环内酯类、克林霉素类、糖肽类抗生素

学习目标

1. 通过学习大环内酯类抗生素的基本理论、基本知识，学会合理选择抗生素类药物，为今后临床药物治疗学的学习奠定基础。

2. 知道大环内酯类药物分类，说出代表药物包括红霉素、林可霉素、克林霉素、万古霉素的抗菌谱、临床用途、不良反应和用药注意事项等知识。

能力目标

学会分析、解释涉及本章药物处方的合理性，具备提供用药咨询服务的能力。

知识链接

军团病（Legionnaires disease）是嗜肺军团杆菌所致的急性呼吸道传染病。1976 年美国费城退伍军人协会会员中爆发急性发热性呼吸道疾病。221 人感染疾病，死亡 34 人。由于大多数死者都是军团成员，因此称为军团病或退伍军人症。军团病病菌主要来自土壤和污水，由空气传播，自呼吸道侵入。临床上分为两种类型：一种是以发热、咳嗽和肺部炎症为主的肺炎型；另一种是以散发为主、病情较轻，仅表现为发热、头痛、肌痛等，而无肺部炎症的非肺炎型，又称庞提阿克热（Pontiac fever）。

案　例

案例 1　乔某，男，6 岁，高热，呼吸困难，双肺有广泛小水泡音，诊断为“支气管肺炎”，青霉素皮试阳性，宜选用何种药物治疗？

案例 2　徐某，男，61 岁，有哮喘病史 20 年，长期服用氨茶碱。患者近日受凉后出现咳嗽，咳黄脓痰，胸闷气急，两肺哮鸣音，散在湿啰音，急诊予甲强龙 40mg 静脉滴注，乳糖酸红霉素 1g bid 静脉滴注。请向患者指出重要注意事项。

一、大环内酯类

大环内酯类抗生素因共同具有大环内酯环基本结构而被命名，按其大环结构含碳母核的不同，可分为 14 元环、15 元环和 16 元环大环内酯类抗生素。本类抗生素对革兰阳性菌及支原体抑制活性较高，毒性低、口服方便。自 1952 年第一代大环内酯类抗生素产品——红霉素上市后，该大类药物不断扩充，第二代大环内酯类阿奇霉素、克拉霉素等对流感嗜血杆菌、肺炎支原体或肺炎衣原体等的抗微生物活性增强、口服生物利用度提高、给药剂量减小、不良反应亦较少、临床适应证有所扩大，使本类抗生素迅速成为全球抗感染用药中一个十分重要的类别。第三代大环内酯类抗生素为酮基内酯类抗生素，如泰利霉素，特点是可治疗耐红霉素类的肺炎链球菌引起的感染，克服了与红霉素交叉耐药问题。大环内酯类抗生素还具有抗幽门螺杆菌、非特异性抗炎、抗过敏、免疫调节等作用，在许多非感染疾病治疗中发挥作用。

红霉素（Erythromycin）

红霉素从链丝菌（*S. erythreus*）中分离而得，其性状稳定，遇酸降解。

【体内过程】 红霉素不耐酸，口服用糖衣片。无味红霉素是其丙酸酯的十二烷酸盐，能耐酸、无味，适于儿童患者服用。红霉素口服吸收快，2h 血药浓度达到高峰，可维持 6～12h，$t_{1/2}$约 2h。乙琥红霉素为酯化红霉素，在体内释出红霉素。红霉素吸收后可迅速分布于组织、各种腺体并易透过胎盘和滑膜囊腔等。药物在体内大部分经肝破坏，胆汁中浓度高，约为血浆浓度的 10 倍，仅少量药物（12%）由尿排泄。

【抗菌作用】 抗菌谱近似青霉素，对革兰阳性菌如金葡菌（包括耐青霉素菌株）、肺炎球菌、链球菌、炭疽杆菌、猪丹毒丝菌、腐败梭菌、气肿疽梭菌等均有较强的抗菌作用。革兰阴性菌如脑膜炎球菌、淋球菌、流感杆菌、百日咳杆菌、布氏杆菌及军团菌（Legionella）等对红霉素也都高度敏感。此外。对弯杆菌、某些螺旋体、支原体、立克次体和衣原体等也有良好作用。金葡菌对红霉素可产生耐药性，大环内酯类抗生素之间有部分交叉耐药性。

红霉素的抗菌机制是它能与细菌核蛋白体的 50S 亚基结合，抑制转肽作用及（或）信使核糖核酸（mRNA）移位，从而抑制蛋白质合成。

【临床应用】 红霉素主要用于治疗耐青霉素的金葡菌感染和青霉素过敏患者。其效果不及青霉素，且易产生耐药性，但停药数月后，又可恢复其敏感性。红霉素是支原体肺炎、沙眼衣原体所致婴儿肺炎及结肠炎、弯曲杆菌所致败血症或肠炎及军团病的首选药。

【不良反应及用药说明】

(1) 胃肠道反应　本品刺激性大，口服可引起消化道反应，如恶心、呕吐、上腹部不适及腹泻等。因食物影响红霉素吸收，故应在进食后一段时间才口服药物。

(2) 肝损害　红霉素酯化物引起肝损害，出现转氨酶升高、肝肿大及胆汁淤积性黄疸等，及时停药可恢复；肝病患者禁用或慎用红霉素。

(3) 假膜性肠炎　口服红霉素偶可致肠道菌群失调引起假膜性肠炎。

(4) 红霉素静滴速度不宜过快，浓度不宜过高，否则易发生疼痛及静脉炎，肌注可致疼痛，不宜采用。

(5) 红霉素乳糖酸盐应先以注射用水配制成 5%的溶液，再用生理盐水或 5%葡萄糖溶液稀释后使用（切忌直接用生理盐水配制，可产生沉淀），并且以葡萄糖液稀释后立即滴注，防止久置失效。

阿奇霉素（Azithromycin）

阿奇霉素为 15 元环大环内酯类抗生素。抗菌谱与红霉素相近，作用较强，对流感嗜血杆菌、淋球菌的作用比红霉素强 4 倍；对军团菌比红霉素强 2 倍；对绝大多数革兰阴性菌的 MIC＜1μg/ml，对梭状芽孢杆菌的作用也比红霉素强，应用于金黄色葡萄球菌感染比红霉素有效。此外，本品对弓形体、梅毒螺旋体也有良好的杀灭作用。临床可用于急性咽炎、急性扁桃体炎、鼻窦炎、中耳炎、急性支气管炎、慢性支气管炎急性发作、沙眼衣原体及非多种耐药淋病奈瑟菌所致的尿道炎和宫颈炎，敏感细菌引起的皮肤软组织感染。与红霉素相比，阿奇霉素的每日给药次数和给药剂量明显减少，不良反应发生率下降。

克拉霉素（Clarithromycin）

抗菌谱与红霉素相似，对胃酸稳定，对革兰阳性菌作用更强，对部分革兰阴性菌、链球菌属、支原体及衣原体等均有抗菌活性。对肺炎链球菌、化脓性链球菌、金葡菌、卡他莫拉菌、流感嗜血杆菌及肺炎支原体等有效。临床主要用于支气管炎、肺炎、咽喉炎、扁桃体炎、支原体肺炎、皮肤及软组织感染、中耳炎、牙周炎、百日咳、猩红热。不良反应发生率低于红霉素，常见胃肠道反应有恶心、呕吐、腹泻与食欲不振等。可作为根除幽门螺杆菌常用三联治疗方案的药物之一。

罗红霉素（Roxithromycin）

为 14 元环的半合成新大环内酯类抗生素，主要作用于革兰阳性菌、厌氧菌、衣原体和支原体等。其体外抗菌作用与红霉素相类似，体内抗菌作用比红霉素强 1～4 倍。具有良好的药动学特性，血及组织浓度高，半衰期长（12～14h），从而可降低用量，减少给药次数(每日1～2次)，减少不良反应。主要适应证为敏感菌所致的五官、呼吸道、生殖系统及皮肤感染。

泰利霉素（Telithromycin）

泰利霉素是半合成大环内酯-林可酰胺-链阳菌素 B（MLSB）家族中的第一个抗菌药物，属酮内酯类抗生素，具有广谱抗菌活性、较低的选择性耐药性和与其他酮类抗生素的交叉耐药性。在目前社区获得性呼吸道致病菌对β-内酰胺类、大多数大环内酯类抗生素耐药性日益增多的情况下，泰利霉素的应用开辟了一个新的、重要的治疗途径。

二、林可霉素及克林霉素

林可霉素（Lincomycin）由链丝菌产生，克林霉素（Clindamycin ）是以氯离子取代林可霉素第 7 位羟基而成。两者具有相同的抗菌谱。由于克林霉素抗菌作用更强、口服吸收好且毒性较小，故临床较为常用。

【体内过程】 林可霉素口服吸收较差，生物利用度较低，约为 20%～35%，且容易受食物影响。克林霉素较林可霉素的口服吸收为好，且不受食物影响。两药都能渗入骨及其他组织，前者的血药浓度约为后者的 2 倍，但不能透过血脑屏障，其 $t_{1/2}$ 为 2～2.5h，药物主要在肝代谢灭活，约 90%经尿排出。

【抗菌作用】 抗菌谱与红霉素相似。两药对金葡菌（包括耐青霉素者）、溶血性链球菌、草绿色链球菌、肺炎球菌及大多数厌氧菌都有良好抗菌作用。对革兰阴性菌大都无效。两药的抗菌机制相同，能与核蛋白体50S 亚基结合，抑制肽酰基转移酶，使蛋白质肽链的延伸受阻。红霉素与林可霉素能互相竞争结合部位，而呈拮抗作用，故不宜合用。

【临床应用】 主要用于急、慢性敏感菌引起的骨及关节感染。用于治疗厌氧菌也有较好疗效。两药中克林霉素尤为常用。

【不良反应及用药说明】

① 两药口服或注射均可引起胃肠道反应，一般反应轻微，表现为胃纳差，恶心、呕吐、胃部不适和腹泻，但也有出现严重的假膜性肠炎者，多见于林可霉素。

② 长期使用，应定期检查肝功能及血常规；严重肾功能不全者，应根据肾功能调整

剂量。

③ 不可静脉推注，进入静脉速度太快可致低血压甚至心跳暂停。

④ 孕妇、1 月龄以下新生儿、授乳妇女、深部真菌感染者及肝功能不全者慎用。

三、糖肽类

万古霉素（Vancomycin）、去甲万古霉素（Demethylvancomycin）和替考拉宁（Teicoplanin，太古霉素），属多肽类化合物，化学结构相近，作用相似，后者略强，仅对革兰阳性菌有强大杀菌作用。抗菌机制为阻碍细菌细胞壁合成。

万古霉素

【体内过程】 口服较难吸收，大部分经粪便排泄。药物广泛分布于各组织，也可透过胎盘，但难透过血-脑脊液屏障，炎症时透过增加，可达有效水平。静脉滴注正常人血浆 $t_{1/2}$ 为 5～11h，肾功能不全者 $t_{1/2}$ 可延长至 2～9 天。

【抗菌作用】 作用机制是与细菌细胞壁前体肽聚糖结合，阻断细菌细胞壁的合成，对正在分裂增殖的细菌呈现快速杀菌作用。对革兰阳性菌，特别是革兰阳性球菌产生强大杀菌作用，包括敏感葡萄球菌及 MRSA 和 MRSE、表皮葡萄球菌、肠球菌（需与氨基糖苷类合用）、肺炎链球菌、草绿色链球菌、化脓性链球菌。万古霉素口服给药用于治疗艰难梭菌性伪膜性结肠炎有极好疗效。

【临床应用】 万古霉素主要用于治疗耐青霉素金葡菌引起的严重感染，如败血症、肺炎、心内膜炎、结肠炎及其他抗生素，尤其是克林霉素引起的假膜性肠炎。

【不良反应及用药说明】

（1）超敏反应　万古霉素还可引起斑块皮疹和过敏性休克，也出现寒战、皮疹及高热。快速静脉滴注万古霉素时，后颈部、上肢及上身出现极度皮肤潮红、红斑、荨麻疹、心动过速和低血压等特征性症状，称为“红人综合征”。

（2）耳毒性　服用常规剂量万古霉素很少发生耳毒性。肾功能不全患者或服药剂量过大可致听力减退，甚至耳聋，但及早停药可恢复正常。如果同服氨基糖苷类抗生素、高效能利尿药可加重。万古霉素使用中若有耳聋先兆应立即停药。

（3）肾毒性　万古霉素较常见，应避免与氨基糖苷类抗生素同时使用。

（4）非严重感染、老年人慎用；新生儿、早产儿不宜应用，如必须用，剂量应减为每日 12～15mg/kg；输入速度过快可产生红斑样或荨麻疹样反应；药液过浓可致血栓性静脉炎，应适当控制药液浓度和滴注速度；对本品过敏者、肾功能不全者及孕妇禁用。

（5）进行血药浓度监测可以预测万古霉素的有效性，减少或避免其耳肾毒性。

知识链接

大环内酯类药物抗感染以外的药理作用研究进展

大环内酯类抗生素是当今药物开发与临床研究最为活跃的一类药物，在新型大环内酯类抗生素研究取得重大进展的同时，其抗感染以外的临床用途也日益受到人们的关注：①促进胃动力的作用。可激动胃泌素受体和胆碱受体，提高食管下端括约肌张力，影响胃肠道电生理活动，促进胃和胆囊排空，并加速结肠运动。罗红霉素、阿奇霉素、克拉霉素等可用于功能性消化不良、糖尿病胃轻瘫、新生儿喂养困难等疾病的治疗。②免疫调节作用。20世纪70年代，人们发现红霉素具有免疫调节作用，后发现红霉素、罗红霉素、阿奇霉素、克拉霉素等在临床上可用于慢性鼻窦炎、鼻息肉、支气管哮喘、支气管扩张、特发性肺纤维等疾病的治疗。③抗肿瘤作用。罗红霉素、阿奇霉素、克拉霉素等与体内阿糖腺苷、放线菌素D、柔红霉素等抗肿瘤药物竞争性结合肿瘤细胞膜P-糖蛋白的通道，抑制上述化疗药物在肿瘤细胞内的主动排出作用，提高胞内药物浓度，增强抗癌活性，还可逆转或延缓化疗药物的耐药性。

案例分析

案例1 儿童肺炎主要考虑肺炎链球菌等阳性菌和非典型病原体，大环内酯类抗菌药物可以作为青霉素过敏患者的备选药物，该患者为儿童，不能选用喹诺酮类抗菌药物，可以选用安全性较高的大环内酯类抗菌药物。

案例2 红霉素为肝药酶抑制剂，本品与氨茶碱合用可使其在肝脏清除减少，使血清中氨茶碱浓度升高、毒性反应增加。因此在两者合用时，氨茶碱的剂量应予调整。患者已经使用甲强龙抗炎平喘，氨茶碱可不用，或者减少氨茶碱剂量。

目标检测

一、选择题

1. 红霉素在哪种组织中的浓度最高（　　）。
   A. 骨髓　B. 胆汁　C. 肺　D. 肾脏　E. 肠道
2. 下列哪种药物对克林霉素所致伪膜性肠炎有较好疗效（　　）。
   A. 红霉素　B. 林可霉素　C. 万古霉素　D. 洁他霉素　E. 麦迪霉素
3. 军团菌感染应首选（　　）。
   A. 青霉素　B. 链霉素　C. 土霉素　D. 四环素　E. 红霉素
4. 男性，18岁，确诊为金葡菌引起的急性骨髓炎，最佳选药应是（　　）。
   A. 红霉素　B. 庆大霉素　C. 青霉素G　D. 四环素　E. 林可霉素
5. 红霉素和林可霉素合用可（　　）。
   A. 降低毒性　B. 增强抗菌活性　C. 扩大抗菌谱
   D. 竞争结合部位相互拮抗　E. 降低细菌耐药性
6. 不属于大环内酯类的抗生素是（　　）。
   A. 红霉素　B. 乙酰螺旋霉素　C 麦迪霉素　D. 林可霉素　E. 罗红霉素
7. 支原体肺炎可首选（　　）。
   A. 红霉素　B. 氯霉素　C. 青霉素　D. SD＋TMP　E. 庆大霉素

二、简答题

1. 简述红霉素的抗菌谱、临床应用。
2. 简述大环内酯类抗生素的不良反应。

（朱建国，向敏）

第四节 氨基糖苷类抗生素与多黏菌素类

学习目标

通过学习氨基糖苷类抗生素的基本理论、基本知识，学会合理选择抗生素类药物，为今后临床药物治疗学的学习奠定基础。

能力目标

掌握氨基糖苷类抗生素的共性，熟悉代表药物包括链霉素、庆大霉素、卡那霉素、妥布霉素、阿米卡星等药物的抗菌谱、临床用途、不良反应和用药注意事项等知识。

学会分析、解释涉及本章药物处方的合理性，具备提供用药咨询服务的能力。

知识链接

氨基糖苷类抗生素是治疗革兰阴性杆菌所致感染的重要药物。人类历史上第一个氨基糖苷类抗生素是1940年发现的链霉素，这一结构系从链霉菌分泌物中分离获得，主要应用于对结核病的治疗。链霉素有比较严重的耐药性问题，且会损害第八对脑神经造成耳聋，对链霉素的结构改造一直以来都是研究的课题，但始终没有成功的案例。1957年，人们从卡那霉素链霉菌 *Streptomyces kanamyceticus* 中提取出卡那霉素，用于治疗革兰阴性菌感染。为了解决卡那霉素耐药菌株的问题，人们在卡那霉素的基础上进行结构改造，开发了阿米卡星、妥布霉素等新药。1963年，人们从小单孢菌发酵液中分离出庆大霉素，这是一种氨基糖苷类物质的混合物，有较好的抗革兰阴性菌和相对低的毒性，应用比较广泛。20世纪70年代，人们又从链霉菌中提取出了新霉素、核糖霉素等新的氨基糖苷类抗生素，这些新药虽然抗菌活性没有此前发现的药物高，但是耳毒性和肾毒性却大大降低，比较早的氨基糖苷类药物更加安全。

案 例

王某，女，36岁，经诊断为急性肺水肿并发铜绿假单胞菌引起的肺炎，拟用呋塞米和庆大霉素治疗，请分析是否合理？会加重哪种不良反应？

一、氨基糖苷类抗生素

氨基糖苷类抗生素（aminoglycosides），是由氨基糖分子和非糖部分的苷元结合而成，为有机碱，制剂均为硫酸盐，其水溶液性质稳定（除链霉素外）。分为两大类：一类为天然来源（主要由链霉菌和小单孢菌产生），如链霉素、庆大霉素、卡那霉素、西索米星、阿司米星等；另一类为人工半合成药物，如妥布霉素、阿米卡星、奈替米星、卡那霉素B、地贝卡星等。

（一）氨基糖苷类抗生素的共性

氨基糖苷类抗生素的化学结构基本相似，因此具有共同特点，如水溶性好、性质稳定；

此外，在抗菌谱、抗菌机制、血清蛋白结合率、胃肠吸收、经肾排泄、不良反应等方面也有共性。

【体内过程】 氨基糖苷类药物在胃肠道不吸收或极少吸收（<1%），因此，口服后血药浓度很低，可用于胃肠道消毒，但在肾功能损害时，多次口服或直肠内给药，血药浓度可蓄积至中毒水平。肌内注射后氨基糖苷类药物吸收迅速且完全，药物主要分布于细胞外液，组织与细胞内药物含量较低，肾皮质和内耳的淋巴液浓度很高，是此类药物具有较强肾毒性和耳毒性的主要原因。氨基糖苷类药物血浆 $t_{1/2}$ 为 2～3h，而组织 $t_{1/2}$ 可长达 2～30 天，在体内不被代谢，约 90%以原形经肾小球过滤排出，尿药浓度极高，约为血浆峰浓度的 25～100 倍。

【抗菌作用】

(1) 抗菌谱　氨基糖苷类药物为静止期杀菌剂，对各种需氧革兰阴性菌如克雷伯菌属、肠杆菌属、变形杆菌属等具高度抗菌活性。对革兰阴性球菌如淋球菌、脑膜炎球菌的作用较差。对各型链球菌的作用微弱，肠球菌对之多属耐药，但金葡菌包括耐青霉素菌株对之甚为敏感。庆大霉素、阿米卡星、妥布霉素对绿脓杆菌敏感，其中以妥布霉素为最强。结核杆菌对链霉素、卡那霉素、阿米卡星和庆大霉素均敏感。此类药物在碱性环境中抗菌作用增强，故治疗泌尿系统感染可以碱化尿液以增强疗效。

(2) 抗菌机制　其作用机制是抑制细菌蛋白质的合成全过程，还能破坏细菌细胞膜完整性，使细胞内钾离子、腺嘌呤核苷酸、酶等重要物质外漏，从而导致细菌死亡。

(3) 耐药性　细菌对各药之间存在部分或完全交叉耐药性。产生耐药性的机制主要是细菌产生修饰氨基糖苷类药物的钝化酶，使药物失去活性。细菌通透性的改变及抗生素靶位的修饰也是细菌对氨基糖苷类抗生素产生耐药的原因。

【临床应用】 主要用于敏感需氧革兰阴性杆菌所致的全身感染，如脑膜炎、呼吸道感染、泌尿道感染、皮肤软组织感染、胃肠道感染、烧伤、创伤及骨关节感染等。治疗败血症、肺炎、脑膜炎等革兰阴性杆菌引起的严重感染，单独使用氨基糖苷类抗生素疗效较差，此时需要联合应用其他抗革兰阴性杆菌的抗菌药，如广谱半合成青霉素、第三代头孢菌素及喹诺酮类抗生素。链霉素、卡那霉素还是治疗结核病的重要药物。

【不良反应及用药说明】

(1) 耳毒性　包括前庭损害和耳蜗损害。前庭神经损害可出现眩晕、头昏、恶心、呕吐、眼球震颤和共济失调；耳蜗神经损害可出现耳鸣、听力下降甚至永久性耳聋。预防措施包括询问早期症状（眩晕、耳鸣），检查听力，避免与有耳毒性的药物合用，如万古霉素、高效利尿药呋塞米、依他尼酸及脱水药甘露醇等；H_1 受体阻断剂可掩盖其耳毒性，应避免合用。如出现眩晕、耳鸣、前庭功能失调、听觉障碍，应停药或调整剂量。

(2) 肾毒性　表现为蛋白尿、管形尿、尿中红细胞、肾小球过滤减少，严重者可发生氮质血症及无尿等。年老、剂量过高以及与其他肾毒性药物如呋塞米、多黏菌素、两性霉素 B 等合用时容易发生肾功能损害，在常用剂量时各药对肾的毒性顺序为：新霉素>卡那霉素>妥布霉素>链霉素，奈替米星肾毒性很低。

(3) 神经肌肉阻滞作用　各种氨基糖苷类抗生素均可引起神经肌肉麻痹作用，虽较少见，但有潜在性危险。神经肌肉阻断作用与剂量及给药途径有关，如静脉滴注速度过快或同时应用肌肉松弛剂与全身麻醉药。重症肌无力者尤易发生，可致呼吸停止，可用钙剂或新斯的明治疗。

(4) 过敏反应 氨基糖苷类药物可以引起嗜酸粒细胞增多，各种皮疹、发热等过敏症状，也可引起严重过敏性休克，尤其是链霉素引起的过敏性休克发生率仅次于青霉素G，应引起警惕。

(5) 对氨基糖苷类药物过敏的患者禁用 任何一种氨基糖苷类药物的任一品种均具肾毒性、耳毒性（耳蜗、前庭）和神经肌肉阻滞作用，因此用药期间应监测肾功能（尿常规、血尿素氮、血肌酐），严密观察患者听力及前庭功能，注意观察神经肌肉阻滞症状。一旦出现上述不良反应先兆时，须及时停药。需注意局部用药时亦有可能发生上述不良反应。

(6) 肾功能减退患者应用本类药物时，需根据其肾功能减退程度减量给药，并应进行血药浓度监测调整给药方案，实现个体化给药。

(7) 新生儿、婴幼儿、老年患者应尽量避免使用本类药物。临床有明确指征需应用时，则应进行血药浓度监测，根据监测结果调整给药方案。妊娠期患者应避免使用。哺乳期患者应避免使用或用药期间停止哺乳。

(8) 本类药物不宜与其他肾毒性药物、耳毒性药物、神经肌肉阻滞剂合用。与注射用第一代头孢菌素类药物合用时可能增加肾毒性。本类药物不可用于眼内或结膜下给药，因可能引起黄斑坏死。

（二）常用氨基糖苷类抗生素

链霉素（Streptomycin）

是由链丝菌培养液提取而得，常用其硫酸盐，性质稳定，水溶液在室温可保持一周。口服不吸收，肌内注射吸收快，30～60min达峰浓度，$t_{1/2}$为2～3h，一次注射有效浓度可达6～8h，年龄超过40岁$t_{1/2}$可延长至9h，主要分布于细胞外液，大部分经肾排泄，肾功能不全时，排泄减慢。

链霉素对多数革兰阴性菌有强大抗菌作用，但因毒性与耐药性问题，限制了它的临床应用。目前临床主要用于：鼠疫与兔热病，对此链霉素是首选药；布氏杆菌病，链霉素与四环素合用也有满意的效果；感染性心内膜炎，对草绿色链球菌引起者，以青霉素合并链霉素为首选，对肠球菌引起者，也需青霉素、链霉素合用治疗，但部分菌株对链霉素耐药，可改用庆大霉素或妥布霉素等；结核病，链霉素为最早的抗结核病药，现仍有应用，但必须与其他抗结核病药联合应用，以延缓耐药性的发生；链霉素与青霉素或氨苄西林合用，可用于预防常发的细菌性心内膜炎及呼吸、胃肠道及泌尿系统手术后感染。

链霉素治疗时常可出现头痛、头晕、呕吐、耳鸣、平衡失调和眼球震颤，多是可逆的。严重者可致永久性耳聋。对肾脏的毒性为氨基糖苷类药物中少见且轻，但肾功能不全者仍应慎用。

庆大霉素（Gentamicin）

是目前临床最为常用的广谱氨基糖苷类药物。庆大霉素水溶液稳定，水针剂常作肌内或静脉滴注给药。体内过程与链霉素相仿。但其有效与安全的血药浓度较低（4～8mg/L）。药物主要经肾排泄，部分经胆汁入肠，胆汁中药物浓度可达血药浓度的60%～80%，$t_{1/2}$约3h。

庆大霉素广泛用于治疗敏感菌的感染：严重革兰阴性杆菌的感染如败血症、骨髓炎、肺炎、腹膜感染、脑膜炎等，庆大霉素是首选药；绿脓杆菌感染，庆大霉素常与羧苄西林合用可获得协同作用，但两药不可同时混合滴注，因后者可使本药的活力降低；病因未明的革兰阴性杆菌混合感染，庆大霉素与广谱半合成青霉素类（羧苄西林或哌拉西林等）或头孢菌素联合应用可以提高疗效；与青霉素联合治疗肠球菌心内膜炎；与羧苄西林、氯霉素联合治疗革兰阴性杆菌心内膜炎；庆大霉素口服可用于肠道感染或肠道术前准备；庆大霉素局部用于皮肤、黏膜表面感染，眼、耳、鼻部感染，但因可致光敏感反应，大面积应用易致吸收毒性，故少作局部应用。

不良反应有前庭神经功能损害，但较链霉素少见，对肾脏毒性则较多见。

卡那霉素（Kanamycin）

由链丝菌培养液获得。卡那霉素体内过程与链霉素、庆大霉素基本相同。其抗菌谱与链霉素相似，但稍强，对多数常见的革兰阴性菌及结核菌有效，但对绿脓杆菌无效。体内抗菌有效的血药浓度范围为 8～16μg/ml。卡那霉素由于毒性及耐药菌较多见，其在临床应用已为庆大霉素等其他氨基糖苷类药物所取代。

妥布霉素（Tobramycin）

由链丝菌培养液中提得，也可由卡那霉素 B 脱氧而成，其水溶液非常稳定。

抗菌作用与庆大霉素相似，对绝大多数肠杆菌科细菌、绿脓杆菌及葡萄球菌具有良好的抗菌作用。最突出的是对绿脓杆菌作用较庆大霉素强 2～4 倍，并且对庆大霉素耐药者仍有效，对肠球菌及除绿脓杆菌外的假单胞菌属及厌氧菌无效，对肺炎杆菌、肠杆菌属与变形杆菌属的作用较庆大霉素略强；但对沙雷菌和沙门菌的作用略差。

妥布霉素与庆大霉素相同，主要用于各种严重的革兰阴性杆菌感染，但一般不作为首选药。对绿脓杆菌感染或需较长时间用药者，如感染性心内膜炎，以选用妥布霉素为宜。

妥布霉素的耳毒性较庆大霉素略低，但仍应警惕。一般每日剂量不宜超过 5mg/kg，血药浓度不宜超过 12mg/L。在肾功能减退时还应根据血清肌酐清除率，调整剂量与给药间隔。

阿米卡星（Amikacin，丁胺卡那霉素）

阿米卡星是卡那霉素的半合成衍生物，其抗菌谱为本类药物中最宽的。其突出优点是对许多肠道革兰阴性菌和绿脓杆菌所产生的钝化酶稳定，因而主要用于治疗对其他氨基糖苷类耐药菌株（包括绿脓杆菌）所致的感染，如对庆大霉素、卡那霉素耐药株引起的尿路、肺部感染，以及绿脓、变形杆菌所致的败血症。与羧苄西林或头孢噻吩合用。连续静脉滴注治疗中性粒细胞减少或其他免疫缺陷者感染，可获得满意效果。阿米卡星仅可为革兰阴性菌所产生的一种乙酰转移酶 AAC(b′) 所钝化而耐药，此外，由于细胞壁的屏障作用，致使药物不能有效渗入细菌体也可导致耐药株产生。

西索米星（Sisomicin）

由小单孢菌发酵液中获得，药用其硫酸盐，易溶于水。抗菌谱及体内过程与庆大霉素很相似，抗绿脓杆菌作用比庆大霉素强两倍，对金葡菌、克雷伯菌属、球菌属、大肠杆菌、变形杆菌和化脓性球菌也有良效。临床上用于上述细菌引起的感染。毒性约比庆大霉素大两倍。

奈替米星（Netilmicin）

是新的氨基糖苷类抗生素。其药动学特性与庆大霉素、妥布霉素相似，它也像阿米卡星一样不被大多数钝化酶灭活。对一些革兰阴性杆菌，如大肠杆菌、克雷伯杆菌、沙雷杆菌、各型变形杆菌和绿脓杆菌都具有较强抗菌活性，对流感嗜血杆菌、沙门菌、志贺菌和奈瑟菌也有效。对某些耐其他氨基糖苷类药物的革兰阴性杆菌及耐青霉素类药物的金葡菌也有效。适用于尿路、肠道、呼吸道、皮肤软组织、骨和关节、腹腔及创口部分的感染。奈替米星的耳、肾毒性是氨基糖苷类抗生素中最低者。但仍宜注意。

新霉素（Neomycin）

抗菌谱似卡那霉素。肌内注射吸收快，毒性比卡那霉素大，易引起永久性耳聋和肾损害，不宜注射给药。口服很少吸收，毒性较小，可用于肠道感染和肠道消毒。局部外用治疗皮肤黏膜浅表感染。

大观霉素（Spectinomycin）

由链霉菌所产生的一种氨基环醇类（aminocyclitols）抗生素，主要对淋球菌有高度抗菌活性，6.3mg/L 可抑制大多数淋球菌。肌注 2g，1h 血药浓度达峰 100mg/L，$t_{1/2}$ 约 2.5h。药物主要经尿排泄。临床的唯一适应证是无并发症的淋病，限于对青霉素、四环素等耐药的淋病患者或患者对青霉素过敏者。

案例分析

考虑该患者是重症肺炎，且病原菌为铜绿假单胞菌，氨基糖苷类抗菌药物有耳肾毒性、神经肌肉阻滞等不良反应，安全性相对较低，不作为铜绿假单胞菌治疗的首选药，可以选择具有抗铜绿假单胞菌作用的三代头孢（头孢他啶、头孢哌酮）、四代头孢（头孢吡肟）、青霉素类（替卡西林克拉维酸、哌拉西林他唑巴坦）、碳青霉烯类（亚胺培南、美罗培南）、喹诺酮类（环丙沙星）等相对安全有效的药物。呋塞米和庆大霉素同时使用会增加肾损害的发生率。

二、多黏菌素类

多黏菌素 B（Polymyxin B）、多黏菌素 E（Polymyxin E）

本类药物只对某些革兰阴性杆菌有抗菌作用，对铜绿假单胞菌杀菌作用强大。主要用于铜绿假单胞菌引起的败血症、泌尿道和烧伤创面感染。不良反应多，毒性较大，常见有肾毒性，表现为蛋白尿、血尿等，故肾功能不全患者慎用；亦可发生神经系统损害，导致眩晕、乏力、共济失调等，停药后可消失；偶可诱发粒细胞减少和肝毒性。

目标检测

一、选择题

1. 氨基糖苷类药物主要分布于（　　）。

A. 血浆　B. 细胞内液　C. 细胞外液　D. 脑脊液　E. 浆膜腔

2. 肾脏毒性最低的氨基糖苷类药物是（　　）。

A. 庆大霉素　B. 奈替米星　C. 链霉素　D. 卡那霉素　E. 新霉素

3. 耳、肾毒性最大的氨基糖苷类抗生素是（　　）。

A. 卡那霉素　B. 庆大霉素　C. 西索霉素　D. 奈替米星　E. 新霉素

4. 与琥珀胆碱合用易致呼吸麻痹的药物是（　　）。

A. 氨节西林　B. 米诺环素　C. 链霉素　D. 四环素　E. 依诺沙星

5. 与呋塞米合用增加听神经毒性的是（　　）。

A. 青霉素　B. 红霉素　C. 氯霉素　D. 克林霉素　E. 链霉素

6. 下列哪项不属于氨基糖苷类药物的不良反应（　　）。

A. 变态反应　B. 神经肌肉阻滞作用　C. 骨髓抑制　D. 肾毒性　E. 耳毒性

7. 患者，女，20岁，肾炎合并全身绿脓杆菌感染，细菌培养发现绿脓杆菌对第三代头孢菌素耐药，宜选用（　　）。

A. 头孢他定　B. 头孢哌酮　C. 多黏菌素　D. 奈替米星　E. 羧苄西林

8. 氨基糖苷类药物的抗菌作用机制是（　　）。

A. 抑制细菌蛋白质合成　B. 增加胞浆膜通透性　C. 抑制胞壁黏肽合成酶
D. 抑制二氢叶酸合成酶　E. 抑制 DNA 螺旋酶

9. 过敏性休克发生率最高的氨基糖苷类药物（　　）。

A. 庆大霉素　B. 妥布霉素　C. 丁胺卡那霉素　D. 卡那霉素　E. 链霉素

二、简答题

1. 氨基糖苷类药物的共性有哪些？

2. 简述氨基糖苷类药物的主要不良反应及其防治措施。

三、处方分析

一个慢性心衰病人，最近又患泌尿道感染，医生开出了下列处方，请分析本处方是否合理，为什么？

Rp：

(1) 呋塞米注射液　20mg

5%葡萄糖氯化钠注射液 500ml

用法：sid，gitt

(2) 硫酸庆大霉素注射液 8 万单位×6 支

用法：一次 8 万单位，bid，im

(3) 地高辛片 0.25mg×30 片

用法：一次 0.25mg，bid，po

（朱建国，向敏）

第五节 四环素和氯霉素类药

学习目标

掌握四环素类药物的分类、抗菌作用、临床用途、不良反应及防治，熟悉氯霉素类药物的抗菌作用、临床用途和不良反应及防治措施。

能力目标

学会分析、解释涉及本章药物处方的合理性，具备提供用药咨询服务的能力。

案 例

金某，男，66岁，使用琥珀酸亚铁治疗缺铁性贫血，近日因前列腺炎医生处方米诺环素0.1g bid。请分析其合理性。

四环素类与氯霉素类药物对革兰阳性菌、阴性菌、立克次体、支原体、衣原体和螺旋体均有抗菌作用，故常称广谱抗生素。

一、四环素类药物

常用药物有：天然品如四环素、土霉素；半合成品如多西环素、米诺环素、美他环素等。

【抗菌作用与应用】 四环素类药物通过抑制细菌蛋白质合成而发挥广谱快效抑菌作用，高浓度也有杀菌作用，但总体不如β-内酰胺类和氨基糖苷类抗生素。抗菌活性依次为：米诺环素＞多西环素＞美他环素＞四环素＞土霉素。

细菌对本类药物易产生耐药性，由于耐药菌株日益增多，不良反应较多，临床应用较少。主要选用半合成品，用于治疗立克次体引起的斑疹伤寒、Q热、恙虫病等及支原体肺炎，为首选药。对布鲁杆菌感染及霍乱有明显疗效。

【不良反应】

（1）局部刺激 口服常见恶心、呕吐、厌食、腹胀等症状，饭后服或与食物同服可减轻。静脉滴注易引起静脉炎。

（2）二重感染（菌群交替症） 长期应用广谱抗生素后，体内敏感菌被抑制，不敏感菌乘机大量繁殖，造成新的感染，称为二重感染，又称菌群交替症。多见于老人、幼儿和体质衰弱、抵抗力低及合用糖皮质激素或抗肿瘤药的患者。常见的二重感染有两种：①真菌病。白色念珠菌引起的鹅口疮、肠炎等。②难辨梭菌所致的伪膜性肠炎，表现为剧烈的腹泻、发热、肠壁坏死、体液渗出甚至休克。一旦发生应立即停药，并口服甲硝唑或万古霉素治疗。

（3）影响骨骼和牙齿的生长 四环素类药物易在新形成的骨和牙釉质中沉积，并与钙相结合，而使牙齿出现黄染、釉质发育不全（俗称四环素牙）或使骨骼生长受抑制。

（4）其他 长期大剂量使用，可致肝损害，也可加重肾损害，多见于孕妇并伴有肾功能不良者。偶见过敏反应。

【用药指导要点】

① 四环素类药物宜饭后口服，不能用茶叶水送服。乳制品、碳酸氢钠和多价金属离子（如Ca^{2+}、Mg^{2+}、Fe^{2+}、Ae^{3+}）均能减少四环素类的吸收，不能同服。确需合用时，应间隔3h以上。因刺激性大，不宜肌内注射。静脉滴注应稀释后缓慢滴注，病情好转后即改口服给药。

② 观察感染症状是否减轻、消失，监测体温、脉搏、血象。注意观察患者的口腔、肠道有无异常，定期做X线胸片及肝功能检查。

③ 对四环素类　过敏患者禁用，孕妇、哺乳期妇女和8岁以下儿童禁用。

二、氯霉素

氯霉素（Chloramphenicol，Chloromycetin）最初是由委内瑞拉链丝菌产生的抗生素，现在临床使用的是人工合成的左旋体，分子中含有氯，在酸性和中性溶液中比较稳定。

【体内过程】 氯霉素口服吸收快而完全，广泛分布于各组织和体液中，脑脊液中的浓度较其他抗生素为高。氯霉素的溶解和吸收均与制剂的颗粒大小及晶型有关。肌内注射吸收较慢，血浓度较低，仅为口服同剂量的50%～70%，但维持时间较长。氯霉素在体内代谢大部分是与葡萄糖醛酸相结合，其原形药及代谢物迅速经尿排出，口服量5%～15%的有效原形药经肾小球过滤而排入尿中，并能达到有效抗菌浓度，可用于治疗泌尿系统感染。肾功能不良者使用时应减量。

【抗菌作用】 氯霉素抗菌谱广，对革兰阳性、阴性细菌均有抑制作用，且对后者的作用较强。其中对伤寒杆菌、流感杆菌、副流感杆菌和百日咳杆菌的作用比其他抗生素强，对立克次体感染如斑疹伤寒也有效，但对革兰阳性球菌的作用不及青霉素和四环素。抗菌作用机制是与核蛋白体50S亚基结合，抑制肽酰基转移酶，从而抑制蛋白质合成。

各种细菌都能对氯霉素发生耐药性，其中以大肠杆菌、痢疾杆菌、变形杆菌等较为多见，伤寒杆菌及葡萄球菌较少见。细菌对氯霉素产生耐药性比较慢，可能是通过基因的逐步突变而产生的，但可自动消失。细菌也可以通过R因子的转移而获得耐药性，获得R因子的细菌能产生氯霉素乙酰转移酶（acetyltransferase）使氯霉素灭活。

【临床应用】 氯霉素曾广泛用于治疗各种敏感菌感染，后因对造血系统有严重不良反应，故对其临床应用现已做出严格控制。可用于有特效作用的伤寒、副伤寒和立克次体病等及敏感菌所致的严重感染。氯霉素在脑脊液中浓度较高，也常用于治疗其他药物疗效较差的脑膜炎患者及脑脓肿。必要时可用静脉滴注给药。

【不良反应及用药说明】

（1）抑制骨髓造血机能　症状有两种：一为可逆的各类血细胞减少，其中粒细胞首先下降，这一反应与剂量和疗程有关。一旦发现，应及时停药，可以恢复。二是不可逆的再生障碍性贫血，虽然少见，但死亡率高。此反应属于变态反应，与剂量疗程无直接关系。可能与氯霉素抑制骨髓造血细胞内线粒体中的与细菌相同的70S核蛋白体有关。为了防止造血系统的毒性反应，应避免滥用，应用时应勤查血象

（2）灰婴综合征　主要发生在早产儿和新生儿，因为其肝脏葡萄糖醛酸结合能力低，且肾脏功能发育尚未完善，因而排泄较少并造成氯霉素蓄积，导致少食、呼吸抑制、心血管性虚脱、发绀和休克。成人肝功能不全时也可发生。

（3）开始治疗前应检查血象（白细胞、分类及网织细胞计数），随后每48h再查一次，

治疗结束还要定期检查血象，一旦出现异常，应立即停药。

（4）氯霉素可抑制肝药酶的活性，可减少华法林、甲苯磺丁脲、苯妥英钠等药物的代谢，使其血药浓度增高，甚至造成中毒。用氯霉素治疗时，对用口服降血糖药的糖尿病患者或服抗凝血药者，尤其是老年人，应分别检测血糖及凝血酶原时间，以防药效及毒性增强。

（5）对肝肾功能不良，G-6-PD缺陷者、婴儿、孕妇、乳妇应慎用。

（6）用药时间不宜过长，一般不超过二个月，能达到防止感染复发即可，避免重复疗程。

（7）利福平或长期使用苯巴比妥可促进氯霉素代谢，降低后者的疗效。

案例分析

分析：铁离子可以减少米诺环素的吸收，不能同时服用。使用米诺环素时应给予负荷剂量（0.2g），之后再每12h给药0.1g。

目标检测

一、名词解释

1. 二重感染　2. 灰婴综合征

二、选择题

1. 氯霉素最主要的不良反应是（　　）。

A. 二重感染　B. 骨髓抑制　C. 过敏反应　D. 消化道反应　E. 肝毒性

2. 孕妇及8岁以下儿童应禁用（　　）。

A. 头孢菌素类　B. 四环素类　C. 大环内酯类　D. 青霉素类　E. 氨基糖苷类

3. 斑疹伤寒可首选（　　）。

A. 多西环素　B. 红霉素　C. 青霉素　D. 氯霉素　E. 林可霉素

4. 8岁以下儿童禁用四环素主要是因为（　　）。

A. 易致二重感染　B. 消化道反应严重　C. 影响骨、牙齿生长

D. 易致脂肪肝　E. 易致过敏反应

5. 立克次体病选用（　　）。

A. 青霉素　B. 氨苄西林　C. 克林霉素　D. 庆大霉素　E. 四环素

6. 四环素类抗生素中抗菌强度最高的是（　　）。

A. 强力霉素　B. 二甲胺四环素　C. 甲烯土霉素　D. 土霉素　E. 四环素

7. 铝盐和钙盐明显减少下列哪种药物的肠道吸收（　　）。

A. 异烟肼　B. 氯霉素　C. 苯唑青霉素　D. 红霉素　E. 四环素

8. 关于氯霉素的抗菌作用，下述哪项是错误的（　　）。

A. 对G^+和G^-杆菌均有抑制作用　B. 对伤寒和副伤寒杆菌有抑制作用

C. 对立克次体有抑制作用　D. 对G^+球菌作用强于青霉素

E. 对沙眼衣原体有效

9. 关于四环素类药物的叙述错误的是（　　）。

A. 抗菌谱比较广的抗生素　B. 半合成品作用比天然品强　C. 抑制蛋白质合成

D. 静止期杀菌剂　E. 对立克次体感染为首选

三、简答题

1. 简述四环素的临床用途及不良反应。

2. 简述氯霉素对骨髓抑制的表现及其可能原因。

（朱建国，向敏）

第六节 人工合成抗菌药

学习目标

通过喹诺酮类和磺胺类药物的学习，系统认识这两类药物的药理作用、作用机制、用途及不良反应。为合理选择相关的药物，提供用药咨询服务奠定基础，为后续课程临床药物治疗学的学习打下基础。

能力目标

学会分析、解释涉及本章药物处方的合理性，具备提供用药咨询服务的能力。

一、喹诺酮类

【抗菌作用和应用】 喹诺酮类抗菌药物通过抑制 DNA 回旋酶，阻止 DNA 复制而导致细菌死亡。细菌对本类药物不易产生耐药性，同类药物间有交叉耐药性，与其他抗菌药之间无明显交叉耐药性。按其合成先后及特点分为四代。

第一代药物：萘啶酸，因疗效不佳，现已淘汰。

第二代药物：吡哌酸，对革兰阴性杆菌作用强，对革兰阳性菌也有效，主要用于泌尿道、胆道和肠道感染。

第三代药物：氟喹诺酮类药物如诺氟沙星（氟哌酸）、环丙沙星（环丙氟哌酸）、氧氟沙星（氟嗪酸）、左氧氟沙星（利氧沙星）、依诺沙星、洛美沙星、司帕沙星等。抗菌谱广，活性强，尤其对革兰阴性杆菌如铜绿假单胞菌、大肠埃希菌、伤寒沙门菌、志贺痢疾杆菌等及淋病奈瑟菌有强大杀菌作用；对金黄色葡萄球菌、肺炎链球菌也有良好抗菌作用；某些药物对结核分枝杆菌、支原体、衣原体及厌氧菌也有效。临床用于敏感菌所致的呼吸道感染、消化道感染、泌尿生殖系统感染（尤其对淋菌性尿道炎疗效好）、前列腺炎、耳鼻喉、骨髓及关节等部位感染。氧氟沙星和左氧氟沙星还可用于结核病的治疗。

第四代药物：加替沙星、莫西沙星等，比第三代药物抗菌谱更广，抗菌活性更高。

【不良反应】

（1）消化道反应　少数人可出现食欲减退、恶心、呕吐等。

（2）中枢神经系统反应　主要表现为头痛、头晕、失眠、烦躁、焦虑等，可诱发癫痫。

（3）骨、关节病变　因影响软骨发育，可引起关节痛、关节肿胀和肌腱炎等。

（4）其他　个别患者可出现皮疹、瘙痒等过敏反应，在紫外线激发下，可引起光敏反应，大剂量或长期用药可出现肝损害。

【用药指导要点】

① 用药期间应多喝水，避免阳光或紫外线直接照射，用药 30 日以上应注意观察有否关节肿胀等症状出现。

② 喹诺酮过敏者、孕妇、小儿、癫痫病患者禁用；消化性溃疡、肝肾功能不良者慎用。哺乳期妇女应用时应停止哺乳。肾功能不良者应适当减少剂量。

二、各种喹诺酮类药特点

诺氟沙星（Norfloxacin）

又名氟哌酸，是第一个氟喹诺酮类药，抗菌谱广，抗菌作用强，对革兰阳性和阴性菌包括绿脓杆菌均有良好抗菌活性，明显优于吡哌酸。口服吸收约 35%～45%；易受食物影响，空腹比饭后服药的血药浓度高 2～3 倍，血浆蛋白结合率为 14%，体内分布广，组织浓度高，药物消除半衰期为 3～4h。主要用于尿路及肠道感染。

氧氟沙星（Ofloxacin）

又名氟嗪酸，抗菌活性强，对革兰阳性菌（包括甲氧西林耐药金葡菌，MRSA）、革兰阴性菌包括绿脓杆菌均有较强作用；对肺炎支原体、奈瑟菌病、厌氧菌及结核杆菌也有一定活性。口服吸收快而完全，血药浓度高而持久，血浆消除半衰期为 5～7h，药物体内分布广，尤以痰中浓度较高，70%～90%药物经肾排泄，48h 尿中药物浓度仍可达到对敏感菌的杀菌水平，胆汁中药物浓度约为血药浓度的 7 倍左右。有报道采用先静脉注射继以口服该药治疗重症感染，包括败血症、下呼吸道感染、上尿路感染等。还有用作治疗结核病的二线药。

依诺沙星（Enoxacin）

又名氟啶酸，抗菌谱和抗菌活性和诺氟沙星相似，对厌氧菌作用较差。口服吸收好，不受食物影响，血药浓度介于诺氟沙星与氧氟沙星之间，口服后约 50%～65%经肾排泄，消除半衰期为 3.3～5.8h。副作用以消化道反应为主，偶有中枢神经系统毒性反应。

培氟沙星（Pefloxacin）

又名甲氟哌酸，抗菌谱广与诺氟沙星相似，抗菌活性略逊于诺氟沙星，对军团菌及 MRSA 有效，对绿脓杆菌的作用不及环丙沙星。口服吸收好，生物利用度为 90%～100%。血药浓度高而持久，半衰期可达 10h 以上，体内分布广泛，尚可通过炎症脑膜进入脑脊液。约 50%在肝脏内代谢，肝功能损害患者应减量。

环丙沙星（Ciprofloxacin）

【体内过程】 健康人口服本品 0.2g 或 0.5g 后，其血药浓度峰值（c_{max}）分别为 1.21μg/ml 和 2.5μg/ml，达峰时间（T_{max}）为 1～2h。广泛分布至各组织、体液（包括脑脊液），组织中的浓度常超过血药浓度，血浆蛋白结合率约为 20%～40%。血消除半衰期（$T_{1/2}$）为 4h。可在肝脏部分代谢，代谢物仍具有较弱的活性。口服给药后 24h 以原形经肾排出给药量的 40%～50%。以代谢物形式排出约 15%。同时亦有一部分药物经胆汁和粪便排泄。

【抗菌作用】 本品具广谱抗菌作用，尤其对需氧革兰阴性杆菌的抗菌活性高，对下列细菌在体外具有良好抗菌作用：肠杆菌科的大部分细菌，包括枸橼酸杆菌属，阴沟、产气肠杆菌等肠杆菌属，大肠埃希菌、克雷伯菌属、变形杆菌属、沙门菌属、志贺菌属等。常对多重耐药菌也具有抗菌活性。对青霉素耐药的淋病奈瑟菌、产酶流感嗜血杆菌和莫拉菌属均具有高度抗菌活性。对铜绿假单胞菌等假单胞菌属的大多数菌株具有抗菌作用。本品对甲氧西林敏感葡萄球菌具有抗菌活性，对肺炎链球菌、溶血性链球菌和粪肠球菌仅具有中等抗菌活性。对沙眼衣原体、支原体、军团菌具有良好作用，对结核杆菌和非典型分枝杆菌也有抗菌活性。对厌氧菌的抗菌活性差。环丙沙星为杀菌剂，通过作用于细菌 DNA 螺旋酶的 A 亚单位，抑制 DNA 的合成和复制而导致细菌死亡。

【临床应用】 用于敏感菌引起的：泌尿生殖系统感染，包括单纯性、复杂性尿路感染，细菌性前列腺炎、淋病奈瑟菌尿道炎或宫颈炎（包括产酶株所致者）。呼吸道感染，包括敏感革兰阴性杆菌所致支气管感染急性发作及肺部感染。胃肠道感染，由志贺菌属、沙门菌属、产肠毒素大肠埃希菌、亲水气单胞菌、副溶血弧菌等所致伤寒、骨和关节感染、皮肤软组织感染、败血症等全身感染。

【不良反应及用药说明】

① 胃肠道反应较为常见，可表现为腹部不适或疼痛、腹泻、恶心或呕吐。

② 中枢神经系统反应可有头昏、头痛、嗜睡或失眠。

③ 过敏反应。皮疹、皮肤瘙痒，偶可发生渗出性多形性红斑及血管神经性水肿。少数患者有光敏反应，应用本品时应避免过度暴露于阳光。

④ 偶可发生。癫痫发作、精神异常、烦躁不安、意识混乱、幻觉、震颤；血尿、发热、皮疹等间质性肾炎表现；结晶尿，多见于高剂量应用时；关节疼痛。

⑤ 少数患者可发生血清氨基转移酶升高、血尿素氮增高及周围血象白细胞降低，多属轻度，并呈一过性。

⑥ 本品宜空腹服用，食物虽可延迟其吸收，但其总吸收量（生物利用度）未见减少，故也可于餐后服用，以减少胃肠道反应；服用时宜同时饮水 250ml。

⑦ 肾功能减退者，需根据肾功能调整给药剂量；肝功能减退时，如属重度（肝硬化腹水）可减少药物清除，使血药浓度增高，肝、肾功能均减退者尤为明显，均需权衡利弊后应用，并调整剂量。

洛美沙星（Lomefloxacin）

抗菌谱广，体外抗菌作用与诺氟沙星、氧氟沙星、氟罗沙星相似，但比环丙沙星弱；体内抗菌活性比诺氟沙星与氧氟沙星强，但不及氟罗沙星。本品口服吸收好，生物利用度为85%，血药浓度高而持久，半衰期约 7h，体内分布广，药物经肾排泄。

氟罗沙星（Fleroxacin）

又名多氟沙星，抗菌谱广，体外抗菌活性略逊于环丙沙星，但其体内抗菌活性强于现有各喹诺酮类药。口服吸收好，生物利用度达 99%。口服同剂量（400mg）的血药浓度比环丙沙星高 2～3 倍，半衰期为 9h。体内分布广，药物经肾排泄，约为给药量的 50%～60%。血和尿中原形药物浓度高而持久，可每日给药一次。在临床主要用于治疗敏感菌所致的呼吸系统、泌尿生殖系统、胃肠道及皮肤软组织感染。不良反应较为多见，发生率可高达 20%，主要是胃肠道反应和神经系统反应，个别患者出现光过敏反应。

斯帕沙星（Sparfloxacin）

抗菌谱广，对革兰阴性菌、阳性菌、厌氧菌均有作用，特别是对肺炎球菌、支原体、衣原体及结核杆菌有很强的抗菌活性。半衰期长，组织穿透力好。对青霉素、头孢菌素耐药的肺炎链球菌仍然有效，用于敏感菌引起的外科、妇科、五官科、胃肠道、呼吸道、泌尿生殖道、皮肤软组织等感染，也可治疗对异烟肼、利福平耐药的结核病患者。主要不良反应为神经系统反应、过敏反应、胃肠道反应，偶见转氨酶升高。

加替沙星（Gatifloxacin）

属于第四代喹诺酮类抗菌药。本品主要用于由敏感病原体所致的各种感染性疾病，包括慢性支气管炎急性发作，急性鼻窦炎，社区获得性肺炎，单纯性尿路感染（膀胱炎）和复杂性尿路感染，急性肾盂肾炎，男性淋球菌性尿路炎症或直肠感染和女性淋球菌性宫颈感染。常见的不良反应为恶心、阴道炎、腹泻、头痛、眩晕等，其显著优点是几乎没有潜在的光毒性。

三、磺胺类药物及磺胺增效剂

磺胺类药物是20世纪30年代发现的能有效防治全身性细菌性感染的第一类化疗药物，目前在临床上大部分已被头孢类、喹诺酮类抗生素所取代，但由于磺胺类药对某些感染性疾病（如流脑、鼠疫）具有疗效良好、使用方便、性质稳定、价格低廉等优点，故在抗感染药物中仍占有一定地位。磺胺类药物与磺胺增效剂甲氧苄啶合用，使疗效明显增强，抗菌范围增大。

（一）磺胺类药物

【抗菌作用和应用】 磺胺类药物抗菌谱广，对大多数革兰阳性菌和革兰阴性菌均有良好的抗菌活性。其中对溶血性链球菌、脑膜炎奈瑟菌、肺炎链球菌、淋病奈瑟菌、鼠疫耶氏菌和诺卡菌属最敏感；对大肠埃希菌、志贺菌属、布鲁菌属、变形杆菌病和沙门菌属较敏感；对沙眼衣原体、疟原虫、卡氏肺孢子虫和弓形虫滋养体也有抑制作用。磺胺米隆和磺胺嘧啶银对铜绿假单胞菌有效。

磺胺类药物通过抑制细菌二氢叶酸合成酶而产生抑菌作用（图11-5），细菌对磺胺类药物易产生耐药性，且各种磺胺类药物间有交叉耐药性。

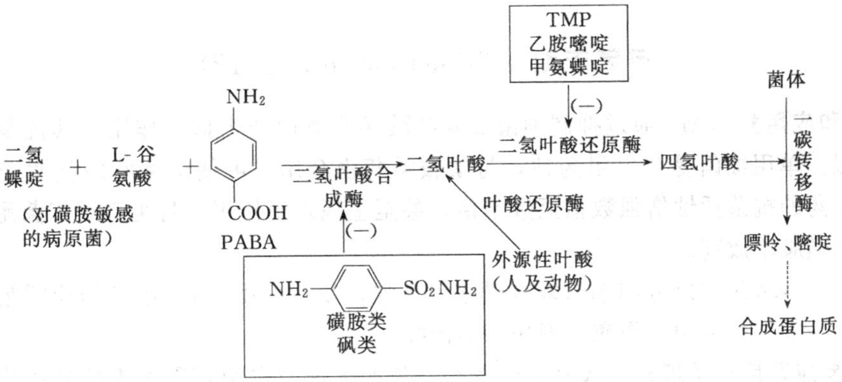

图11-5 磺胺类药物和甲氧苄啶作用示意

常用磺胺类药物的分类、作用特点和临床应用（表 11-2）。

表 11-2 常用磺胺类药物的分类、作用特点和临床应用

分类	常用药物	作用特点及应用
全身性感染药物	磺胺嘧啶（SD）	口服易吸收，血浆蛋白结合率低（45%），脑脊液浓度高，为治疗流行性脑脊髓膜炎的首选药，也可治疗敏感菌所致的急、慢性尿路感染
	磺胺甲噁唑（SMZ，新诺明）	口服易吸收，血浆蛋白结合率高（70%），尿中药物浓度高。主要用于泌尿道、呼吸道、肠道感染，常与 TMP 合用
肠道感染药物	柳氮磺吡啶（SASP）	口服难吸收，大部分直肠内分解出磺胺吡啶和 5-氨基水杨酸，具有抗菌、抗炎和抑制免疫作用，临床主要用于治疗溃疡性和局限性结肠炎
局部感染药物	磺胺米隆（SML，甲磺灭脓）	其抗菌作用不受脓液和坏死组织的影响，且能渗入创面及焦痂中，适用于烧伤和大面积创伤与感染
	磺胺嘧啶银（SD-Ag，烧伤宁）	具有 SD 的抗菌作用和银盐的收敛作用，对铜绿假单胞菌作用强大，临床用于烧伤及烫伤
	磺胺醋酰钠（SA）	局部应用穿透力强，可渗入眼部晶体及眼内组织，适用于治疗沙眼、结膜炎、角膜炎

【不良反应及用药说明】

（1）泌尿系统损害　磺胺类药物的乙酰化代谢产物在尿中溶解度较低，尤其在尿液偏酸性时易析出结晶而损害肾脏，出现结晶尿、血尿、尿少、尿闭等症状。用药期间应多饮水并同服等量碳酸氢钠以碱化尿液，以减少结晶析出损害肾脏。

（2）超敏反应　以皮疹、药疹较常见，偶见剥脱性皮炎和多形性红斑，严重者可致死。本类药物间有交叉过敏反应。

（3）血液系统反应　偶见粒细胞减少、血小板减少甚至再生障碍性贫血等。对葡萄糖-6-磷酸脱氢酶缺乏的患者可致溶血性贫血，应禁用。

（4）其他　新生儿可致脑核黄疸和溶血。尚可引起恶心、呕吐、头痛、乏力、精神不振等，驾驶员及高空作业者慎用。

老年人及肝、肾功不全者慎用或禁用；新生儿、临产妇女及哺乳期妇女禁用；有过敏史者禁用。

（二）磺胺增效剂

甲氧苄啶（Trimethoprim，TMP）

【作用和应用】 TMP 通过抑制细菌二氢叶酸还原酶而产生抑菌作用，其抗菌谱与磺胺类药物相似。单用细菌易产生耐药性，与磺胺类药物合用，可使细菌叶酸代谢受到双重阻断，使磺胺药的抗菌活性增强数倍至数十倍，甚至呈现杀菌作用，且可延缓细菌耐药性的产生，故又称磺胺增效剂。

TMP 与 SMZ 组成复方制剂（复方磺胺甲噁唑，复方新诺明），用于治疗呼吸道、泌尿道、肠道感染等，也可用于伤寒、副伤寒的治疗。

【不良反应及用药护理】 TMP 毒性较小，长期大剂量应用可影响人体叶酸代谢，出现白细胞减少、巨幼红细胞贫血等，必要时可用甲酰四氢叶酸钙治疗。

四、其他人工合成抗菌药

（一）硝基咪唑类药物

硝基咪唑类药物对厌氧菌及原虫有独特的杀灭作用，本类抗生素有甲硝唑（Metronidazole）、替硝唑（Tinidazole）、尼莫唑（Nimorazole）、奥硝唑（Ornidazole）和卡硝唑（Carnidazole）等。可与其他抗生素联合应用于临床的各个领域，自应用于临床以来，耐药株较少。

甲硝唑（Metronidazole）

【体内过程】 口服吸收迅速而完全。$t_{1/2}$约 8h，通常 12h 给药一次。在体内各组织和体液中分布均匀。主要在肝中代谢，由肾排出，可由乳汁排出。

【抗菌作用】

（1）抗厌氧菌作用　具有广谱抗厌氧菌和抗原虫的作用，临床主要用于预防和治疗厌氧菌引起的感染，如呼吸道、消化道、腹腔及女性生殖系、皮肤软组织、骨和骨关节等部位的感染以及脆弱拟杆菌引起的心内膜炎、败血症及脑膜炎等，此外还广泛应用于预防和治疗口腔厌氧菌感染。长期应用不诱发二重感染。

（2）抗阿米巴、抗滴虫、抗贾第鞭毛虫等抗寄生虫作用。

【不良反应及用药说明】 甲硝唑不良反应一般较少而轻。最常见者为恶心和口腔金属味，偶见呕吐、腹泻、腹痛、头痛、眩晕、肢体麻木。少数患者可出现白细胞暂时性减少。重复疗程前应做白细胞计数。极少数人可出现脑病、共济失调和惊厥。如发生四肢麻木和感觉异常应立即停药，因为严重的感觉障碍恢复甚慢且不完全。甲硝唑干扰乙醛代谢，如服药期间饮酒，可出现急性乙醛中毒，引起腹部不适、恶心、呕吐、头痛和味觉改变等，故用药期间禁酒。

替硝唑（Tinidazole）

【体内过程】 本品口服后吸收完全，体内分布广泛，在生殖器官、肠道、腹部肌肉、乳汁中可达较高浓度，在肝脏、脂肪中的浓度低，在胆汁、唾液中的浓度与同期血药浓度相仿，对血脑屏障的穿透性较甲硝唑高，替硝唑可通过血胎盘屏障，在胎儿及胎盘中可达高浓度。在肝脏代谢，单剂量口服 0.25g 后约 16%以原形从尿中排出。

【抗菌作用】 本品为硝基咪唑衍生物，对大多数专性厌氧菌有强大的治疗作用，及对滴虫、阿米巴原虫、鞭毛虫均有很好的治疗作用。用于治疗厌氧菌引起的系统感染及腹部外科、妇科手术厌氧菌感染的预防，亦可用于阴道厌氧菌感染和阿米巴病。

【不良反应及用药说明】

① 主要为胃肠道反应，口中有金属味，偶见头痛、疲倦；尚有过敏反应；有的病人可有神经系统的轻微症状，停药后可恢复。

② 有血液病史及器质性神经系统疾患史者慎用；用药期间，应戒酒及戒服含乙醇的饮料和药品，否则可能产生双硫仑样反应；片剂应于餐间或餐后服用；对替硝唑及硝基衍生物、亚硝基衍生物过敏者禁用；妊娠 3 个月内及哺乳期妇女、12 岁以下儿童禁用。

（二）硝基呋喃类药物

本类药物抗菌谱广，对多数革兰阳性菌、革兰阴性菌都有抑制或杀灭作用。细菌对其不易产生耐药性，且与其他抗菌药物无交叉耐药性（表 11-3）。

表 11-3　硝基呋喃类药物的作用特点及应用以及不良反应

药物名称	作用特点及应用	不良反应
呋喃妥因（呋喃吡啶）	口服吸收迅速，排泄快，血药浓度低，尿中药物浓度高，仅用于治疗泌尿系统感染	消化道反应，大剂量引起周围神经炎，偶见皮炎、药热
呋喃唑酮（痢特灵）	口服吸收差，肠道内药物浓度高，主要用于治疗肠炎、细菌性痢疾、伤寒、副伤寒等	消化道反应，过敏反应
呋喃西林	仅作表面消毒剂，用于化脓性中耳炎、伤口感染等	内服毒性大

目标检测

一、选择题

1. 可用于治疗结核病的氟喹诺酮类药物是（　　）。

A. 环丙沙星　B. 氧氟沙星　C. 诺氟沙星　D. 氟罗沙星　E. 吡哌酸

2. 脑脊液中浓度高，可首选用于防治流脑的磺胺类药是（　　）。

A. SD　B. SMZ　C. SIZ　D. SML　E. SD-Ag

3. 可用于预防烧伤创面感染的磺胺类药是（　　）。

A. SIZ　B. SMZ　C. SD　D. SML　E. TMP

4. 治疗厌氧菌感染可首选（　　）。

A. 青霉素　B. 头孢菌素　C. 红霉素　D. 甲硝唑　E. 呋喃妥因

5. 口服 SMZ 需加服碳酸氢钠是因为（　　）。

A. 减轻消化道反应　B. 增强抗菌作用　C. 预防在尿中析出结晶而损伤肾
D. 防止过敏反应　E. 预防代谢性酸中毒

6. 喹诺酮类对下列哪种病原体无效（　　）。

A. 肺炎链球菌　B. 铜绿假单胞菌　C. 大肠埃希菌　D. 真菌　E. 结核分枝杆菌

7. 患者男性，49 岁，口服磺胺类药物抗感染，要求其服药后需多饮水，目的是（　　）。

A. 避免损害造血系统　B. 维持血液 pH　C. 减轻胃肠道刺激
D. 增强药物疗效　E. 增加药物溶解度，避免结晶析出

8. 患者女性，35 岁，反复低热 2 年，最近 3 次尿培养均为大肠埃希菌生长，诊断为慢性肾盂肾炎，抗菌药物首选（　　）。

A. 青霉素　B. 激素　C. 头孢菌素　D. 先锋霉素　E. 诺氟沙星

二、简答题

1. 磺胺类药物为什么易致肾脏损害？如何防治？
2. 简述甲硝唑的药理作用与临床用途。
3. 简述氟喹诺酮类药物的特点及应用。

（朱建国，向敏）

第七节 抗结核病药与抗麻风病药

学习目标

1. 叙述异烟肼、利福平等一线抗结核病药的抗菌作用、临床应用及不良反应以及用药说明；熟悉抗结核病的治疗原则。

2. 了解对氨基水杨酸等二线抗结核病药物的作用特点与临床应用；了解抗麻风病药的作用应用及不良反应以及用药指导。

能力目标

学会分析、解释涉及本章药物处方的合理性，初步具备提供合理用药咨询服务的能力。

案 例

尤某，女，32岁，长期口服避孕药物，患者近日出现午后低热，胸腔积液，经医生诊断为结核性胸膜炎，使用异烟肼、利福平、吡嗪酰胺、乙胺丁醇联合治疗，请问最需要向该患者交代哪个事项？

一、抗结核病药

结核病是由结核分枝杆菌感染引起的一种慢性传染病，可累及全身各个器官和组织如肺、肾、脑等，其中肺结核最常见。抗结核病药抑制或杀灭结核杆菌，根据临床疗效及作用特点，可分为两大类：一线抗结核病药和二线抗结核病药。一线药疗效高，不良反应少，患者较易接受。其中包括异烟肼、利福平、乙胺丁醇和吡嗪酰胺等，大多数结核病患者用一线药物可以治愈。二线药物通常抗菌作用较弱或毒性较大或临床验证不足，其中包括对氨基水杨酸、丙硫异烟肼、链霉素、氧氟沙星等，多用于对一线抗结核病药产生耐药性或不能耐受时的备选药物。

（一）常用抗结核病药

异烟肼（Isoniazid，INH，雷米封）

该药于1982年进入临床，性质稳定，易溶于水。具有疗效高、毒性小、口服方便、价廉等优点，仍是目前常用的抗结核病药物。

【体内过程】 口服吸收快而完全，1～2h后血药浓度达高峰。吸收后广泛分布于全身体液和组织中，当脑膜发炎时，脑脊液中的浓度可与血浆浓度相近。穿透力强，可渗入关节腔，胸、腹水以及纤维化或干酪化的结核病灶中，也易透入细胞内，作用于已被吞噬的结核杆菌。异烟肼大部分在肝中被代谢为乙酰异烟肼、异烟酸等，最后与少量原形药一起由肾排出，异烟肼乙酰化的速度有明显的人种和个体差异，分为快代谢和慢代谢型，前者尿中乙酰化异烟肼较多，后者尿中游离异烟肼较多。慢代谢型者在白种人中占50%～60%，在中国人中慢代谢型约占25.6%，快代谢型约占49.3%。慢代谢型者肝中缺少乙酰化酶，服药后异烟肼血药浓度较高，$t_{1/2}$延长，显效较快。快、慢代谢型的$t_{1/2}$分别为0.5～1.5h与2～3h。

【抗菌作用】 异烟肼对结核杆菌有高度选择性，抗菌力强，在试管中0.025～0.05mg/L的浓度即可抑菌，较高浓度对繁殖期细菌有杀菌作用。单用时结核杆菌易产生耐药性，但与其他抗结核病药无交叉耐药性，与其他抗结核病药物联用，则能延缓耐药性的产生并增强疗效。抗菌机制可能是抑制细菌细胞壁分枝菌酸（mycolic acid）的合成，使细菌丧失耐酸性、疏水性和增殖力而死亡。此酸是结核杆菌细胞所特有的重要成分，因此异烟肼对其他细菌无作用。

【临床应用】 适用于各种类型的结核病，除早期轻症肺结核或预防应用外，均宜与其他第一线药物联合应用。对急性粟粒性结核和结核性脑膜炎应增大剂量，必要时采用静脉滴注。

【不良反应及用药说明】 发生率与剂量有关，治疗量时不良反应少而轻。

（1）神经系统毒性　周围神经炎系继发于维生素B_6缺乏，多见于营养不良及慢乙酰化型患者，表现为手、脚震颤、麻木，同服维生素B_6可治疗及预防。中枢神经系统毒性反应常因用药过量所致，出现昏迷、惊厥、神经错乱，偶见有中毒性脑病或中毒性精神病。因而有癫痫、嗜酒、精神病史者慎用。其发生可能与维生素B_6的利用降低有关，因为此时抑制性递质GABA生成减少。

（2）肝毒性　以35岁以上及快代谢型患者较多见，可有暂时性转氨酶值升高。用药时应定期检查肝功能，肝病患者慎用。

（3）过敏反应　如发热、皮疹、狼疮样综合征等。

利福平（Rifampicin，RFP，甲哌利福霉素）

利福平是人工半合成的力复霉素类衍生物，为砖红色结晶性粉末。具有高效低毒、口服方便等优点。

【体内过程】 口服吸收迅速而完全，1～2h血药浓度达峰值，但个体差异很大。食物可减少吸收，故应空腹服药。$t_{1/2}$约为4h，有效血药浓度可维持8～12h。吸收后分布于全身各组织，穿透力强，能进入细胞、结核空洞、痰液及胎儿体内。脑膜炎时，脑脊液中浓度可达血药浓度的20%。主要在肝内代谢成去乙酰基利福平，其抑菌作用约为利福平的1/8～1/10。重复口服利福平可诱导肝药酶，加快自身及其他药物的代谢。主要从胆汁排泄，形成肝肠循环，约60%经粪与尿排泄，患者的尿、粪、泪液、痰等均可染成橘红色。

【抗菌作用】 利福平有广谱抗菌作用，对结核杆菌、麻风杆菌和革兰阳性球菌特别是耐药性金葡菌都有很强的抗菌作用，对革兰阴性菌、某些病毒和沙眼衣原体也有抑制作用。对结核杆菌的最低抑菌浓度平均为0.018mg/L，口服治疗量后血药浓度为此浓度的100倍，故可发挥杀菌作用。抗结核作用与异烟肼相近，而较链霉素强。结核杆菌对利福平易产生耐药性，故不宜单用。与异烟肼、乙胺丁醇等合用有协同作用，并能延缓耐药性的产生。利福平的抗菌机制是特异性地抑制细菌依赖于DNA的RNA多聚酶，阻碍mRNA合成，对动物细胞的RNA多聚酶则无影响。

【临床应用】 主要与其他抗结核病药合用，治疗各种结核病及重症患者。对耐药性金葡菌及其他细菌所致的感染也有效。还用于治疗麻风病。

【不良反应及用药说明】 较常见的为胃肠道刺激症状；少数病人可见肝脏损害而出现黄疸，有肝病或与异烟肼合用时较易发生。过敏反应如皮疹、药热、血小板和白细胞减少等多见于间歇疗法，出现过敏反应时应停药。利福平可激活肝微粒体酶，加速皮质激素和雌激素等的代谢，因而它能降低肾上腺皮质激素、口服避孕药、双香豆素和甲苯磺丁脲等的作用。对动物有致畸胎作用；妊娠早期的妇女和肝功能不良者慎用。

利福喷汀（Rifapentine）和利福定（Rifandin）

利福喷汀和利福定均为利福霉素衍生物。它们的抗菌谱和利福平相同，抗菌效力分别比利福平强 8 倍与 3 倍以上，与其他抗结核病药，如异烟肼、乙胺丁醇等有协同抗菌作用。此外，它们对革兰阳性与阴性菌也有强大的抗菌活性。利福定的治疗剂量为利福平的 1/3～1/2，利福喷汀每周用药 2 次。

乙胺丁醇（Ethambutol）

【体内过程】 口服吸收良好，迅速分布于组织与体液，2h 血药浓度达峰值，排泄缓慢，24h 内尿排出口服量的 50%，肾功能不全时可引起蓄积性中毒，宜禁用。

【抗菌作用】 对细胞内、外结核杆菌有较强杀菌作用。对链霉素或异烟肼等有耐药性的结核杆菌，本药仍有效。主要与利福平或异烟肼等合用。单用也可产生耐药性，但较缓慢。抗菌机制可能是与二价金属离子如 Mg^{2+} 结合，干扰菌体 RNA 的合成。

【不良反应及用药说明】 视神经炎是最重要的毒性反应，多发生在服药后 2～6 个月内，表现为视力下降、视野缩小，出现中央及周围盲点。反应发生率与剂量、疗程有关，早日发现及时停药，数周至数月可自行消失。此外有胃肠道不适，恶心、呕吐及肝功能损害等。

吡嗪酰胺（Pyrazinamide）

吡嗪酰胺口服迅速吸收，分布于各组织与体液，2h 血药浓度达峰值，$t_{1/2}$ 为 6h，经肝代谢为吡嗪酸，约 70%经尿排泄。酸性环境中抗菌作用增强，故能在细胞内有效杀灭结核杆菌。结核菌对吡嗪酰胺易产生耐药性，但与其他抗结核病药无交叉耐药。它已列为抗结核病基本药在短程化疗中应用。过去高剂量、长疗程应用常见肝毒性与关节痛等不良反应，现用低剂量、短程疗法，不良反应已明显减少。

对氨水杨酸（Para Aminosalicylic Acid，PAS）

对氨水杨酸其钠盐和钙盐，口服吸收快而完全。分布于全身组织、体液及干酪样病灶中，但不易透入脑脊液及细胞内。对结核杆菌只有抑菌作用，引起的耐药性缓慢，与其他抗结核病药合用，可以延缓耐药性的发生。最常见的不良反应为恶心、呕吐、厌食、腹痛及腹泻。饭后服药或加服抗酸药可以减轻反应。

链霉素（Streptomycin）

抗结核作用仅次于异烟肼和利福平。穿透力差，不易渗入细胞、纤维化、干酪化及厚壁空洞病灶。与其他抗结核病药联合应用，治疗浸润性肺结核、粟粒性结核等。长期应用极易产生耐药性和严重的耳毒性，随着其他抗结核病药的出现，本药已少用于结核病的治疗。儿童禁用。

（二）结核病的治疗原则

首先应明确患者属于“初治”还是“复治”，并了解患者抗结核病的用药史。在此基础上根据疾病严重程度、病灶部位、体外药敏实验结果，确定治疗方案。“初治”是指既往未用或使用抗结核病药时间少于一个月的新发案例；“复治”是指复发案例、初治失败案例以及既往使用抗结核病药时间超过一个月的新发案例。

用药过程中应遵循早期用药，联合用药，足量、规律用药，全程督导治疗五原则。

(1) 早期用药　早期病灶内结核菌生长旺盛，对药物敏感，同时病灶部位血液供应丰富，药物易于渗入病灶内，达到高浓度，可获得良好疗效。

(2) 联合用药　联合用药可提高疗效、降低毒性、延缓耐药性，并可交叉消灭对其他药物耐药的菌株。联合用药采用二联、三联或四联则取决于疾病的严重程度、以往用药情况以及结核杆菌对药物的敏感性。

(3) 足量、规律用药　患者时用时停或随意变换用量常是结核病治疗失败的主要原因，而且易产生耐药或复发。根据病情采取短期疗法和长期用药。短期疗法适用于单纯性结核的初治：强化期2个月，使用异烟肼、利福平、吡嗪酰胺治疗；继续期4个月，使用异烟肼和利福平治疗。长期用药适用于病情较重，机体状况较差或复发而有并发症者，开始3～6个月选用3种或4种强效药合用，控制症状后做巩固治疗1～2年。

(4) 全程督导治疗　全程督导治疗是当今控制结核病的重要策略。即患者的病情、用药、复查等都应在医务人员的监督之下，在全程化疗期间（一般为6个月）均有医务人员指导，以保证患者得到科学规范的治疗。

二、抗麻风病药

防治麻风病的药物主要为氨苯砜、利福平和氯法齐明等。目前多采用联合疗法。

(一) 砜类

本类药最常用的是氨苯砜（Dapsone，DDS），此外，还有苯丙砜（Phenprofen）、醋氨苯砜（Acedapsone），它们须在体内转化为氨苯砜或乙酰氨苯砜而显效。

【体内过程】 氨苯砜口服吸收较慢，但吸收完全，口服100mg约4～8h达到峰浓度，血中$t_{1/2}$为28h，有效抑菌浓度可持续约10天左右，血浆蛋白结合率为50%，本药分布于全身，皮肤病变部位的浓度远高于正常部位。经肝乙酰化，并有肝肠循环，消除缓慢，70%～80%经尿排泄，故易蓄积，宜周期性地做短暂停药。苯丙砜较难吸收，用量较大。

【作用和应用】 砜类药物的抗菌机制和磺胺类药物相似，对麻风杆菌有较强的直接抑制作用。患者服用3～6个月后，症状即可改善，黏膜病变好转，细菌逐渐消失；皮肤及神经损害的恢复，瘤型患者细菌消失则需要较长时间。麻风杆菌对砜类药物可产生耐药性，因而须采用联合疗法以减少或延缓耐药性的发生，减少复发和较快消除其传染性。

【不良反应及用药说明】 较常见为贫血，偶可引起急性溶血性贫血，G-6-PDH缺乏者尤易发生。有时出现胃肠刺激症状、头痛、失眠、中毒性精神病及过敏反应。剂量过大还可引起肝损害及剥脱性皮炎。

(二) 其他药物

利福平（Rifampicin，RFP，甲哌利福霉素）

对麻风杆菌包括对氨苯砜耐药菌株有快速杀菌作用，单独使用易致耐药性。利福平是治疗麻风联合疗法中的必要组成药。利福霉素类药物均有类似的抗麻风作用，以利福平为最常用。

氯法齐明（Clofazimine）

又名氯苯吩嗪，对麻风杆菌有抑制作用，其作用机制为干扰核酸代谢，抑制菌体蛋白合成，作用较氨苯砜缓慢。本品还能抑制麻风结节红斑反应。本品为联合疗法药物之一，或作为抗麻风反应治疗药物。主要副作用为皮肤色素沉着等。

案例分析

利福平是肝药酶诱导剂，会降低避孕药物的疗效，应当改变避孕方式。

目标检测

选择题

1. 有癫痫或精神病史者应慎用（　　）。
   A. 利福平　B. 异烟肼　C. 乙胺丁醇　D. 吡嗪酰胺　E. PAS
2. 异烟肼的主要不良反应是（　　）。
   A. 耳毒性　B. 神经肌肉阻滞作用　C. 周围神经炎　D. 中枢抑制　E. 视神经炎
3. 应用异烟肼时合用维生素 B_6 的目的是（　　）。
   A. 增强疗效　B. 缓解抗药性　C. 减轻肝损害
   D. 降低对神经的毒性　E. 促进吸收
4. 利福平的抗菌机制为（　　）。
   A. 抑制 DNA 多聚酶　B. 抑制 DNA 螺旋酶　C. 抑制二氢叶酸合成酶
   D. 抑制 DNA 依赖的 RNA 多聚酶　E. 抑制分枝菌酸合成
5. 乙胺丁醇可致（　　）。
   A. 球后视神经炎　B. 周围神经炎　C. 耳神经损害
   D. 中毒性脑病　E. 粒细胞减少症
6. 抗结核病的一线治疗药物下列哪项是正确的（　　）。
   A. 异烟肼、利福平、吡嗪酰胺　B. 异烟肼、利福平、PAS
   C. 异烟肼、链霉素、PAS　D. 异烟肼、乙胺丁醇、PAS
   E. 异烟肼、链霉素、乙硫异烟肼

（朱建国，高振宇，向敏，任雅丽）

第十二章 抗病毒药

学习目标

1. 说出抗病毒药的应用现状。

2. 叙述利巴韦林、金刚烷胺、阿昔洛韦、干扰素等常用抗病毒药的药理作用、临床应用及不良反应以及用药说明。

3. 说出其他抗病毒药的作用及用途。

能力目标

学会分析、解释涉及本章药物处方的合理性，初步具备提供抗病毒药物合理用药咨询服务的能力。

案　例

华某，男，50岁，确诊乙型肝炎6年，5年前开始口服阿德福韦酯进行抗病毒治疗，服药3年后患者感到足背、双踝关节疼痛不适，服药4年后感到双膝关节疼痛不适，无明显肿胀，活动时疼痛加重，休息时有缓解。近日来双踝关节和双膝关节反复疼痛，感到疼痛有加重，至医院门诊就诊，膝关节MRI：右侧胫骨平台及股骨外髁骨裂可能，关节腔少量积液；右膝关节正侧位正常。查体：双颞颌关节压痛，左膝关节及轻度骨擦音，双下肢无浮肿，全身肌肉无压痛。该患者关节疼痛的可能原因是什么，如何处理？

病毒是体积最小、结构最简单的微生物之一，不具有细胞结构，缺乏完整的酶系统，无独立的代谢活力，必须利用易感细胞提供酶系统、能量及营养物质才能进行复制繁殖。分为DNA病毒和RNA病毒两种，其必须寄生在活细胞内才能增殖。增殖过程可分为吸附、穿入与脱壳、生物合成、组装成熟与释放四个阶段。凡能阻止病毒增殖过程中任一环节的药物，均可起到防治病毒性疾病的作用。由于病毒必须寄生于宿主细胞内，并主动参与细胞的代谢过程，因此，能抑制或杀灭病毒的药物也可能损伤宿主细胞。理想的抗病毒药应能深入宿主细胞，抑制或杀灭病毒的同时不损害宿主细胞的功能。现有抗病毒药的选择性不高，多有较大的毒性，临床疗效也不是十分满意（见图12-1）。

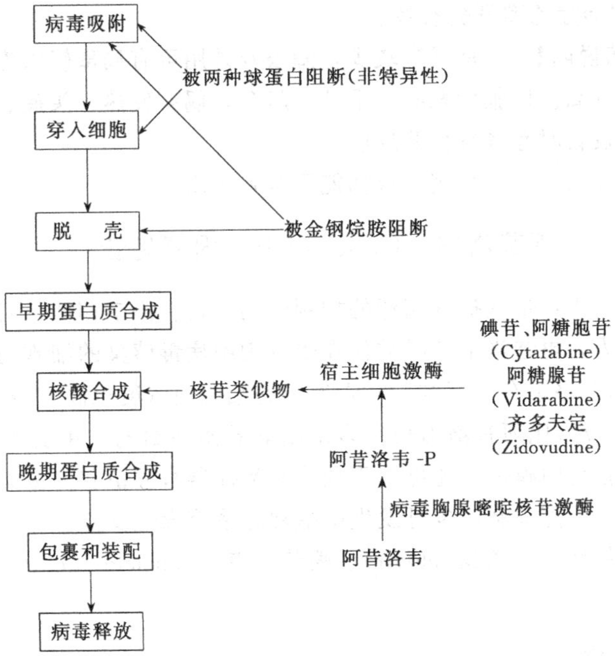

图 12-1 抗病毒药作用模式示意

一、抗 DNA 病毒药

(一) 碘苷 (Idoxuridine，疱疹净)

碘苷为碘化胸腺嘧啶衍生物。可抑制单纯疱疹病毒、水痘带状疱疹病毒，对 RNA 病毒无效。其作用机制是碘苷在体内经胸苷激酶磷酸化后掺入病毒 DNA，影响病毒 DNA 的合成，从而抑制病毒 DNA 的复制。本药全身应用毒性大，目前仅限于局部用药，主要用于单纯疱疹病毒、急性疱疹性角膜炎、结膜炎。不良反应有局部刺痛、痒、轻度水肿等，偶见过敏反应。

(二) 开环核苷类抗病毒药

阿昔洛韦 (Aciclovir，无环鸟苷)

【体内过程】 属嘌呤核苷类化合物，口服吸收仅 15%～37%，生物利用度较低，但体内分布广泛，在脑脊液、水疱液、生殖道分泌物和组织中均可达到治疗浓度。

【药理作用】 具有广谱抗疱疹病毒作用，其活力比碘苷强 10 倍。对单纯疱疹病毒及水痘带状疱疹病毒选择性较高，对乙型肝炎病毒有一定作用，对巨细胞病毒不敏感。阿昔洛韦进入感染细胞内经病毒特异性胸苷激酶和细胞激酶催化，生成三磷酸盐，抑制病毒 DNA 多聚酶，抑制病毒 DNA 的复制。

【临床应用】 为单纯疱疹病毒感染的首选药。临床局部应用治疗疱疹性角膜炎、单纯疱疹和带状疱疹。静滴可降低疱疹性脑炎死亡率 50%，对免疫缺陷和免疫抑制患者（如接受器官移植、化疗者）可预防单纯疱疹病毒和水痘-带状疱疹病毒感染的发生。与免疫调节剂

（α-干扰素）联合应用治疗乙型肝炎有效。

【不良反应及用药说明】 不良反应较少，滴眼及外用可有局部轻微疼痛，静脉滴注偶见血尿素氮及肌酐水平升高。口服后恶心、呕吐、腹泻，偶有发热、头痛、皮疹等，静脉滴注可致静脉炎、低血压及暂时性肾毒性等反应。

对本品过敏者和妊娠期妇女禁用，肾功能不全者慎用。

更昔洛韦（Ganciclovir，丙氧鸟苷）

对单纯疱疹病毒及水痘带状疱疹病毒的抑制作用与阿昔洛韦相似，对巨细胞病毒较阿昔洛韦强。其作用机制为，更昔洛韦三磷酸盐在受巨细胞病毒感染的细胞内浓度较普通感染细胞高 10 倍以上，比阿昔洛韦在受巨细胞病毒感染的细胞内浓度也高 10 倍以上。更昔洛韦三磷酸盐在细胞内消除，$t_{1/2}$比阿昔洛韦长。多采用静脉滴注给药。主要用于防治免疫缺陷和免疫抑制患者的巨细胞视网膜炎，还可用于预防和治疗器官移植和艾滋病患者的巨细胞病毒感染。主要不良反应为骨髓抑制，也可发生中枢神经系统毒性反应。

本类药物还有伐昔洛韦（Valaciclovir）、喷昔洛韦（Penciclovir）、泛昔洛韦（Famciclovir）等品种。

二、抗 RNA 病毒药

（一）金刚烷胺（Amantadine）

【临床应用】 口服易吸收，体内分布广，基本以原形经肾排泄。能特异性抑制甲型流行性感冒病毒，影响病毒的吸附、穿入和脱壳过程。主要用于甲型流感的防治。对已发病者可改善症状，还用于抗震颤麻痹。

【不良反应及用药说明】 恶心、呕吐、厌食、失眠、头晕及腹痛等反应。大剂量可致共济失调、惊厥等反应。有致畸报道。禁用妊娠期妇女、幼儿、脑血管硬化与癫痫患者。

（二）磷酸奥司他韦（Oseltamivir Phosphate）

本品口服后很容易经肠胃道吸收，口服生物利用度可达 80%。本品是选择性流感病毒神经氨酸酶抑制剂。神经氨酸酶是病毒表面的一种糖蛋白，对其进行抑制，可干扰病毒从被感染宿主细胞表面的释放，减少病毒传播。临床上用于预防和治疗 A 型和 B 型流感病毒导致的流行性感冒，对于禽流感也有一定的疗效，是预防和治疗流感最有效的药物。

本品不良反应轻微，主要是首次服药后可能会出现一过性的恶心、呕吐，以及失眠、头痛和支气管炎。在使用减毒活流感疫苗 2 周内不得使用本品，在使用本品后 48h 内不得使用减毒活流感疫苗，因为本品可抑制活病毒疫苗的复制。

（三）阿德福韦酯（Adefovir Dipivoxil）

本品是阿德福韦的前体，在体内水解为阿德福韦发挥抗病毒作用。阿德福韦酯是 5′-单磷酸脱氧阿糖腺苷的无环类似物，单剂口服的生物利用度约为 59%。临床试验表明，HBeAg 阳性慢性乙型肝炎患者，口服阿德福韦酯可明显抑制乙肝病毒的 DNA 复制。本品适用于治疗乙型肝炎病毒活动复制和血清氨基转移酶持续升高的肝功能代偿的成年慢性乙型肝炎患者，尤其适合于需长期用药或已发生拉米夫定耐药者。常见不良反应为虚弱、头痛、腹痛、恶心、胃肠胀气、腹泻和消化不良。亦可出现白细胞减少、脱发。

（四）非开环核苷类抗病毒药物

齐多夫定（Zidovudine，AZT）

1987 年首先被美国 FDA 批准上市，作为第一个治疗 HIV 的药物。本品胃肠道吸收良好，口服生物利用度为 60%～70%，可通过血-脑脊液屏障。

本品为核苷类逆转录酶抑制剂，临床用于治疗艾滋病及重症艾滋病相关症候群，主要用作联合用药之一。主要不良反应为骨髓抑制，可出现巨细胞性贫血，中性粒细胞和血小板减低，用药后的患者有 30%～40%反应严重，需要定期输血。治疗初期常出现头痛、恶心、呕吐、肌痛，继续用药可自行消退。

拉米夫定（Lamivudine，3TC）

拉米夫定也是核苷类逆转录酶抑制剂，口服生物利用度为 72%～95%。该药能有效地对抗对齐多夫定产生耐药性的人类免疫缺陷病毒，对乙肝病毒也有效，毒性较低。临床主要与齐多夫定合用治疗人类免疫缺陷病毒感染，对乙肝也有较好疗效。常见的不良反应是头痛、疲劳和腹泻。

本类药物还有司他夫定（Stavudine）和扎西他滨（Zalcitabine）等品种。

（五）蛋白酶抑制剂类药物

沙奎那韦（Saquinavir）

本品口服吸收不完全，生物利用度较低。食物能显著增加本品生物利用度，空腹服用本品，血中药物浓度极低，须餐后 2h 内服用。

本品是一多肽衍生物，为高效、高选择性的 HIV 蛋白酶抑制剂。沙奎那韦主要作用于 HIV 繁殖的后期，能与人类免疫缺陷病毒（HIV）蛋白酶上的激活点结合，使之失去结合和水解断裂多肽的功能，从而抑制人免疫缺陷病毒（HIV）蛋白酶的活性，阻断了病毒蛋白酶转录后的修饰。本品是此类药物中的一个用于治疗 HIV 感染的药物，与其他抗 HIV 病毒药，如 AZT 等，作用机制不同，故而无交叉耐药性。临床上，沙奎那韦与其他药物合用于治疗严重的 HIV 感染，能增加血液中 CD_4 的计数，降低血中 HIV 的总量。

本类药物还有茚地那韦（Indinavir）、奈非那韦（Nelfinavir）等品种。

三、广谱抗病毒药物

利巴韦林（Ribavirin，病毒唑）

【临床应用】 为嘌呤三氮唑化合物的广谱抗病毒药，口服、口含吸收良好，对多种 RNA 和 DNA 病毒有抑制作用。对流感病毒、鼻病毒、带状疱疹病毒和肝炎病毒等都有抑制作用。临床用于流行性出血热，甲、乙型流感，疱疹、麻疹，眼角膜炎、结膜炎，甲型肝炎及小儿腺病毒肺炎等。

【不良反应及用药说明】 胃肠道反应、过敏反应等，表现为恶心、呕吐、腹痛、头痛、皮疹、血清胆红素升高等。大剂量可致贫血，白细胞减少。有较强的致畸作用，妊娠期妇女禁用。

干扰素（Interferon）

本品为一类具有多种生物活性的糖蛋白，无抗原性。临床大量应用基因重组技术生产的α-干扰素，具有多种亚型。本品口服无效，需注射给药。干扰素为广谱抗病毒药，主要抑制病毒蛋白的合成、转录、装配和释放。还具有免疫调节、抗肿瘤作用，小剂量对于细胞及体液免疫都有作用，大剂量则产生抑制作用。临床用于治疗各型慢性病毒性肝炎，治疗期间病毒复制指标暂时下降或消失，停药后又出现。亦可用于急性病毒感染性疾病，如流感及其他上呼吸道感染、病毒性心肌炎、流行性腮腺炎等。不良反应常见倦怠、头痛、肌痛、全身不适；少见白细胞和血小板减少，停药可恢复；大剂量可出现共济失调、精神失常等。对本品过敏者、肾功能不良、急性肝炎和妊娠期妇女禁用（图 12-2）。

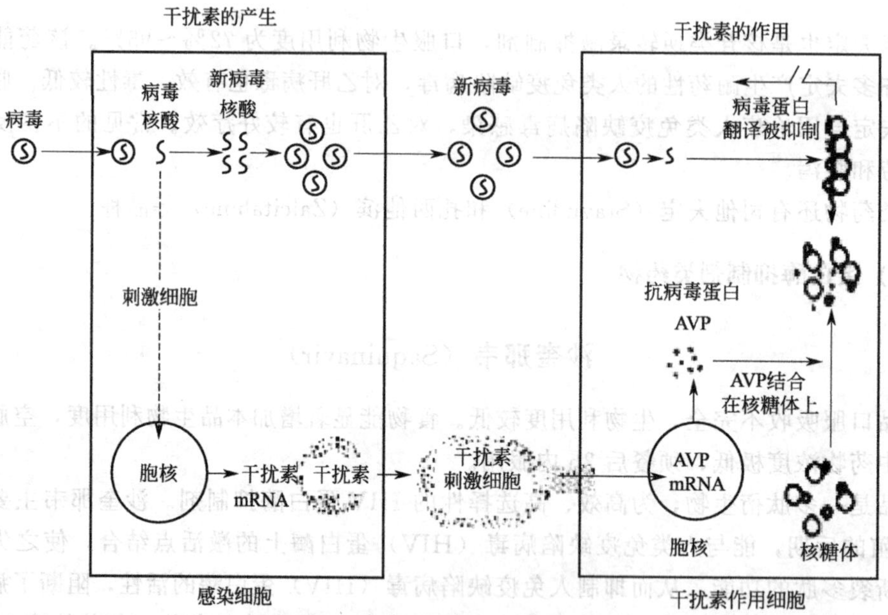

图 12-2 干扰素的产生与作用机制

案例分析

该患者长期口服阿德福韦酯抗病毒药，阿德福韦酯可损伤近端肾小管，使其重吸收功能下降，尿磷排泄增加，导致范可尼综合征、低血磷性骨软骨病。建议停用阿德福韦酯，调整抗病毒用药为拉米夫定片，补充磷、钙、镁和维生素D等。

目标检测

一、选择题

1. 对甲型流感病毒有特异性抑制作用的药物是（　　）。

A. 拉米夫定　　B. 金刚烷胺　　C. 阿昔洛韦　　D. 阿糖腺苷　　E. 齐多夫定

2. 单纯疱疹病毒感染可首选（　　）。

A. 拉米夫定　B. 金刚烷胺　C. 阿昔洛韦　D. 齐多夫定　E. 利巴韦林

3. 下列有关利巴韦林的说法，错误的是（　　）。

A. 又名病毒唑　B. 为广谱抗病毒药　C. 对流感病毒有效

D. 对病毒性肝炎无效　E. 化学结构和鸟苷相似

4. 治疗艾滋病可选择（　　）。

A. 干扰素　B. 齐多夫定　C. 聚肌胞　D. 利巴韦林　E. 金刚烷胺

5. 具有抗病毒、抗肿瘤以及调节免疫作用的药物是（　　）。

A. 阿糖腺苷　B. 干扰素　C. 齐多夫定　D. 金刚烷胺　E. 金刚烷胺

二、简答题

1. 常用抗艾滋病药可分为哪几类？各举一例代表药。

2. 简述干扰素的药理作用及临床用途。

（朱建国，高振宇）

第十三章 抗真菌药

学习目标

1. 说出两性霉素 B、氟胞嘧啶等抗深部真菌药的作用、用途和不良反应及用药说明。
2. 说出酮康唑、氟康唑、伊曲康唑等全身抗真菌药的作用特点及用药说明。

能力目标

学会分析、解释涉及本章药物处方的合理性，初步具备提供抗真菌药物合理用药咨询服务的能力。

真菌所致感染一般分为深部感染和浅部感染两类。深部感染通常由白色念珠菌、新型隐球菌、粗球孢子菌、荚膜组织胞浆菌等引起，主要侵犯内脏器官和深部组织，发病率虽低但危害性大，常可危及生命。浅部感染常由各种癣菌引起，主要侵犯皮肤、毛发、指（趾）甲等，引起手足癣、体癣、甲癣、头癣等。浅部真菌感染发病率高，危险性小。

临床用于治疗真菌感染的药物常分为三类：抗深部真菌药、抗浅部真菌药、广谱抗真菌药。

一、抗深部真菌药

两性霉素 B（Amphotericin B）

本品属于多烯类抗真菌药，因具有嗜脂性和嗜水性两种特性而得名。

【体内过程】 口服、肌注均难吸收，且刺激性大，故采用静脉滴注给药，不易透过血-脑脊液屏障。

【抗菌作用】 系广谱抗真菌药，对多种深部真菌如新型隐球菌、白色念珠菌、粗球孢子菌、荚膜组织胞浆菌等具有强大的抗菌作用。其作用机制是选择性地与真菌细胞膜的麦角固醇部分结合，在细胞膜上形成微孔，使细胞膜通透性增加，导致细胞质内重要的内容物外渗，造成真菌细胞死亡。细菌的细胞膜不含麦角固醇，故对细菌无作用。

【临床用途】 目前仍是治疗深部真菌感染的首选药，主要用于各种真菌性肺炎、心膜炎、脑膜炎及尿路感染等，治疗真菌性脑膜炎时，尚需加用小剂量鞘内注射。

【不良反应及用药说明】 不良反应较多，毒性较大，可在肾脏、肝脏、血液系统和神经系统等出现毒性反应，明显限制了其应用。静滴过程中可出现寒战、高热、头痛、厌食、恶心、呕吐，有时可致血压下降等。偶见血小板减少或轻度白细胞减少。使用时，应注意心电图、肝肾功能及血象变化。

氟胞嘧啶（Flucytosine）

【体内过程】 口服吸收迅速而完全。分布广泛，可通过血-脑脊液屏障，也可进入感染的腹腔、关节腔和房水中。

【抗菌作用】 能进入真菌细胞内，转变为具有抗代谢作用的5-氟尿嘧啶，干扰核酸和蛋白质合成，人体不具有能将本药转化成5-氟尿嘧啶的酶，故对真菌呈现选择性毒性作用。本品抗菌谱较窄，对隐球菌属、念珠菌属和球拟酵母菌有较高抗菌活性。

【临床用途】 本药单独应用易产生耐药性，主要与两性霉素B合用，治疗白色念珠菌、新型隐球菌等敏感菌株所致的深部真菌感染。

【不良反应及用药说明】 可抑制骨髓功能，导致白细胞和血小板减少，其他有皮疹、恶心、呕吐、腹泻及严重的小肠炎等。本品有致畸作用，孕妇和哺乳期妇女禁用。

制霉菌素（Nystatin）

抗菌机制及作用与两性霉素B相同。口服吸收不良，毒性大，不作注射用。目前主要以局部用药治疗皮肤、口腔、阴道念珠菌感染和阴道滴虫。口服有恶心、胃痛、腹泻等，阴道用药可见白带增多。

二、抗浅部真菌药

灰黄霉素（Griseofulvin）

【体内过程】 本药为脂溶性，口服易吸收，吸收后分布于各组织中。可沉积于皮肤的角质层及毛发、指（趾）甲新生的角质部分，从而抵抗真菌的入侵，因此新长出的头发、指甲即无癣菌。染有真菌的角质蛋白代谢脱落后，即被新的正常的组织所取代。

【作用及用途】 对皮肤癣菌属、小孢子菌属、毛癣菌属等具有较强的抑制作用，对细菌及深部真菌无效。主要用于治疗由小孢子菌属、皮癣菌属和毛癣菌属等引起的头癣、体癣、股癣、甲癣等。外用无效。

【不良反应及用药说明】 常见有头痛、恶心、呕吐、腹泻、嗜睡、乏力、眩晕、共济失调。偶见白细胞减少症、中性粒细胞减少症等。此外，还可诱导肝药酶。动物实验证明本药有致畸作用。

特比奈芬（Terbinafine）

脂溶性高，口服吸收良好，主要分布于皮肤角质层。可抑制皮肤癣菌中麦角固醇的生物合成，干扰细胞膜的功能及细胞壁的形成，从而使真菌死亡。其特点是作用快、疗效高、复发少、毒性低，用于体癣、股癣、手癣、足癣及甲癣病。主要不良反应为胃肠道反应，也可出现皮疹、荨麻疹，偶见一过性转氨酶升高。

克霉唑（Clotrimazole）

属咪唑类广谱抗真菌药，口服吸收少，不良反应多，临床主要供局部外用，治疗皮肤癣菌引起的体癣、手足癣和耳道真菌病。口含片用于治疗鹅口疮，栓剂用于治疗念珠菌引起的阴道炎。

三、广谱抗真菌药

酮康唑（Ketoconazole）

为咪唑类广谱抗真菌药，对各种浅部和深部真菌均有抗菌活性。

【体内过程】 该品在胃酸内溶解易吸收，胃酸酸度降低时，可使吸收减少。吸收后在体内广泛分布，可至炎症的关节液、唾液、胆汁、尿液、乳汁、腱、皮肤软组织、粪等。对血-脑脊液屏障穿透性差，可穿过血-胎盘屏障。血清蛋白结合率为90%以上。该品进餐后服用的生物利用度约为75%。部分药物在肝内代谢为数种无活性的代谢产物。主要由胆汁排泄，由肾排出仅占给药量的13%，其中有2%～4%以原形自尿中排出。

【作用及用途】 对皮真菌、酵母菌（念珠菌属、糠秕孢子菌属、球拟酵母菌属、隐球菌属）、双相真菌和真菌纲有抑菌和杀菌作用。

作用机制为抑制真菌细胞膜麦角甾醇的生物合成，影响细胞膜的通透性，抑制其生长。可用于治疗浅表和深部真菌病，如皮肤和指甲癣、阴道白色念珠菌病、胃肠真菌感染等，以及由白色念珠菌、类球孢子菌、组织胞浆菌等引起的全身感染。尤其可用于经灰黄霉素治疗无效或对灰黄霉素呈现过敏及难以耐受的患者，或顽固性有皮损的体癣、股癣和足癣。也可用于真菌性败血症、肺炎等。

【不良反应及用药说明】

（1）肝毒性　该品可引起血清氨基转移酶（AST、ALT）升高，属可逆性。偶有发生严重肝毒性者，主要为肝细胞型，发生率约为0.01%，临床表现为黄疸、尿色深、粪色白、异常乏力等，通常停药后可恢复，但也有死亡病例；儿童中亦有肝炎病例发生。在治疗前及治疗期间应定期检查肝功能。

（2）胃肠道反应　如恶心、呕吐及纳差等较为常见。

（3）按一日1次，一次0.2g的剂量服用时，可能出现血浆睾酮浓度的暂时减少，一般在服药后24h内恢复正常。按此剂量进行长期治疗时，睾酮量与对照组差别不大。

（4）治疗剂量超过一日0.2g或0.4g，在极少数情况下可能出现可逆性男性乳房发育及精液缺乏。

（5）其他　尚可发生药疹、瘙痒、头晕、头痛、腹痛、嗜睡、畏光、感觉异常、白细胞和血小板减少症、贫血、脱发、过敏反应及一过性血清氨基转移酶轻度升高。

（6）应在就餐时或餐后立即口服。

（7）下列情况应慎用　胃酸缺乏（可能引起该品的吸收明显减少）；酒精中毒（该品可致肝毒性）。

（8）服药期间禁止服用酒精类饮料。

氟康唑（Fluconazole）

为三唑类广谱抗真菌药。

【体内过程】 口服吸收良好，且不受食物、抗酸药、H_2受体阻断药的影响，空腹口服本品约可吸收给药量的90%。本品血浆蛋白结合率低（11%～12%），在体内广泛分布于皮肤、水疱液、腹腔液、痰液等组织体液中，尿液及皮肤中药物浓度约为血药浓度的10倍；水疱皮肤中约为2倍；唾液、痰、水疱液、指甲中与血药浓度接近；脑膜炎症时，脑脊液中本品的浓度可达血药浓度的54%～85%。本品少量在肝脏代谢。主要自肾排泄，以原形自尿中排出给药量的80%以上。血浆消除半衰期（$t_{1/2}$）为27～37h，肾功能减退时明显延长。血液透析或腹膜透析可部分清除该品。第1日给予负荷剂量即给予常规日剂量的2倍，第2日血药浓度即可接近稳态水平的90%。

【作用及用途】 本品为氟代三唑类抗真菌药，抗菌谱与酮康唑相似，抗菌活性比酮康唑强。其作用机制是抑制真菌细胞膜必要成分麦角甾醇合成酶，使麦角甾醇合成受阻，破坏真菌细胞壁的完整性，抑制其生长繁殖。本品对白色念珠菌、大小孢子菌、新型隐球菌、表皮癣菌及荚膜组织胞浆菌等均有强力抗菌活性。临床主要用于阴道念珠菌病、鹅口疮、萎缩性口腔念珠菌病、真菌性脑膜炎、肺部真菌感染、腹部感染、泌尿道感染及皮肤真菌感菌等。

【不良反应及用药说明】

① 常见消化道反应，表现为恶心、呕吐、腹痛或腹泻等。

② 过敏反应。可表现为皮疹，偶可发生严重的剥脱性皮炎（常伴随肝功能损害）、渗出性多形红斑。

③ 肝毒性。治疗过程中可发生轻度一过性血清氨基转移酶升高，偶可出现肝毒性症状，尤其易发生于有严重基础疾病（如艾滋病和癌症）患者。

④ 可见头痛、头昏。

⑤ 某些患者，尤其有严重基础疾病（如艾滋病和癌症）患者，可能出现肾功能异常。

⑥ 偶可发生周围血象一过性中性粒细胞减少和血小板减少等血液学检查指标改变，尤其易发生于有严重基础疾病（如艾滋病和癌症）患者。

⑦ 哺乳期妇女与儿童禁用，妊娠期妇女慎用。

⑧ 与异烟肼或利福平合用时，可使本品的血药浓度降低。

⑨ 与甲苯磺丁脲、氯磺丁脲和格列吡嗪等磺酰脲类降血糖药合用时，可使此类药物的血药浓度升高而可能导致低血糖，因此需监测血糖，并减少磺酰脲类降血糖药的剂量。

⑩ 高剂量本品和环孢素合用时，可使环孢素的血药浓度升高，致毒性反应发生的危险性增加，因此在监测环孢素血药浓度并调整剂量的情况下方可谨慎应用。

⑪ 与氢氯噻嗪合用，可使本品的血药浓度升高。

⑫ 与茶碱合用时，茶碱血药浓度约可升高13%，可导致毒性反应，故需监测茶碱的血药浓度。

⑬ 与华法林等双香豆素类抗凝药合用时，可增强双香豆素类抗凝药的抗凝作用，致凝血酶原时间延长，故应监测凝血酶原时间并谨慎使用。

⑭ 与苯妥英钠合用时，可使苯妥英钠的血药浓度升高，故需监测苯妥英钠的血药浓度。

⑮ 血液透析患者在每次透析后可给予本品一日量，因为3h血液透析可使本品的血药浓度降低约50%。

伊曲康唑（Itraconazole）

【体内过程】 为三唑类衍生物，高度脂溶性，餐后服有利于吸收。脂肪丰富的组织中分布浓度高于血药浓度，也可分布到皮肤、指甲部位，但在脑脊液中浓度低。

【作用及用途】 抗真菌谱广，对深部真菌及多种皮肤真菌有强的抑制活性。用于治疗口、食道及阴道等处念珠菌感染和指（趾）甲部癣症，也可用于深部真菌所引起的系统感染。

【不良反应及用药说明】 主要为胃肠道反应，偶见因肝毒性或皮疹而需中断用药。大多数不良反应可通过减少剂量而缓解。

伏立康唑（Voriconazole）

抗菌活性较氟康唑强 10～500 倍，对所有曲霉、隐球菌、念珠菌属包括对氟康唑、伊曲康唑和两性霉素 B 不敏感的皮炎芽生菌、粗球孢子菌、巴西副球孢子菌及荚膜组织胞浆菌均具抗菌活性。

对氟康唑耐药的严重侵袭性念珠菌感染，包括克柔念珠菌感染有显著疗效；对于足分支霉属和链孢霉属导致的严重真菌感染也有效；亦可用于免疫功能缺陷患者的严重致命性真菌感染。

不良反应最常见的有视觉障碍、发热、皮疹、呕吐、恶心、腹泻、外周水肿及腹痛，程度为轻度到中度不等，及时停药可恢复，极少数出现严重肝肾损害、中毒性表皮溶解坏死等。与治疗有关的，导致停药的最常见不良事件包括肝功能试验值增高、皮疹和视觉障碍。

【用药指导要点】

（1）视觉障碍　疗程超过 28 天时伏立康唑对视觉功能的影响尚不清楚。如果连续治疗超过 28 天，需监测视觉功能，包括视敏度、视力范围以及色觉。

（2）肝毒性　在临床试验中，伏立康唑治疗组中严重的肝脏不良反应并不常见（包括肝炎、胆汁淤积和致死性的暴发性肝衰竭）。有报道肝毒性反应主要发生在伴有严重基础疾病（主要为恶性血液病）的患者中。肝脏反应，包括肝炎和黄疸，可以发生在无其他确定危险因素的患者中。通常停药后肝功能异常即能好转。

（3）监测肝功能　在伏立康唑治疗前及治疗中均需检查肝功能。患者在治疗初以及在治疗中发生肝功能异常时均必须常规监测肝功能，以防发生更严重的肝脏损害。监测应包括肝功能的实验室检查（特别是肝功能试验和胆红素）。如果临床症状体征与肝病发展相一致，应考虑停药。

（4）孕妇　伏立康唑应用于孕妇时可导致胎儿损害。

（5）半乳糖不耐受　伏立康唑片剂中含有乳糖成分，罕见的、先天性的半乳糖不能耐受者、Lapp 乳糖酶缺乏或葡萄糖-半乳糖吸收障碍者不宜应用本品。

（6）可引起心电图 Q-T 间期的延长。在伏立康唑临床研究及上市后的监测中，罕有发生尖端扭转型室速的报道。在伴有多种混合危险因素的重症患者中，例如伴有心肌病、低钾血症、曾进行具有心脏毒性的化疗以及同时应用其他可能引起尖端扭转型室速的药物，有发生尖端扭转型室速的报道。在上述有潜在心律失常危险的患者中需慎用伏立康唑。

（7）在应用伏立康唑治疗前必须严格纠正钾、镁和钙的异常。

（8）本品禁止与 CYP3A4 底物，特非那定、阿司咪唑、西沙必利、匹莫齐特或奎尼丁合用，因为本品可使上述药物的血、浓度增高，从而导致 Q-T 间期延长，并且偶见尖端扭转型室性心动过速。

（9）本品禁止与利福平、卡马西平和苯巴比妥合用，后者可以显著降低本品的血药浓度。

（10）本品不可与麦角生物碱类药物（麦角胺、二氢麦角胺）合用。麦角生物碱类为

CYP3A4 的底物，二者合用后麦角类药物的血药浓度增高可导致麦角中毒。

(11) 西罗莫司与伏立康唑合用时，前者的血药浓度可能显著增高，因此这两种药物不可同时应用。

(12) 本品禁止与利托那韦合用。健康受试者同时应用利托那韦与伏立康唑，伏立康唑的血药浓度显著降低。

(13) 本品禁止与依法韦伦同时应用。二者同时应用时，伏立康唑的血药浓度显著降低，依法韦伦的血药浓度则显著增高。

(14) 本品禁止与利福布丁同时应用。二者合用，伏立康唑的血药浓度显著降低，利福布丁的血药浓度则显著增高。

卡泊芬净 (Caspofungin)

【抗菌作用】 卡泊芬净能抑制许多丝状真菌和酵母菌细胞壁的一种基体成分 β-(1,3)-D-葡聚糖的合成。本品对许多种致病性曲霉菌属和念珠菌属真菌具有抗菌活性。

【临床应用】 本品适用于治疗对其他治疗无效或不能耐受的侵袭性曲霉菌病。

【不良反应及用药说明】

① 常见发热、头痛、腹痛、疼痛，恶心、腹泻、呕吐，肝药酶水平升高，贫血，静脉炎/血栓性静脉炎，皮疹、瘙痒症。

② 实验室检查异常有低白蛋白、低钾、白细胞减少、嗜酸性粒细胞增多、血小板减少、中性白细胞减少、尿中红细胞增多、部分凝血激酶时间延长、血清总蛋白降低、尿蛋白增多、凝血酶原时间延长、低钠、尿中白细胞增多以及低钙。

(朱建国，高振宇)

第十四章 抗寄生虫药

第一节　抗疟疾药

学习目标

1. 说出疟原虫的生活史和流行概况。
2. 叙述氯喹、青蒿素、伯氨喹和乙胺嘧啶的作用、用途、不良反应和用药说明。
3. 说出其他抗疟疾药的用途及用药说明。

能力目标

学会分析、解释涉及本章药物处方的合理性，初步具备提供抗疟疾药物合理用药咨询服务的能力。

寄生虫病的种类很多，我国寄生虫病种类达60余种，其中以疟疾、阿米巴病、滴虫病、血吸虫病和丝虫病五大类寄生虫病为主。

疟疾是由疟原虫感染引起、由按蚊传播的一种传染病，临床上以间歇性寒战、高热、出汗和脾大、贫血等为特征。引起人类疟疾的疟原虫主要有间日疟、三日疟及恶性疟，其中，前两者又称良性疟。抗疟药（antimalarial drugs）是一类用于防治疟疾的药物。在抗疟药中，目前还没有一种能对疟原虫生活史的每一个环节都有杀灭作用的药物。因此，必须熟悉各种抗疟药物对疟原虫生活史的不同环节的作用，以便合理选择药物。

案　例

张某，男，30岁，两周前自东南亚某国返回中国，1天前突然寒战高热，4h后大汗淋漓，发热自行消退。今日再次寒战发热就诊，查：体温40℃，脉搏102次/min，血压126/80mmHg，面色潮红，皮肤干热，患者烦躁不安。医师初步诊断为间日疟。针对此患者的临床治疗原则是什么？应该选用什么药物？

疟原虫的生活史可分为在人体内的无性增殖阶段和在雌性按蚊体内的有性生殖阶段。见图14-1。

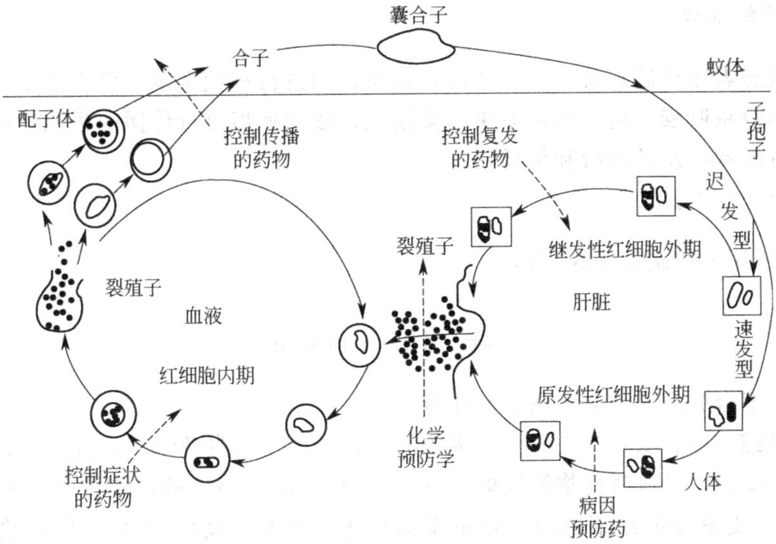

图 14-1 疟原虫生活史和抗疟药的作用环节

(一) 疟原虫在人体内发育（无性增殖阶段）

1. 原发性红细胞外期

携带疟原虫的按蚊叮咬人时，会将其唾液内的子孢子输入人体内，经血液潜入肝细胞，在肝细胞内进行裂体增殖。经 10～14 日后肝细胞被胀裂，释放出大量裂殖子。此期无症状，是疟疾的潜伏期。乙胺嘧啶对此期疟原虫有效，因此可作为病因性预防药。

2. 继发性红细胞外期

原发性红外期所释放的裂殖子一部分进入红细胞内，另一部分继续侵入肝细胞进行裂体增殖，此过程可反复循环进行，称为继发性红细胞外期。当人体抵抗力降低时，肝细胞内裂殖子再次进入红细胞内，成为良性疟复发的根源。伯氨喹对此期的疟原虫有杀灭作用，故用伯氨喹可根治疟疾。因恶性疟无继发性红细胞外期，故不会复发。

3. 红细胞内期

原发性红细胞外期释放出的大量裂殖子进入红细胞后，先发育成为滋养体再形成裂殖体，最后胀破红细胞，释出大量裂殖子及其代谢物，再加上红细胞破坏产生大量的变性蛋白，引起寒战、高热等临床症状。红细胞内释放出的裂殖子又再进入其他红细胞进行发育。如此周而复始，每完成一个无性增殖周期，就引起一次症状发作。氯喹、奎宁、青蒿素等对此期疟原虫有很强杀灭作用，可作为控制疟疾症状的药物。

(二) 疟原虫在按蚊体内发育（有性生殖阶段）

1. 配子体的形成

红细胞内疟原虫经裂体增殖 3～4 代后，其中部分裂殖子就发育为雌、雄配子体。

2. 子孢子的形成

按蚊吸取患者血液后，雌雄配子体可在蚊虫体内进行有性生殖，发育成子孢子，移行至唾液腺内，当蚊虫叮咬人时，将疟原虫传染给人，成为疟疾流行传播的根源。伯氨喹能杀灭配子体，故可控制疟疾的流行和传播。

常用抗疟药如下。

（一）主要用于控制症状的药物

氯喹（Chloroquine）

氯喹为人工合成的4-氨基喹啉类衍生物。

【体内过程】 口服吸收快而完全，吸收后广泛分布于全身各组织，肝、脾、肾、肺等组织内的药物浓度高，是血浆药物浓度的200～700倍。红细胞内的药物浓度为血浆药物浓度的10～20倍，受感染的红细胞内药物浓度又比正常红细胞高出25倍。因药物贮存在组织内，代谢和排泄速度都较慢，故药物作用持久，$t_{1/2}$可达3～5天。

【作用及用途】

（1）抗疟作用　氯喹能杀灭间日疟、三日疟、敏感的恶性疟原虫的红细胞内期的裂殖体，迅速有效地控制疟疾的临床症状，是控制疟疾症状的首选药，也可用于症状性预防。具有疗效高、起效快、作用持久等特点。一般服药24～48h后体温可降至正常，48～72h后血中裂殖体消失。临床用于治疗良性疟及恶性疟的急性发作，能很好地控制症状。但对红细胞外期疟原虫无效，故需加用伯氨喹才能达到根治目的。

（2）抗肠外阿米巴作用　氯喹在肝中药物浓度高，有利于杀灭肝内阿米巴原虫，适用于治疗甲硝唑无效或有使用禁忌的阿米巴肝脓肿，但需加用抗肠内阿米巴病药，彻底消除肠内阿米巴原虫，防止复发。

（3）免疫抑制作用　大剂量氯喹能抑制免疫反应，可用于治疗自身免疫性疾病如类风湿关节炎、红斑狼疮等。

【不良反应及用药说明】 氯喹用于治疗疟疾时，不良反应少，可有头晕、头痛、胃肠不适及皮疹等，停药后可自行消失。长期大剂量用药可引起视力障碍，少数患者可致精神失常、心源性脑缺血综合征、肝肾损害。因有致畸作用，故孕妇禁用。

奎宁（Quinine）

【作用及用途】 奎宁是金鸡纳树皮中提取的生物碱，对各种疟原虫红细胞内期裂殖体均有杀灭作用，能控制临床症状，作用较氯喹弱，维持时间短。优点是极少产生耐药性，且与氯喹之间无交叉耐药性。主要用于耐氯喹的恶性疟，尤其是严重的脑型疟。

【不良反应及用药说明】 日用量大于1g时，会导致“金鸡纳反应”，表现为耳鸣、头痛、恶心、呕吐、视力及听力减退等症状，重者可产生暂时性耳聋，停药后一般都可恢复。极少数人可发生特异质反应，引起急性溶血、肾衰竭。奎宁还能降低心肌收缩力、延长不应期、减慢传导，故心脏病患者慎用。孕妇禁用。

青蒿素（Artemisinin）

本品为菊科植物黄花蒿（*Artemisia annual* Linn）中提取的一种新型倍半萜内酯过氧化

物。为高效、速效、低毒的抗疟药。

【体内过程】 口服吸收迅速，给药 1h 后血药浓度达峰值。药物可全身分布，尤以肝、肾组织中药物浓度高，能透过血-脑脊液屏障。代谢与排泄快，有效血药浓度维持时间短，不易彻底杀灭疟原虫，故复发率较高，需反复给药。

【药理作用】 能快速、有效杀灭各种红细胞内期疟原虫，但对红细胞外期疟原虫无效。其作用机制尚未完全清楚，可能与血红素或 Fe^{2+} 催化青蒿素形成自由基破坏疟原虫表膜和线粒体结构，导致虫体死亡有关。

【临床用途】 用于治疗间日疟和恶性疟，特别对耐氯喹虫株感染及抢救脑型疟疾有良效。近年来发现疟原虫对青蒿素也出现了耐药性，与乙胺嘧啶等药物合用可延缓耐药性的产生。

【不良反应及用药说明】 不良反应少，偶见四肢麻木、心动过速、腹痛、腹泻。大剂量可使动物致畸，故孕妇慎用。

青蒿琥酯（Artesunate）

为青蒿素的水溶性衍生物，可口服、静脉、肌肉、直肠等多种途径给药。能杀灭红细胞内期的裂殖体，具有高效、速效、低毒等特点。主要用于耐氯喹的恶性疟及各种危重型疟疾的抢救。过量可致网织红细胞一过性降低；动物毒理实验显示有胚胎毒性作用，故妊娠早期妇女禁用。

处方分析

张某，31 岁，因反复寒战、高热、大汗，诊断为间日疟发作，医师处方如下。

Rp：

磷酸氯喹片	0.25g　×10
用法	第 1 日顿服 4 片，第 2、第 3 日各 3 片
磷酸伯氨喹片	13.2mg　×6
用法	1 片/次，3 次/天，连服 7 日

请分析该处方是否合理，为什么？

（二）主要用于控制疟疾复发和传播的药物

伯氨喹（Primaquine）

伯氨喹是人工合成的 8-氨基喹啉类衍生物。

【体内过程】 口服吸收快而完全，用药后 1～2h 内血药浓度达到峰值。代谢速度快，$t_{1/2}$ 约 5h，经肾排泄。

【作用及用途】 对良性疟的红细胞外期及各型疟原虫的配子体均有很强的杀灭作用，是目前控制复发及传播的首选药。对红细胞内期疟原虫作用弱，对恶性疟红细胞内期疟原虫无效，因此不能控制症状发作，需与氯喹合用。疟原虫对此药很少产生耐药性。

【不良反应及用药说明】 本药毒性较大，使用时应加以警惕。

① 一般反应。治疗量可出现头晕、恶心、呕吐、腹痛等，停药后可消失。

② 特异质反应。少数特异质患者用药后可出现高铁血红蛋白症或急性溶血性贫血，表现为发绀、胸闷等缺氧症状，其原因与G-6-PD缺乏有关。“蚕豆病”患者禁用。

（三）主要用于疟疾病因性预防的药物

乙胺嘧啶（Pyrimethamine）

本品为人工合成的抗疟药，是目前用于病因性预防的首选药。

【体内过程】 口服吸收慢而完全，主要经肾排泄，排泄缓慢，$t_{1/2}$约4～6天，用药后有效血药浓度可维持2周。

【作用及用途】 本药对恶性疟及良性疟的原发性红细胞外期有抑制作用，为病因性预防的首选药，对红细胞内期的未成熟裂殖体也有抑制作用，但对已成熟的裂殖体则无效。本药起效慢，常需在用药后第二个无性增殖期才能显效，而且不能直接杀灭配子体，但含药血液随配子体被按蚊吸入后，可阻止疟原虫在蚊体内的有性生殖，起到控制传播的作用。其作用机制是抑制疟原虫的二氢叶酸还原酶，使二氢叶酸不能还原成四氢叶酸，从而影响核酸的合成，最终导致疟原虫失去繁殖能力。

【不良反应及用药说明】 常规用药不良反应轻，但长期大剂量服药可能干扰人体叶酸代谢，引起叶酸缺乏症或导致巨幼细胞贫血，及时停药可自行恢复。本药略带甜味，易被儿童误服而中毒，表现为恶心、呕吐、发热、惊厥，甚至死亡，故应妥善保管。长期应用应检查血象。妊娠和哺乳期妇女禁用。

案例分析

治疗原则及治疗药物：

① 控制症状药物，首选氯喹，也可用奎宁、青蒿素等药。

② 防止复发和阻止传播药物，选用伯氨喹。两类药物合用更符合临床实际。一方面，氯喹等可以杀灭红细胞内期裂殖子，可迅速控制患者疟疾症状；另一方面，伯氨喹可以杀灭继发性红细胞外期裂殖子，消灭疟疾复发的根源，从而达到根治疟疾的目的。

第二节　抗阿米巴药与抗滴虫药

学习目标

1. 说出阿米巴原虫的生活史和流行概况。
2. 叙述甲硝唑、二氯尼特的作用、用途、不良反应和用药说明。
3. 说出其他抗阿米巴药和抗滴虫药物的用途及用药说明。

能力目标

学会分析、解释涉及本章药物处方的合理性，初步具备提供抗阿米巴药物和抗滴虫药物合理用药咨询服务的能力。

一、抗阿米巴药

阿米巴病是由溶组织阿米巴原虫引起的寄生虫病。根据感染部位的不同分为肠内阿米巴病和肠外阿米巴病。溶组织阿米巴原虫有两个发育时期：包囊时期和滋养体时期。包囊是其传播的根源，对药物不敏感；滋养体为致病因子，侵入肠壁引起急、慢性阿米巴痢疾，也可随肠壁血液或淋巴液迁移至肠外组织（肝、肺、脑等），引起肠外阿米巴病（如阿米巴肝脓肿等）。现有的抗阿米巴病药（Anti-amebic drugs）主要作用于滋养体，而对包囊无直接作用。

（一）抗肠内、肠外阿米巴病药

甲硝唑（Metronidazole，灭滴灵）

本品为人工合成的5-硝基咪唑类化合物。同类药物还有替硝唑（Tinidazole）、尼莫唑（Nimorazole）和奥硝唑（Omidazole）等，药理作用与甲硝唑相似。

【体内过程】 口服吸收迅速而完全，生物利用度高，给药1～3h后血药浓度达峰值，血浆蛋白结合率约20%。体内分布广，能渗入全身组织和体液，可通过胎盘屏障和血-脑脊液屏障，脑脊液中可达有效药物浓度。有效血药浓度可维持12h，$t_{1/2}$为8～10h。主要在肝脏代谢，经肾脏排泄，部分经乳汁排泄。

【作用及用途】

1. 抗阿米巴作用

对肠内及肠外阿米巴滋养体都有强大的杀灭作用，是急、慢性阿米巴痢疾和肠外阿米巴病的首选治疗药。但因甲硝唑在肠腔内浓度偏低，故在治疗阿米巴痢疾时用甲硝唑控制症状后，需加用抗肠内阿米巴病药如卤化喹啉类等继续治疗，以减少复发。

2. 抗滴虫作用

对阴道滴虫有直接杀灭作用，是治疗阴道滴虫病的首选药。口服后可分布于阴道分泌物、精液和尿液中，故对女性和男性泌尿生殖道滴虫感染都有效，夫妇同治可提高疗效。

3. 抗厌氧菌作用

对厌氧性革兰阳性、阴性杆菌和球菌都有强大的抗菌作用，脆弱杆菌对其较敏感。长期应用不易导致二重感染。主要用于防治口腔、盆腔、腹腔内厌氧菌感染及败血症、气性坏疽等，是治疗厌氧菌感染的首选药。

4. 抗贾第鞭毛虫作用

是治疗贾第鞭毛虫感染的有效药物。

【不良反应及用药说明】

（1）胃肠反应　是主要不良反应，用药后可出现恶心、呕吐、上腹部不适、腹痛、腹泻等。

（2）神经系统反应　剂量过大时有头痛、眩晕、共济失调、肢体麻木甚至惊厥等反应。

（3）影响乙醇代谢　如服药期间饮酒，乙醇代谢过程受甲硝唑干扰，乙醛堆积增多，可出现急性乙醛中毒，引起腹部不适、恶心、呕吐、头痛、胸闷、血压下降、味觉改变等。

（4）致畸、致癌作用　动物实验证明，长期大量口服本药有致癌、致突变作用，故孕妇、哺乳妇女禁用。

（5）其他　本药可引起过敏、白细胞减少、口腔金属味等。

替硝唑（Tinidazole）

替硝唑作用与甲硝唑相似，但 $t_{1/2}$ 较长，约 12～24h。口服一次，有效血药浓度可维持72h。对阿米巴痢疾和肠外阿米巴病有很好疗效，而毒性较低；也可用于治疗滴虫病。

（二）抗肠内阿米巴病药

二氯尼特（Diloxanide）

本品为二氯乙酰类衍生物，常用其糠酸酯（Diloxanide Furoate）。

【体内过程】 口服后大部分在肠腔或肠黏膜内水解，1h 后血药浓度达峰值，药物经尿迅速排泄。

【作用及用途】 口服后主要靠其未吸收部分杀灭阿米巴原虫，对于无症状或仅有轻微症状的排包囊者有良好疗效，是目前最有效的杀包囊药。对慢性阿米巴痢疾也有效，对肠外阿米巴病疗效差。

【不良反应及用药说明】 轻微，偶尔出现呕吐和皮疹等。大剂量时可致流产，但未见致畸作用。

卤化喹啉类

包括喹碘方（Chiniofon）、双碘喹啉（Diiodohydroxyquinoline）和氯碘羟喹（Clioquinol）等。本类药物口服吸收较少，肠腔内药物浓度高，可直接杀灭肠内的阿米巴原虫。用于治疗慢性阿米巴痢疾及无症状排包囊者，或与甲硝唑合用治疗急性阿米巴痢疾。本类药毒性低，但可出现腹泻及其他胃肠道反应。每日剂量超过 2g、或疗程较长、或儿童用药时危险性较大。国外报道同类药物氯碘喹啉可引起亚急性脊髓-视神经病，可致视神经萎缩和失明，许多国家现已禁止或限制其应用。

（三）抗肠外阿米巴病药

依米丁（Emetine）和去氢依米丁（Dehydroemetine）

依米丁是吐根中提取的生物碱，又称吐根碱，其脱氢衍生物去氢依米丁，抗阿米巴作用更强。两药对阿米巴滋养体有直接杀灭作用。依米丁刺激性很强，口服可致呕吐，只能深部肌内注射，另外，对心肌有严重毒性。本药仅用于治疗病情严重且甲硝唑疗效不佳的急性阿米巴病和肠外阿米巴病。用药时需有医护人员的严密监护。

氯喹（Chloroquine）

氯喹为抗疟药，也有杀灭阿米巴滋养体的作用。口服后肝组织中浓度高，而肠壁组织的分布量很少，对肠内阿米巴病无效，仅用于甲硝唑无效或不宜用甲硝唑的阿米巴肝炎或肝脓肿。

二、抗滴虫病药

抗滴虫病药（antitrichomonal drugs）是用于治疗阴道毛滴虫感染所致的阴道炎、尿道炎和前列腺炎的药物。目前认为甲硝唑是治疗滴虫病最有效、安全、经济的药物，也可使用其他同类药物如替硝唑、尼莫唑、奥硝唑等。对甲硝唑耐药的滴虫感染，可考虑改用乙酰胂胺局部给药。

乙酰胂胺（Acetarsol）

乙酰胂胺为五价胂剂，其复方制剂称滴维净。将其片剂置于阴道穹窿部有直接杀滴虫作用。此药有一定的局部刺激作用，可使阴道分泌物增多。

第三节 抗血吸虫与抗丝虫药

学习目标

1. 说出血吸虫和丝虫的生活史和流行概况。
2. 叙述吡喹酮、乙胺嗪的作用、用途、不良反应和用药说明。
3. 说出其他抗血吸虫和抗丝虫药物的用途及用药说明。

能力目标

学会分析、解释涉及本章药物处方的合理性，初步具备提供抗血吸虫和抗丝虫药物合理用药咨询服务的能力。

一、抗血吸虫病药

血吸虫为寄生于人体内的一类蠕虫，主要有日本血吸虫、埃及血吸虫、曼氏血吸虫等，在我国流行的血吸虫病主要是日本血吸虫所致。20 世纪 70 年代发现吡喹酮等高效、低毒、疗程短、口服有效的新一代药物，已完全取代毒性较大的酒石酸锑钾。

吡喹酮（Praziquantel）

为吡嗪异喹啉衍生物，为广谱的抗吸虫药和驱绦虫药。

【体内过程】 口服吸收迅速而完全，1～2h 达血药浓度峰值，经肝脏代谢，药物本身及代谢物经肾排泄，体内无蓄积作用，$t_{1/2}$为 1～1.5h。晚期血吸虫病患者，因肝功能减退，$t_{1/2}$会明显延长。

【作用及用途】

1. 抗血吸虫

能杀灭各种血吸虫，对成虫作用强，是高效、低毒、短程、广谱、可口服的抗血吸虫病药。作用机制主要是：药物增强虫体对 Ca^{2+} 的通透性，促进内流，干扰虫体内 Ca^{2+} 平衡，导致虫体痉挛性麻痹而脱落，促进虫体移行至肝脏内，有利于在肝内被单核-吞噬细胞系统消灭。临床用于治疗急、慢性血吸虫病，能迅速退热并改善全身症状，是治疗血吸虫病的首选药。不同剂量的吡喹酮可治疗华支睾吸虫病、卫氏并殖吸虫病、姜片吸虫病等。

2. 抗绦虫

对人和家畜体内猪肉绦虫、牛肉绦虫的成虫及幼虫均有很强的杀灭作用，可作为绦虫病的首选药。

3. 抗囊虫

对脑型和皮下肌肉型囊虫病均有良好疗效。

【不良反应及用药说明】 不良反应轻微而短暂，一般不影响治疗。可出现头痛、眩晕、乏力肌肉震颤等，少数患者出现心悸、心律失常、心电图改变等。据报道，大剂量吡喹酮可使实验大鼠的流产率增高，故孕妇禁用。

二、抗丝虫病药

丝虫病系由丝状线虫感染人体所引起的一种寄生虫病，丝虫寄生于淋巴系统，早期表现为淋巴管炎和淋巴结炎，晚期出现淋巴管阻塞所致的症状。我国流行的丝虫主要是班氏丝虫和马来丝虫，蚊子为传播媒介。丝虫的发育分为两个阶段，即幼虫在蚊体发育和成虫在人体发育成熟。目前，我国治疗丝虫病的主要药物是乙胺嗪和呋喃嘧酮等。

乙胺嗪（Diethylcarbamazine）

本药的枸橼酸盐称为海群生（Hetrazan）。

【体内过程】 口服吸收迅速，3h 达血药浓度峰值，以后逐渐下降，可分布于全身各组织中。丝虫虫体内的药物浓度与人体组织内药物浓度相近。

【作用及用途】 对班氏丝虫、马来丝虫的微丝蚴均具有杀灭作用，是抗丝虫病的首选药。对淋巴系统中的成虫也有杀灭作用，但需较大剂量和较长疗程。

【不良反应及用药说明】 毒性较低，可引起厌食、恶心、呕吐、头痛、乏力等反应。主要不良反应是丝虫成虫和蚴虫死亡后释出的大量异体蛋白引起的过敏反应，表现为皮疹、淋巴结肿大、血管神经性水肿、畏寒、发热、哮喘、心率加快、胃肠功能紊乱等。一般于给药之日开始出现，可持续 3～7 日。

呋喃嘧酮（Furapyrimidone）

本品为硝基呋喃类衍生物。对马来丝虫及班氏丝虫的成虫及微丝蚴均有杀灭作用，作用机制和不良反应与乙胺嗪相似，但呕吐发生率高。

伊维菌素（Ivermectin）

本品为半合成的大环内酯类化合物。口服可吸收，$t_{1/2}$ 约 10h，肝脏和脂肪组织中分布较多。仅有 1%～2%经肾脏排泄，其余大部分经粪排出。能杀灭班氏丝虫的微丝蚴，可代替乙胺嗪治疗班氏丝虫病。不良反应较少，可引起皮疹、瘙痒、头痛、淋巴结肿大等，偶见心电图改变。

（朱建国，高振宇）

第四节 抗肠虫药

学习目标

1. 说出常见肠虫的生活史和流行概况。
2. 叙述阿苯达唑、甲苯达唑和左旋咪唑的作用、用途、不良反应和用药说明。
3. 说出其他抗肠虫药物的用途及用药说明。

能力目标

学会分析、解释涉及本章药物处方的合理性，初步具备提供抗肠虫药物合理用药咨询服务的能力。

在肠道寄生的蠕虫分为三大类：肠道线虫、肠道绦虫和肠道吸虫，在我国以肠道线虫感染最为普遍。抗肠蠕虫病药是驱除或杀灭肠道蠕虫的药物。近年来高效、低毒、广谱的抗肠蠕虫病药不断问世，使多数肠蠕虫病得到有效治疗和控制。

阿苯达唑（Albendazole，丙硫咪唑）

【体内过程】 口服吸收迅速，血药浓度较高，肝、肺等组织中均能达到很高的浓度，并能进入棘球蚴囊内。在肝脏代谢为丙硫咪唑亚砜及丙硫咪唑砜，前者具有杀虫作用，原形药及代谢物均排泄快，无蓄积现象。

【作用及用途】 阿苯达唑具有广谱、高效、低毒的特点。对多种肠道寄生虫，如线虫类的蛔虫、蛲虫、钩虫、鞭虫和粪类圆线虫，绦虫类的猪肉绦虫、牛肉绦虫、短膜壳绦虫等的驱杀作用较强。对肠道外寄生虫病，如棘球蚴病（包虫病）、囊虫病、旋毛虫病，以及华支睾吸虫病、肺吸虫病等也有较好疗效。对脑囊虫病也有一定治疗作用。临床主要用于治疗蛔虫、钩虫、蛲虫、鞭虫单独及混合感染，也可治疗各种类型囊虫病。

【不良反应及用药说明】 常见口干、乏力、头晕、头痛、嗜睡、食欲不振、恶心、腹痛、腹泻等，多数可自行缓解。治疗囊虫病时，虽然用量大、疗程长，但多能耐受，主要不良反应系由猪囊尾蚴解体后释放出异体蛋白所致，可见头痛、发热、皮疹、肌肉酸痛。治疗旋毛虫病时，也可出现发热、肌痛和水肿加重等反应。本药有胚胎毒性和致畸作用，故孕妇禁用；有严重肝、肾、心脏功能不全及活动性溃疡病患者慎用。

甲苯达唑（Mebendazole）

甲苯达唑是高效、广谱抗肠蠕虫病药。对多种线虫的成虫和蚴虫都有杀灭作用。对蛔虫、蛲虫、钩虫、鞭虫、绦虫感染的治愈率常在90%以上，尤其适用于蠕虫的混合感染。对钩虫卵、蛔虫卵和鞭虫卵均有杀灭作用，可控制传播。

本药无明显不良反应。少数患者用药后可见短暂腹痛、腹泻。大剂量时偶见转氨酶升高、脱发、粒细胞减少等。动物实验发现有致畸作用和胚胎毒性作用，故孕妇禁用。2 岁以下儿童禁用。

左旋咪唑（Levamisole）

左旋咪唑对蛔虫、钩虫、蛲虫都有效，对丝虫也有一定作用，还具有增强免疫功能作用。主要用于治疗蛔虫病、钩虫病、蛲虫病，也可用于治疗丝虫病。不良反应主要为胃肠反应及皮疹，偶见肝功能异常。

哌嗪（Piperazine）

本药对蛔虫、蛲虫的作用较强，驱蛔虫治愈率可达 80%。治疗蛲虫病疗程较长，不如阿苯达唑等方便。偶见胃肠反应，大剂量可致神经系统反应。肾脏疾病、神经系统疾病者禁用。亦不能与噻嘧啶合用，以免产生拮抗作用。

噻嘧啶（Pyrantel）

为广谱驱肠虫药，口服吸收少，肠腔内浓度高。对蛔虫、蛲虫、钩虫都有较好疗效。不良反应少，主要有恶心、呕吐、腹泻及头痛等。肝肾功能不良、溃疡病、心脏病患者慎用。孕妇及婴幼儿禁用。

氯硝柳胺（Niclosamide）

氯硝柳胺口服几乎不吸收，肠道药物浓度较高，对多种绦虫有杀灭作用。用于牛肉绦虫、猪肉绦虫、阔节裂头绦虫和短膜壳绦虫感染，尤其对牛肉绦虫的疗效为佳。偶见胃肠反应。本药还可杀灭血吸虫尾蚴及毛蚴，将药物涂抹于皮肤表面可预防急性血吸虫感染。另外，本药是目前用于杀灭血吸虫中间宿主钉螺的重要药物，可用于疫区水域大面积杀螺。

吡喹酮（Praziquantel）

为广谱抗吸虫和绦虫病药，对多种吸虫有强大的杀灭作用，对绦虫和囊虫感染也有良好效果。可作为治疗绦虫病的首选药，治愈率可达 90%以上。

恩波维胺（Pyrvinium Embonate，扑蛲灵）

口服不易吸收，肠道内可保持较高浓度，对蛲虫有强大驱虫作用。主要用于治疗蛲虫病。不良反应常见恶心、呕吐、腹痛、腹泻、眩晕等。本药系一种青铵类染料，可染红粪便及衣服，应事先告知患者。

目标检测

一、选择题

1. 有关氯喹抗疟作用的叙述不正确的是（　　）。

A. 作用强　　B. 红细胞中药物浓度高　　C. 是控制症状的常用药

D. 直接杀灭配子体　　E. 可用于根治恶性疟

2. 治疗血吸虫病的首选药是（　　）。

A. 氯硝柳胺 B. 甲硝唑 C. 吡喹酮 D. 喹诺酮 E. 锑剂

3. 青蒿素的主要缺点是（ ）。

A. 复发率高 B. 不易通过血-脑脊液屏障 C. 疗效低 D. 易产生耐药性 E. 价格昂贵

4. 有关伯氨喹的叙述，错误的是（ ）。

A. G-6-PD缺乏患者禁用 B. 主要用于控制传播和复发 C. 对红内期疟原虫作用强 D. 可杀灭配子体 E. 对红外期和配子体作用强

5. 对各型阿米巴病都有效的药物是（ ）。

A. 二氯尼特 B. 依米丁 C. 氯喹 D. 甲硝唑 E. 土根碱

6. 有关甲硝唑的作用表述错误的是（ ）。

A. 抗阿米巴 B. 抗绦虫 C. 抗滴虫 D. 抗厌氧菌 E. 抗贾第鞭毛虫

7. 控制和根治急性阿米巴痢疾，应使用的药物是（ ）。

A. 甲硝唑＋喹碘仿 B. 氯喹＋甲硝唑 C. 氯喹＋土霉素 D. 氯喹＋喹碘仿 E. 氯喹＋四环素

8. 用伯氨喹后引起急性溶血性贫血，是因为患者缺乏（ ）。

A. 葡萄糖-6-磷酸脱氢酶 B. 二氢叶酸代谢酶 C. 肝药酶 D. 叶酸 E. 维生素 B_{12}

9. 下列药物中既可驱肠虫又可调节免疫的是（ ）。

A. 阿苯达唑 B. 左旋咪唑 C. 噻嘧啶 D. 甲苯咪唑 E. 哌嗪

10. 乙胺嗪主要用于治疗下列何种寄生虫感染（ ）。

A. 绦虫 B. 鞭虫 C. 血吸虫 D. 丝虫 E. 疟原虫

二、简答题

1. 氯喹的体内分布有何特点？其临床用途有哪些？

2. 甲硝唑、吡喹酮各有哪些作用及用途？

（朱建国，高振宇）

第十五章 抗恶性肿瘤药

学习目标

1. 叙述常用抗恶性肿瘤药的分类、药物的作用环节及常见不良反应和用药指导及用药说明。

2. 说出细胞增殖动力学特点和常用抗恶性肿瘤药的作用、用途及用药说明。

能力目标

学会分析、解释涉及本章药物处方的合理性，初步具备提供抗恶性肿瘤药物合理用药咨询服务的能力。

恶性肿瘤，是严重危害人类健康的常见病、多发病。《2012中国肿瘤登记年报》披露，全国每年新发肿瘤病例约312万例，平均每天8550人，全国每分钟有6人被诊断为恶性肿瘤。恶性肿瘤的治疗方法有手术治疗、放射治疗、免疫治疗、药物治疗和内分泌治疗等，而且愈来愈强调综合疗法。其中，肿瘤的化学药物治疗（简称化疗）在综合治疗中占有重要地位，但化疗中存在着两个主要障碍：一是传统抗肿瘤药物对肿瘤细胞的选择性较差，杀伤肿瘤细胞的同时，对正常组织细胞也有不同程度的损伤，毒性反应成为化疗时药物用量受限的关键因素；二是肿瘤细胞产生耐药性，是肿瘤化疗失败的重要原因，亦是肿瘤化疗急需解决的难题。

近年来，分子生物学的进步及肿瘤药理学的发展，为恶性肿瘤的药物防治提供了新靶点。抗恶性肿瘤药也正从传统的细胞毒类药物，向针对机制的多环节作用发展，如生物反应调节药、肿瘤治疗增敏药、分化诱导药、肿瘤耐药性逆转药、肿瘤细胞凋亡诱导药、肿瘤血管生成抑制药、抗肿瘤侵袭及转移药、基因修复药等，为恶性肿瘤的药物治疗开辟了新的通道。

一、细胞增殖周期与抗恶性肿瘤药基本作用

正常组织细胞通过分裂的方式进行增殖。细胞从一次分裂结束到下一次细胞分裂完成所需要的时间称为细胞增殖周期。细胞增殖动力学是研究细胞群体生长、繁殖及死亡的动态规律的科学，把握相关规律有助于了解肿瘤细胞的生物学特性，对理解药物的抗肿瘤机制及作用特点具有重要的意义。

（一）细胞增殖动力学

根据细胞的生长增殖特点，将肿瘤细胞群分为增殖细胞群和非增殖细胞群（见图15-1）。

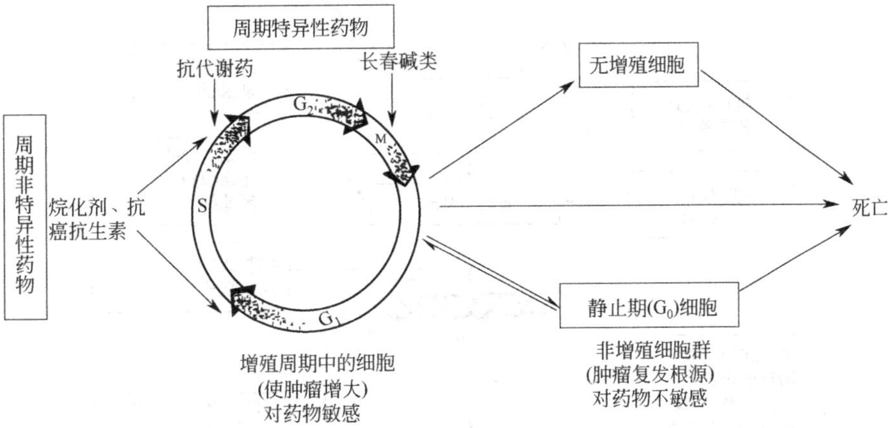

图15-1　细胞增殖周期及药物作用示意

1. 增殖细胞群

增殖期细胞呈指数方式生长，其生化代谢活跃，对药物敏感。按细胞内DNA含量变化，分为4期：DNA合成前期（G_1期）、DNA合成期（S期）、DNA合成后期（G_2期）、有丝分裂期（M期）。

2. 非增殖细胞群

主要是静止期（G_0期）细胞，有增殖能力，但暂不进行分裂，对药物不敏感。当增殖期中对药物敏感的肿瘤细胞被杀灭后，处于G_0期的细胞可进入增殖期，是肿瘤复发的根源。

（二）抗肿瘤药的基本作用

1. 细胞周期特异性药（cell cycle specific agents，CCSA）

仅能杀灭某一增殖期的肿瘤细胞，选择性相对较高。可分为两类，一类是作用于S期的药物，如甲氨蝶呤、阿糖胞苷、巯嘌呤等；另一类是作用于M期的药物，如长春碱、长春新碱等。

2. 细胞周期非特异性药（cell cyclenonspecific agents，CCNSA）

能杀灭增殖细胞群中各期细胞。该类药物选择性差，而且对非增殖细胞群几乎无作用。药物有烷化剂、抗癌抗生素和铂类等。

二、抗肿瘤药的作用机制及分类

（一）按作用机制分类

1. 抑制核酸合成药

可在不同环节阻止核酸和蛋白质的合成，影响肿瘤细胞的分裂增殖。可分为五类

（见图 15-2）。

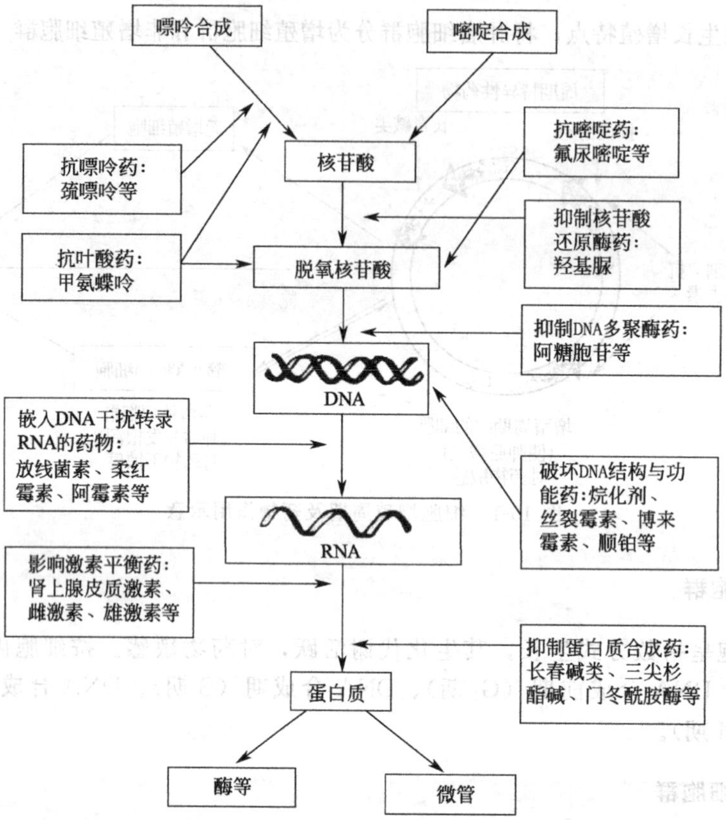

图 15-2 抗恶性肿瘤药的主要作用机制

（1）抑制二氢叶酸还原酶的药物　如甲氨蝶呤等。
（2）阻止嘧啶类核苷酸生成的药物　如氟尿嘧啶等。
（3）阻止嘌呤类核苷酸生成的药物　如巯嘌呤等。
（4）抑制核苷酸还原酶的药物　如羟基脲等。
（5）抑制 DNA 多聚酶的药物　如阿糖胞苷等。

2. 破坏 DNA 结构与功能的药物

如烷化剂、博来霉素、丝裂霉素、顺铂等。

3. 嵌入 DNA 阻止 RNA 合成的药物

如柔红霉素、阿霉素、放线菌素 D 等。

4. 抑制蛋白质合成的药物

可分为以下三类。
（1）影响纺锤丝形成的药物　如长春新碱等。
（2）干扰核蛋白体功能的药物　如三尖杉酯碱等。
（3）阻止氨基酸供应的药物　如门冬酰胺酶等。

5. 影响体内激素平衡的药物

如肾上腺皮质激素、雄激素、雌激素等。

6. 分子靶向药

常见的包括以下几类。

(1) 信号传导阻滞 如吉非替尼。

(2) 抑制血管新生、抗转移 如安维汀。

(3) 免疫、疫苗疗法 如利妥昔单抗、西妥昔单抗、曲妥珠单抗、贝伐单抗等。

(二) 按药物来源和化学性质分类

1. 烷化剂

如环磷酰胺、塞替派、白消安、氮芥等。

2. 抗代谢药

如甲氨蝶呤、氟尿嘧啶、巯嘌呤、羟基脲等。

3. 抗肿瘤抗生素

如柔红霉素、丝裂霉素、博来霉素、放线菌素D等。

4. 抗肿瘤植物药

如长春碱、长春新碱、紫杉醇、羟基喜树碱等。

5. 激素类药

如肾上腺皮质激素、雄激素、雌激素、他莫昔芬等。

6. 分子靶向药物

常见的包括如下几类。

(1) 单克隆抗体 利妥昔单抗、西妥昔单抗、曲妥珠单抗、贝伐单抗等。

(2) 小分子化合物

① 酪氨酸激酶抑制剂。甲磺酸伊马替尼、吉非替尼等。

② 多靶点小分子化合物。索拉菲尼、舒尼替尼等。

7. 其他药物

如顺铂、卡铂、门冬酰胺酶等。

(三) 抗肿瘤药的不良反应

多数抗恶性肿瘤药治疗指数较小，选择性差，杀伤肿瘤细胞的同时，对正常组织细胞也有杀伤作用，特别是对增殖更新较快的骨髓、淋巴组织、胃肠黏膜上皮、毛囊和生殖细胞等正常组织损伤更明显。

1. 骨髓抑制

骨髓抑制是肿瘤进行化疗的最大障碍之一，常表现为白细胞、血小板减少，除博来霉素、L-门冬酰胺酶、激素类药物外，多数抗肿瘤药均有不同程度的骨髓抑制。

2. 胃肠反应

上腹部不适、恶心、呕吐等胃肠反应是抗肿瘤药最常见的不良反应。药物也可直接损伤消化道黏膜，引起口腔炎、胃炎、胃肠溃疡等。

3. 皮肤及毛发损害

大多数抗肿瘤药都损伤毛囊上皮细胞，特别是环磷酰胺、长春新碱、氟尿嘧啶、紫杉醇、博来霉素、多柔比星、甲氨蝶呤、丝裂霉素等易引起脱发，用药1～2周后出现，1～2个月后最明显，停药后毛发可再生。

4. 肾损害及膀胱毒性

顺铂、甲氨蝶呤等药物可直接损伤肾小管上皮细胞，表现为血尿素氮、血清肌酐及肌酐酸升高。环磷酰胺等药物可引起急性出血性膀胱炎，尤其在大剂量静脉注射时易出现。

5. 其他

抗肿瘤药物可引起不同程度的免疫功能抑制，是肿瘤患者化疗后易出现感染的重要原因。博来霉素、甲氨蝶呤和亚硝基脲类等可引起肺纤维化。柔红霉素、丝裂霉素等可引起心肌炎、心肌缺血、心电图改变、心力衰竭等。环磷酰胺、阿糖胞苷、氟尿嘧啶、长春新碱、甲氨蝶呤等可损伤肝细胞引起谷草转氨酶升高、肝炎等。紫杉醇、长春新碱、顺铂可产生周围神经毒性。长春新碱有自主神经毒性。顺铂有耳毒性。另外抗肿瘤药物可直接损伤正常细胞DNA，干扰DNA复制，引起基因突变；若突变发生于胚胎生长期可致畸，若突变发生于一般组织细胞则可致癌，以烷化剂最常见。

案　例

张某，女，54岁。因“右侧乳腺癌”入院。查体：右侧乳腺外上象限有一大小约1.5cm×2cm肿物，无乳头溢液凹陷，无乳腺疼痛等症状，同侧腋下触及2个淋巴结肿大0.3cm×0.5cm。同侧腋下淋巴结1/18（+），免疫组化ER (-)，PR (-)，Her-2/neu（+）。肝肾功能正常。行右侧乳腺癌改良根治术，术后病理示右乳浸润性导管癌Ⅱ级。

针对此患者临床治疗原则是什么？应该选用什么药物？

三、常用抗恶性肿瘤药

(一) 烷化剂

烷化剂是一类结构中含有烷化基团的化学物质，烷化基团性质活泼，易与细胞中的功能基团如DNA或蛋白质分子中的氨基、羟基、巯基、羧基等起烷化作用，形成交叉联结或引起脱嘌呤，从而造成DNA结构和功能损伤，甚至引起细胞死亡。该类药属周期非特异性药物，但对G_1期和G_2期细胞作用较强。

环磷酰胺（Cyclophosphamide，Cytoxan，CTX）

【体内过程】 口服吸收良好，也可静脉注射，在肝脏和肿瘤组织内分布浓度较高，药物主要在肝内代谢，小部分以原形从肾脏排泄。

【药理作用】 药物本身无抗肿瘤活性，需在体内先经肝微粒体酶系氧化生成醛磷酰胺，再在肿瘤细胞内分解出性质很活泼的磷酰胺氮芥，才能与DNA发生交叉联结，破坏DNA的结构和功能，从而抑制肿瘤细胞的生长繁殖。本药在体外无药理活性。

【临床用途】 抗瘤谱广，对恶性淋巴瘤疗效显著；对急性淋巴细胞白血病、卵巢癌、乳腺癌、多发性骨髓瘤等有一定疗效。常与其他抗恶性肿瘤药合用，可提高疗效。还可抑制免疫，用于治疗某些自身免疫性疾病和预防器官移植的排异反应等。

【不良反应及用药说明】 常见不良反应为骨髓抑制，胃肠反应较轻，但对膀胱刺激性大，可引起出血性膀胱炎，多饮水可减轻或缓解症状；还可引起胎儿畸形、闭经、精子减少等。

异环磷酰胺（Ifosfamide）

作用与环磷酰胺相似，需在肝脏转化后才有药理活性，可口服或静脉注射给药。可用于恶性淋巴瘤、白血病、肉瘤、肺癌、乳腺癌、睾丸癌等。对环磷酰胺耐药的恶性肿瘤，应用本药仍有效，化疗指数高，不良反应发生率较环磷酰胺低。与尿路保护剂美司钠（Mesna，Mes）合用可减轻对泌尿系统的损害。

塞替派（Thiotepa，Thiophosphoramide，TSPA）

其化学结构中含有3个亚乙基亚氨基，活化后与肿瘤细胞DNA分子中的碱基结合，阻碍肿瘤细胞的分裂。本药抗瘤谱广、选择性高、毒性低，临床主要用于治疗乳腺癌、卵巢癌、膀胱癌等。不良反应轻、胃肠反应少、局部刺激性小，主要不良反应是骨髓抑制。

白消安（Busulfan；马利兰 Myleran）

属磺酸酯类烷化剂，小剂量白消安即可明显抑制粒细胞生成，为治疗慢性粒细胞性白血病的首选药，但对急性粒细胞白血病无效，对其他肿瘤疗效不明显。主要不良反应为骨髓抑制，个别患者可出现肺纤维化、白内障、闭经、睾丸萎缩、畸胎等。

（二）抗代谢药

化学结构与核酸代谢的必需物质如叶酸、嘌呤碱、嘧啶碱等相似，通过拮抗细胞核酸特别是DNA的生物合成，阻止肿瘤细胞的分裂增殖。本类药物属细胞周期特异性药物，对S期细胞最敏感。

甲氨蝶呤（Methotrexate，MTX）

【药理作用】 本药化学结构和叶酸相似，竞争性抑制二氢叶酸还原酶活性，阻断二氢叶酸还原成四氢叶酸，一碳基团携带受阻，从而阻碍DNA的生物合成。还可干扰RNA和蛋白质的合成。

【临床用途】 主要用于儿童急性白血病，疗效显著。常与长春新碱和巯嘌呤等药物合用，完全缓解率可达90%，但对成人急性白血病疗效差。也用于绒毛膜上皮癌、恶性葡萄胎等。对头颈部、乳腺、肺、胃肠等部位实体瘤均有疗效。另外，还可用于牛皮癣和类风湿关节炎的治疗。

【不良反应及用药说明】 主要是胃肠反应和骨髓抑制，表现为口腔炎、胃炎、腹泻、溃疡，白细胞和血小板减少等。另外，可致肝肾损害、脱发、胎儿畸形等。

氟尿嘧啶（Fluorouracil，5-FU）

氟尿嘧啶是尿嘧啶的衍生物，为抗嘧啶药物。

【体内过程】 可口服，但吸收不规则，个体差异较大，多采用静脉注射给药，$t_{1/2}$为10～20min。在肿瘤组织中药物浓度较高，可通过血-脑脊液屏障。60%以CO_2形式经肺排出。

【药理作用】 本药化学结构与尿嘧啶相似，进入体内转变为5-氟尿嘧啶脱氧核苷等，抑制胸苷酸合成酶，使脱氧胸苷酸缺乏，阻碍DNA生物合成。另外，其代谢产物可掺入到RNA中，干扰RNA和蛋白质的合成，对G_1、G_2期细胞也有一定的作用。

【临床用途】 对消化道癌、乳腺癌疗效显著，对卵巢癌、宫颈癌、绒毛膜上皮癌、膀胱癌也有效。

【不良反应及用药说明】 主要是胃肠反应，重者可出现血性腹泻。也有骨髓抑制、脱发、共济失调等反应。偶见肝、肾损害。

巯嘌呤（Mercaptopurine，6-MP）

为常用的抗嘌呤药物，其结构和次黄嘌呤相似。口服吸收不完全，个体差异大，在体内转化为黄嘌呤核苷酸及硫代肌苷酸，干扰嘌呤代谢，阻碍DNA的合成，对S期细胞最敏感。此外，本药还有较强的免疫抑制作用。对儿童急性淋巴性白血病疗效较好，也可用于绒毛膜上皮癌、恶性葡萄胎、恶性淋巴瘤、多发性骨髓瘤、自身免疫性疾病等的治疗。主要不良反应为胃肠反应和骨髓抑制，偶见肝、肾损害。有致畸作用，孕妇禁用。

羟基脲（Hydroxyurea，HU）

抑制核苷酸还原酶活性，阻止胞苷酸转变为脱氧胞苷酸，选择性作用于S期细胞，从而抑制DNA的合成。用药后使肿瘤细胞集中在G_1期，常作同步化疗药配合放射治疗，提高疗效。主要用于慢性粒细胞白血病，疗效显著。也可用于黑色素瘤。主要不良反应为骨髓抑制和胃肠反应等。

阿糖胞苷（Cytarabine，Ara-C）

能选择性抑制DNA多聚酶活性，阻止细胞DNA生物合成；也可掺入到DNA和RNA中，干扰DNA复制和RNA的功能。本药是治疗成人急性粒细胞白血病或单核细胞白血病的主要药物。主要不良反应是骨髓抑制、胃肠反应。

（三）抗肿瘤抗生素

本类药为微生物的代谢产物，多由微生物的培养液中提取而得。因其毒性大，不作一般抗生素用。药物可直接破坏DNA或嵌入DNA干扰RNA转录，从而抑制细胞分裂增殖。属细胞周期非特异性药物。

放线菌素D（Actinomycin D，更生霉素）

属细胞周期非特异性药物。通过直接嵌入到DNA双螺旋链的碱基对中，与DNA结合成复合体，阻碍RNA多聚酶的功能，阻止RNA的生物合成，使蛋白质合成受抑制，从而抑制肿瘤细胞生长。本药抗瘤谱窄，可用于绒毛膜上皮癌、神经母细胞瘤、横纹肌肉瘤、肾母细胞瘤、霍奇金病等。与放疗联合应用，可提高肿瘤对射线的敏感性。不良反应以胃肠反应多见，可抑制骨髓，可致畸，少数患者出现脱发、皮炎等。

博来霉素（Bleomycin，争光霉素）

属于直接破坏DNA的抗生素，与DNA结合，引起DNA单链或双链断裂，阻碍DNA复制。对鳞状上皮（宫颈、阴茎、食道、头颈、口腔）癌的疗效较好，也用于淋巴瘤和睾丸癌。与其他药物合用不加重其他药物的骨髓抑制；大剂量可致肺纤维化。

丝裂霉素（Mitomycin C，MMC，自力霉素）

抗瘤谱广，作用与博来霉素相似。主要用于治疗实体瘤，如胃癌、结肠癌、肺癌、胰腺癌等，为治疗消化道恶性肿瘤的常用药。主要不良反应是骨髓抑制及胃肠反应，不宜长期应用。静脉给药应防止外漏，以免引起组织坏死。

柔红霉素（Daunorubicin，DNR，正定霉素）

属蒽环类抗生素。能直接嵌入DNA分子，破坏DNA的模板功能，阻止转录过程，抑制DNA复制和RNA合成。用于急性淋巴细胞白血病和急性粒细胞白血病，主要不良反应为心脏毒性反应和骨髓抑制。

多柔比星（Doxorubicin，ADM，阿霉素）

为柔红霉素的衍生物，作用机制相似。属周期非特异性药物，对S期和M期作用最强。本药抗瘤谱广，主要用于耐药的急性白血病、恶性淋巴瘤及多种实体瘤（如肺癌、乳腺癌、肝癌等）。主要不良反应为骨髓抑制和心脏毒性。

（四）抗肿瘤植物药

抗肿瘤植物药是一类从天然植物中提取的、主要干扰细胞蛋白质合成的抗肿瘤药。

长春碱（Vinblastine，VLB）和长春新碱（Vincristine，VCR）

为夹竹桃科植物长春花中提取得到的生物碱，包括长春碱（Vinblastine，VLB）和长春新碱（Vincristine，VCR），VCR的作用较VLB强。

【药理作用】 主要作用于M期细胞，干扰纺锤丝微管蛋白的合成，抑制微管聚合，阻碍纺锤丝的形成，使细胞有丝分裂终止。

【临床用途】 VCR对儿童急性淋巴细胞白血病疗效好、起效快，对恶性淋巴瘤也有效。VLB对恶性淋巴瘤疗效好，也用于绒毛膜上皮癌、急性白血病。

【不良反应及用药说明】 VLB主要不良反应是骨髓抑制，尚有神经毒性、胃肠反应。而VCR对骨髓抑制较轻，但神经毒性突出，出现肢端麻木、肌无力、面瘫等。

紫杉醇（Paclitaxel）

紫杉醇是从短叶紫杉和红豆杉树皮中提取得到的有效成分，也可人工半合成得到。本药抗癌机制独特，通过特异性促进微管蛋白聚合，并抑制其解聚，从而阻止纺锤体形成，影响肿瘤细胞的有丝分裂。对转移性卵巢癌和乳腺癌有较好的疗效，对肺癌、食道癌、脑瘤、淋巴瘤有一定疗效。主要不良反应是骨髓抑制和胃肠反应，也有心脏毒性、神经系统毒性。

三尖杉生物碱类

包括三尖杉酯碱（Harringtonine）和高三尖杉酯碱（Homoharringtonine），是从三尖杉属植物中提取得到的生物碱。可抑制蛋白质合成起始阶段，使核蛋白体分解，还可抑制细胞的有丝分裂。属细胞周期非特异性药，对S期细胞作用较明显。主要用于急性粒细胞性白血病，也可用于慢性粒细胞白血病、急性单核细胞白血病、恶性淋巴瘤等。不良反应主要有骨髓抑制和胃肠反应，也可见心动过速、心肌损害、脱发等。

伊立替康（Irinotecan，CPT-11）

本品为喜树碱的半合成衍生物。喜树碱可特异性地与拓扑异构酶Ⅰ结合，后者诱导可逆性单链断裂，从而使DNA双链结构解旋。现有研究提示，伊立替康的细胞毒作用归因于DNA合成过程中，复制酶与拓扑异构酶Ⅰ-DNA-伊立替康（或SN-38）三联复合物相互作用，从而引起DNA双链断裂，哺乳动物细胞不能有效地修复这种DNA双链断裂。主要用于大肠癌、肺癌、子宫颈癌、卵巢癌。常见不良反应包括急性胆碱能综合征（表现为多汗、流泪、流涎、视物模糊、痉挛性腹痛等）、腹泻、恶心、呕吐、骨髓抑制、脱发、口腔黏膜炎等。

鬼臼毒素（Podophyllotoxin）

是从小檗科植物鬼臼中提取的有效成分，尚有经半合成所得的糖苷衍生物依托泊苷（Etoposide，VP-16）和替尼泊苷（Teniposide，YM-26）。

【作用及用途】 能与微管蛋白结合，影响细胞的有丝分裂，抑制肿瘤细胞的生长繁殖。其半合成品则主要干扰DNA拓扑酶H，使DNA链断裂引起细胞死亡。属周期非特异性药物，但对S期或G_2期细胞较敏感。依托泊苷与顺铂合用治疗肺小细胞癌及睾丸癌，疗效较好；替尼泊苷用于儿童白血病，特别适用于婴儿单核细胞性白血病。

【不良反应及用药说明】 主要不良反应为骨髓抑制和胃肠反应，大剂量可引起肝脏毒性。

（五）激素类药物

某些肿瘤（如乳腺癌、宫颈癌、卵巢癌、前列腺癌、睾丸肿瘤、甲状腺癌）的发生与相应的激素失调有关。因此，可用激素或激素的拮抗药来调整其失调的状态，抑制肿瘤的生长。本类药物虽无骨髓抑制作用，但滥用也会带来严重危害。

肾上腺皮质激素

常用药有泼尼松、泼尼松龙、地塞米松等。通过抑制淋巴组织，促使淋巴细胞溶解，显效快，但持久性差，易产生耐药性。用于急性淋巴细胞白血病和恶性淋巴瘤，也用于慢性淋巴细胞白血病，对其他肿瘤无效。短期用药可缓解肿瘤引起的发热等症状。该类药物可抑制免疫，易引起感染和肿瘤扩散，故需合用足量有效的抗菌药和抗癌药。

雌激素

常用己烯雌酚。雌激素可抑制下丘脑和脑垂体，减少雄激素的分泌，并直接对抗雄激素。现认为前列腺癌的发病与雄激素分泌过多有关，故主要用于治疗前列腺癌，也可用于绝经期乳腺癌广泛转移者。

雄激素

常用药物有丙酸睾酮、甲睾酮。雄激素直接对抗雌激素作用，还抑制垂体促卵泡激素的分泌，对抗催乳素的乳腺刺激作用，从而抑制肿瘤的生长，引起肿瘤退化。主要用于治疗晚期乳腺癌，尤其是对骨转移者疗效显著。此外，雄激素还能促进蛋白质合成，可使晚期患者一般症状改善。

他莫昔芬（Tamoxifen，TAM）

他莫昔芬为人工合成的抗雌激素药，它与雌二醇竞争雌激素受体，抑制雌激素依赖性肿瘤细胞的生长。主要用于治疗乳腺癌、卵巢癌。

来曲唑（Letrozole）

本品为新一代芳香化酶抑制剂。通过抑制芳香化酶，使雌激素水平下降，从而消除雌激素对肿瘤生长的刺激作用。主要用于绝经后雌激素受体（ER）、孕激素受体（PR）阳性的晚期乳腺癌患者。

（六）分子靶向药

分子靶向药物是在分子生物学、分子遗传学理论基础上出现的新药，它不是将杀伤肿瘤细胞的效果作为目标，而是以一些在肿瘤细胞膜上或细胞内特异性表达或高表达的分子为作用靶点，能够更加特异性地作用于肿瘤细胞，阻断其生长、转移或诱导其凋亡，同时降低了对正常细胞的杀伤作用。与肿瘤增殖、进展相关的靶分子大体分为两类：一类为主要在肿瘤细胞表面表达的异常分子群，包括增殖因子及其受体、信号传导分子、细胞周期相关分子、凋亡相关分子、耐药相关分子、肿瘤抗原等；另一类为在宿主应答细胞表达的血管新生相关分子以及与浸润、转移有关的分子群，包括黏附分子、基质金属蛋白酶、血管内皮生长因子。分子靶向药物目前尚无统一的分类方法，按照作用机制不同可分为以下几类：①信号传导阻滞；②抑制血管新生、抗转移；③细胞周期调节；④基因治疗；⑤免疫、疫苗疗法。见表 15-1。

表 15-1 常见分子靶向药物的作用及其应用特点

吉非替尼 Gefitinib （易瑞沙 Iressa）	表皮生长因子受体(EGFR)酪氨酸基酶阻断剂，能明显抑制 EGFR 跨膜细胞表面受体上酪氨酸激酶的自身磷酸化，从而阻止细胞增殖，促进凋亡。同时对肿瘤新生血管生成也有抑制作用。口服易吸收，癌症患者平均绝对生物利用度为59%，进食对吸收无明显影响。主要用于既往接受过化疗的局部晚期或转移性非小细胞肺癌，对一般状况较差的非小细胞肺癌或老年患者，也可作为一线用药
厄洛替尼 Erlotinib （特罗凯 Tarceva）	表皮生长因子受体酪氨酸酶拮抗剂(EGFR-TKI)。口服后大约 60%被吸收，在食物的作用下，生物利用度几乎为 100%。主要用于标准方案治疗无效的晚期非小细胞肺癌的三线用药
索拉菲尼 Sorafenib （多吉美 Nexavar）	多靶点抗肿瘤药，一方面阻滞信号传导，另一方面抑制肿瘤新生血管形成。口服平均相对生物利用度为 38%～49%，高脂饮食可使索拉菲尼的吸收降低 29%。主要用于晚期肾细胞癌，晚期原发性肝癌。其他如恶性黑色素瘤、非小细胞肺癌的临床试验正在进行中
伊马替尼 Imatinib （格列卫 Glivic）	新型蛋白酪氨酸酶抑制剂。口服吸收迅速，平均生物利用度为 97%以上。主要用于慢性粒细胞性白血病，c-kit 阳性的晚期或转移性恶性胃肠间质细胞瘤
西妥昔单抗 Cetuximab （爱必妥 Erbitux）	人鼠嵌合型单克隆抗体，可阻滞 EGFR 信号传导，抑制细胞增长，诱导其凋亡，减少肿瘤血管生成而抑制转移。主要用于：①与伊立替康联合用于 EGFR 阳性的伊立替康耐药的晚期大肠癌；②单药治疗不能耐受伊立替康的晚期大肠癌；③与放疗联合治疗不能手术的局部晚期头颈部鳞癌；④单药治疗铂类药物化疗失败的复发或转移性头颈部鳞癌
利妥昔单抗 Rituximab （美罗华 Mabthera）	人鼠嵌合型单克隆抗体，与 B 淋巴细胞上的 CD_{20} 结合，通过补体依赖的细胞毒作用(CDC)和 ADCC 作用介导发挥细胞毒效应。静脉输注 $375mg/m^2$，平均血浆半衰期为 68.1h。3～6 个月后仍可检测到药物。主要用于复发或耐药的惰性 B 细胞淋巴瘤，单用或与化疗联合。与 CHOP 方案联合治疗弥漫大 B 细胞淋巴瘤
曲妥珠单抗 Trastuzumab （赫赛汀 Herceptin）	人源性单克隆抗体，靶向结合 HER-2 蛋白的细胞外区，通过减少 PI3K、MAPK 等信号通路的传导，杀伤肿瘤细胞，诱导细胞凋亡。药代动力学呈剂量依赖性。适用于治疗 HER_2 过度表达的转移性乳腺癌；作为单一药物治疗已接受过 1 个或多个化疗方案的转移性乳腺癌；与紫杉类药物合用治疗未接受过化疗的转移性乳腺癌
重组人血管内皮抑制素 rh-Endostatin （恩度 Endostar）	血管内皮抑制素类新生物制品，通过抑制形成血管的内皮细胞迁移来抑制肿瘤新生血管的生成。肿瘤患者每日 2h 内静脉滴注本品，连续 28 天，个体间药时曲线差异很大。滴注速度、时间和总剂量均可影响 AUC 和峰浓度水平。主要与 NP(长春瑞滨＋顺铂)化疗方案联合用于初治或复治的Ⅲ/Ⅳ期非小细胞肺癌
贝伐单抗 Bevacizumab （阿瓦斯汀 Avastin）	人源性单克隆抗体，该抗体靶向结合 VEGF，阻断 VEGF 与 $VEGFR_1$ 及 $VEGFR_2$ 的结合，从而阻断了血管生成的信号。主要与化疗联合作为转移性结直肠癌的一线、二线方案。晚期非小细胞肺癌的一线治疗。该药会影响伤口愈合，术前 28 天内不能使用，术后至少 28 天才可使用

（七）其他药物

门冬酰胺酶（Asparaginase）

某些肿瘤细胞不能自己合成其生长必需的门冬酰胺，需要从细胞外摄取。而门冬酰胺酶可水解血清中的门冬酰胺，减少门冬酰胺向肿瘤细胞的供应，从而抑制肿瘤细胞生长。正常的人体细胞能自身合成门冬酰胺，故对机体正常细胞的影响较小。主要用于急性淋巴细胞白血病。常见不良反应为胃肠反应、出血和精神症状，也可发生过敏反应。

顺铂（Cisplatin）和卡铂（Carboplatin）

二者均为金属铂的络合物，属周期非特异性药。本类药主要与DNA上的碱基形成交叉联结，破坏DNA的结构和功能，阻止细胞分裂增殖。抗瘤谱广，对多种实体瘤有效，可用于肺癌、膀胱癌、卵巢癌、乳腺癌、头颈部癌、睾丸恶性肿瘤等，是联合化疗的常用药物。不良反应有消化道反应、骨髓抑制、肾毒性和神经毒性等。

案例分析

治疗原则及治疗药物

(1) 分析 女性，54岁。肿块1.5cm×2cm，右乳腺癌术后，浸润性导管癌，1/18淋巴结转移，免疫组化ER(-)，PR(-)，Her-2/neu(+)，提示是一个具高度复发危险的病例。

(2) 化疗方案及注意事项 TAC方案（多西他赛＋多柔比星＋环磷酰胺）。

TAC方案与常规的FAC（5-氟尿嘧啶、羟正定霉素、环磷酰胺）方案相比，大大提高了病人的生存率，使术后乳腺癌复发危险降低了50%，死亡率降低54%，使乳腺癌全身转移机会下降到50%以内。临床试验（BCIRG001）结果显示所有接受这一方案的患者均受益，尤其是有1～3个淋巴结转移者。我国早期乳腺癌患者中约有70%存在1～3个淋巴结转移，故新的TAC方案适用于我国乳腺癌患者。

多西他赛为半合成紫杉类抗肿瘤药，通过作用于微管和微管蛋白系统，促进微管双聚体装配成微管，并且阻碍其解聚，从而使微管稳定，阻滞细胞于G_2和M期，抑制癌细胞的有丝分裂和增殖，最终导致细胞凋亡。多柔比星可直接作用于DNA，插入DNA的双螺旋链，使后者解开，改变DNA的模板性质，抑制DNA聚合酶从而抑制DNA，也抑制RNA合成。该药为细胞周期非特异性药物，对癌细胞增殖各期均有杀伤作用。环磷酰胺是双功能烷化剂及细胞周期非特异性药物，可干扰DNA及RNA功能，尤其对前者的影响更大，它与DNA发生交叉连接，抑制DNA合成，对S期作用最明显。

注意该方案中多柔比星的不良反应主要为心脏毒性。心肌毒性与剂量累积密切相关，辅酶Q10、维生素C和维生素E可清除自由基，可能会降低心脏毒性。该方案的剂量限制性毒性是造血系统毒性，白细胞尤其是粒细胞下降，易引起发热性粒细胞下降和感染。因此常预防给药：地塞米松，8mg，口服，每日2次。预防性使用G-CSF可有效预防严重的骨髓抑制的发生。本方案致吐性为中等程度，应使用5-HT_3拮抗剂。

四、抗恶性肿瘤药合理应用的原则

目前应用的抗恶性肿瘤药种类虽然较多，但大多数药物选择性差且毒性大，长期应用后可产生耐药性。为了提高治疗效果、减轻不良反应和延缓耐药性的产生，制订合理的给药方案非常必要。抗恶性肿瘤药的应用原则主要有以下几点。

1. 依据细胞增殖动力学规律用药

针对增长缓慢的实体瘤，其G_0期细胞数量较多，一般先用周期非特异性药，杀灭增殖期及部分期细胞，使癌体缩小，促进G_0期细胞进入增殖周期，再选用周期特异性药杀灭增殖期细胞。对生长迅速的肿瘤（如急性白血病），则应先用杀灭S期和M期的周期特异性药物，之后再用周期非特异性药杀灭其他各期细胞。按此给药的方法称序贯疗法。

2. 依据抗肿瘤药的作用机制联合用药

不同作用机制的药物合用可增强疗效，如阿糖胞苷和巯嘌呤合用可从不同作用环节阻断肿瘤细胞生长。

3. 依据抗瘤谱选药

消化道腺癌宜用环磷酰胺、氟尿嘧啶、丝裂霉素等，鳞癌可选用甲氨蝶呤、博来霉素等，肉瘤选用环磷酰胺等。

4. 依据药物的毒性用药

一般选用毒性不同的药物合用，既可增强疗效，又可避免毒性增强甚至可减轻毒性反应。多数抗肿瘤药可抑制骨髓，而长春新碱抑制骨髓较轻，激素类药刺激骨髓造血功能，可以考虑与其他药联合使用。

5. 注意恢复和提高机体免疫力

停用抗癌药期间，应使用免疫调节药，提高机体的免疫力，恢复骨髓的造血功能。

6. 选择科学给药方法

恶性肿瘤的化疗一般多采用大剂量间歇疗法，此法比小剂量连续法的效果更好。因为前者杀灭瘤细胞多，而且间歇用药可诱导 G_0 期细胞进入增殖期，可减少肿瘤的复发，还有利于造血功能的恢复和减少耐药性的产生。

目标检测

一、选择题

1. 下列抗恶性肿瘤药中主要作用于S期的是（　　）。

A. 顺铂　B. 甲氨蝶呤　C. 环磷酰胺　D. 塞替派　E. 柔红霉素

2. 下列抗恶性肿瘤药中主要作用于M期的是（　　）。

A. 氟尿嘧啶　B. 巯嘌呤　C. 长春新碱　D. 环磷酰胺　E. 顺铂

3. 下列属于周期非特异性的抗恶性肿瘤药是（　　）。

A. 氟尿嘧啶　B. 甲氨蝶呤　C. 巯嘌呤　D. 塞替派　E. 羟基脲

4. 甲氨蝶呤的作用机制是（　　）。

A. 直接阻止DNA复制　B. 竞争二氢叶酸合成酶

C. 抑制二氢叶酸还原酶　D. 抑制核苷酸还原酶

E. 阻断细胞蛋白质的合成

5. 根据细胞增殖动力学，肿瘤复发的根源在于（　　）。

A. M期细胞　B. S期细胞　C. G_2期细胞　D. G_0细胞　E. G_1期细胞

6. 抗恶性肿瘤药物最严重的不良反应是（　　）。

A. 过敏反应　B. 消化道反应　C. 骨髓抑制

D. 听力减低　E. 中枢神经系统反应

7. 慢性粒细胞白血病通常选用的化疗的药物是（　　）。

A. 塞替派　B. 博来霉素　C. 长春碱　D. 白消安　E. 氟尿嘧啶

8. 通过抑制DNA多聚酶而产生抗癌作用的药物是（　　）。

A. 环磷酰胺　B. 氟尿嘧啶　C. 阿糖胞苷　D. 甲氨蝶呤　E. 门冬酰胺酶

9. 体外无药理活性需通过肝脏转化后才有活性的烷化剂是（　　）。

A. 环磷酰胺 B. 白消安 C. 塞替派 D. 洛莫司汀 E. 门冬酰胺酶

10. 易引起出血性膀胱炎的药物是（ ）。

A. 白消安 B. 环磷酰胺 C. 塞替派 D. 洛莫司汀 E. 门冬酰胺酶

二、简答题

1. 作用于S期和M期的抗肿瘤药物分别有哪些？
2. 抗恶性肿瘤药常见的不良反应有哪些？

（张 华，高振宇）

第十六章 免疫调节药

机体的免疫系统发挥着识别和处理抗原性异物的功能。正常的免疫功能对机体的防御反应、自我稳定及免疫监视等很多方面都发挥着必不可少的作用。当免疫功能异常时，可出现很多病理性免疫反应，包括自身免疫性疾病、变态反应、免疫缺陷病等，严重者可危及生命，此时需用影响免疫功能的药物来调节机体的免疫过程。

第一节 免疫抑制药

学习目标

1. 说出人体免疫系统知识。
2. 叙述常用免疫功能抑制药的作用环节、作用、用途及不良反应以及用药说明。

能力目标

学会分析、解释涉及本章药物处方的合理性，初步具备提供免疫抑制药合理用药咨询服务的能力。

免疫抑制药（immunosuppressive drugs）是一类能抑制免疫细胞的增殖和功能，降低机体免疫反应的药物。该类药主要用于自身免疫性疾病的治疗和抑制器官移植的排异反应。

本类药缺乏特异性，在抑制异常免疫反应的同时，也抑制正常的免疫反应，若长期应用，容易诱发感染、增加肿瘤发生率、抑制骨髓造血功能、影响生殖系统功能等。

环孢素（Cyclosporin）

又名环孢菌素 A（Cyclosporine A，CsA），是从真菌代谢产物中提取得到的由 11 个氨基酸组成的环状多肽，现可人工合成。

【体内过程】 可口服，也可静脉给药。口服吸收慢，个体差异大，分布广泛，$t_{1/2}$ 为 14～17h。主要经肝脏代谢，通过胆汁排泄，可形成肝肠循环。

【药理作用】 免疫抑制作用强，毒性小。主要是选择性作用于 T 淋巴细胞活化早期，抑制辅助性 T 细胞产生细胞因子，如白细胞介素-2（IL-2），也抑制淋巴细胞生成干扰素，对免疫介导的炎症反应也有抑制作用；因对 B 细胞抑制作用弱，对巨噬细胞和粒细胞影响小，故一般不影响机体的防御能力。

【临床用途】 主要用于防治器官移植的排异反应，也用于自身免疫性疾病，如系统性红斑狼疮、类风湿关节炎等。

【不良反应及用药说明】 常见不良反应是肾脏毒性反应，表现为肾小球滤过率下降，血肌酐升高，停药后可恢复；另有肝脏毒性，可见转氨酶升高、黄疸等，用药期间应监测肝功能；此外，还有胃肠反应、水电解质紊乱、精神异常等。

他克莫司（Tacrolimus，FK-506）

为新一代真菌肽类，结构似红霉素，作用与环孢素相似但更强。口服吸收快，生物利用度为25%，可分布于全身，经肝脏代谢，经肠道排泄。主要用于肝、肾移植后的排异反应和自身免疫性疾病。不良反应与环孢素相似，肝、肾毒性低。

环磷酰胺（Cyclophosphamide）

本药可明显抑制机体对各种抗原引起的免疫反应；对B细胞和T细胞均有很强的细胞毒作用。作用强而持久，可口服。常用于糖皮质激素不能控制的自身免疫性疾病，如类风湿关节炎、红斑狼疮等，也可用于器官移植后的排异反应。不良反应有骨髓抑制、胃肠反应等。

硫唑嘌呤（Azathioprine）

属于抗代谢药，在体内转变为巯嘌呤发挥作用，能干扰嘌呤生物合成，抑制DNA、RNA和蛋白质的合成，还可产生细胞毒作用。对T细胞抑制作用强，对B细胞抑制作用较弱。主要用于治疗自身免疫性疾病和器官移植的排异反应。

抗淋巴细胞球蛋白（Antilymphocyte Globulin）

本药是采用人的淋巴细胞作为免疫原，免疫马、兔等动物后，从动物血清中分离制得的抗人淋巴细胞的免疫球蛋白，制品需冻干保存。现可用单克隆抗体技术生产。本药可与淋巴细胞结合，在补体的共同作用下，使淋巴细胞裂解，从而抑制机体的免疫功能。用于器官移植的排异反应，对自身免疫性疾病，如红斑狼疮、肾小球肾炎、类风湿关节炎、重症肌无力等，也有一定疗效。本药过敏反应发生率高，仅在其他免疫抑制药无效时应用。

糖皮质激素类

常用药物有地塞米松、泼尼松和泼尼松龙等。它们可抑制免疫反应的多个环节，产生强大的免疫抑制作用（内分泌系统药物部分）。临床用于过敏性疾病、自身免疫性疾病、器官移植的排异反应治疗。

第二节　免疫功能增强药

学习目标

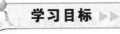

叙述常用干扰素、左旋咪唑、卡介苗等的作用环节、作用、用途及不良反应以及用药说明。

能力目标

学会分析、解释涉及本章药物处方的合理性，初步具备提供免疫功能增强药合理用药咨询服务的能力。

免疫增强药（immunopotentiating drugs）又称免疫激活剂，是一类能激活免疫活性细胞，增强机体免疫功能，主要用于免疫缺陷、慢性感染性疾病的药物。常用药物有卡介苗、左旋咪唑、干扰素、异丙肌苷、胸腺素、白细胞介素-2 等。

卡介苗（Bacillus Calmette-Guerin Vaccine，BCG）

卡介苗是牛结核菌的减毒活菌苗，除用于预防结核病外，还是非特异性免疫增强剂，能够活化 T、B 淋巴细胞，增强机体的细胞免疫和体液免疫，提高巨噬细胞杀伤能力。可用于黑色素瘤、肺癌、急性白血病、恶性淋巴瘤等的辅助治疗。不良反应少，可出现注射部位红斑、硬结或溃疡，偶见寒战、高热和过敏反应。

左旋咪唑（Levamisole，LMS）

为四咪唑的左旋体，是一种口服有效的免疫增强剂。

本药可使受抑制的巨噬细胞和 T 细胞的功能恢复正常，对正常人的抗体影响小，但能促进免疫功能低下者生成抗体。用于治疗免疫功能低下或缺陷所致的复发性和慢性感染，也可用于肿瘤的辅助治疗，对自身免疫性疾病，如类风湿关节炎、红斑狼疮等，也有一定疗效。不良反应有恶心、呕吐、眩晕、腹痛、白细胞及血小板减少等。

干扰素（Interferon，IFN）

是一族糖蛋白，可分为 α、β、δ 三类，现可用重组 DNA 技术生产。除具有抗病毒、抑制细胞增殖、抗肿瘤作用外，还有很好的免疫增强作用，临床主要用于多种病毒感染（如慢性乙型肝炎）、免疫功能低下或缺陷等患者的治疗，可用于恶性肿瘤的辅助治疗。

异丙肌酐（Isoprinosine）

为肌苷与乙酰氨基苯甲酸和二甲胺异丙醇酯以 1∶3 组成的复合物，具有抗病毒和提高机体免疫功能的作用。可诱导 T 细胞分化成熟并增强其功能，使 IgM 及 IgG 产生增多；增加 NK 细胞和巨噬细胞的活性，促进 IL-2 和干扰素的产生。临床用于多种病毒感染性疾病，如流行性感冒、流行性腮腺炎、水痘、带状疱疹等。据报道，本药能抑制人类免疫缺陷病毒（HIV），并使艾滋病患者的免疫功能得到一定程度的改善。

胸腺素（Thymosin）

是从胸腺分离的一组小分子多肽，现可采用基因工程生物合成。本药可诱导 T 细胞分化成熟，使 T 细胞对抗原或其他刺激的反应增强，同时也增强白细胞的免疫功能。临床用于治疗胸腺依赖性免疫缺陷疾病（如艾滋病）、肿瘤和病毒感染、自身免疫性疾病等。少数患者可出现过敏反应。

白细胞介素-2（Interleukin-2，IL-2）

又称T细胞生长因子，由T辅助细胞产生。现可通过基因工程生产得到，其产品名为人重组白细胞介素-2。主要功能是促进T细胞增殖，激活B细胞产生抗体，活化巨噬细胞，并增强自然杀伤细胞（NK）和淋巴因子杀伤细胞（LAK）的活性，诱导干扰素的产生。临床主要用于免疫缺陷病、病毒和细菌感染、肿瘤的辅助治疗。

不良反应多，表现为流感样症状、胃肠反应、神经系统症状等，剂量减少可使反应减轻。

目标检测

一、选择题

1. 下列无免疫抑制作用的药物是（　　）。

A. 左旋咪唑　B. 巯唑嘌呤　C. 环孢素　D. 环磷酰胺　E. 糖皮质激素

2. 对免疫反应多个环节都有抑制作用的药物是（　　）。

A. 环孢素A　B. 糖皮质激素类C. 巯嘌呤　D. 阿糖胞苷　E. 左旋咪唑

3. 主要通过抑制淋巴细胞生成干扰素的免疫抑制药是（　　）。

A. 环磷酰胺　B. 地塞米松　C. 环孢素　D. 左旋咪唑　E. 沙利度胺

4. 既可抑制白细胞介素-2生成，又可抑制干扰素生成的药物是（　　）。

A. 环孢素A　B. 糖皮质激素　C. 环磷酰胺　D. 左旋咪唑　E. 卡介苗

5. 主要用于抑制异体器官移植后排异反应的药物是（　　）。

A. 干扰素　B. 塞替派　C. 环孢素　D. 胸腺素　E. 左旋咪唑

6. 下列药物中不属于免疫增强剂的是（　　）。

A. 干扰素　B. 胸腺素　C. 左旋咪唑　D. 抗淋巴细胞球蛋白

E. 白细胞介素-2

7. 下列具有抗病毒作用的免疫增强药是（　　）。

A. 卡介苗　B. 白细胞介素-2　C. 干扰素

D. 左旋咪唑　E. 他克莫司

8. 既可用于治疗免疫功能低下，又可用于治疗自身免疫性疾病的药物是（　　）。

A. 巯嘌呤　B. 白消安　C. 泼尼松　D. 左旋咪唑　E. 雷帕霉素

9. 某急性淋巴细胞白血病患者进行骨髓移植，术后15天出现皮疹、腹泻、胆红素升高等排异反应，为减轻此反应，应使用下列何种药物（　　）。

A. 胸腺素　B. 环孢素　C. 白细胞介素-2

D. 左旋咪唑　E. 卡介苗

二、简答题

简述常用免疫抑制剂与免疫增强剂的种类及应用。

三、处方分析

诊断为系统性红斑狼疮的重型患者，医师处方为：泼尼松50mg/天，上午顿服，环磷酰胺2mg/(kg·天)，请分析其处方的合理性。

（张华，高振宇）

第三篇
实验实训项目

项目一 药理实验技能训练

实验1 药理实验基本操作技能

1. 小白鼠

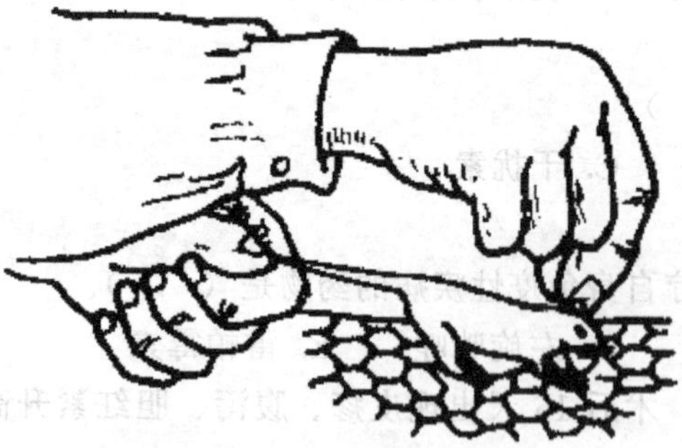

实验图1 小白鼠的捉拿方法

（1）捉拿法 用右手提起鼠尾，放于粗糙物（如鼠笼）的板面上，轻向后拉，趁小鼠用力抓住粗糙面，力图向前逃跑时，以左手拇指和食指捏住其两耳及头部皮肤，翻转鼠体使腹部向上平卧于掌心内，用无名指和小指压住鼠尾而将小鼠完全固定于手中。见实验图1。

（2）编号法 小白鼠背部编号所示部位含义见下表，用0.5%苦味酸溶液标记。

1号：左前腿	4号：头部	7号：右前腿	9号：右后腿
2号：左腰部	5号：正中	8号：右腰部	10号：不标记
3号：左后腿	6号：尾根部		

（3）给药法

① 小鼠灌胃 将小鼠固定后，使口部向上，将颈部拉直，右手持小鼠灌胃器，自口角插入口腔内，沿上颚后壁轻轻插入食管内，如插入无阻力、动物安静，无呼吸异常、口唇发绀等现象，即可注入药液（若遇阻力，可抽出再插，以免穿破食管或误入气管内而致死亡）。灌胃量0.1～0.2ml/10g体重，每只不超过0.5ml（实验图2）。

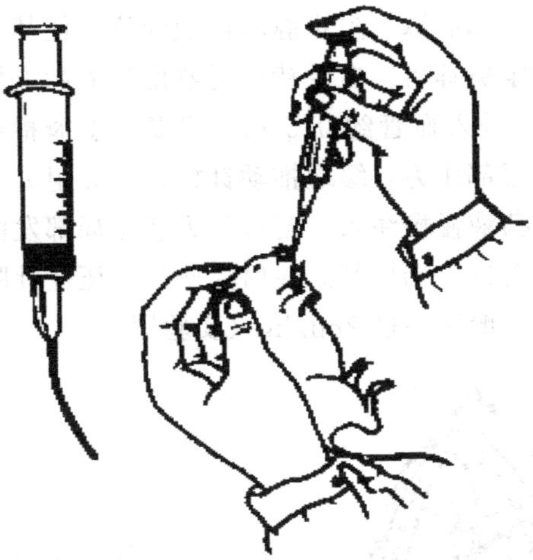

实验图 2　小白鼠灌胃器及灌胃法

② 小鼠皮下注射　注射部位多为背部两侧或腹部皮下，进针角度 15°，注射量每只不超过 0.3ml。

③ 小鼠肌内注射　由两人合作，一人固定小鼠，另一人抽取药液，将注射器针头刺入小鼠后肢外侧肌肉内注入药液，进针角度 60°，注射量每腿不超过 0.1ml。

④ 小鼠腹腔注射　将小鼠腹部向上固定后，右手持注射器，自左下腹部一侧向头部方向，以与腹壁约呈 45°角度刺入后（角度太小，容易刺入皮下；针头不宜刺入太深和太近上腹部，以免刺伤内脏），即可注入药液。注射量 0.1～0.2ml/10g，每只不超过 0.5ml。

⑤ 小鼠静脉注射　将小鼠置于固定筒内，使尾部露于筒外，用 70%乙醇涂擦尾部（或将尾部浸入 50℃的热水中），待鼠尾静脉扩张后，用左手拉住小鼠尾端，若针确已在血管内，则药液注入无阻；否则皮肤隆起发白出现皮丘，可拔出针头再移向前插入。注射量每只不超过 0.5ml（实验图 3）。

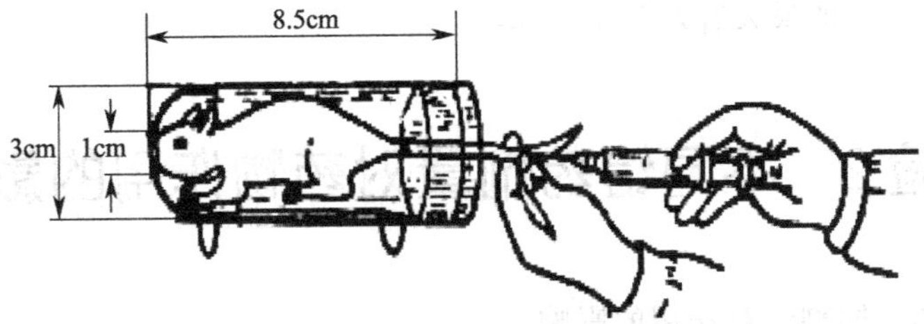

实验图 3　小白鼠静脉注射法

2. 家兔

(1) 捉拿法　用右手抓住颈、背部皮肤，轻轻将兔提起，左手托住其臀部，根据需要可将兔体固定为各种姿势。

(2) 给药法

① 家兔耳静脉注射　将家兔置于固定箱内（或由另一人用手固定），先除去兔耳外缘部

位的毛，用70%酒精棉球涂擦耳部边缘静脉（兔耳外缘血管为静脉，中央血管为动脉），使血管扩张，再以手指压住耳根部静脉，阻止静脉血液回流，使其充血；然后以左手食指放在耳下作垫，用拇指和中指固定兔耳后，右手持注射器由耳静脉末梢部位向根部方向刺入血管内（不一定有回血），当针头进入血管约0.5cm，即以左手拇指和中指将针头和兔耳固定，以防针头滑脱，并解除静脉根部压力，缓缓推动针栓，如无阻力并见全条血管立即发白，表明针头已进入血管内，可将药液慢慢注入；若有阻力或见局部发白隆起，则系针头未刺入血管，应将针头退出，移向血管近心端再刺。注射完毕后，压住针眼，拔出针头，并继续压迫数分钟，以防出血。注射量一般不超过2ml/kg（实验图4）。

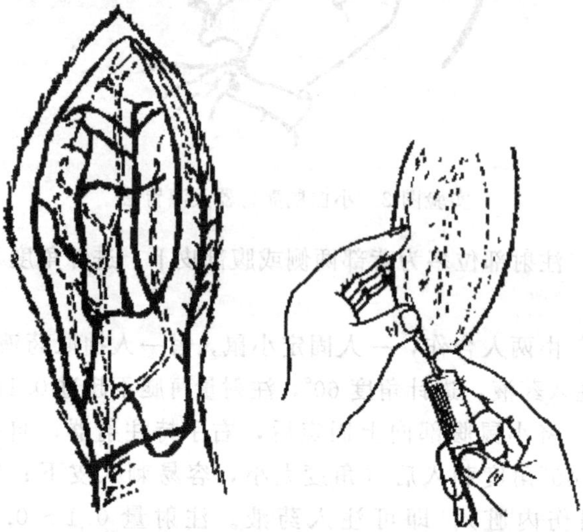

实验图4　家兔静脉注射法

② 家兔肌内注射法　可两人合作，一人将兔固定，另一人持注射器将针头以60°角刺入后肢外侧上部肌肉内，抽无回血后，注入药液，须注意针刺角度不宜太大，也不可太深，以免刺透肌层。肌内注射的最大容量为1ml/kg。

实验2　不同给药剂量对药物作用的影响

【目的】

1. 观察药物的不同剂量对作用的影响。

2. 练习小鼠的捉拿法和腹腔注射法。

【器材】 大烧杯、托盘天平、1ml注射器、0.2%苯甲酸钠咖啡因（简称安钠咖）溶液、2%苯甲酸钠咖啡因溶液、小鼠。

【方法】 取小鼠2只，称其体重，编号后分别放入大烧杯中，观察两鼠的正常活动，再分别腹腔注射：甲鼠0.2%安钠咖溶液0.2ml/10g；乙鼠2%安钠咖溶液0.2ml/10g，观察有无兴奋、竖尾、惊厥，甚至死亡等现象，记录发生的时间，并比较二鼠有何不同？

【结果】

鼠号	体重	药物及药量	用药后反应及发生时间
甲 乙			

注：本实验也可用2%水合氯醛溶液0.05ml/10g、0.15ml/10g 、0.5ml/10g分别腹腔注射。

【讨论】 分析比较不同的给药剂量对药物作用的影响。

实验3　药物给药途径对药物作用的影响

【目的】

1. 观察药物的给药途径不同对作用的影响。
2. 练习小鼠的捉拿法和灌胃、肌注法。

【器材】 托盘天平、1ml注射器、针头、小鼠灌胃器、大烧杯、10%硫酸镁溶液、染料、小鼠。

【方法】 取小鼠2只，称重并编号，观察其正常活动后，以10%硫酸镁溶液0.2ml/10g的剂量，分别肌内注射和灌胃后各置于一烧杯内，观察两鼠的反应？

【结果】

鼠　号	体重	药物及药量	给药途径	观　察	
				给药前	给药后
甲 乙			肌内注射 灌　　胃		

【讨论】 结合实验结果试分析不同的给药途径对药物作用的影响。

实验4　药物的协同作用

【目的】

1. 观察药物的协同作用，以了解联合用药时药物作用的相互影响。
2. 练习小鼠的捉拿和腹腔注射法。

【器材】 大烧杯、托盘天平、干棉球、0.03%氯丙嗪溶液、麻醉乙醚、生理盐水、小鼠。

【方法】 取小鼠2只，称重并编号，观察正常活动后，分置于大烧杯内，甲鼠腹腔注射0.03%氯丙嗪溶液0.1ml/10g，乙鼠腹腔注射生理盐水0.1ml/10g作对照，30min后，将浸有1ml麻醉乙醚的棉球分别放入烧杯内（注意密封），观察比较两鼠出现麻醉状态的时间，待麻醉后立即将鼠取出，观察两鼠恢复的情况。

【结果】

鼠号	体重	药物及药量	给乙醚后反应	苏醒时间
甲 乙				

【讨论】 实验中观察到哪些现象？为什么会发生这些现象？

实验 5　药物的拮抗作用

【目的】 观察药物的拮抗作用，以了解联合用药时药物作用的相互影响。

【器材】 大烧杯、托盘天平、1ml 注射器、干棉球、5%尼可刹米溶液、麻醉乙醚、0.5%苯巴比妥钠溶液、小鼠。

【方法】 取小鼠 1 只，称其体重，观察正常活动后，腹腔注射 5%尼可刹米溶液 0.1ml/10g，当小鼠出现惊厥时，立即放入置有麻醉乙醚棉球的倒置大烧杯内，使之吸入乙醚，待小鼠惊厥停止后，再腹腔注射 0.5%苯巴比妥钠溶液 0.1ml/10g（因麻醉乙醚抗惊厥作用快而时间短，苯巴比妥钠抗惊厥作用出现慢而维持时间较长，两药合用以免小鼠因麻醉乙醚作用消失后再发生惊厥）。观察结果如何？

【结果】 记录观察到的实验现象。

【讨论】 就实验观察到的现象讨论何为协同作用，何为拮抗作用。据此在护理实践中应注意些什么？

实验 6　有机磷酸酯类中毒及解救

【目的】 观察敌百虫中毒症状，比较阿托品与解磷定的解毒效果。

【器材】 磅秤 1 台、5ml 注射器 1 支、10ml 注射器 2 支、量瞳尺 1 把、75%酒精棉球、5%敌百虫溶液、2.5%碘解磷定注射液、0.1%硫酸阿托品注射液、家兔 3 只。

【方法】 取健康家兔 3 只，分别称重并标记为甲、乙、丙，观察并记录各兔活动情况、唾液分泌、肌紧张度、有无排便（包括粪便形态）、瞳孔大小、呼吸频率等各项指标。然后分别由耳缘静脉给各兔注射 5%敌百虫溶液 2ml/kg，观察上述指标变化情况（若给药后 20min 仍无任何症状出现，可再追加 0.5ml/kg），待家兔瞳孔明显缩小、呼吸浅而快、唾液大量分泌（流出口外或不断吞咽）、骨骼肌震颤和大小便失禁等中毒症状明显时，甲兔由耳缘静脉注射 0.1%硫酸阿托品注射液 1ml/kg，乙兔由耳缘静脉注射 2.5%碘解磷定注射液 2ml/kg，丙兔由耳缘静脉注射 0.1%硫酸阿托品注射液 1ml/kg 和 2.5%碘解磷定注射液 2ml/kg。随即观察并记录上述各项指标的变化情况。比较药物对各兔的解救效果，分析各药的解毒特点和两药合用于解毒的重要性。

【结果】

兔号	用药前后	瞳孔直径/mm	呼吸频率/(次/min)	唾液分泌	有无排大小便	活动情况	有无肌震颤
甲	给药前						
	给 5%敌百虫后						
	给 0.1%硫酸阿托品后						
乙	给药前						
	给 5%敌百虫后						
	给 2.5%碘解磷定后						
丙	给药前						
	给 5%敌百虫后						
	给 0.1%硫酸阿托品和 2.5%碘解磷定后						

【注意事项】

1. 给阿托品的甲兔在实验即将结束时，再给2.5%碘解磷定注射液2ml/kg，以防动物死亡。

2. 本实验可由影视材料代替，学生应通过观察实验过程和结果进行分析并写出实验报告。

实验7 传出神经药对兔瞳孔的影响

【目的】 观察拟胆碱药、抗胆碱药及拟肾上腺素药对兔瞳孔的影响，并分析后两类药物散瞳作用的机制。

【器材】 兔固定箱1个、手电筒1个、测瞳尺1把、1%硫酸阿托品溶液、1%硝酸毛果芸香碱溶液、0.5%水杨酸毒扁豆碱溶液、1%苯肾上腺素溶液、家兔2只。

【方法】 取家兔2只，于适度的光照下，用测瞳尺测量两眼瞳孔的大小（mm），并用手电筒光检测对光反射。然后按下表向家兔的结膜囊内各滴药2滴，滴药后10min，在同样的光照下，再测两兔左、右眼的瞳孔大小和对光反射。如滴硝酸毛果芸香碱及水杨酸毒扁豆碱的眼瞳孔已经缩小，在这两眼的结膜囊内再滴入1%硫酸阿托品溶液2滴，10min后检查瞳孔大小和对光反射又有何变化？

【结果】

兔号	左眼/mm	右眼/mm
甲	给药前 1%硫酸阿托品	给药前 1%硝酸毛果芸香碱
乙	给药前 1%苯肾上腺素	给药前 0.5%水杨酸毒扁豆碱

实验8 局麻药物毒性比较

【目的】 比较普鲁卡因与丁卡因的毒性大小，并联系其临床应用。

【器材】 调剂天平1台、1ml注射器2支、大烧杯（或钟罩）2个、1%盐酸普鲁卡因溶液、1%盐酸丁卡因溶液、小鼠2只。

【方法】 取大小相似的小鼠2只，称重标号，观察其正常活动后，甲鼠腹腔注射1%盐酸普鲁卡因溶液0.1ml/20g，乙鼠腹腔注射1%盐酸丁卡因溶液0.1ml/20g，观察两鼠活动变化，发生惊厥的时间、惊厥性质及程度，比较两药的毒性。

【结果】

鼠号	药物	用药后反应		毒性大小
		发生惊厥时间 min	惊厥程度	
甲	1%盐酸普鲁卡因 0.1ml/20g			
乙	1%盐酸丁卡因 0.1ml/20g			

【讨论】 试比较丁卡因与普鲁卡因的药理作用、临床应用以及不良反应。

实验9 普鲁卡因的传导麻醉作用

【目的】 观察普鲁卡因的传导麻醉作用。

【器材】 蛙笼1个、蛙板1块、蛙腿夹4个、脊髓探针1根、剪刀1把、镊子1把、铁架1台、铁夹1个、小烧杯1个、秒表或计时器1个、0.5%盐酸溶液、2%盐酸普鲁卡因溶液、脱脂棉、青蛙（或蟾蜍）1只。

【方法】 取蛙1只，用脊髓探针破坏大脑，腹部朝上，用蛙腿夹固定四肢，于上腹部做一横切口，除去腹腔内脏，勿伤及神经。用夹子轻轻夹住下颌部，将蛙悬吊在铁架上。用蘸有普鲁卡因的棉棒置于一侧坐骨神经后侧，另一侧以生理盐水作为对照。当蛙腿不动时，用0.5%盐酸溶液浸蛙足趾，观察其举足反射，并记录时间，反射一旦出现，立刻用水洗去蛙足趾上的盐酸并拭干，如此测3次，取其平均值。3～5min后测举足反射所需时间有何变化？比较用药前后的结果有何不同（以10s不出现举足反射为准）。

【结果】

动　物	药　物	缩腿反射时间/s	
		用药前	用药后
青蛙	2%普鲁卡因溶液	① ②平均 ③	① ②平均 ③

注：本实验也可采用挑起一侧腿部坐骨神经用已在2%盐酸普鲁卡因溶液中浸过的棉花包裹，使之充分接触，约5min左右，再以上述同样方法观察举足反射。

【讨论】 联系实验结果简述普鲁卡因的传导麻醉的作用机制与临床用途。

实验10 地西泮抗惊厥作用

【目的】 观察地西泮的抗惊厥作用。

【器材】 磅秤、5ml注射器、25%尼可刹米溶液、0.5%地西泮溶液、小鼠。

【方法】 取小鼠2只，观察正常活动后，称重编号。然后甲鼠腹腔注射0.1%地西泮溶液0.1ml/10g，乙鼠注射等容量生理盐水。20min后，两鼠均由腹腔注射25%尼可刹米溶液0.2ml/10g，观察有无出现惊厥，惊厥潜伏期、程度，有无死亡等。

【结果】

鼠　号	体　重	用药名称	结　果
甲		尼可刹米＋地西泮	
乙		尼可刹米＋生理盐水	

【讨论】 联系实验结果讨论地西泮的抗惊厥作用与临床用途。

实验11 镇痛药的镇痛作用比较

【目的】

1. 观察镇痛药的镇痛作用并联系临床应用。熟练掌握小鼠的腹腔注射。
2. 初步学会小白鼠扭体法（化学刺激法）测定药物的镇痛作用。
3. 学会采用双盲实验设计的方法，养成认真细致的工作作风。

【器材】 托盘天平、大烧杯、秒表、1ml 注射器、0.2%派替啶溶液、0.2%罗通定溶液、生理盐水、0.6%醋酸溶液。小鼠。

【方法】 取健康小鼠 6 只，称重后分为甲、乙、丙三组，每组 2 只。甲组腹腔注射 0.2%派替啶溶液 0.1ml/10g，乙组腹腔注射 0.2%罗通定溶液 0.1ml/10g，丙组腹腔注射生理盐水 0.1ml/10g 作为对照。给药 30min 后，各鼠腹腔注射 0.6%醋酸溶液 0.2ml/只，随即观察 10min 内出现扭体反应的动物数。扭体反应表现为腹部内凹，后腿伸张，躯体扭曲，臀部抬高。实验完毕后，将各组的实验结果写在黑板上，综合全班的实验结果，计算出药物镇痛百分率。

【结果】

组别	鼠数	药物	扭体反应鼠数/只	无扭体反应鼠数/只
甲组				
乙组				
丙组				

药物镇痛百分率计算方法：

$$药物镇痛百分率=(1-实验组扭体反应数/对照组扭体反应数)\times 100\%$$

【讨论】

1. 说出镇痛药的特点并能联系其临床用途、不良反应及用药护理。
2. 说出实验过程中应注意的事项。

实验 12　普萘洛尔的抗缺氧作用

【目的】

1. 观察普萘洛尔对动物缺氧的耐受力的影响，分析其抗缺氧的机制，联系临床应用。
2. 学会用小鼠进行耐缺氧的实验方法。

【器材】 250ml 广口瓶、注射器、秒表、托盘天平、大烧杯、生理盐水、0.1%盐酸艾司洛尔溶液、钠石灰、小鼠。

【方法】 取 250ml 广口瓶 1 个，放入钠石灰 15g，以吸收二氧化碳和水分。再取小鼠（体重为 18～22 g 为宜）2 只，称重标记。一只腹腔注射 0.1%盐酸普萘洛尔溶液 0.2ml/10g，另一只腹腔注射生理盐水 0.2ml/10g 作为对照，给药 15min 后，将两鼠同时放入上述广口瓶中，盖严瓶口（瓶盖可涂凡士林以便盖严），立即记录时间。观察两鼠直至死亡，记录各鼠的存活时间。

【结果】 综合各实验组实验结果，分别计算出给药鼠和对照鼠的平均存活时间，再用下式求得存活延长百分率。

$$存活时间延长百分率=\left(\frac{实验组平均存活时间}{对照组平均存活时间}-1\right)\times 100\%$$

【讨论】 联系实验结果讨论普萘洛尔的抗缺氧作用及其机制。

实验 13　强心苷的强心作用

【目的】 观察强心苷对心脏的直接作用及其与 Ca^{2+} 的关系，分析其作用机制，联系其临床应用。

【器材】 蛙板、脊髓破坏针、蛙手术器械一套、蛙心套管、蛙心夹、滴管、烧杯、万能杠杆、智能化药理生理记录仪、张力换能器、图钉、缝线、铁支架、双凹夹、缺钙任氏液、任氏液、1%氯8化钙溶液、1∶15000毒毛旋花子苷K-任氏液或毒毛旋花子苷K注射液(0.25mg/1ml)、蛙或蟾蜍。

【方法】 取蛙（或蟾蜍）1只，用脊髓破坏针破坏大脑和脊髓，背位固定于蛙板上。先剪开胸部皮肤，再剪除胸部肌肉及胸骨，充分暴露心脏。剪破心包膜，在主动脉干分支处以下穿一缝线，打一松结备用，于左侧主动脉分支上剪一V形切口，插入盛有任氏液的蛙心套管，当套管插入主动脉球后，即转向蛙心左后方，同时用左手持镊子轻轻将主动脉球向右前方（与套管相反方向）提起，并以右手小指轻推心室，使套管顺利进入心室。在主动脉处扎紧备用的松结并固定于套管小钩上。剪断结扎点上端的主动脉，提起套管及蛙心，再结扎并剪断静脉窦远心端，使蛙心游离。用滴管吸去蛙心套管内的血液，反复用任氏液冲洗清除蛙心内存血后，将蛙心套管固定于铁支架上。用系有长线蛙心夹夹于心尖，将长线系在张力换能器上，即可通过换能器，在智能化药理生理记录仪上描记心跳曲线。记录一段正常心跳曲线后，按下列顺序向蛙心套管内加药或换液。每加一药或换液后密切观察心脏收缩幅度、心率、房室收缩的协调性等方面的变化，并描记心收缩曲线。

1. 换缺钙任氏液。

2. 换1∶15 000毒毛旋花子苷K-任氏液或换以任氏液后逐渐滴加毒毛旋花子苷K注射液约0.2ml（或滴至心跳加强为止）。

3. 逐渐滴加1%氯化钙溶液3～6滴（或滴至心跳出现明显变化为止）。

【结果】 记录每次换液或加药后心跳的变化结果，分析作用机制，并联系临床应用。

【注意事项】

1. 本实验以青蛙心脏为好。蟾蜍因皮下腺体中含有强心苷样物质，心脏对强心苷敏感性较差。

2. 以缺钙任氏液灌注心脏，使心收缩减弱，可提高心脏对强心苷的敏感性。

【讨论】

1. 试述强心苷对心脏的作用特点及原理。

2. 为什么应用强心苷时要禁用静注钙剂？

实验14 利尿药的利尿作用

【目的】 练习兔耳静注法；观察呋塞米的利尿效果，分析其作用机制，联系其临床应用。

【器材】 磅秤、兔解剖台、导尿管、100ml量筒、液状石蜡、1%呋塞米溶液、家兔。

【方法】 取临用前喂过青菜的雄性家兔1只，称其体重，背位固定于解剖台上。将灌满水并涂过液状石蜡的导尿管插入膀胱（深入约7～9cm），用胶布固定于家兔体上，以防滑脱。压迫兔下腹部，排空膀胱后，导尿管下接以量筒。先观察正常每分钟尿液滴数及半小时尿量，并做记录；然后，由耳静脉缓慢注射呋塞米溶液0.5ml/kg。待尿液开始增多时，记录每分钟尿液滴数及半小时尿量，与给药前比较。

【结果】

项目	给药前	给呋塞米后
每分钟尿液滴数		
半小时尿量		

【讨论】 联系实验结果讨论呋塞米的利尿作用机制、利尿特点、临床用途以及不良反应。

【注意事项】

1. 实验前家兔充分喂富含水的蔬菜，或灌水 30 ml/kg。

2. 插入导尿管动作宜轻缓，以免损伤尿道口。若尿道口受刺激红肿，可局部涂抹1%丁卡因溶液。

实验 15　胰岛素过量中毒及解救

【目的】

1. 观察胰岛素性低血糖反应及葡萄糖的抢救作用。

2. 培养护生严肃认真的工作态度。

【器材】 电力恒温水浴箱、1ml 注射器、500ml 烧杯、钟罩、托盘天平、20U/ml 胰岛素溶液、生理盐水、25%葡萄糖溶液、小鼠。

【方法】 取禁食不禁水 12～20h 的小鼠 2 只，称重，标记。甲鼠腹腔注射胰岛素 0.4～0.5ml/10g 体重（8～10 U / 10g 体重）；乙鼠腹腔注射等量生理盐水作为对照。将两鼠同时装入烧杯（盖以玻璃板），并将烧杯放入 37～38℃恒温水浴箱中，观察小鼠行为变化。当小鼠出现惊厥时（注射胰岛素的小鼠约需要 20～30min）将其迅速取出，用预先准备好的 25%葡萄糖溶液 0.5～1.0ml 立即注入腹腔，再观察小鼠行为有何变化。

【注意事项】 本实验要求室温（20℃）下进行。若低于此温度，小鼠出现低血糖反应时间延长；若高于此温度，则反应加速。

【结果】

动物号	体重	药物与剂量	惊厥发生时间	葡萄糖抢救效果
甲		胰岛素溶液		
乙		生理盐水		

【讨论】 胰岛素通过哪些途径降低血糖？它有哪些临床用途和不良反应？

实验 16　链霉素的毒性及氯化钙的解救

【目的】 观察硫酸链霉素对豚鼠的毒性反应及氯化钙对其毒性反应的对抗作用。

【器材】 托盘天平 1 架、1ml 注射器 2 只、大烧杯 2 个、4%硫酸链霉素溶液、1%氯化钙溶液、生理盐水、小白鼠 2 只。

【方法】 取体重相近的小白鼠 2 只，称重编号，观察其活动情况、呼吸运动及肌张力是否正常。甲鼠腹腔注射 1%氯化钙 0.1ml/10g 体重，乙鼠腹腔注射生理盐水 0.1ml/10g 体重。6～7min 后甲乙两鼠分别腹腔注射 4%硫酸链霉素溶液 0.1ml/10g 体重，观察并且记录两鼠反应。

【结果】

动物(小白鼠)	体重	注射药物	使用硫酸链霉素后的反应
甲		1%氯化钙溶液	
乙		生理盐水	

【注意事项】

1. 链霉素肌注后毒性反应发生较慢，并逐渐加重，请耐心等待。

2. 氯化钙溶液以静注对抗效果最好，如静注有困难，可肌注或腹腔注射，但往往需要重复给药。

【讨论】 联系实验结果讨论链霉素的不良反应及防治措施。

（黄逸，韦翠萍）

项目二

用药指导情景模拟

任务1　药物不良反应概述

知识要求：每组同学选择一例最近发生的临床用药不良反应案例，并以选择的这个不良反应案例为中心，叙述出本组同学对药物不良反应的理解。

形式要求：每组同学确定好自己汇报的主题，整理好讲稿，并做成PPT进行汇报。

任务2　传出神经系统疾病用药技能训练

知识要求：每4～6人一组，讨论过敏性休克、感染中毒性休克、青光眼、重症肌无力、有机磷酸酯类中毒的表现、用药和用药说明。推荐一位代表进行总结性发言。

备选疾病：休克、青光眼、重症肌无力。

任务3　中枢神经系统疾病用药服务技能训练

知识要求：每位同学假想一位病人，或者买药者。在1～2min内对用药注意事项进行表述（脱稿）。事先请用300字左右归纳和整理药物的使用注意事项。

行为礼仪要求：

您好！我是XX医院的药学服务人员，请问您对医生让您们服用的药物有什么疑问吗？

我可以为你们解答……

表述：用药注意事项（自己准备的内容）。

结束：谢谢，请慢走。

备选药物：注射用乙胺硫脲，注射用盐酸吡硫醇，注射用尼麦角林，注射用胞磷胆碱钠，盐酸赖氨酸注射液，盐酸托哌酮片，盐酸托哌酮胶囊，盐酸甲氯芬酯胶囊，盐酸吡硫醇胶囊，胞磷胆碱钠胶囊，脑苷肌肽注射液，复方吡拉西坦胶囊，注射用盐酸甲氯芬酯，奥拉西坦胶囊，乙酰天麻素片，豆腐果苷片，异戊巴比妥片，盐酸羟嗪片，盐酸氟西泮胶囊，溴化钙注射液，硝西泮片，天麻素片，司可巴比妥钠胶囊，水合氯醛，三唑仑片，佐匹克隆胶囊，米格来宁片，氯美扎酮片，酒石酸唑吡坦片，佐匹克隆片，氟马西尼注射液，马来酸咪达唑仑片，咪达唑仑注射液，注射用异戊巴比妥钠，注射用苯妥英钠，注射用苯巴比妥钠，乙琥胺糖浆，细辛脑片，稀甘油，托吡酯片，吡贝地尔缓释片，奥卡西平片，扑米酮片，氯硝西泮注射液，硫酸镁注射液，利鲁唑片，克霉唑溶液，克霉唑喷雾剂，左旋多巴片，左旋多巴胶囊，盐酸金刚烷胺糖浆，盐酸金刚烷胺片，盐酸金刚烷胺胶囊，盐酸苯海拉明注射液，盐酸苯海拉明片，复方卡比多巴片，氢溴酸苯甲托品片，多巴丝肼片，恩他卡朋片，卡比多巴片，盐酸司来吉兰片，甲磺酸培高利特片，复方苯海拉明搽剂，盐酸司来吉兰胶囊，多巴丝肼胶囊，地西泮注射液，地西泮片，盐酸氟桂利嗪片，盐酸可乐定滴丸，佐米曲普坦片，琥珀酸舒马普坦片，盐酸氟桂利嗪胶囊。

任务 4　心血管系统疾病用药服务技能训练

知识要求：每位同学假想一位病人，或者买药者。在 1～2min 内对用药注意事项进行表述（脱稿）。事先请用 300 字左右归纳和整理药物的使用注意事项。

行为礼仪要求：同任务 3。

备选药物：氢氯噻嗪片，吲达帕胺胶囊，盐酸普萘洛尔片（心得安），盐酸拉贝洛尔片，硝苯地平控释片（欣然），尼群地平，卡托普利片，马来酸依那普利（依苏），氯沙坦钾（科素亚），盐酸哌唑嗪片，盐酸可乐定，甲基多巴片，盐酸莫索尼定片，复方利血平片，硫酸双肼屈嗪片，注射用硝普钠，二氮嗪注射液，硫酸奎尼丁片，盐酸普鲁卡因胺注射液，盐酸利多卡因注射液，苯妥英钠片，盐酸美西律片（慢心律、脉律定），盐酸胺碘酮片（可达龙），盐酸维拉帕米注射液，洋地黄毒苷，地高辛片，去乙酰毛花苷注射液，毒毛花苷 K 注射液，盐酸多巴酚丁胺，氨基双吡酮，硝酸异山梨酯注射液，单硝酸异山梨酯缓释片（再佳），盐酸地尔硫䓬，洛伐他汀胶囊，辛伐他汀干混悬剂（辛优旨），考来烯胺散（原名消胆胺），氯贝丁酯胶囊，非诺贝特胶囊（力平之），肌醇烟酸酯片。

任务 5　利尿药、血液系统药物用药服务技能训练

知识要求：每位同学假想一位病人，或者买药者。在 1～2min 内对用药注意事项进行表述（脱稿）。事先请用 300 字左右归纳和整理药物的使用注意事项。

行为礼仪要求：同任务 3。

备选药物：呋塞米片，氢氯噻嗪片，螺内酯片（安体舒通片），布美他尼片，托拉塞米片（伊迈格），依他尼酸片，环戊噻嗪片，苄氟噻嗪片，氨苯蝶啶片，复方盐酸阿米洛利片，甘露醇注射液，山梨醇注射液，50%葡萄糖注射，肝素钠注射液，注射用低分子量肝素钙（立迈青），华法林钠片，双香豆素片，注射用枸橼酸钠，阿司匹林肠溶片，盐酸噻氯匹定片（抵克立得），双嘧达莫片，射用尿激酶，酚磺乙胺注射液（止血敏），氨甲苯酸注射液，注射用抑肽酶，复方硫酸亚铁颗粒，右旋糖酐铁片，叶酸片，维生素 B_{12} 片，重组人粒细胞集落刺激因子注射液，右旋糖酐 20 葡萄糖注射液，右旋糖酐 40 葡萄糖注射液，羟乙基淀粉 40 氯化钠注射液。

任务 6　消化系统疾病用药服务技能训练

知识要求：每位同学假想一位病人，或者买药者。在 1～2min 内对用药注意事项进行表述（脱稿）。事先请用 300 字左右归纳和整理药物的使用注意事项。

行为礼仪要求：同任务 3。

备选药物：乳酶生片（表飞鸣），干酵母片，维U颠茄铝胶囊Ⅱ（斯达舒），碳酸氢钠片（小苏打片），复方抗酸药（胃舒平），西咪替丁片（泰胃美），盐酸雷尼替丁胶囊（兰百幸），法莫替丁片（高舒达），奥美拉唑镁肠溶片（洛赛克），兰索拉唑片，枸橼酸铋钾颗粒（丽珠得乐），索前列醇片（喜克馈），阿莫西林，四环素，克拉霉素，甲硝唑；乳果糖口服溶液，酚酞片，番泻叶，大黄，无水硫酸钠肠溶胶，比沙可啶肠溶片（便塞停），开塞露；鞣酸蛋白酵母散，药用炭，思密达，复方地芬诺酯片，盐酸洛哌丁胺胶囊（复泻啶），甲氧氯普胺片，吗丁啉。

任务7　呼吸系统疾病用药服务技能训练

知识要求：每位同学假想一位病人，或者买药者。在1～2min内对用药注意事项进行表述（脱稿）。事先请用300字左右归纳和整理药物的使用注意事项。

行为礼仪要求：同任务3。

备选药物：硫酸沙丁胺醇气雾剂（万托林），硫酸特布他林片（博利康尼），盐酸克仑特罗栓，氨茶碱片，胆茶碱片，二羟丙茶碱片（喘定），茶碱缓释片（舒弗美），色甘酸钠气雾剂，富马酸酮替芬片，丙酸倍氯米松鼻喷雾剂，布地奈德福莫特罗粉吸入剂（信必可都保），愈酚待因口服溶液（联邦克立安），氢溴酸右美沙芬片，枸橼酸喷托维林片，磷酸苯丙哌林胶囊（咳快好胶囊），喷托维林氯化铵糖浆，乙酰半胱氨酸胶囊（易维适），盐酸溴己新片（必嗽平）。

处方分析

患者，女性，70岁，慢性支气管炎病史5年，因着凉病情加重4天，咳嗽、胸闷、痰多、喘息，夜晚不能入睡。查体：T37.5，WBC1110/L，听诊两肺部上部可闻及哮鸣音，诊断为慢性支气管炎急性发作，处方如下，分析用药是否合理，为什么？

Rp：

阿莫西林	0.25g×20	
用法	0.5g	3次/天
氨茶碱	0.25g×20	
用法	0.2g	3次/天
溴己新	8mg×20	
用法	16mg	3次/天

任务8　内分泌系统药物用药服务技能训练

知识要求：每位同学假想一位病人，或者买药者。在1～2min内对用药注意事项进行表述（脱稿）。事先请用300字左右归纳和整理药物的使用注意事项。

行为礼仪要求：同任务3。

备选药物：氢化可的松注射液，醋酸泼尼松片，醋酸泼尼松龙片，醋酸曲安奈德软膏，复方醋酸地塞米松乳膏，倍他米松片，醋酸氟氢可的松，醋酸氟轻松乳膏，甲巯氧嘧啶片，丙硫氧嘧啶片，甲巯咪唑片，卡比马唑片，盐酸普萘洛尔片，胰岛素注射液，精蛋白锌重组人胰岛素注射液（优泌林），低精蛋白锌胰岛素注射液（万苏林），甲苯磺丁脲片，氯磺丙脲片，格列齐特片，盐酸罗格列酮胶囊，盐酸吡格列酮片，阿卡波糖片（拜唐苹），瑞格列奈片（诺和龙），盐酸二甲双胍缓释片（德艾欣），盐酸苯乙双胍片（降糖灵）。

任务9　抗菌药物用药服务技能训练

知识要求：每位同学假想一位病人，或者买药者。在1～2min内对用药注意事项进行表述（脱稿）。事先请用300字左右归纳和整理药物的使用注意事项。

行为礼仪要求：同任务3。

备选药物：青霉素钾盐或钠盐，青霉素V，阿莫西林（诺凯），头孢氨苄，头孢呋辛，头孢曲松（菌必治），头孢匹罗，氨苄西林＋舒巴坦（优立新），亚胺培南＋西司他汀（泰能），头孢哌酮＋舒巴坦（舒普深），红霉素，阿奇霉素（希舒美），克拉霉素（克拉先），林可霉素，克林霉素，硫酸链霉素，硫酸庆大霉素，阿米卡星，四环素，米诺环素，氯霉素（润舒），诺氟沙星，氧氟沙星，环丙沙星，磺胺嘧啶，复方新诺明，甲硝唑，替硝唑，氨苄西林丙磺舒胶囊，苯唑西林钠，氯唑西林，注射用哌拉西林钠舒巴坦钠，阿莫西林克拉维酸钾分散片，普鲁卡因青霉素，青霉素V钾，头孢氨苄缓释片，头孢羟氨苄分散片，复方头孢克洛干混悬剂，头孢呋辛酯干混悬剂，头孢曲松，新霉素（局部用），庆大霉素普鲁卡因胶囊，硫酸阿米卡星，丁胺卡那霉素，琥乙红霉素，乙酰吉它霉素，乙酰螺旋霉素，麦迪霉素，麦白霉素，罗红霉素分散片，氟哌酸，诺氟沙星胶囊，左旋氧氟沙星，柳氮磺吡啶肠溶片，磺胺嘧啶银乳膏，联苯苄唑乳膏，特比萘芬乳膏，酮康唑软膏，复方土槿皮酊，托萘酯，利福平，吡嗪酰胺片，林可霉素利多卡因凝胶（绿药膏）。

抗菌药物的合理使用分析训练

利用合理使用抗生素的知识，分析以下处方是否合理，为什么？

1. 一血栓静脉炎病人，近期又患细菌感染性疾病，医生开出如下处方，分析是否合理，为什么？

处方：① 华法林钠片 5mg×30片

　　用法：一次5mg，tid，po

② 复发新诺明片 5mg×20片

　　用法：一次2片，bid，po

2. 有一位严重呼吸道感染病人，并发支气管哮喘，医生开出如下处方，分析是否合理，为什么？

处方：① 青霉素钠注射剂 800万单位

② 红霉素注射液 1g

③ 5%葡萄糖氯化钠注射液 500ml

　　用法：静脉滴注，一日一次。

3. 医生给一位由草绿色链球菌感染引起的心内膜炎患者开了下列处方，分析是否合理：

处方：① 青霉素钠注射剂　1000万单位×64

　　用法：一日1000万单位，静滴

② 硫酸链霉素注射剂　1.0g×6

用法：一次 0.5g，一日 2 次，肌注

4. 一位泌尿道感染患者，医生开了下列处方，分析是否合理：

处方：① 链霉素 1.0g

用法：每次 0.5g，2 次/天，im

② 小诺霉素 30mg

用法：每次 60mg，2 次/天，im

5. 一位患者因军团菌感染而发烧，医生开出如下处方，请分析是否合理？

处方：① 红霉素　0.25g×20

用法：每次 3 片，tid，po

② 阿司匹林 0.3g×10

用法：每次 1 片，tid，po

③ 维生素 C　0.2g×10

用法：每次 1 片，tid，po

6. 医生给一位急性泌尿道感染患者开出下列处方，请分析是否合理，为什么？

处方：① 硫酸庆大霉素注射液 8 万单位×6

用法：一次 8 万单位，bid，im

② 碳酸氢钠注射液 5%－100ml×3

用法：静滴，bid

任务 10　抗恶性肿瘤药物用药服务技能训练

知识要求：每位同学假想一位病人，或者买药者。在 1～2min 内对用药注意事项进行表述（脱稿）。事先请用 300 字左右归纳和整理药物的使用注意事项。

行为礼仪要求：同任务 3。

备选药物：注射用环磷酰胺，注射用福莫司汀，司莫司汀胶囊，塞替派注射液，注射用盐酸尼莫司汀，注射用达卡巴嗪，洛莫司汀胶囊，苯丁酸氮芥片，卡莫司汀注射液，注射用异环磷酰胺，甘磷酰芥片，氮甲片，白消安片，注射用盐酸阿糖胞苷，注射用甲氨蝶呤，注射用磺巯嘌呤钠，注射用氟脲苷，卡培他滨片，替加氟栓，替加氟片，替加氟胶囊，替加氟注射液，注射用阿糖胞苷，去氧氟尿苷片，羟基脲胶囊，替加氟氯化钠注射液，羟基脲片，尿嘧啶替加氟片，尿嘧啶替加氟胶囊，六甲蜜胺胶囊，注射用盐酸平阳霉素，注射用盐酸阿柔比星，注射用丝裂霉素，注射用盐酸博莱霉素，注射用放线菌素 D，盐酸多柔比星注射液，新福菌素注射液，盐酸米托蒽醌注射液，氟尿嘧啶软膏，注射用盐酸伊达比星，注射用盐酸表柔比星，注射用盐酸柔红霉素，注射用苦参碱，注射用硫酸长春新碱，吉非替尼，依托泊苷注射液，替尼泊苷注射液，注射用羟基喜树碱，硫酸长春碱注射液，三尖杉酯碱注射液，注射用高三尖杉酯碱，依托泊苷胶囊，苦参碱氯化钠注射液，鬼臼毒素软膏，鬼臼毒素酊，酒石酸长春瑞滨注射液，醋酸戈舍瑞林缓释植入剂，依西美坦胶囊，氟他胺胶囊，氟脲嘧啶片，氟他胺片，枸橼酸托瑞米芬片，氨鲁米特片，注射用门冬酰胺酶，利妥昔单抗注射液。

（梁睿，黄逸，韦翠萍）

目标检测参考答案

第一篇　总论

BEEAA　DCCBB　ABDDB　BDCC

第二篇　常用药物及用药指导

第五章　传出神经系统药物

ADABC　CBBAD　DC

第六章　麻醉药

DCBAB　CBA

第七章　作用于中枢神经系统药物

第一节　BAABA　CCAB

第二节　ECAAD　CDCC

第三节　BCBDB　CDD

第四节　BDCDB　DAABE

第五节　EADDA　EBACD

第六节　BBCCB　BCCAC

第七节　ACBD

第八章　作用于心血管系统药物

第一节　CAABA　DCBB

第二节　BEABB　CDE

第三节　CCCDD　ABB

第四节　DBDCA　BB

第五节　CCDBC　BED

第九章　作用于器官的药物

第一节　CBBDA　BBAAA　DBCBA

第二节　DCDEB　BDBCC　ADB

第三节　EAEAD

第四节　ADBAA　CDBAD　ADABC　D

第五节　DBE

第十章　作用于内分泌系统药物

第一节　EEDCB　BBDDB

第二节　CCBCE　EC

第三节　AADEB　EBC

第十一章　抗微生物药

第一节　CCDCA　CDD

第二节　DEADC　E

第三节　BCEED　DA

第四节　CBECE　CDAE

第五节　BBACE　BEDD

第六节　BADDC　DEE

第七节　BCDDA　A

第十二章　抗病毒药

BCDBB

第十四章　抗寄生虫药

DCACD　BAABD

第十五章　抗恶性肿瘤药

BCDCD　CDCAA

第十六章　免疫调节药

ABCAC　DCDB

（以上参考答案均为相应的章或节中单项选择题参考答案；其余类型测试题恕未提供参考答案）

参考文献

[1] 朱依谆，殷明．药理学．北京：人民卫生出版社，2011.

[2] 王迎新，弥漫．药理学．第 7 版．北京：人民卫生出版社，2009.

[3] 陈新谦，金有豫，汤光．新编药物学．第 17 版．北京：人民卫生出版社，2011.

[4] David E. Golan，Armen H. Tashjian，Jr. Ehrin J. Armstrong et al. principles of pharmaco-logy. New York：Lippincott Williams & Wilkins.

[5] 韦翠萍，朱岫芳．护理药物学．南京：江苏教育出版社，2012.